总体操作说明

★ 在实施评估前，需要在评分表的封面及病历页采集记录被试者的基本信息。

★ 每一项测验都以练习项开始。对于练习项，当被试者没有应答或应答错误时，可提供正确答案。对于正式测验项目，只能给予被试者一般的鼓励，比如"好"等，不能告诉被试者正确答案。

★ 每个测试项目都有特定的时间限制，应鼓励被试者尽可能快而准确地反应。有时施测者可能为保持和被试者的良好互动，会不自觉地给予被试者额外的反应时间。但是应该明确每个测试项目都必须在规定时间内完成，以获得真实客观的评价结果。为保持被试者的积极性，在一些项目中可以给出一些额外的时间从而得到更为完整的应答。但是只有被试者在指定时间内完成的应答才能计入评分。

★ 本量表的施测语言为普通话。

目　录

听觉辨识……………………………… 1

声调理解……………………………… 7

听觉词汇判断………………………… 39

对证命名……………………………… 45

听觉理解……………………………… 201

语义关联……………………………… 309

假词复述……………………………… 351

真词复述……………………………… 357

听觉辨识

记录在表 A

 终止测验

如果被试者连续答错 8 道测试项目则终止该测验。

听觉辨识

总体测试方法

★ 以比正常语速稍慢的速度（大约 2 个音节 / 秒）发出每 1 个测试项目，根据被试者的语言表达能力让其做出"相同"、"不同"的反应。如果被试者发音有困难，可以让其举起标有"√"或"×"的卡片来替代表示"相同"和"不同"。

★ 说音节对时要挡住嘴，以免被试者受到口型的视觉提示。

★ 给被试者 5 秒时间反应。

★ 练习项：如果被试者在 5 秒内没有做出反应或者做出错误的反应，重复该项目，让其再试一次。如果第二次还是没有反应或者做出错误的反应，则告诉被试者正确答案。

★ 测试项：反应超过 5 秒记为错误。如果在做出判断之前，被试者表示没听清或要求重复测试项目，施测者可重复该测试项目一次。一旦被试者已经做出判断，则该项目不能再重复测试。

我会连着说两个字，你来判断这两个字听起来是相同还是不同。

序号	项目
练习1	xī/xǐ
练习2	ké/ké
练习3	zuì/tuì
1	bó/bó
2	kā/hā
3	tóu/tòu
4	cā/cā
5	mēn/mén
6	pí/dí
7	hé/hú
8	yóu/yóu
9	duī/diū
10	wāi/wài

序号	项目
11	tiě/tiě
12	niǎo/niǔ
13	kuò/ruò
14	gǔ/gǔ
15	jiā/jiǎ
16	zhuā/zhuā
17	bò/bì
18	jǔ/xǔ
19	yuǎn/yuàn
20	sì/sì
21	shú/shǔ
22	luè/luè

声调理解

记录在表 B

 终止测验

如果被试者连续答错 8 道测试项目，终止该测验。

声调理解

总体测试方法

★ 以比正常语速稍慢的速度（大约 2 个音节 / 秒）说出每 1 个测试项目，让被试者指出该项目对应的图。

★ 给被试者 10 秒时间反应。

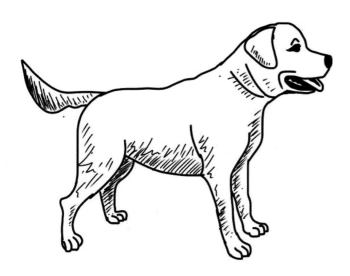

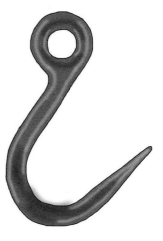

★ 如果被试者在 10 秒内没有做
出反应或者做出错误的反应，
重复该项目，让其再试一次。

★ 如果第二次还是没有做出反应
或者做出错误的反应，则告诉
被试者正确答案。

练习 1

　　我会每次给你两幅图，然后我说 1 个词，请你指出这个词是其中哪幅图。
准备好了吗？请指出"钩"。

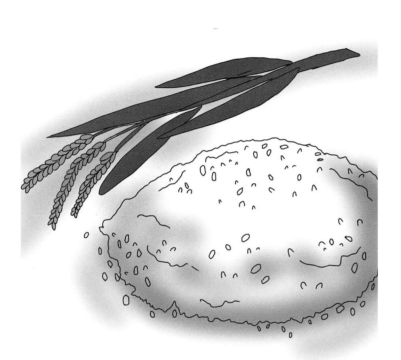
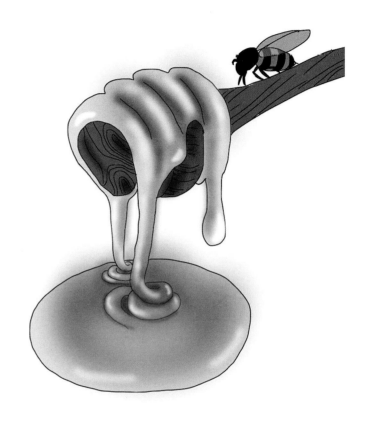

★ 如果被试者在 10 秒内没有做
出反应或者做出错误的反应，
重复该项目，让其再试一次。

★ 如果第二次还是没有做出反应
或者做出错误的反应，则告诉
被试者正确答案。

练习 2

请指出"米"。

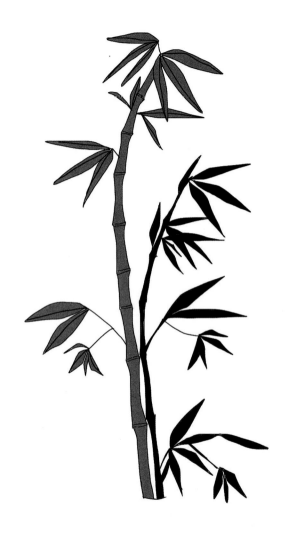

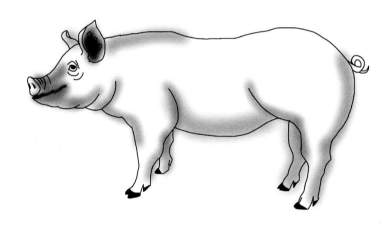

★ 如果被试者在 10 秒内没有做
   出反应或者反应错误，记为错
   误。

★ 如果在做出判断之前，被试者
   表示没听清或要求重复测试
   项目，施测者可重复该测试项
   目一次。一旦被试者已经做出
   判断，则该项目不能再重复测
   试。

1

请指出"猪"。

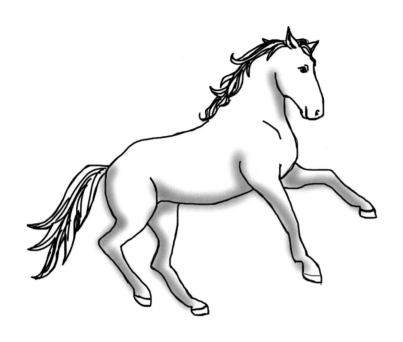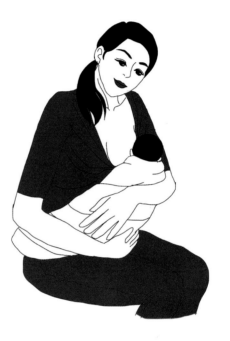

★ 如果被试者在 10 秒内没有做
  出反应或者反应错误，记为错
  误。

★ 如果在做出判断之前，被试者
  表示没听清或要求重复测试
  项目，施测者可重复该测试项
  目一次。一旦被试者已经做出
  判断，则该项目不能再重复测
  试。

2

请指出"马"。

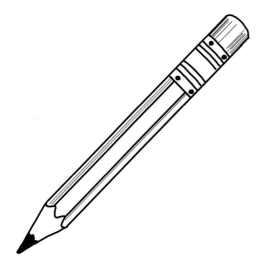
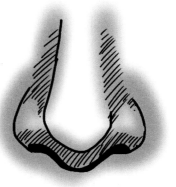

★ 如果被试者在 10 秒内没有做
出反应或者反应错误，记为错
误。

★ 如果在做出判断之前，被试者
表示没听清或要求重复测试
项目，施测者可重复该测试项
目一次。一旦被试者已经做出
判断，则该项目不能再重复测
试。

3

请指出"鼻"。

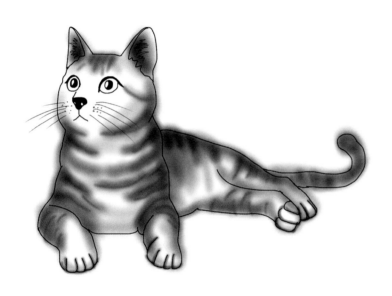

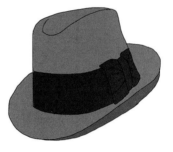

★ 如果被试者在 10 秒内没有做出反应或者反应错误，记为错误。

★ 如果在做出判断之前，被试者表示没听清或要求重复测试项目，施测者可重复该测试项目一次。一旦被试者已经做出判断，则该项目不能再重复测试。

4

请指出"帽"。

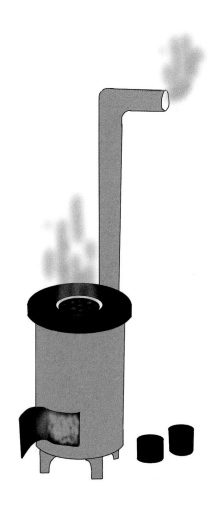

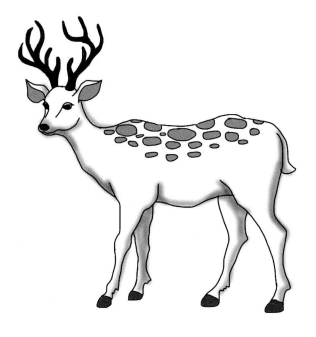

★ 如果被试者在 10 秒内没有做
  出反应或者反应错误，记为错
  误。

★ 如果在做出判断之前，被试者
  表示没听清或要求重复测试
  项目，施测者可重复该测试项
  目一次。一旦被试者已经做出
  判断，则该项目不能再重复测
  试。

5

请指出"炉"。

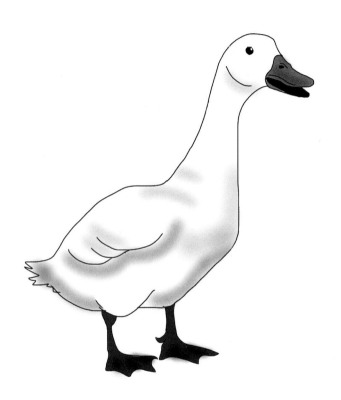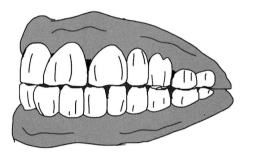

★ 如果被试者在 10 秒内没有做出反应或者反应错误，记为错误。

★ 如果在做出判断之前，被试者表示没听清或要求重复测试项目，施测者可重复该测试项目一次。一旦被试者已经做出判断，则该项目不能再重复测试。

6

请指出"牙"。

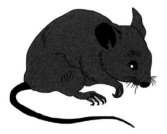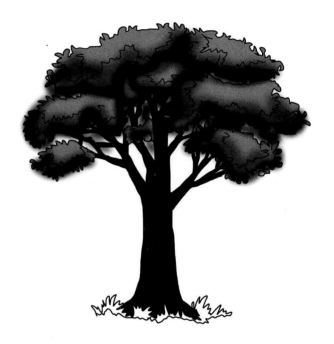

★ 如果被试者在 10 秒内没有做
出反应或者反应错误，记为错
误。

★ 如果在做出判断之前，被试者
表示没听清或要求重复测试
项目，施测者可重复该测试项
目一次。一旦被试者已经做出
判断，则该项目不能再重复测
试。

7

请指出"鼠"。

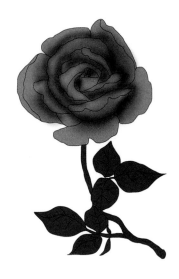
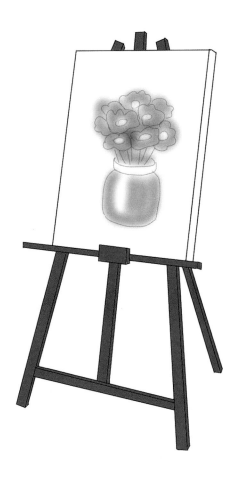

★ 如果被试者在 10 秒内没有做
   出反应或者反应错误，记为错
   误。

★ 如果在做出判断之前，被试者
   表示没听清或要求重复测试
   项目，施测者可重复该测试项
   目一次。一旦被试者已经做出
   判断，则该项目不能再重复测
   试。

8

请指出"花"。

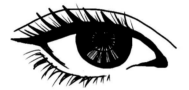

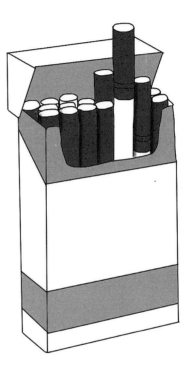

★ 如果被试者在 10 秒内没有做
出反应或者反应错误，记为错
误。

★ 如果在做出判断之前，被试者
表示没听清或要求重复测试
项目，施测者可重复该测试项
目一次。一旦被试者已经做出
判断，则该项目不能再重复测
试。

9

请指出"烟"。

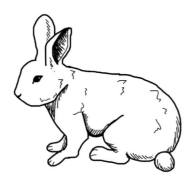
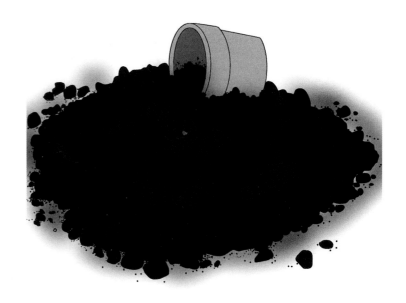

★ 如果被试者在 10 秒内没有做
出反应或者反应错误，记为错
误。

★ 如果在做出判断之前，被试者
表示没听清或要求重复测试
项目，施测者可重复该测试项
目一次。一旦被试者已经做出
判断，则该项目不能再重复测
试。

10

请指出"兔"。

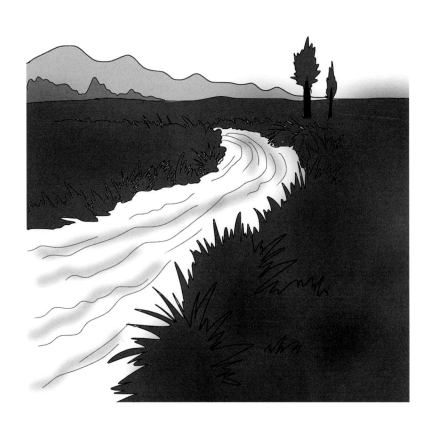
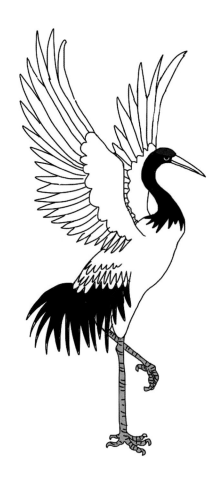

★ 如果被试者在 10 秒内没有做出反应或者反应错误，记为错误。

★ 如果在做出判断之前，被试者表示没听清或要求重复测试项目，施测者可重复该测试项目一次。一旦被试者已经做出判断，则该项目不能再重复测试。

11

请指出"鹤"。

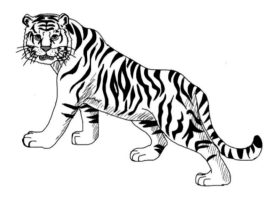

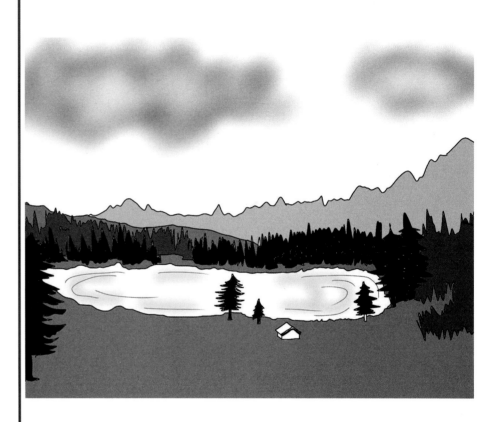

★ 如果被试者在 10 秒内没有做
出反应或者反应错误，记为错
误。

★ 如果在做出判断之前，被试者
表示没听清或要求重复测试
项目，施测者可重复该测试项
目一次。一旦被试者已经做出
判断，则该项目不能再重复测
试。

12

请指出"虎"。

听觉词汇判断

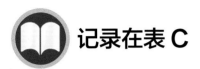 **记录在表 C**

 终止测验

如果被试者连续答错 8 道测试项目，终止该测验。

听觉词汇判断

总体测试方法

★ 让被试者判断项目为真词还是假词。以 0.5 秒 1 个项目的语速说出测试项目。根据被试者的语言表达能力让其做出"是"或"否"的判断反应。如果被试者发音有困难，可以让其举起标有"√"或"×"的卡片分别替代"是"和"否"来进行反应。

★ 每个项目给被试者 5 秒时间反应。

★ 练习项：如果被试者在 5 秒内没有做出反应或者做出错误的反应，重复该项目并让其再试一次。如果第二次还是没有做出反应或者做出错误的反应，则告诉被试者正确答案。

★ 测试项：反应超过 5 秒记为错误。如果在做出判断之前，被试者表示没听清或要求重复测试项目，施测者可重复该测试项目一次。一旦被试者已经做出判断，则该项目不能再重复测试。

我会说一些词。有些词是汉语真实存在的词，比如"医生"，你应该判断"是"；有些词不是汉语有的词，比如"卢报"，你应该判断"否"。以下我每次只说 1 个词，你来判断这个词是否存在。

序号	项目		序号	项目
练习1	地 / 点		8	樟 / 木
练习2	祛 / 候		9	啤 / 然
1	铁 / 日		10	手 / 工
2	蝴 / 蝶		11	白 / 水
3	过 / 开		12	倭 / 见
4	蚂 / 蟥		13	海 / 湾
5	菊 / 花		14	沮 / 骈
6	合 / 眯		15	礁 / 氓
7	清 / 朵		16	马 / 驹

对证命名

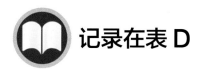 记录在表 D

 终止测验

对照表 D 的类别，每一类别测验，如果被试者听觉确认连续答错 50% 项目，则终止该类别测验。

对证命名

总体测试方法

★ 让被试者说出图片里呈现的物品、颜色、身体部位或动作。

★ 要求被试者 10 秒以内回答。

★ 如果被试者反应正确，进入下一项目。

★ 如果没有反应或反应不正确，把被试者反应记录在反应内容栏中，并立即按照听觉确认的操作方法，检测被试者对错误项目的听觉确认。第一步：大声朗读听觉确认项目表里同一行中的 3 个词，（例如目标词是"洗澡"，朗读词是"洗澡"、"起草"和"清洁"）。从左至右以每秒 2 个音节的速度准确地读出上述 3 个词。第二步：重复项目里的每 1 个词，词与词之间留给被试者 2 秒的反应时间来回答"是"或"不是"。让被试者听完所有 3 个答案，无论被试者能否准确的判别目标词。第三步： 在听觉确认项目表中用"〇"圈出被试者的回答。如果被试者反应超过 2 秒，用"？"标示。

注意事项

★ 如果被试者对实物和动作有困惑（例如：把"泼"说成了"水"），应当提醒被试者者去命名动作而不是实物（例如：*正确，但请告诉我发生了什么*）。在每一项目中，只能进行一次关于词语分类的提示。从某种角度上讲，这一反应被认为是动词的分类错误。

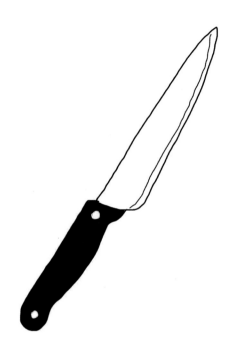

★ 给被试者 10 秒时间回答。

★ 无论被试者回答正确、错误，
或是没有应答，都进行听觉确认测试。

★ 如果在听觉确认里没有应答或给出错误应答，告诉被试者：
这张图片画着一把刀，所以你应该说"刀"。

练习 1

我会给你一些图片，有些画着物品，有些画着动作，还有一些是颜色或身体部位，请你说出每幅图里画了什么，尽可能又快又准地说出来。

接下来的几张图片画着物品。告诉我这是什么？（指着图片）

听觉确认

我会说 3 个词，其中 1 个是正确的，另外 2 个是错误的。首先，我会把 3 个词全部说出来，你只需要认真听。然后，我会一次说 1 个词，你来判断我说的是否正确。准备好了吗？"切、猫、刀"，现在我再说一遍，每说 1 个词，你都告诉我"是"或"不是"，准备好了吗？"切"、"猫"、"刀"。

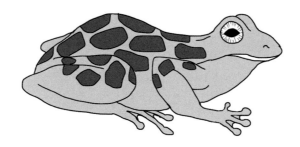

★ 要求被试者 10 秒内回答。

★ 如果被试者反应正确，进入下一项目。

★ 如果没有反应或反应不正确，把被试者反应记录在反应内容栏中，并立即按照听觉确认的操作方法，检测被试者对错误项目的听觉确认。

1

这是什么？

听觉确认

我会说 3 个词，其中 1 个是正确的，另外 2 个是错误的。首先，我会把 3 个词全部说出来，你只需要认真听。然后，我会一次说 1 个词，你来判断我说的是否正确。准备好了吗？"池塘、青蛙、惊讶"，现在我再说一遍，每说 1 个词，你都告诉我"是"或"不是"，准备好了吗？"池塘"、"青蛙"、"惊讶"。

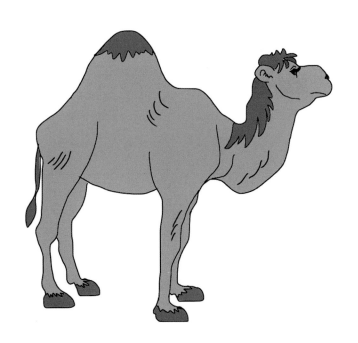

★ 要求被试者 10 秒内回答。

★ 如果被试者反应正确，进入下一项目。

★ 如果没有反应或反应不正确，把被试者反应记录在反应内容栏中，并立即按照听觉确认的操作方法，检测被试者对错误项目的听觉确认。

2

这是什么？

听觉确认

我会说 3 个词，其中 1 个是正确的，另外 2 个是错误的。首先，我会把 3 个词全部说出来，你只需要认真听。然后，我会一次说 1 个词，你来判断我说的是否正确。准备好了吗？"骆驼、萝卜、沙漠"，现在我再说一遍，每说 1 个词，你都告诉我"是"或"不是"，准备好了吗？"骆驼"、"萝卜"、"沙漠"。

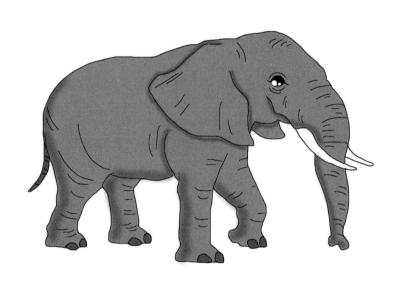

★ 要求被试者 10 秒内回答。

★ 如果被试者反应正确，进入下一项目。

★ 如果没有反应或反应不正确，把被试者反应记录在反应内容栏中，并立即按照听觉确认的操作方法，检测被试者对错误项目的听觉确认。

3

这是什么？

听觉确认

　　我会说 3 个词，其中 1 个是正确的，另外 2 个是错误的。首先，我会把 3 个词全部说出来，你只需要认真听。然后，我会一次说 1 个词，你来判断我说的是否正确。准备好了吗？"家乡、蚂蚁、大象"，现在我再说一遍，每说 1 个词，你都告诉我"是"或"不是"，准备好了吗？"家乡"、"蚂蚁"、"大象"。

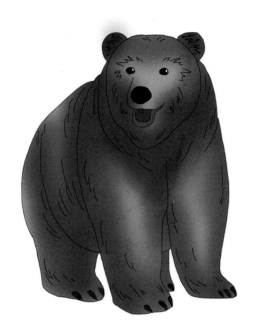

★ 要求被试者 10 秒内回答。

★ 如果被试者反应正确，进入下一项目。

★ 如果没有反应或反应不正确，把被试者反应记录在反应内容栏中，并立即按照听觉确认的操作方法，检测被试者对错误项目的听觉确认。

4

这是什么？

听觉确认

　　我会说 3 个词，其中 1 个是正确的，另外 2 个是错误的。首先，我会把 3 个词全部说出来，你只需要认真听。然后，我会一次说 1 个词，你来判断我说的是否正确。准备好了吗？"桶、熊、笨"，现在我再说一遍，每说 1 个词，你都告诉我"是"或"不是"，准备好了吗？"桶"、"熊"、"笨"。

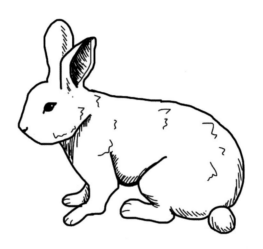

★ 要求被试者 10 秒内回答。

★ 如果被试者反应正确，进入下一项目。

★ 如果没有反应或反应不正确，把被试者反应记录在反应内容栏中，并立即按照听觉确认的操作方法，检测被试者对错误项目的听觉确认。

5

这是什么？

听觉确认

我会说 3 个词，其中 1 个是正确的，另外 2 个是错误的。首先，我会把 3 个词全部说出来，你只需要认真听。然后，我会一次说 1 个词，你来判断我说的是否正确。准备好了吗？"胡子、狼、兔子"，现在我再说一遍，每说 1 个词，你都告诉我"是"或"不是"，准备好了吗？"胡子"、"狼"、"兔子"。

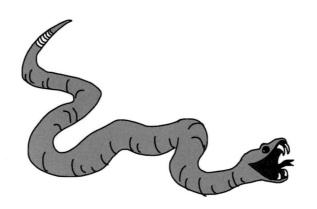

★ 要求被试者 10 秒内回答。

★ 如果被试者反应正确，进入下一项目。

★ 如果没有反应或反应不正确，把被试者反应记录在反应内容栏中，并立即按照听觉确认的操作方法，检测被试者对错误项目的听觉确认。

6

这是什么？

听觉确认

我会说 3 个词，其中 1 个是正确的，另外 2 个是错误的。首先，我会把 3 个词全部说出来，你只需要认真听。然后，我会一次说 1 个词，你来判断我说的是否正确。准备好了吗？"绳子、沙、蛇"，现在我再说一遍，每说 1 个词，你都告诉我"是"或"不是"，准备好了吗？"绳子"、"沙"、"蛇"。

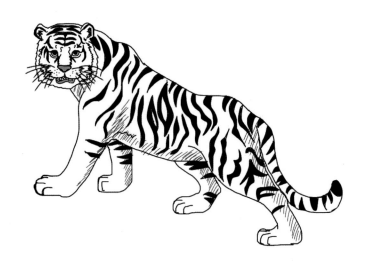

★ 要求被试者 10 秒内回答。

★ 如果被试者反应正确，进入下一项目。

★ 如果没有反应或反应不正确，把被试者反应记录在反应内容栏中，并立即按照听觉确认的操作方法，检测被试者对错误项目的听觉确认。

7

这是什么？

听觉确认

　　我会说 3 个词，其中 1 个是正确的，另外 2 个是错误的。首先，我会把 3 个词全部说出来，你只需要认真听。然后，我会一次说 1 个词，你来判断我说的是否正确。准备好了吗？"老虎、来回、恐怖"，现在我再说一遍，每说 1 个词，你都告诉我"是"或"不是"，准备好了吗？"老虎"、"来回"、"恐怖"。

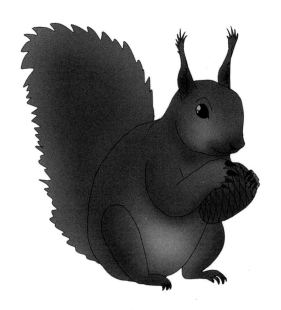

★ 要求被试者 10 秒内回答。

★ 如果被试者反应正确，进入下一项目。

★ 如果没有反应或反应不正确，把被试者反应记录在反应内容栏中，并立即按照听觉确认的操作方法，检测被试者对错误项目的听觉确认。

8

这是什么？

听觉确认

我会说 3 个词，其中 1 个是正确的，另外 2 个是错误的。首先，我会把 3 个词全部说出来，你只需要认真听。然后，我会一次说 1 个词，你来判断我说的是否正确。准备好了吗？ "从属、松鼠、狮子"，现在我再说一遍，每说 1 个词，你都告诉我 "是" 或 "不是"，准备好了吗？ "从属"、"松鼠"、"狮子"。

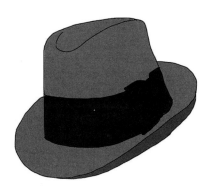

★ 要求被试者 10 秒内回答。

★ 如果被试者反应正确，进入下一项目。

★ 如果没有反应或反应不正确，把被试者反应记录在反应内容栏中，并立即按照听觉确认的操作方法，检测被试者对错误项目的听觉确认。

9

这是什么？

听觉确认

　　我会说 3 个词，其中 1 个是正确的，另外 2 个是错误的。首先，我会把 3 个词全部说出来，你只需要认真听。然后，我会一次说 1 个词，你来判断我说的是否正确。准备好了吗？ "贸易、帽子、头顶"，现在我再说一遍，每说 1 个词，你都告诉我 "是" 或 "不是"，准备好了吗？"贸易"、"帽子"、"头顶"。

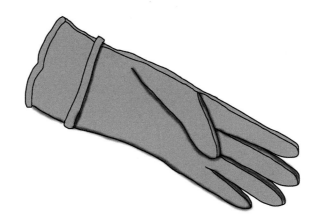

★ 要求被试者 10 秒内回答。

★ 如果被试者反应正确，进入下一项目。

★ 如果没有反应或反应不正确，把被试者反应记录在反应内容栏中，并立即按照听觉确认的操作方法，检测被试者对错误项目的听觉确认。

10

这是什么？

听觉确认

我会说 3 个词，其中 1 个是正确的，另外 2 个是错误的。首先，我会把 3 个词全部说出来，你只需要认真听。然后，我会一次说 1 个词，你来判断我说的是否正确。准备好了吗？"手套、外套、上头"，现在我再说一遍，每说 1 个词，你都告诉我"是"或"不是"，准备好了吗？"手套"、"外套"、"上头"。

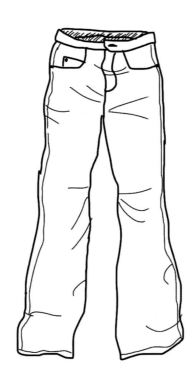

★ 要求被试者 10 秒内回答。

★ 如果被试者反应正确，进入下一项目。

★ 如果没有反应或反应不正确，把被试者反应记录在反应内容栏中，并立即按照听觉确认的操作方法，检测被试者对错误项目的听觉确认。

11

这是什么？

听觉确认

我会说 3 个词，其中 1 个是正确的，另外 2 个是错误的。首先，我会把 3 个词全部说出来，你只需要认真听。然后，我会一次说 1 个词，你来判断我说的是否正确。准备好了吗？"父子、上衣、裤子"，现在我再说一遍，每说 1 个词，你都告诉我"是"或"不是"，准备好了吗？"父子"、"上衣"、"裤子"。

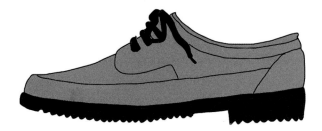

★ 要求被试者 10 秒内回答。

★ 如果被试者反应正确，进入下
　一项目。

★ 如果没有反应或反应不正确，
　把被试者反应记录在反应内
　容栏中，并立即按照听觉确认
　的操作方法，检测被试者对错
　误项目的听觉确认。

12

这是什么？

听觉确认

　　*我会说 3 个词，其中 1 个是正确的，另外 2 个是错误的。首先，我会把
3 个词全部说出来，你只需要认真听。然后，我会一次说 1 个词，你来判断我
说的是否正确。准备好了吗？　"走路、星、鞋"，现在我再说一遍，每说 1
个词，你都告诉我"是"或"不是"，准备好了吗？"走路"、"星"、"鞋"。*

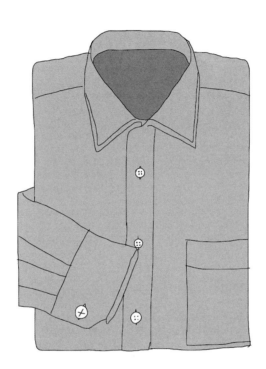

★ 要求被试者 10 秒内回答。

★ 如果被试者反应正确，进入下一项目。

★ 如果没有反应或反应不正确，把被试者反应记录在反应内容栏中，并立即按照听觉确认的操作方法，检测被试者对错误项目的听觉确认。

13

这是什么？

听觉确认

我会说 3 个词，其中 1 个是正确的，另外 2 个是错误的。首先，我会把 3 个词全部说出来，你只需要认真听。然后，我会一次说 1 个词，你来判断我说的是否正确。准备好了吗？ "大衣、衬衫、人参"，现在我再说一遍，每说 1 个词，你都告诉我 "是"或 "不是"，准备好了吗？"大衣"、"衬衫"、"人参"。

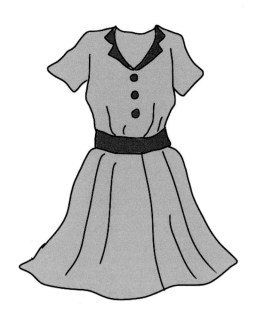

★ 要求被试者 10 秒内回答。

★ 如果被试者反应正确，进入下一项目。

★ 如果没有反应或反应不正确，把被试者反应记录在反应内容栏中，并立即按照听觉确认的操作方法，检测被试者对错误项目的听觉确认。

14

这是什么？

听觉确认

我会说 3 个词，其中 1 个是正确的，另外 2 个是错误的。首先，我会把 3 个词全部说出来，你只需要认真听。然后，我会一次说 1 个词，你来判断我说的是否正确。准备好了吗？"裙子、西装、君子"，现在我再说一遍，每说 1 个词，你都告诉我"是"或"不是"，准备好了吗？"裙子"、"西装"、"君子"。

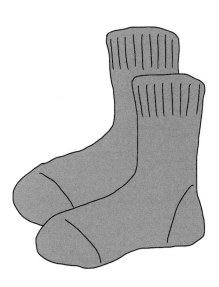

★ 要求被试者 10 秒内回答。

★ 如果被试者反应正确，进入下一项目。

★ 如果没有反应或反应不正确，把被试者反应记录在反应内容栏中，并立即按照听觉确认的操作方法，检测被试者对错误项目的听觉确认。

15

这是什么？

听觉确认

我会说 3 个词，其中 1 个是正确的，另外 2 个是错误的。首先，我会把 3 个词全部说出来，你只需要认真听。然后，我会一次说 1 个词，你来判断我说的是否正确。准备好了吗？"袜子、袖子、鸭子"，现在我再说一遍，每说 1 个词，你都告诉我"是"或"不是"，准备好了吗？"袜子"、"袖子"、"鸭子"。

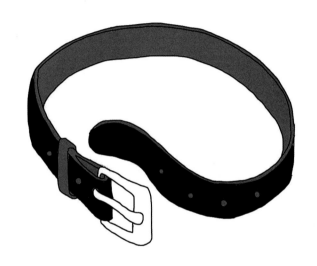

★ 要求被试者 10 秒内回答。

★ 如果被试者反应正确，进入下一项目。

★ 如果没有反应或反应不正确，把被试者反应记录在反应内容栏中，并立即按照听觉确认的操作方法，检测被试者对错误项目的听觉确认。

16

这是什么？

听觉确认

让我会说 3 个词，其中 1 个是正确的，另外 2 个是错误的。首先，我会把 3 个词全部说出来，你只需要认真听。然后，我会一次说 1 个词，你来判断我说的是否正确。准备好了吗？ "绑、朝代、腰带"，现在我再说一遍，每说 1 个词，你都告诉我 "是" 或 "不是"，准备好了吗？ "绑"、"朝代"、"腰带"。

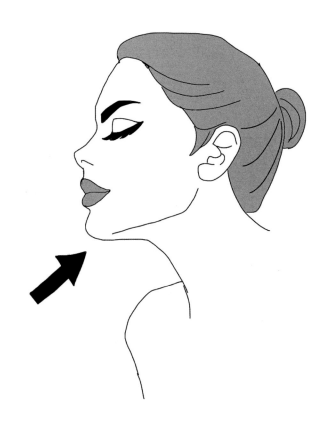

★ 要求被试者 10 秒内回答。

★ 如果被试者反应正确，进入下
一项目。

★ 如果没有反应或反应不正确，
把被试者反应记录在反应内
容栏中，并立即按照听觉确认
的操作方法，检测被试者对错
误项目的听觉确认。

17

这是什么？

听觉确认

我会说 3 个词，其中 1 个是正确的，另外 2 个是错误的。首先，我会把
3 个词全部说出来，你只需要认真听。然后，我会一次说 1 个词，你来判断我
说的是否正确。准备好了吗？"指甲、加压、下巴"，现在我再说一遍，每说
1 个词，你都告诉我"是"或"不是"，准备好了吗？"指甲"、"加压"、"下
巴"。

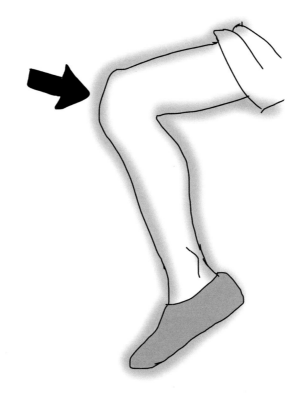

★ 要求被试者 10 秒内回答。

★ 如果被试者反应正确，进入下一项目。

★ 如果没有反应或反应不正确，把被试者反应记录在反应内容栏中，并立即按照听觉确认的操作方法，检测被试者对错误项目的听觉确认。

18

这是什么？

听觉确认

我会说 3 个词，其中 1 个是正确的，另外 2 个是错误的。首先，我会把 3 个词全部说出来，你只需要认真听。然后，我会一次说 1 个词，你来判断我说的是否正确。准备好了吗？ "膝盖、手腕、衣袋"，现在我再说一遍，每说 1 个词，你都告诉我"是"或"不是"，准备好了吗？"膝盖"、"手腕"、"衣袋"。

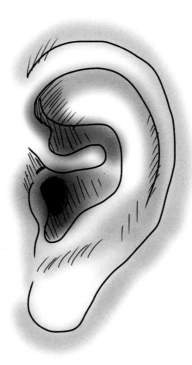

★ 要求被试者 10 秒内回答。

★ 如果被试者反应正确，进入下一项目。

★ 如果没有反应或反应不正确，把被试者反应记录在反应内容栏中，并立即按照听觉确认的操作方法，检测被试者对错误项目的听觉确认。

19

这是什么？

听觉确认

我会说 3 个词，其中 1 个是正确的，另外 2 个是错误的。首先，我会把 3 个词全部说出来，你只需要认真听。然后，我会一次说 1 个词，你来判断我说的是否正确。准备好了吗？ "花朵、鼻子、耳朵"，现在我再说一遍，每说 1 个词，你都告诉我 "是" 或 "不是"，准备好了吗？"花朵"、"鼻子"、"耳朵"。

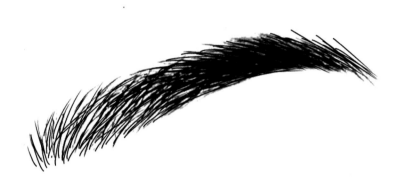

★ 要求被试者 10 秒内回答。

★ 如果被试者反应正确，进入下一项目。

★ 如果没有反应或反应不正确，把被试者反应记录在反应内容栏中，并立即按照听觉确认的操作方法，检测被试者对错误项目的听觉确认。

20

这是什么？

听觉确认

　　我会说 3 个词，其中 1 个是正确的，另外 2 个是错误的。首先，我会把 3 个词全部说出来，你只需要认真听。然后，我会一次说 1 个词，你来判断我说的是否正确。准备好了吗？ "额头、眉毛、肥皂"，现在我再说一遍，每说 1 个词，你都告诉我 "是" 或 "不是"，准备好了吗？ "额头"、"眉毛"、"肥皂"。

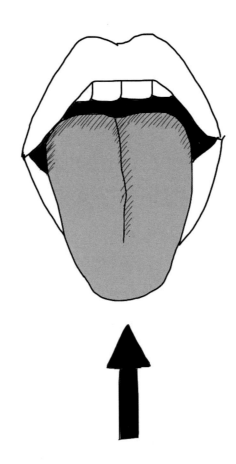

★ 要求被试者 10 秒内回答。

★ 如果被试者反应正确，进入下一项目。

★ 如果没有反应或反应不正确，把被试者反应记录在反应内容栏中，并立即按照听觉确认的操作方法，检测被试者对错误项目的听觉确认。

21

这是什么？

听觉确认

我会说 3 个词，其中 1 个是正确的，另外 2 个是错误的。首先，我会把 3 个词全部说出来，你只需要认真听。然后，我会一次说 1 个词，你来判断我说的是否正确。准备好了吗？"舌头、味道、渗透"，现在我再说一遍，每说 1 个词，你都告诉我"是"或"不是"，准备好了吗？"舌头"、"味道"、"渗透"。

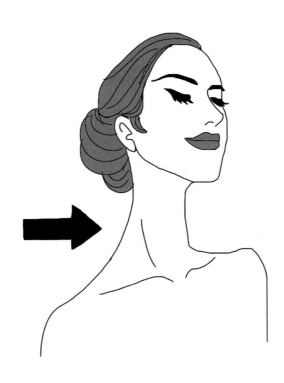

★ 要求被试者 10 秒内回答。

★ 如果被试者反应正确，进入下一项目。

★ 如果没有反应或反应不正确，把被试者反应记录在反应内容栏中，并立即按照听觉确认的操作方法，检测被试者对错误项目的听觉确认。

22

这是什么？

听觉确认

我会说 3 个词，其中 1 个是正确的，另外 2 个是错误的。首先，我会把 3 个词全部说出来，你只需要认真听。然后，我会一次说 1 个词，你来判断我说的是否正确。准备好了吗？ "嘴唇、桌子、脖子"，现在我再说一遍，每说 1 个词，你都告诉我 "是" 或 "不是"，准备好了吗？ "嘴唇"、"桌子"、"脖子"。

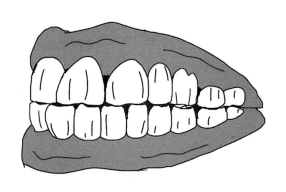

★ 要求被试者 10 秒内回答。

★ 如果被试者反应正确，进入下一项目。

★ 如果没有反应或反应不正确，把被试者反应记录在反应内容栏中，并立即按照听觉确认的操作方法，检测被试者对错误项目的听觉确认。

23

这是什么？

听觉确认

　　我会说 3 个词，其中 1 个是正确的，另外 2 个是错误的。首先，我会把 3 个词全部说出来，你只需要认真听。然后，我会一次说 1 个词，你来判断我说的是否正确。准备好了吗？ "牙齿、咬、架子"，现在我再说一遍，每说 1 个词，你都告诉我 "是" 或 "不是"，准备好了吗？"牙齿"、"咬"、"架子"。

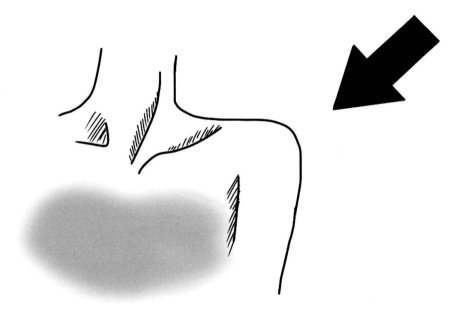

★ 要求被试者 10 秒内回答。

★ 如果被试者反应正确，进入下一项目。

★ 如果没有反应或反应不正确，把被试者反应记录在反应内容栏中，并立即按照听觉确认的操作方法，检测被试者对错误项目的听觉确认。

24

这是什么？

听觉确认

    我会说 3 个词，其中 1 个是正确的，另外 2 个是错误的。首先，我会把 3 个词全部说出来，你只需要认真听。然后，我会一次说 1 个词，你来判断我说的是否正确。准备好了吗？ "胳膊、肩膀、连忙"，现在我再说一遍，每说 1 个词，你都告诉我 "是" 或 "不是"，准备好了吗？ "胳膊"、"肩膀"、"连忙"。

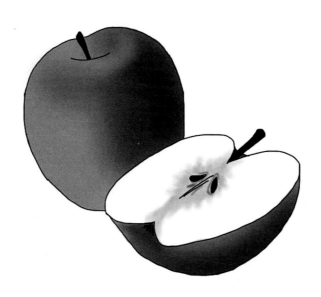

- ★ 要求被试者 10 秒内回答。
- ★ 如果被试者反应正确，进入下一项目。
- ★ 如果没有反应或反应不正确，把被试者反应记录在反应内容栏中，并立即按照听觉确认的操作方法，检测被试者对错误项目的听觉确认。

25

这是什么？

听觉确认

我会说 *3* 个词，其中 *1* 个是正确的，另外 *2* 个是错误的。首先，我会把 *3* 个词全部说出来，你只需要认真听。然后，我会一次说 *1* 个词，你来判断我说的是否正确。准备好了吗？ "后果、饥饿、苹果"，现在我再说一遍，每说 *1* 个词，你都告诉我 "是" 或 "不是"，准备好了吗？ "后果"、"饥饿"、"苹果"。

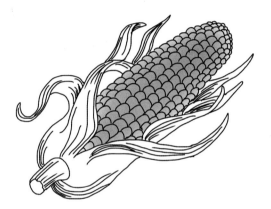

★ 要求被试者 10 秒内回答。

★ 如果被试者反应正确，进入下一项目。

★ 如果没有反应或反应不正确，把被试者反应记录在反应内容栏中，并立即按照听觉确认的操作方法，检测被试者对错误项目的听觉确认。

26

这是什么？

听觉确认

　　我会说 3 个词，其中 1 个是正确的，另外 2 个是错误的。首先，我会把 3 个词全部说出来，你只需要认真听。然后，我会一次说 1 个词，你来判断我说的是否正确。准备好了吗？ "聚集、玉米、小麦"，现在我再说一遍，每说 1 个词，你都告诉我 "是" 或 "不是"，准备好了吗？"聚集"、"玉米"、"小麦"。

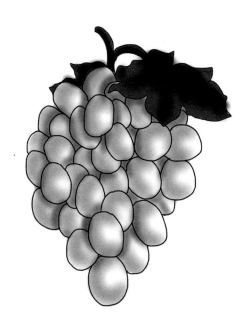

★ 要求被试者 10 秒内回答。

★ 如果被试者反应正确，进入下一项目。

★ 如果没有反应或反应不正确，把被试者反应记录在反应内容栏中，并立即按照听觉确认的操作方法，检测被试者对错误项目的听觉确认。

27

这是什么？

听觉确认

我会说 3 个词，其中 1 个是正确的，另外 2 个是错误的。首先，我会把 3 个词全部说出来，你只需要认真听。然后，我会一次说 1 个词，你来判断我说的是否正确。准备好了吗？"无效、水果、葡萄"，现在我再说一遍，每说 1 个词，你都告诉我"是"或"不是"，准备好了吗？"无效"、"水果"、"葡萄"。

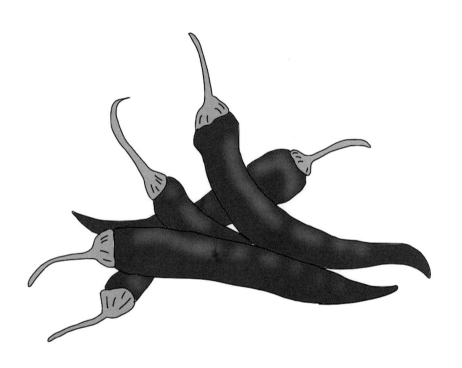

★ 要求被试者 10 秒内回答。

★ 如果被试者反应正确，进入下一项目。

★ 如果没有反应或反应不正确，把被试者反应记录在反应内容栏中，并立即按照听觉确认的操作方法，检测被试者对错误项目的听觉确认。

28

这是什么？

听觉确认

　　我会说 3 个词，其中 1 个是正确的，另外 2 个是错误的。首先，我会把 3 个词全部说出来，你只需要认真听。然后，我会一次说 1 个词，你来判断我说的是否正确。准备好了吗？ "辣椒、发酵、萝卜"，现在我再说一遍，每说 1 个词，你都告诉我 "是" 或 "不是"，准备好了吗？ "辣椒"、"发酵"、"萝卜"。

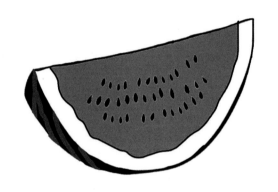

★ 要求被试者 10 秒内回答。

★ 如果被试者反应正确，进入下一项目。

★ 如果没有反应或反应不正确，把被试者反应记录在反应内容栏中，并立即按照听觉确认的操作方法，检测被试者对错误项目的听觉确认。

29

这是什么？

听觉确认

我会说 3 个词，其中 1 个是正确的，另外 2 个是错误的。首先，我会把 3 个词全部说出来，你只需要认真听。然后，我会一次说 1 个词，你来判断我说的是否正确。准备好了吗？ "依法、西瓜、桃"，现在我再说一遍，每说 1 个词，你都告诉我 "是"或"不是"，准备好了吗？"依法"、"西瓜"、"桃"。

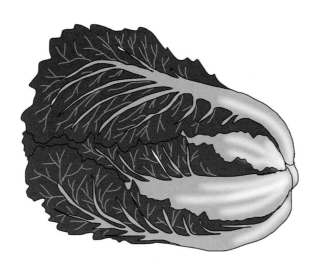

★ 要求被试者 10 秒内回答。

★ 如果被试者反应正确，进入下一项目。

★ 如果没有反应或反应不正确，把被试者反应记录在反应内容栏中，并立即按照听觉确认的操作方法，检测被试者对错误项目的听觉确认。

30

这是什么？

听觉确认

　　我会说 3 个词，其中 1 个是正确的，另外 2 个是错误的。首先，我会把 3 个词全部说出来，你只需要认真听。然后，我会一次说 1 个词，你来判断我说的是否正确。准备好了吗？ "外在、萝卜、白菜"，现在我再说一遍，每说 1 个词，你都告诉我"是"或"不是"，准备好了吗？"外在"、"萝卜"、"白菜"。

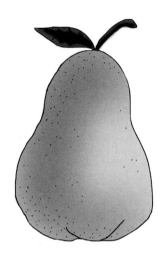

★ 要求被试者 10 秒内回答。

★ 如果被试者反应正确，进入下一项目。

★ 如果没有反应或反应不正确，把被试者反应记录在反应内容栏中，并立即按照听觉确认的操作方法，检测被试者对错误项目的听觉确认。

31

这是什么？

听觉确认

我会说 3 个词，其中 1 个是正确的，另外 2 个是错误的。首先，我会把 3 个词全部说出来，你只需要认真听。然后，我会一次说 1 个词，你来判断我说的是否正确。准备好了吗？"桃、梨、席"，现在我再说一遍，每说 1 个词，你都告诉我"是"或"不是"，准备好了吗？"桃"、"梨"、"席"。

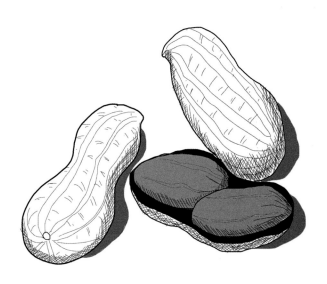

★ 要求被试者 10 秒内回答。

★ 如果被试者反应正确，进入下一项目。

★ 如果没有反应或反应不正确，把被试者反应记录在反应内容栏中，并立即按照听觉确认的操作方法，检测被试者对错误项目的听觉确认。

32

这是什么？

听觉确认

我会说 3 个词，其中 1 个是正确的，另外 2 个是错误的。首先，我会把 3 个词全部说出来，你只需要认真听。然后，我会一次说 1 个词，你来判断我说的是否正确。准备好了吗？ "花生、发疯、大豆"，现在我再说一遍，每说 1 个词，你都告诉我 "是" 或 "不是"，准备好了吗？"花生"、"发疯"、"大豆"。

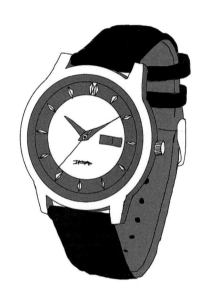

★ 要求被试者 10 秒内回答。

★ 如果被试者反应正确，进入下一项目。

★ 如果没有反应或反应不正确，把被试者反应记录在反应内容栏中，并立即按照听觉确认的操作方法，检测被试者对错误项目的听觉确认。

33

这是什么？

听觉确认

我会说 3 个词，其中 1 个是正确的，另外 2 个是错误的。首先，我会把 3 个词全部说出来，你只需要认真听。然后，我会一次说 1 个词，你来判断我说的是否正确。准备好了吗？ "钟头、吼叫、手表"，现在我再说一遍，每说 1 个词，你都告诉我 "是" 或 "不是"，准备好了吗？ "钟头"、"吼叫"、"手表"。

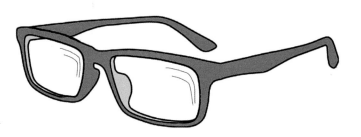

★ 要求被试者 10 秒内回答。

★ 如果被试者反应正确，进入下一项目。

★ 如果没有反应或反应不正确，把被试者反应记录在反应内容栏中，并立即按照听觉确认的操作方法，检测被试者对错误项目的听觉确认。

34

这是什么？

听觉确认

　　我会说 3 个词，其中 1 个是正确的，另外 2 个是错误的。首先，我会把 3 个词全部说出来，你只需要认真听。然后，我会一次说 1 个词，你来判断我说的是否正确。准备好了吗？"前景、眼镜、镜头"，现在我再说一遍，每说 1 个词，你都告诉我"是"或"不是"，准备好了吗？"前景"、"眼镜"、"镜头"。

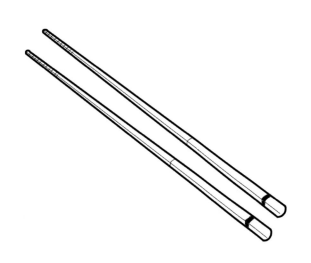

★ 要求被试者 10 秒内回答。

★ 如果被试者反应正确，进入下一项目。

★ 如果没有反应或反应不正确，把被试者反应记录在反应内容栏中，并立即按照听觉确认的操作方法，检测被试者对错误项目的听觉确认。

35

这是什么？

听觉确认

我会说 *3* 个词，其中 *1* 个是正确的，另外 *2* 个是错误的。首先，我会把 *3* 个词全部说出来，你只需要认真听。然后，我会一次说 *1* 个词，你来判断我说的是否正确。准备好了吗？ *"筷子、牌子、棍子"*，现在我再说一遍，每说 *1* 个词，你都告诉我 *"是"* 或 *"不是"*，准备好了吗？*"筷子"*、*"牌子"*、*"棍子"*。

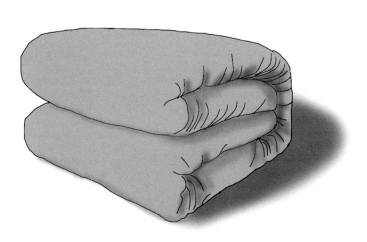

★ 要求被试者 10 秒内回答。

★ 如果被试者反应正确，进入下一项目。

★ 如果没有反应或反应不正确，把被试者反应记录在反应内容栏中，并立即按照听觉确认的操作方法，检测被试者对错误项目的听觉确认。

36

这是什么？

听觉确认

　我会说 3 个词，其中 1 个是正确的，另外 2 个是错误的。首先，我会把 3 个词全部说出来，你只需要认真听。然后，我会一次说 1 个词，你来判断我说的是否正确。准备好了吗？ "枕头、杯子、被子"，现在我再说一遍，每说 1 个词，你都告诉我 "是" 或 "不是"，准备好了吗？ "枕头"、"杯子"、"被子"。

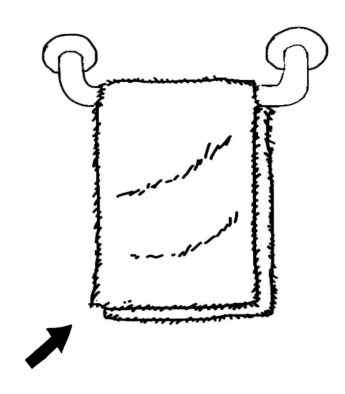

★ 要求被试者 10 秒内回答。

★ 如果被试者反应正确，进入下一项目。

★ 如果没有反应或反应不正确，把被试者反应记录在反应内容栏中，并立即按照听觉确认的操作方法，检测被试者对错误项目的听觉确认。

37

这是什么？

听觉确认

　　我会说 3 个词，其中 1 个是正确的，另外 2 个是错误的。首先，我会把 3 个词全部说出来，你只需要认真听。然后，我会一次说 1 个词，你来判断我说的是否正确。准备好了吗？ "瓶子、毛巾、脑筋"，现在我再说一遍，每说 1 个词，你都告诉我 "是" 或 "不是"，准备好了吗？"瓶子"、"毛巾"、"脑筋"。

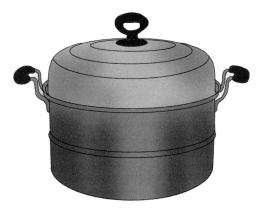

★ 要求被试者 10 秒内回答。

★ 如果被试者反应正确，进入下一项目。

★ 如果没有反应或反应不正确，把被试者反应记录在反应内容栏中，并立即按照听觉确认的操作方法，检测被试者对错误项目的听觉确认。

38

这是什么？

听觉确认

我会说 3 个词，其中 1 个是正确的，另外 2 个是错误的。首先，我会把 3 个词全部说出来，你只需要认真听。然后，我会一次说 1 个词，你来判断我说的是否正确。准备好了吗？"锅、炒、窝"，现在我再说一遍，每说 1 个词，你都告诉我"是"或"不是"，准备好了吗？"锅"、"炒"、"窝"。

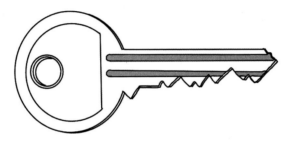

★ 要求被试者 10 秒内回答。

★ 如果被试者反应正确，进入下一项目。

★ 如果没有反应或反应不正确，把被试者反应记录在反应内容栏中，并立即按照听觉确认的操作方法，检测被试者对错误项目的听觉确认。

39

这是什么？

听觉确认

我会说 3 个词，其中 1 个是正确的，另外 2 个是错误的。首先，我会把 3 个词全部说出来，你只需要认真听。然后，我会一次说 1 个词，你来判断我说的是否正确。准备好了吗？ "架子、好似、钥匙"，现在我再说一遍，每说 1 个词，你都告诉我 "是" 或 "不是"，准备好了吗？"架子"、"好似"、"钥匙"。

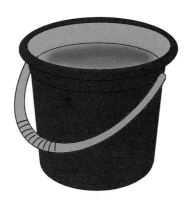

- ★ 要求被试者 10 秒内回答。
- ★ 如果被试者反应正确，进入下一项目。
- ★ 如果没有反应或反应不正确，把被试者反应记录在反应内容栏中，并立即按照听觉确认的操作方法，检测被试者对错误项目的听觉确认。

40

这是什么？

听觉确认

我会说 3 个词，其中 1 个是正确的，另外 2 个是错误的。首先，我会把 3 个词全部说出来，你只需要认真听。然后，我会一次说 1 个词，你来判断我说的是否正确。准备好了吗？ "涌、桶、瓶子"，现在我再说一遍，每说 1 个词，你都告诉我 "是" 或 "不是"，准备好了吗？"涌"、"桶"、"瓶子"。

★ 要求被试者 10 秒内回答。

★ 如果被试者反应正确，进入下一项目。

★ 如果没有反应或反应不正确，把被试者反应记录在反应内容栏中，并立即按照听觉确认的操作方法，检测被试者对错误项目的听觉确认。

41

这是什么颜色？

听觉确认

　　我会说 3 个词，其中 1 个是正确的，另外 2 个是错误的。首先，我会把 3 个词全部说出来，你只需要认真听。然后，我会一次说 1 个词，你来判断我说的是否正确。准备好了吗？ "重、红、白"，现在我再说一遍，每说 1 个词，你都告诉我 "是" 或 "不是"，准备好了吗？"重"、"红"、"白"。

★ 要求被试者 10 秒内回答。

★ 如果被试者反应正确，进入下一项目。

★ 如果没有反应或反应不正确，把被试者反应记录在反应内容栏中，并立即按照听觉确认的操作方法，检测被试者对错误项目的听觉确认。

42

这是什么颜色？

听觉确认

我会说 3 个词，其中 1 个是正确的，另外 2 个是错误的。首先，我会把 3 个词全部说出来，你只需要认真听。然后，我会一次说 1 个词，你来判断我说的是否正确。准备好了吗？"灰、具、绿"，现在我再说一遍，每说 1 个词，你都告诉我"是"或"不是"，准备好了吗？"灰"、"具"、"绿"。

★ 要求被试者 10 秒内回答。

★ 如果被试者反应正确，进入下一项目。

★ 如果没有反应或反应不正确，把被试者反应记录在反应内容栏中，并立即按照听觉确认的操作方法，检测被试者对错误项目的听觉确认。

43

这是什么颜色？

听觉确认

我会说 *3* 个词，其中 *1* 个是正确的，另外 *2* 个是错误的。首先，我会把 *3* 个词全部说出来，你只需要认真听。然后，我会一次说 *1* 个词，你来判断我说的是否正确。准备好了吗？"黄、王、黑"，现在我再说一遍，每说 *1* 个词，你都告诉我"是"或"不是"，准备好了吗？"黄"、"王"、"黑"。

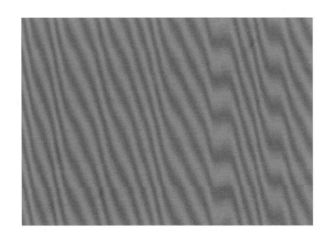

★ 要求被试者 10 秒内回答。

★ 如果被试者反应正确，进入下一项目。

★ 如果没有反应或反应不正确，把被试者反应记录在反应内容栏中，并立即按照听觉确认的操作方法，检测被试者对错误项目的听觉确认。

44

这是什么颜色？

听觉确认

　　我会说 3 个词，其中 1 个是正确的，另外 2 个是错误的。首先，我会把 3 个词全部说出来，你只需要认真听。然后，我会一次说 1 个词，你来判断我说的是否正确。准备好了吗？ "蔚蓝、门洞、粉红"，现在我再说一遍，每说 1 个词，你都告诉我 "是" 或 "不是"，准备好了吗？"蔚蓝"、"门洞"、"粉红"。

★ 要求被试者 10 秒内回答。

★ 如果被试者反应正确，进入下一项目。

★ 如果没有反应或反应不正确，把被试者反应记录在反应内容栏中，并立即按照听觉确认的操作方法，检测被试者对错误项目的听觉确认。

45

这是什么颜色？

听觉确认

　　我会说 3 个词，其中 1 个是正确的，另外 2 个是错误的。首先，我会把 3 个词全部说出来，你只需要认真听。然后，我会一次说 1 个词，你来判断我说的是否正确。准备好了吗？ "红、白、台"，现在我再说一遍，每说 1 个词，你都告诉我 "是" 或 "不是"，准备好了吗？"红"、"白"、"台"。

★ 要求被试者 10 秒内回答。

★ 如果被试者反应正确，进入下一项目。

★ 如果没有反应或反应不正确，把被试者反应记录在反应内容栏中，并立即按照听觉确认的操作方法，检测被试者对错误项目的听觉确认。

46

这是什么颜色？

听觉确认

　　我会说 3 个词，其中 1 个是正确的，另外 2 个是错误的。首先，我会把 3 个词全部说出来，你只需要认真听。然后，我会一次说 1 个词，你来判断我说的是否正确。准备好了吗？ "蓝、弹、紫"，现在我再说一遍，每说 1 个词，你都告诉我"是"或"不是"，准备好了吗？ "蓝"、"弹"、"紫"。

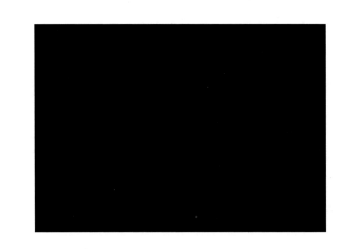

- ★ 要求被试者 10 秒内回答。

- ★ 如果被试者反应正确，进入下一项目。

- ★ 如果没有反应或反应不正确，把被试者反应记录在反应内容栏中，并立即按照听觉确认的操作方法，检测被试者对错误项目的听觉确认。

47

这是什么颜色？

听觉确认

我会说 3 个词，其中 1 个是正确的，另外 2 个是错误的。首先，我会把 3 个词全部说出来，你只需要认真听。然后，我会一次说 1 个词，你来判断我说的是否正确。准备好了吗？ "白、黑、飞"，现在我再说一遍，每说 1 个词，你都告诉我 "是" 或 "不是"，准备好了吗？ "白"、"黑"、"飞"。

★ 要求被试者 10 秒内回答。

★ 如果被试者反应正确，进入下一项目。

★ 如果没有反应或反应不正确，把被试者反应记录在反应内容栏中，并立即按照听觉确认的操作方法，检测被试者对错误项目的听觉确认。

48

这是什么颜色？

听觉确认

　　我会说 3 个词，其中 1 个是正确的，另外 2 个是错误的。首先，我会把 3 个词全部说出来，你只需要认真听。然后，我会一次说 1 个词，你来判断我说的是否正确。准备好了吗？"紫、蓝、止"，现在我再说一遍，每说 1 个词，你都告诉我"是"或"不是"，准备好了吗？"紫"、"蓝"、"止"。

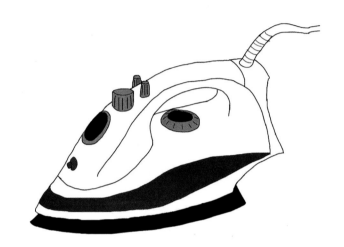

★ 要求被试者 10 秒内回答。

★ 如果被试者反应正确，进入下一项目。

★ 如果没有反应或反应不正确，把被试者反应记录在反应内容栏中，并立即按照听觉确认的操作方法，检测被试者对错误项目的听觉确认。

49

这是什么？

听觉确认

我会说 3 个词，其中 1 个是正确的，另外 2 个是错误的。首先，我会把 3 个词全部说出来，你只需要认真听。然后，我会一次说 1 个词，你来判断我说的是否正确。准备好了吗？ "干洗、群殴、熨斗"，现在我再说一遍，每说 1 个词，你都告诉我"是"或"不是"，准备好了吗？"干洗"、"群殴"、"熨斗"。

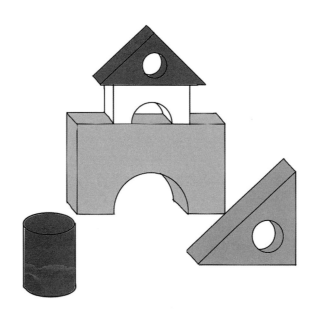

★ 要求被试者 10 秒内回答。

★ 如果被试者反应正确，进入下一项目。

★ 如果没有反应或反应不正确，把被试者反应记录在反应内容栏中，并立即按照听觉确认的操作方法，检测被试者对错误项目的听觉确认。

50

这是什么？

听觉确认

　　我会说 3 个词，其中 1 个是正确的，另外 2 个是错误的。首先，我会把 3 个词全部说出来，你只需要认真听。然后，我会一次说 1 个词，你来判断我说的是否正确。准备好了吗？ "祈福、积木、陀螺"，现在我再说一遍，每说 1 个词，你都告诉我 "是" 或 "不是"，准备好了吗？"祈福"、"积木"、"陀螺"。

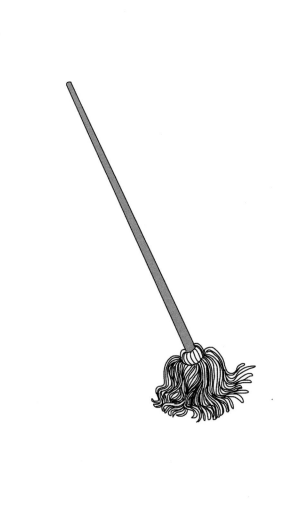

★ 要求被试者 10 秒内回答。

★ 如果被试者反应正确，进入下一项目。

★ 如果没有反应或反应不正确，把被试者反应记录在反应内容栏中，并立即按照听觉确认的操作方法，检测被试者对错误项目的听觉确认。

51

这是什么？

听觉确认

我会说 *3* 个词，其中 *1* 个是正确的，另外 *2* 个是错误的。首先，我会把 *3* 个词全部说出来，你只需要认真听。然后，我会一次说 *1* 个词，你来判断我说的是否正确。准备好了吗？ *"拖把、婆妈、洒扫"*，现在我再说一遍，每说 *1* 个词，你都告诉我 *"是"* 或 *"不是"*，准备好了吗？*"拖把"*、*"婆妈"*、*"洒扫"*。

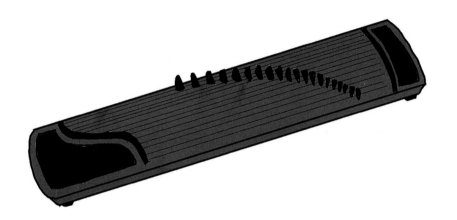

★ 要求被试者 10 秒内回答。

★ 如果被试者反应正确，进入下一项目。

★ 如果没有反应或反应不正确，把被试者反应记录在反应内容栏中，并立即按照听觉确认的操作方法，检测被试者对错误项目的听觉确认。

52

这是什么？

听觉确认

　　我会说 3 个词，其中 1 个是正确的，另外 2 个是错误的。首先，我会把 3 个词全部说出来，你只需要认真听。然后，我会一次说 1 个词，你来判断我说的是否正确。准备好了吗？ "武圣、古筝、弹拨"，现在我再说一遍，每说 1 个词，你都告诉我 "是" 或 "不是"，准备好了吗？"武圣"、"古筝"、"弹拨"。

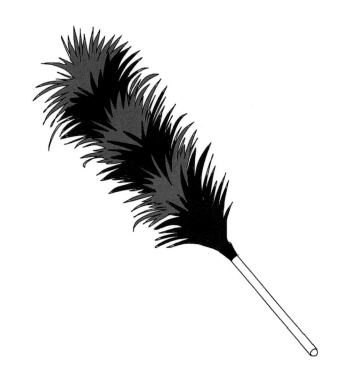

★ 要求被试者 10 秒内回答。

★ 如果被试者反应正确，进入下一项目。

★ 如果没有反应或反应不正确，把被试者反应记录在反应内容栏中，并立即按照听觉确认的操作方法，检测被试者对错误项目的听觉确认。

53

这是什么？

听觉确认

我会说 3 个词，其中 1 个是正确的，另外 2 个是错误的。首先，我会把 3 个词全部说出来，你只需要认真听。然后，我会一次说 1 个词，你来判断我说的是否正确。准备好了吗？"拂尘、甘孜、掸子"，现在我再说一遍，每说 1 个词，你都告诉我"是"或"不是"，准备好了吗？"拂尘"、"甘孜"、"掸子"。

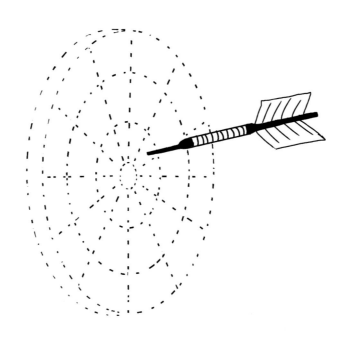

★ 要求被试者 10 秒内回答。

★ 如果被试者反应正确，进入下一项目。

★ 如果没有反应或反应不正确，把被试者反应记录在反应内容栏中，并立即按照听觉确认的操作方法，检测被试者对错误项目的听觉确认。

54

这是什么？

听觉确认

　　我会说 3 个词，其中 1 个是正确的，另外 2 个是错误的。首先，我会把 3 个词全部说出来，你只需要认真听。然后，我会一次说 1 个词，你来判断我说的是否正确。准备好了吗？　"北漂、飞镖、弩箭"，现在我再说一遍，每说 1 个词，你都告诉我"是"或"不是"，准备好了吗？"北漂"、"飞镖"、"弩箭"。

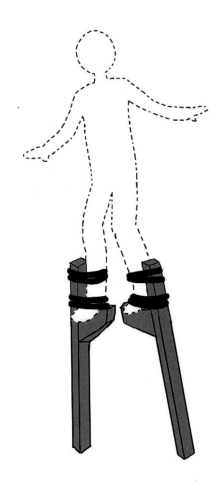

★ 要求被试者 10 秒内回答。

★ 如果被试者反应正确，进入下一项目。

★ 如果没有反应或反应不正确，把被试者反应记录在反应内容栏中，并立即按照听觉确认的操作方法，检测被试者对错误项目的听觉确认。

55

这是什么？

听觉确认

我会说 3 个词，其中 1 个是正确的，另外 2 个是错误的。首先，我会把 3 个词全部说出来，你只需要认真听。然后，我会一次说 1 个词，你来判断我说的是否正确。准备好了吗？ "高跷、旱船、浩渺"，现在我再说一遍，每说 1 个词，你都告诉我 "是" 或 "不是"，准备好了吗？ "高跷"、"旱船"、"浩渺"。

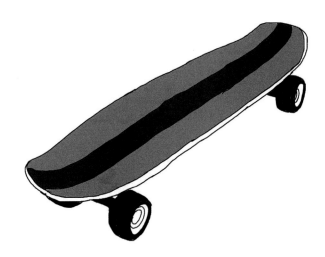

★ 要求被试者 10 秒内回答。

★ 如果被试者反应正确，进入下一项目。

★ 如果没有反应或反应不正确，把被试者反应记录在反应内容栏中，并立即按照听觉确认的操作方法，检测被试者对错误项目的听觉确认。

56

这是什么？

听觉确认

我会说 3 个词，其中 1 个是正确的，另外 2 个是错误的。首先，我会把 3 个词全部说出来，你只需要认真听。然后，我会一次说 1 个词，你来判断我说的是否正确。准备好了吗？ "挂毯、滑板、溜冰"，现在我再说一遍，每说 1 个词，你都告诉我 "是" 或 "不是"，准备好了吗？ "挂毯"、"滑板"、"溜冰"。

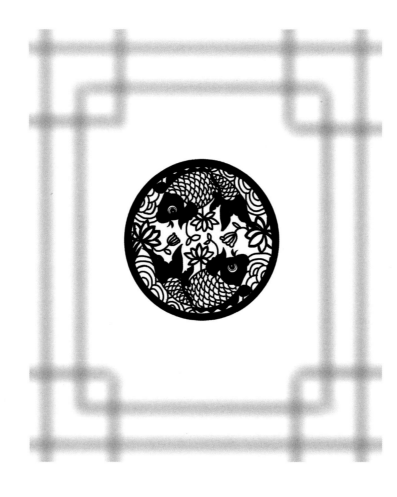

★ 要求被试者 10 秒内回答。

★ 如果被试者反应正确，进入下一项目。

★ 如果没有反应或反应不正确，把被试者反应记录在反应内容栏中，并立即按照听觉确认的操作方法，检测被试者对错误项目的听觉确认。

57

这是什么？

听觉确认

我会说 3 个词，其中 1 个是正确的，另外 2 个是错误的。首先，我会把 3 个词全部说出来，你只需要认真听。然后，我会一次说 1 个词，你来判断我说的是否正确。准备好了吗？ "春联、光华、窗花"，现在我再说一遍，每说 1 个词，你都告诉我 "是" 或 "不是"，准备好了吗？ "春联"、"光华"、"窗花"。

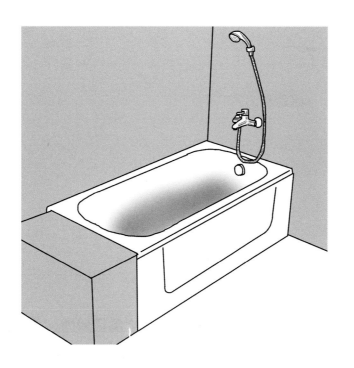

★ 要求被试者 10 秒内回答。

★ 如果被试者反应正确，进入下一项目。

★ 如果没有反应或反应不正确，把被试者反应记录在反应内容栏中，并立即按照听觉确认的操作方法，检测被试者对错误项目的听觉确认。

58

这是什么？

听觉确认

我会说 3 个词，其中 1 个是正确的，另外 2 个是错误的。首先，我会把 3 个词全部说出来，你只需要认真听。然后，我会一次说 1 个词，你来判断我说的是否正确。准备好了吗？ "浴缸、铝厂、泡澡"，现在我再说一遍，每说 1 个词，你都告诉我 "是" 或 "不是"，准备好了吗？ "浴缸"、"铝厂"、"泡澡"。

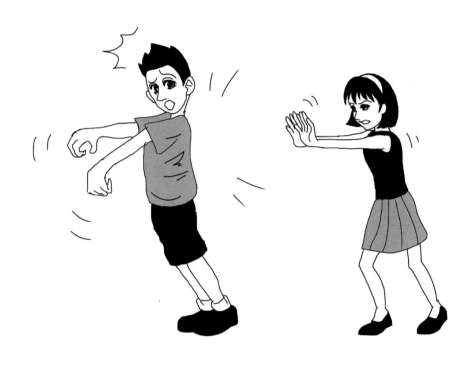

★ 要求被试者在 10 秒内回答。

★ 无论被试者回答正确、错误，或是没有应答，都进行听觉确认测试。

★ 如果在听觉确认里没有应答或给出错误应答，告诉被试者：**这张图画的是女孩推了男孩，所以你应该说"推"。**

练习 2

接下来的一些图片画着动作。告诉我，这是什么动作？（指着图片）

听觉确认

我会说 3 个词，其中 1 个是正确的，另外 2 个是错误的。首先，我会把 3 个词全部说出来，你只需要认真听。然后，我会一次说 1 个词，你来判断我说的是否正确。准备好了吗？"举、吹、推"，现在我再说一遍，每说 1 个词，你都告诉我"是"或"不是"，准备好了吗？"举"、"吹"、"推"。

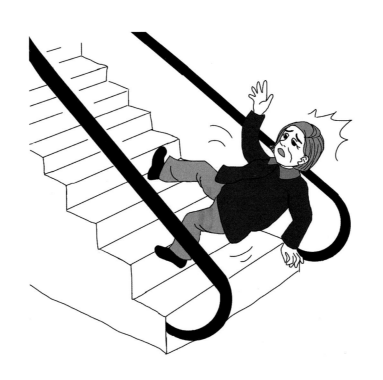

★ 要求被试者 10 秒内回答。

★ 如果被试者反应正确，进入下一项目。

★ 如果没有反应或反应不正确，把被试者反应记录在反应内容栏中，并立即按照听觉确认的操作方法，检测被试者对错误项目的听觉确认。

59

这是什么动作？

听觉辨认

　　我会说 3 个词，其中 1 个是正确的，另外 2 个是错误的。首先，我会把 3 个词全部说出来，你只需要认真听。然后，我会一次说 1 个词，你来判断我说的是否正确。准备好了吗？"摔、税、滑"，现在我再说一遍，每说 1 个词，你都告诉我"是"还是"不是"，准备好了吗？"摔"、"税"、"滑"。

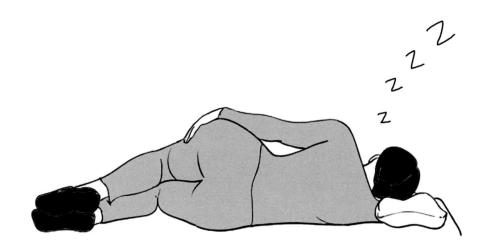

★ 要求被试者 10 秒内回答。

★ 如果被试者反应正确，进入下一项目。

★ 如果没有反应或反应不正确，把被试者反应记录在反应内容栏中，并立即按照听觉确认的操作方法，检测被试者对错误项目的听觉确认。

60

这是什么动作？

听觉确认

我会说 3 个词，其中 1 个是正确的，另外 2 个是错误的。首先，我会把 3 个词全部说出来，你只需要认真听。然后，我会一次说 1 个词，你来判断我说的是否正确。准备好了吗？ "清醒、数据、睡觉"，现在我再说一遍，每说 1 个词，你都告诉我 "是" 或 "不是"，准备好了吗？"清醒"、"数据"、"睡觉"。

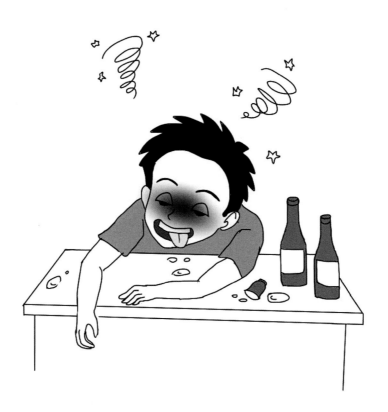

★ 要求被试者 10 秒内回答。

★ 如果被试者反应正确，进入下一项目。

★ 如果没有反应或反应不正确，把被试者反应记录在反应内容栏中，并立即按照听觉确认的操作方法，检测被试者对错误项目的听觉确认。

61

这是什么动作？

听觉确认

我会说 3 个词，其中 1 个是正确的，另外 2 个是错误的。首先，我会把 3 个词全部说出来，你只需要认真听。然后，我会一次说 1 个词，你来判断我说的是否正确。准备好了吗？"浸、醉、脆"，现在我再说一遍，每说 1 个词，你都告诉我"是"或"不是"，准备好了吗？"浸"、"醉"、"脆"。

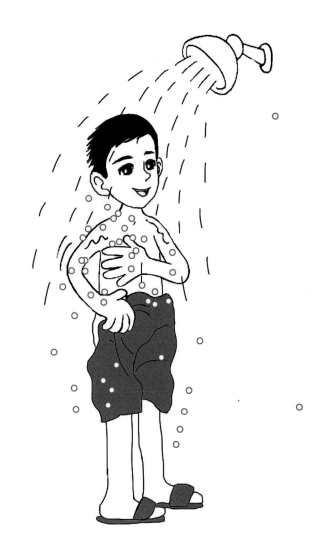

★ 要求被试者 10 秒内回答。

★ 如果被试者反应正确，进入下一项目。

★ 如果没有反应或反应不正确，把被试者反应记录在反应内容栏中，并立即按照听觉确认的操作方法，检测被试者对错误项目的听觉确认。

62

这是什么动作？

听觉确认

  我会说 3 个词，其中 1 个是正确的，另外 2 个是错误的。首先，我会把 3 个词全部说出来，你只需要认真听。然后，我会一次说 1 个词，你来判断我说的是否正确。准备好了吗？"洗澡、起草、清洁"，现在我再说一遍，每说 1 个词，你都告诉我"是"或"不是"，准备好了吗？"洗澡"、"起草"、"清洁"。

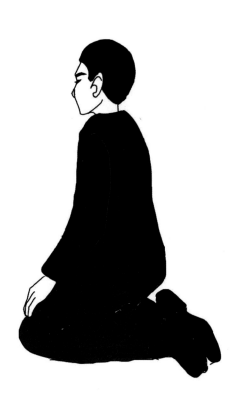

★ 要求被试者 10 秒内回答。

★ 如果被试者反应正确，进入下一项目。

★ 如果没有反应或反应不正确，把被试者反应记录在反应内容栏中，并立即按照听觉确认的操作方法，检测被试者对错误项目的听觉确认。

63

这是什么动作？

听觉确认

　　我会说 3 个词，其中 1 个是正确的，另外 2 个是错误的。首先，我会把 3 个词全部说出来，你只需要认真听。然后，我会一次说 1 个词，你来判断我说的是否正确。准备好了吗？"卧、跪、挥"，现在我再说一遍，每说 1 个词，你都告诉我"是"或"不是"，准备好了吗？"卧"、"跪"、"挥"。

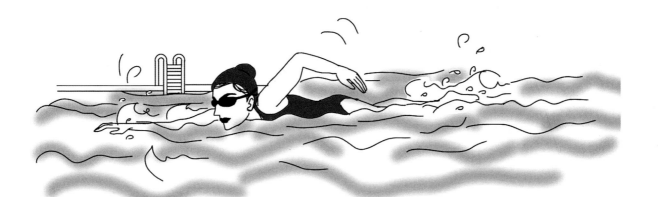

★ 要求被试者 10 秒内回答。

★ 如果被试者反应正确，进入下一项目。

★ 如果没有反应或反应不正确，把被试者反应记录在反应内容栏中，并立即按照听觉确认的操作方法，检测被试者对错误项目的听觉确认。

64

这是什么动作？

听觉确认

我会说 3 个词，其中 1 个是正确的，另外 2 个是错误的。首先，我会把 3 个词全部说出来，你只需要认真听。然后，我会一次说 1 个词，你来判断我说的是否正确。准备好了吗？"沟通、体操、游泳"，现在我再说一遍，每说 1 个词，你都告诉我"是"或"不是"，准备好了吗？"沟通"、"体操"、"游泳"。

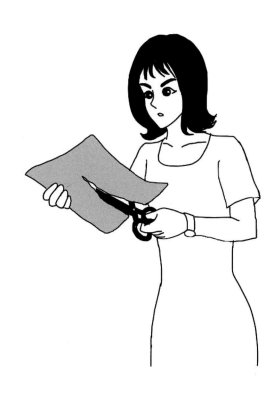

★ 要求被试者 10 秒内回答。

★ 如果被试者反应正确，进入下一项目。

★ 如果没有反应或反应不正确，把被试者反应记录在反应内容栏中，并立即按照听觉确认的操作方法，检测被试者对错误项目的听觉确认。

65

这是什么动作？

听觉确认

我会说 3 个词，其中 1 个是正确的，另外 2 个是错误的。首先，我会把 3 个词全部说出来，你只需要认真听。然后，我会一次说 1 个词，你来判断我说的是否正确。准备好了吗？"粘、叠、剪"，现在我再说一遍，每说 1 个词，你都告诉我"是"或"不是"，准备好了吗？"粘"、"叠"、"剪"。

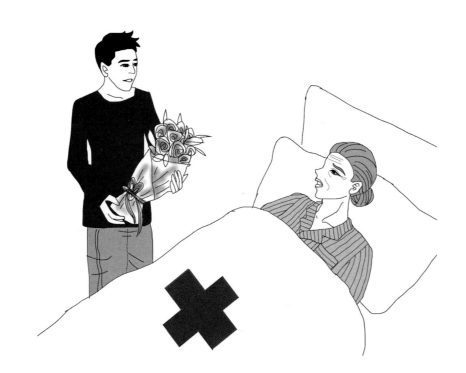

★ 要求被试者 10 秒内回答。

★ 如果被试者反应正确，进入下一项目。

★ 如果没有反应或反应不正确，把被试者反应记录在反应内容栏中，并立即按照听觉确认的操作方法，检测被试者对错误项目的听觉确认。

66

这是什么动作？

听觉确认

我会说 3 个词，其中 1 个是正确的，另外 2 个是错误的。首先，我会把 3 个词全部说出来，你只需要认真听。然后，我会一次说 1 个词，你来判断我说的是否正确。准备好了吗？ "赶忙、看望、礼物"，现在我再说一遍，每说 1 个词，你都告诉我 "是" 或 "不是"，准备好了吗？"赶忙"、"看望"、"礼物"。

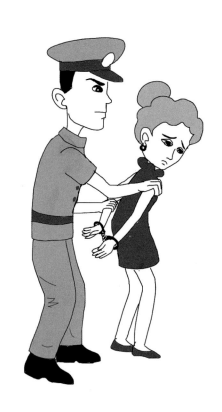

★ 要求被试者 10 秒内回答。

★ 如果被试者反应正确，进入下一项目。

★ 如果没有反应或反应不正确，把被试者反应记录在反应内容栏中，并立即按照听觉确认的操作方法，检测被试者对错误项目的听觉确认。

67

这是什么动作？

听觉确认

　　我会说 3 个词，其中 1 个是正确的，另外 2 个是错误的。首先，我会把 3 个词全部说出来，你只需要认真听。然后，我会一次说 1 个词，你来判断我说的是否正确。准备好了吗？ "地板、罪犯、逮捕"，现在我再说一遍，每说 1 个词，你都告诉我 "是" 或 "不是"，准备好了吗？"地板"、"罪犯"、"逮捕"。

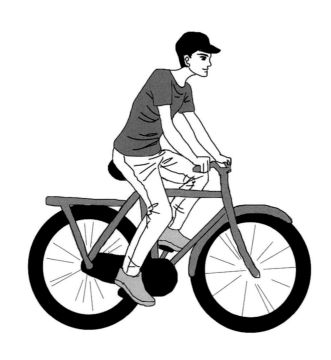

★ 要求被试者 10 秒内回答。

★ 如果被试者反应正确，进入下一项目。

★ 如果没有反应或反应不正确，把被试者反应记录在反应内容栏中，并立即按照听觉确认的操作方法，检测被试者对错误项目的听觉确认。

68

这是什么动作？

听觉确认

　　我会说 3 个词，其中 1 个是正确的，另外 2 个是错误的。首先，我会把 3 个词全部说出来，你只需要认真听。然后，我会一次说 1 个词，你来判断我说的是否正确。准备好了吗？ "骑、轮、秋"，现在我再说一遍，每说 1 个词，你都告诉我 "是" 或 "不是"，准备好了吗？ "骑"、 "轮"、 "秋"。

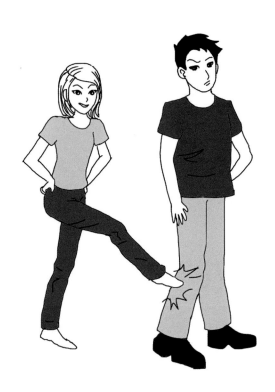

★ 要求被试者 10 秒内回答。

★ 如果被试者反应正确，进入下一项目。

★ 如果没有反应或反应不正确，把被试者反应记录在反应内容栏中，并立即按照听觉确认的操作方法，检测被试者对错误项目的听觉确认。

69

这是什么动作?

听觉确认

　　我会说 3 个词，其中 1 个是正确的，另外 2 个是错误的。首先，我会把 3 个词全部说出来，你只需要认真听。然后，我会一次说 1 个词，你来判断我说的是否正确。准备好了吗？ "扔、踢、兔"，现在我再说一遍，每说 1 个词，你都告诉我 "是" 或 "不是"，准备好了吗？ "扔"、"踢"、"兔"。

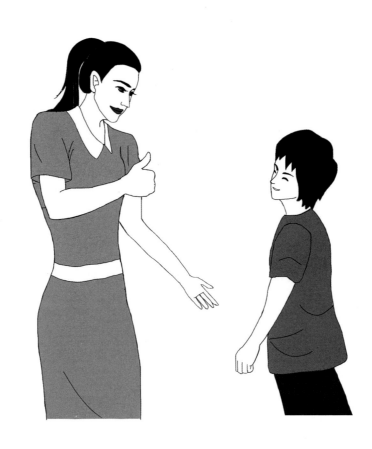

★ 要求被试者 10 秒内回答。

★ 如果被试者反应正确，进入下一项目。

★ 如果没有反应或反应不正确，把被试者反应记录在反应内容栏中，并立即按照听觉确认的操作方法，检测被试者对错误项目的听觉确认。

70

这是什么动作？

听觉确认

　　我会说 3 个词，其中 1 个是正确的，另外 2 个是错误的。首先，我会把 3 个词全部说出来，你只需要认真听。然后，我会一次说 1 个词，你来判断我说的是否正确。准备好了吗？ "表扬、祝贺、消亡"，现在我再说一遍，每说 1 个词，你都告诉我 "是" 或 "不是"，准备好了吗？"表扬"、"祝贺"、"消亡"。

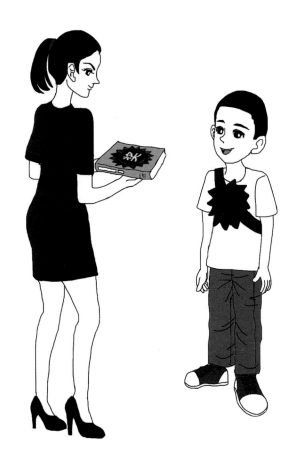

★ 要求被试者 10 秒内回答。

★ 如果被试者反应正确，进入下
一项目。

★ 如果没有反应或反应不正确，
把被试者反应记录在反应内
容栏中，并立即按照听觉确认
的操作方法，检测被试者对错
误项目的听觉确认。

71

这是什么动作？

听觉确认

我会说 3 个词，其中 1 个是正确的，另外 2 个是错误的。首先，我会把 3 个词全部说出来，你只需要认真听。然后，我会一次说 1 个词，你来判断我说的是否正确。准备好了吗？ "剧烈、惩罚、奖励"，现在我再说一遍，每说 1 个词，你都告诉我 "是" 或 "不是"，准备好了吗？"剧烈"、"惩罚"、"奖励"。

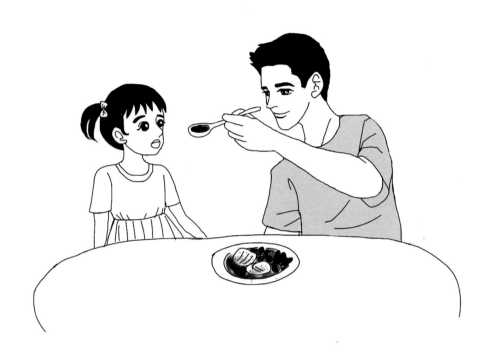

★ 要求被试者 10 秒内回答。

★ 如果被试者反应正确，进入下一项目。

★ 如果没有反应或反应不正确，把被试者反应记录在反应内容栏中，并立即按照听觉确认的操作方法，检测被试者对错误项目的听觉确认。

72

这是什么动作？

听觉确认

我会说 *3* 个词，其中 *1* 个是正确的，另外 *2* 个是错误的。首先，我会把 *3* 个词全部说出来，你只需要认真听。然后，我会一次说 *1* 个词，你来判断我说的是否正确。准备好了吗？ "喂、费、菜"，现在我再说一遍，每说 *1* 个词，你都告诉我 "是" 或 "不是"，准备好了吗？ "喂"、"费"、"菜"。

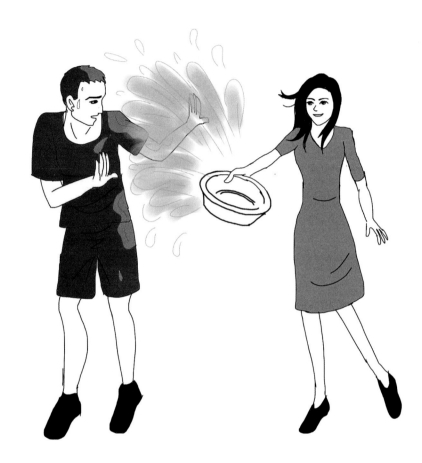

- ★ 要求被试者 10 秒内回答。
- ★ 如果被试者反应正确，进入下一项目。
- ★ 如果没有反应或反应不正确，把被试者反应记录在反应内容栏中，并立即按照听觉确认的操作方法，检测被试者对错误项目的听觉确认。

73

这是什么动作？

听觉确认

　　我会说 3 个词，其中 1 个是正确的，另外 2 个是错误的。首先，我会把 3 个词全部说出来，你只需要认真听。然后，我会一次说 1 个词，你来判断我说的是否正确。准备好了吗？"撇、泼、趴"，现在我再说一遍，每说 1 个词，你都告诉我"是"或"不是"，准备好了吗？"撇"、"泼"、"趴"。

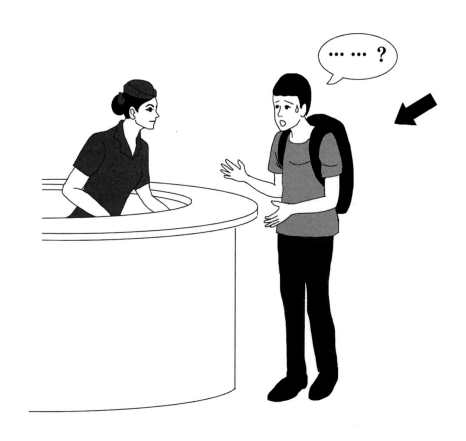

★ 要求被试者 10 秒内回答。

★ 如果被试者反应正确，进入下一项目。

★ 如果没有反应或反应不正确，把被试者反应记录在反应内容栏中，并立即按照听觉确认的操作方法，检测被试者对错误项目的听觉确认。

74

这是什么动作？

听觉确认

　　我会说 3 个词，其中 1 个是正确的，另外 2 个是错误的。首先，我会把 3 个词全部说出来，你只需要认真听。然后，我会一次说 1 个词，你来判断我说的是否正确。准备好了吗？ "询问、信任、答案"，现在我再说一遍，每说 1 个词，你都告诉我 "是" 或 "不是"，准备好了吗？ "询问"、"信任"、"答案"。

听觉理解

记录在表 F

 终止测验

对照表 F 的类别，每一类别测验，如果被试者连续答错 50% 测试项目，终止该类别测验。

听觉理解

总体测试方法

★ 以比正常语速稍慢的速度（大约每秒 2 个音节）说出每一个测试项目，要求被试者从图片中指认出目标物。

★ 给被试者 10 秒时间反应。

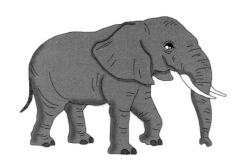
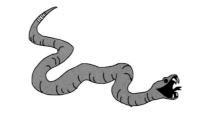

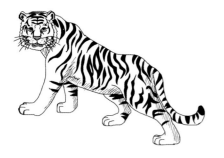
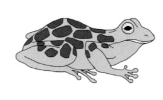
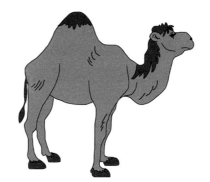
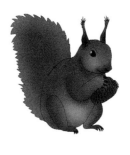
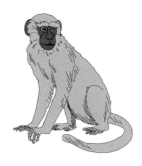
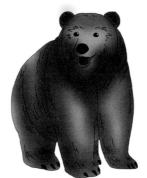
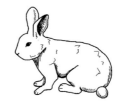

★ 如果被试者在 10 秒内没有做出反应或者做出错误的反应，重复该项目并让其再试一次。

★ 如果第二次还是没有做出反应或者做出错误的反应，则告诉被试者正确答案（指出目标物）。

练习 1

我会说出 1 个事物或者 1 个动作，请您在图片中指出我说的内容。准备好了吗？请指出"老鼠"。

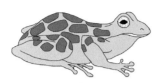
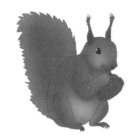
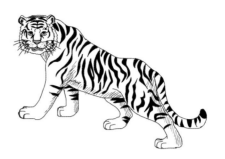
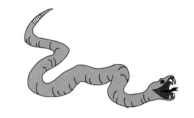
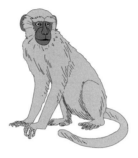
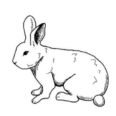
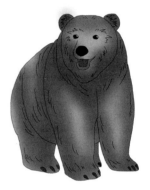
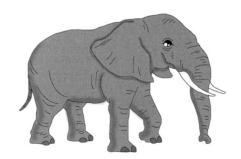
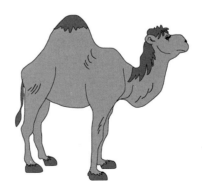

★ 要求被试者 10 秒内回答。

★ 如果在做出判断之前，被试者表示没听清或要求重复测试项目，施测者可重复该项目一次。一旦被试者已经做出判断，则该项目不能再重复测试。

1

请指出"兔子"。

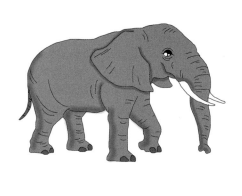
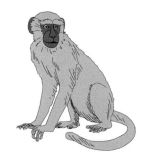
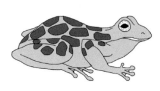
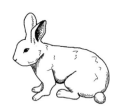
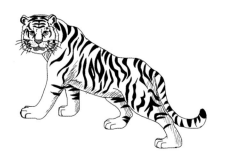
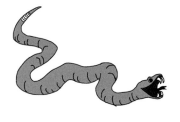
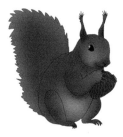

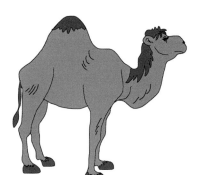
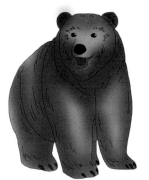

★ 要求被试者 10 秒内回答。

★ 如果在做出判断之前，被试者表示没听清或要求重复测试项目，施测者可重复该项目一次。一旦被试者已经做出判断，则该项目不能再重复测试。

2

请指出"蛇"。

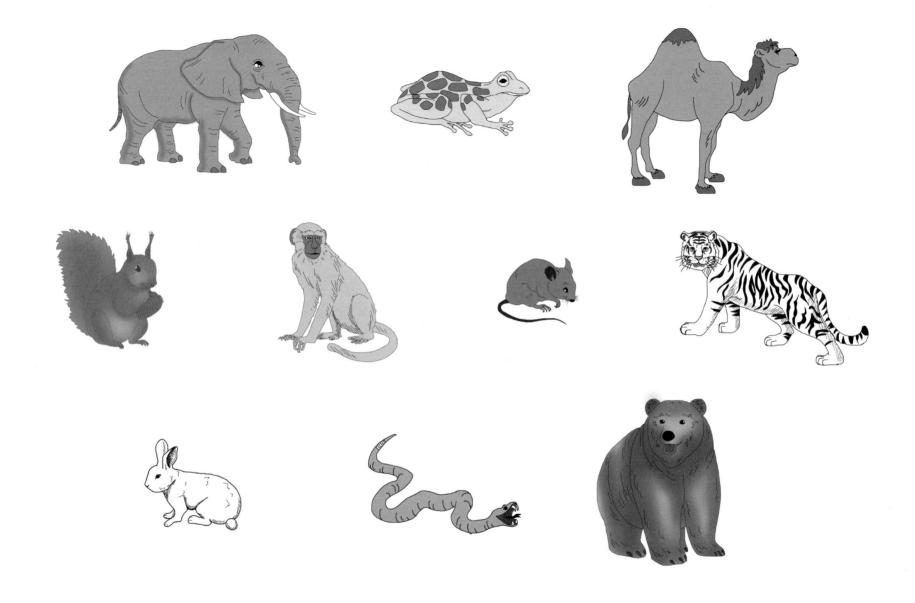

★ 要求被试者 10 秒内回答。

★ 如果在做出判断之前，被试者表示没听清或要求重复测试项目，施测者可重复该项目一次。一旦被试者已经做出判断，则该项目不能再重复测试。

3

请指出"青蛙"。

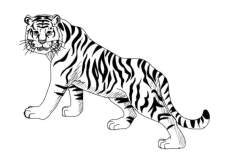
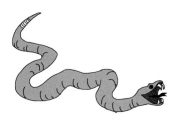
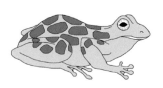
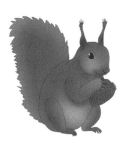
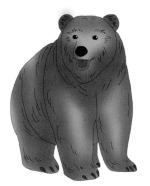
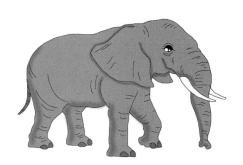
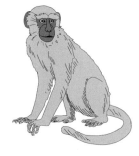
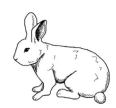
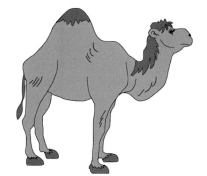

★ 要求被试者 10 秒内回答。

★ 如果在做出判断之前，被试者表示没听清或要求重复测试项目，施测者可重复该项目一次。一旦被试者已经做出判断，则该项目不能再重复测试。

4

请指出"大象"。

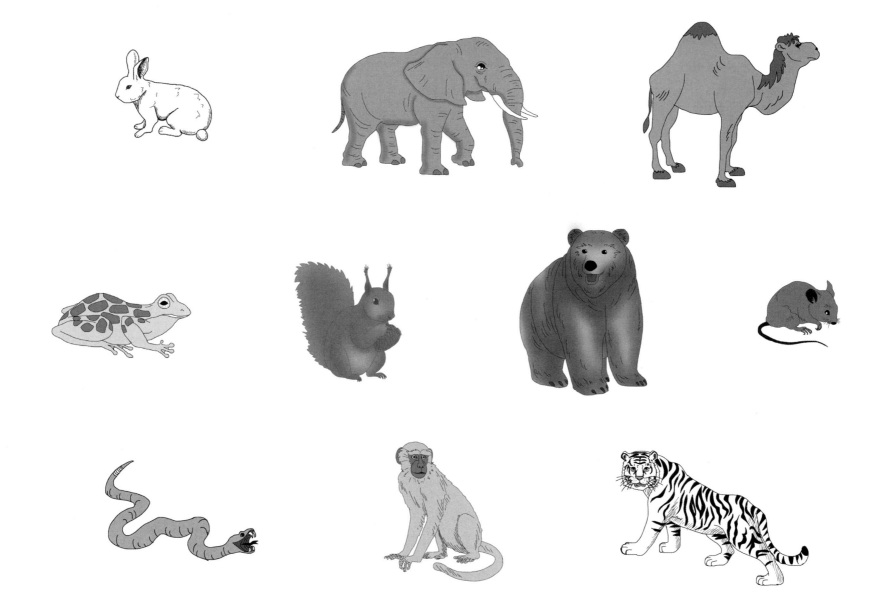

★ 要求被试者 10 秒内回答。

★ 如果在做出判断之前，被试者表示没听清或要求重复测试项目，施测者可重复该项目一次。一旦被试者已经做出判断，则该项目不能再重复测试。

5

请指出"骆驼"。

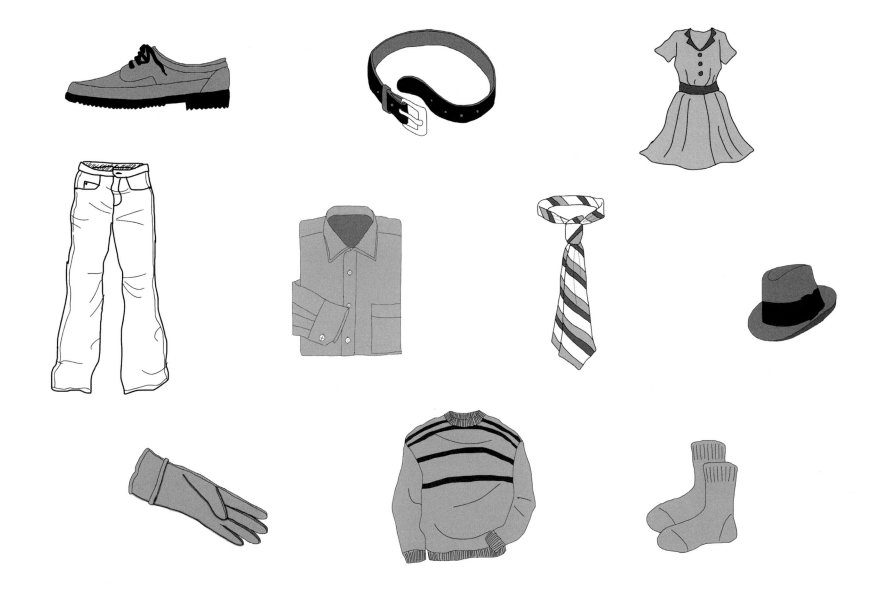

★ 要求被试者 10 秒内回答。

★ 如果在做出判断之前，被试者表示没听清或要求重复测试项目，施测者可重复该项目一次。一旦被试者已经做出判断，则该项目不能再重复测试。

6

请指出"鞋"。

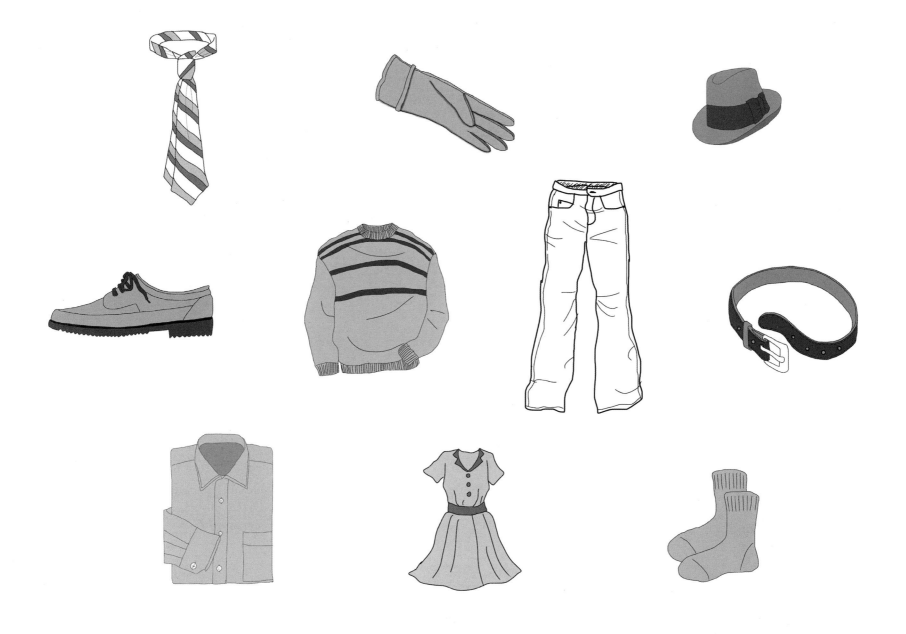

★ 要求被试者 10 秒内回答。

★ 如果在做出判断之前，被试者表示没听清或要求重复测试项目，施测者可重复该项目一次。一旦被试者已经做出判断，则该项目不能再重复测试。

7

请指出"裙子"。

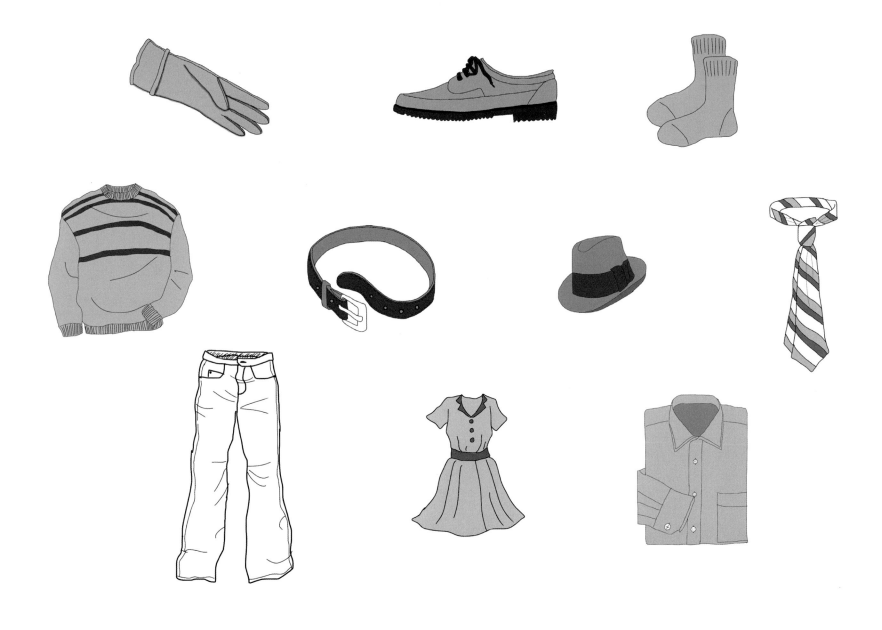

★ 要求被试者 10 秒内回答。

★ 如果在做出判断之前，被试者表示没听清或要求重复测试项目，施测者可重复该项目一次。一旦被试者已经做出判断，则该项目不能再重复测试。

8

请指出"裤子"。

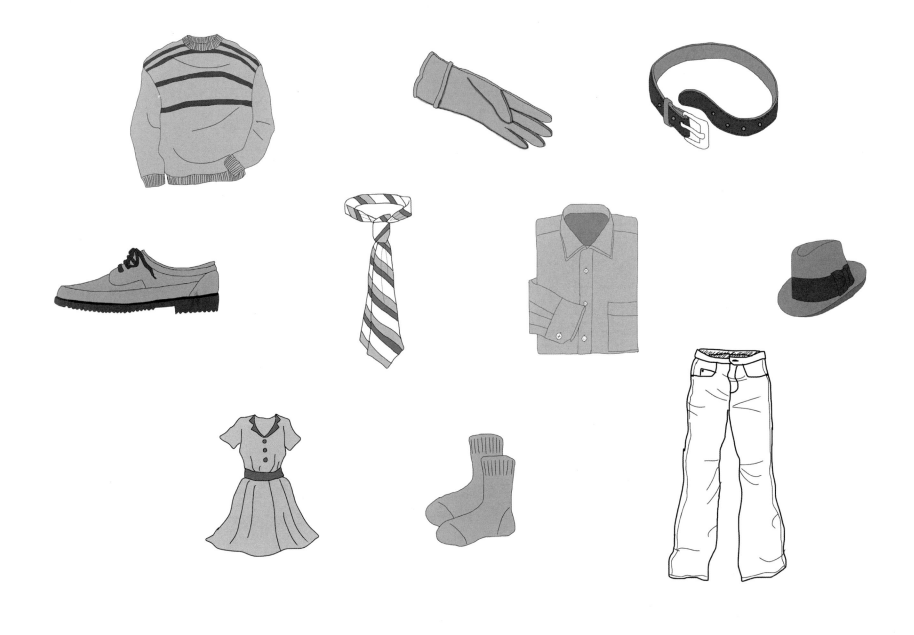

★ 要求被试者 10 秒内回答。

★ 如果在做出判断之前，被试者
  表示没听清或要求重复测试
  项目，施测者可重复该项目
  一次。一旦被试者已经做出判
  断，则该项目不能再重复测
  试。

9

请指出"袜子"。

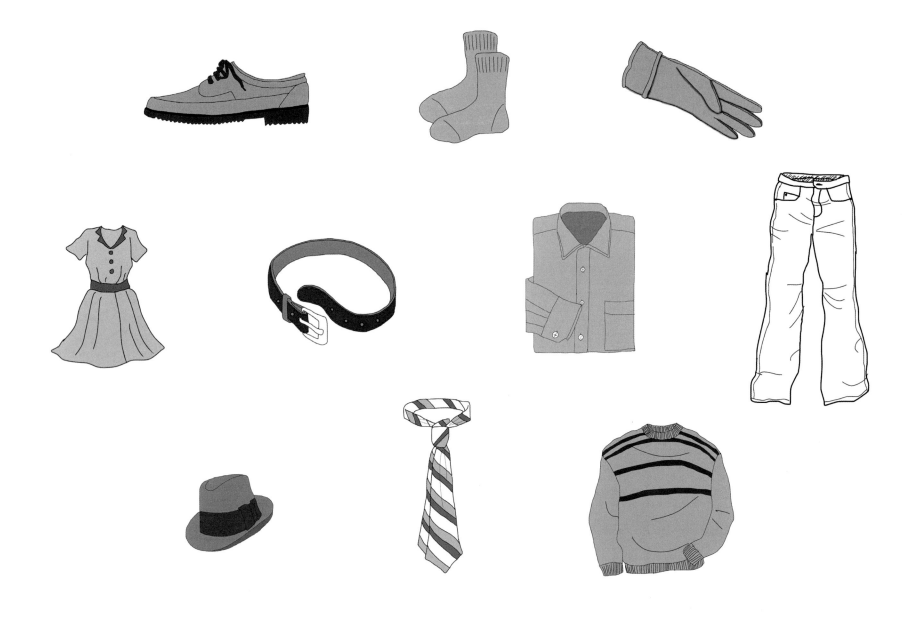

★ 要求被试者 10 秒内回答。

★ 如果在做出判断之前，被试者表示没听清或要求重复测试项目，施测者可重复该项目一次。一旦被试者已经做出判断，则该项目不能再重复测试。

10

请指出"帽子"。

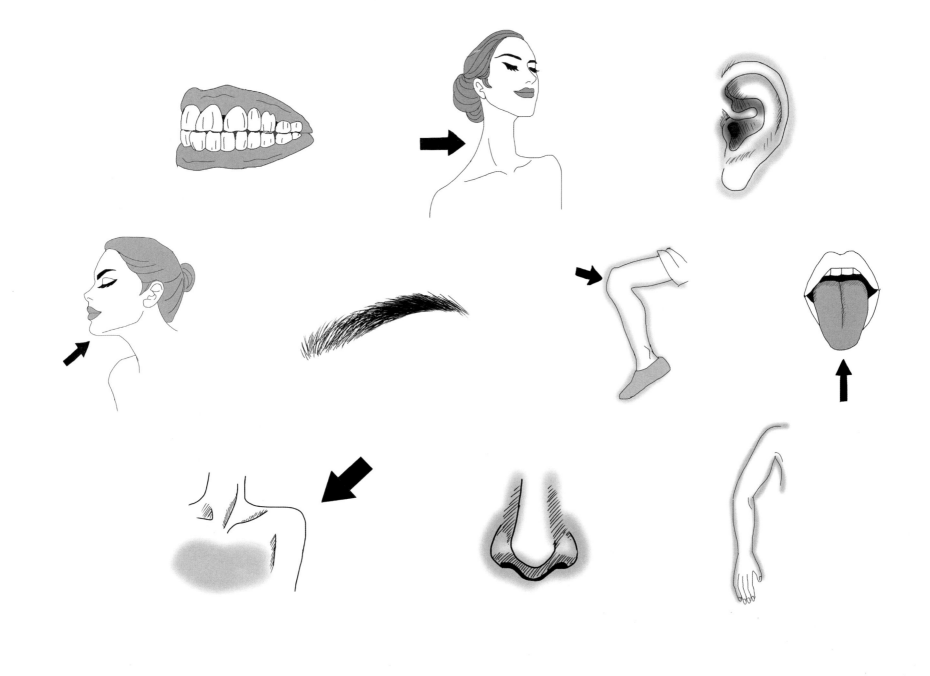

★ 要求被试者 10 秒内回答。

★ 如果在做出判断之前，被试者表示没听清或要求重复测试项目，施测者可重复该项目一次。一旦被试者已经做出判断，则该项目不能再重复测试。

11

请指出"下巴"。

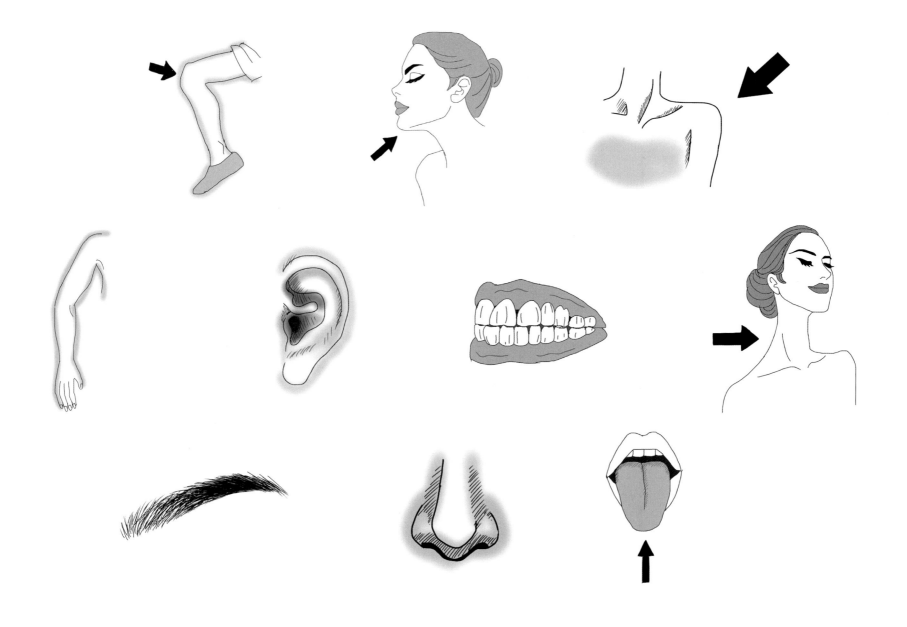

★ 要求被试者 10 秒内回答。

★ 如果在做出判断之前，被试者表示没听清或要求重复测试项目，施测者可重复该项目一次。一旦被试者已经做出判断，则该项目不能再重复测试。

12

请指出"肩膀"。

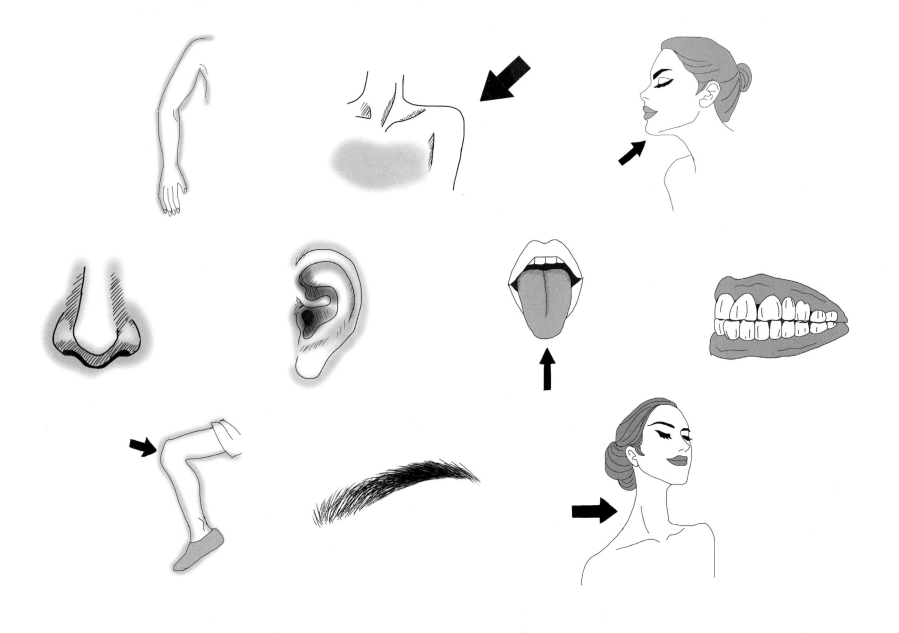

★ 要求被试者 10 秒内回答。

★ 如果在做出判断之前，被试者表示没听清或要求重复测试项目，施测者可重复该项目一次。一旦被试者已经做出判断，则该项目不能再重复测试。

13

请指出"舌头"。

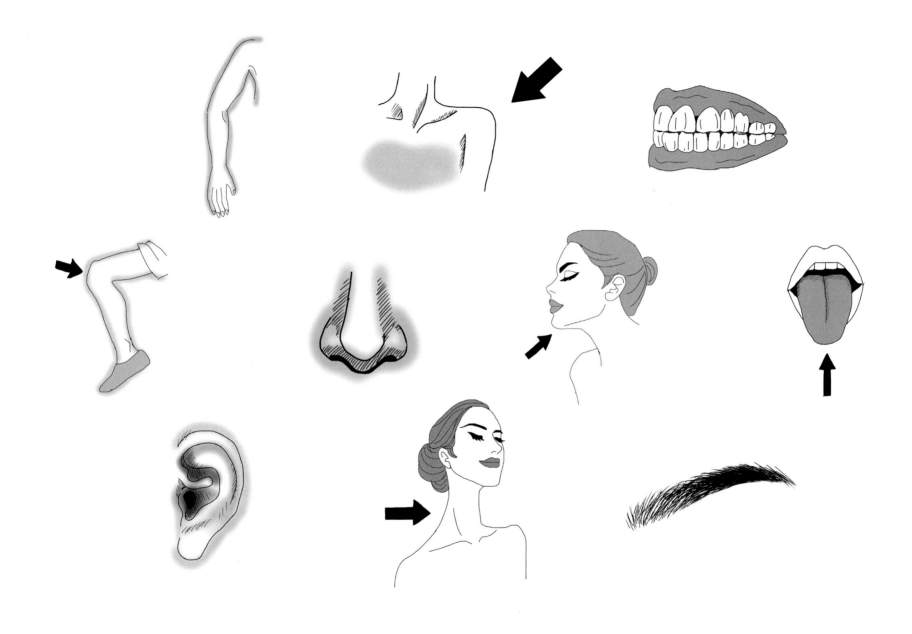

★ 要求被试者 10 秒内回答。

★ 如果在做出判断之前，被试者表示没听清或要求重复测试项目，施测者可重复该项目一次。一旦被试者已经做出判断，则该项目不能再重复测试。

14

请指出"耳朵"。

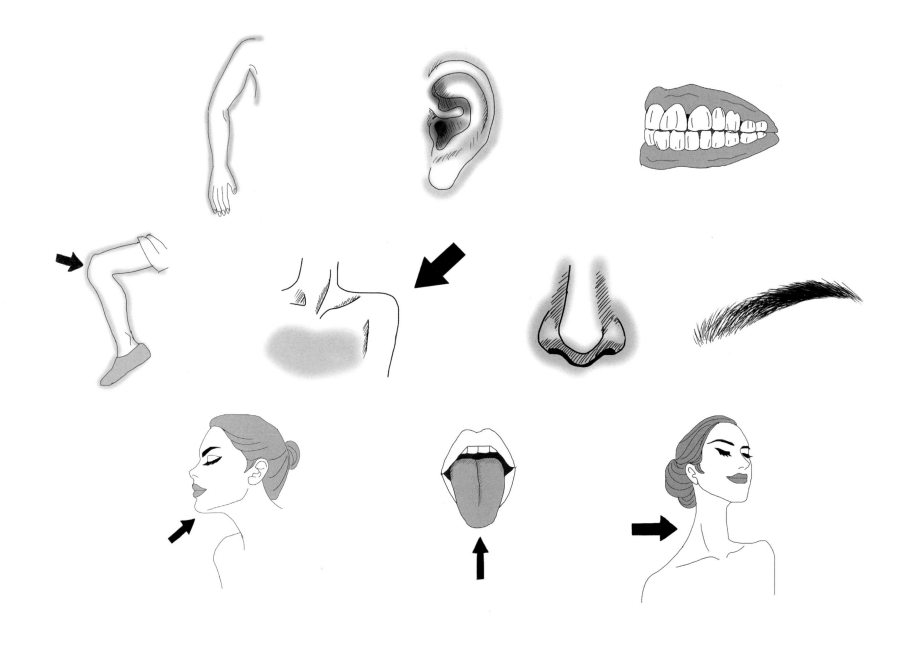

★ 要求被试者 10 秒内回答。

★ 如果在做出判断之前，被试者表示没听清或要求重复测试项目，施测者可重复该项目一次。一旦被试者已经做出判断，则该项目不能再重复测试。

15

请指出"眉毛"。

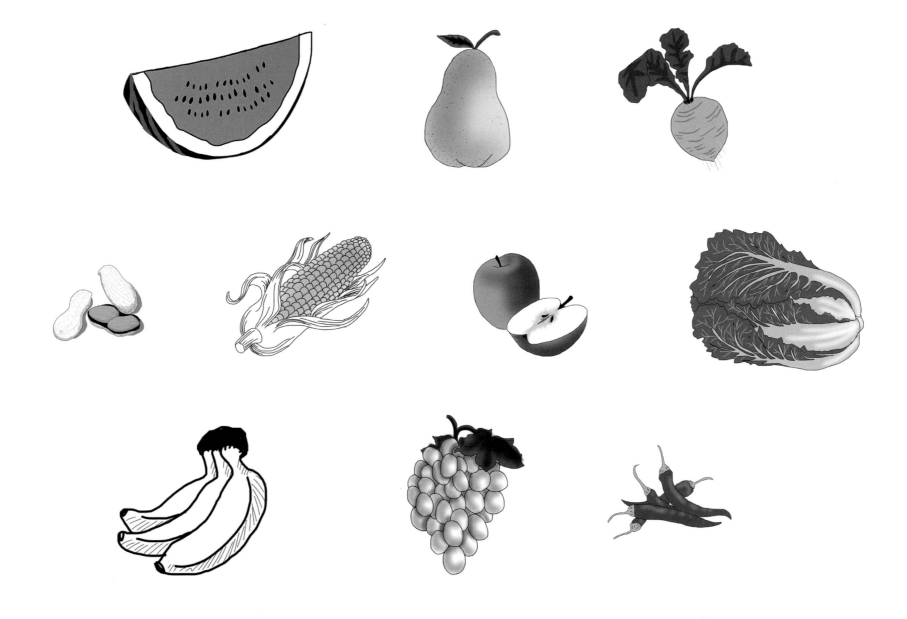

★ 要求被试者 10 秒内回答。

★ 如果在做出判断之前，被试者
  表示没听清或要求重复测试
  项目，施测者可重复该项目
  一次。一旦被试者已经做出判
  断，则该项目不能再重复测
  试。

16

请指出"葡萄"。

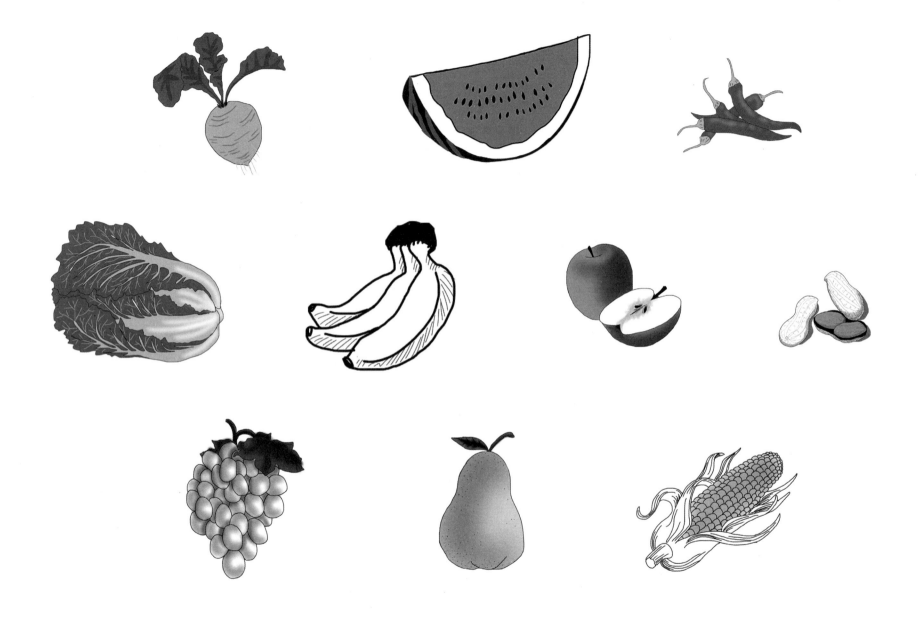

★ 要求被试者 10 秒内回答。

★ 如果在做出判断之前，被试者表示没听清或要求重复测试项目，施测者可重复该项目一次。一旦被试者已经做出判断，则该项目不能再重复测试。

17

请指出"玉米"。

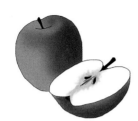
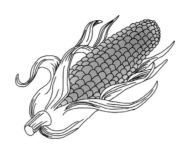
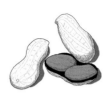
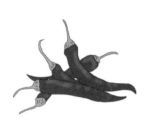
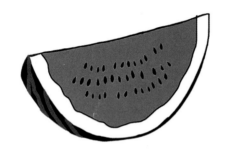
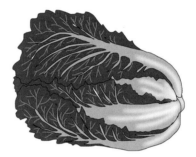
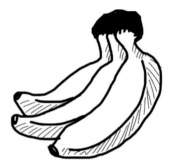
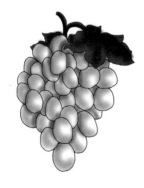
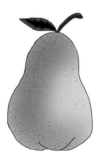
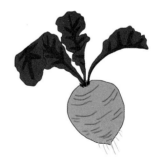

★ 要求被试者 10 秒内回答。

★ 如果在做出判断之前，被试者表示没听清或要求重复测试项目，施测者可重复该项目一次。一旦被试者已经做出判断，则该项目不能再重复测试。

18

请指出"西瓜"。

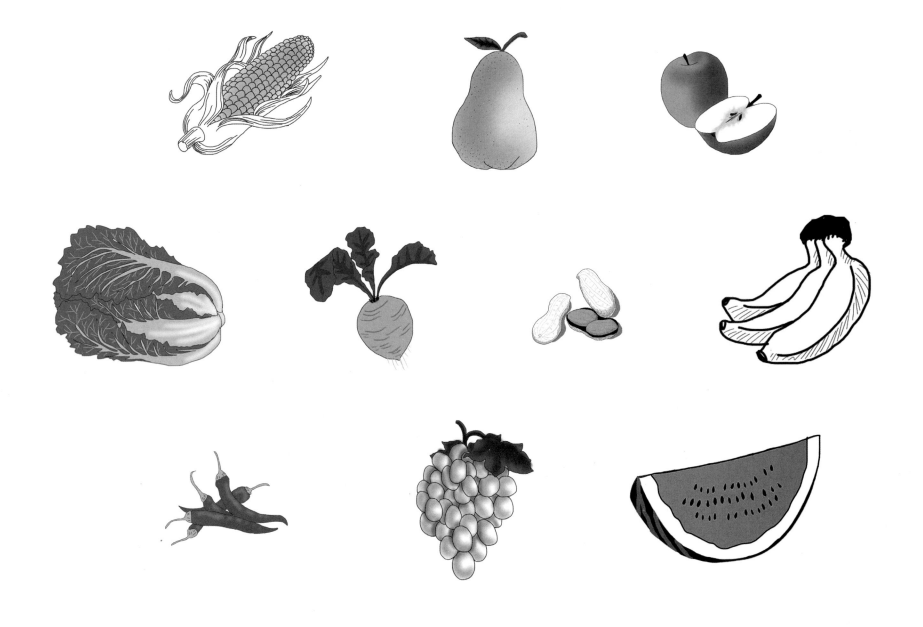

★ 要求被试者 10 秒内回答。

★ 如果在做出判断之前，被试者表示没听清或要求重复测试项目，施测者可重复该项目一次。一旦被试者已经做出判断，则该项目不能再重复测试。

19

请指出"梨"。

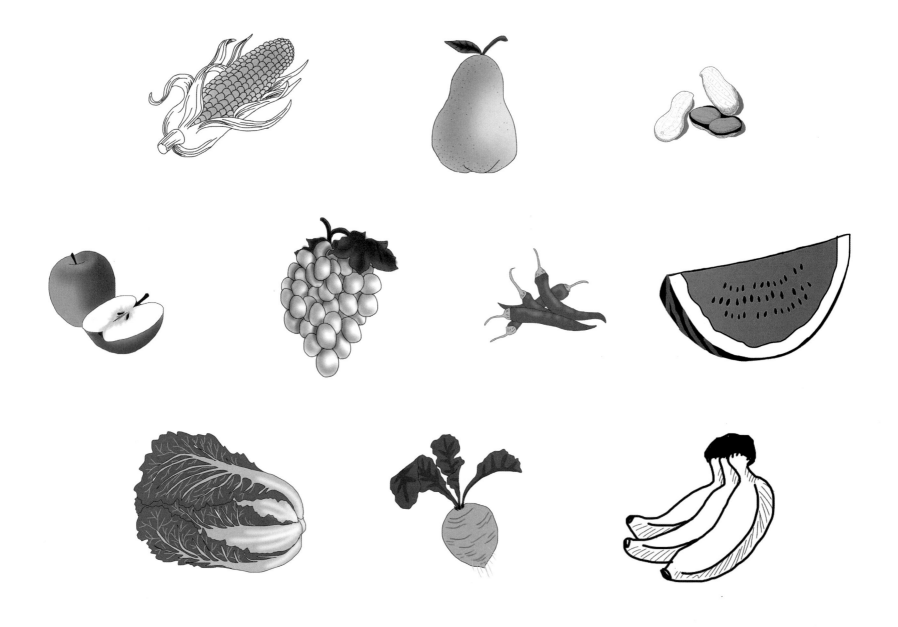

★ 要求被试者10秒内回答。

★ 如果在做出判断之前，被试者表示没听清或要求重复测试项目，施测者可重复该项目一次。一旦被试者已经做出判断，则该项目不能再重复测试。

20

请指出"白菜"。

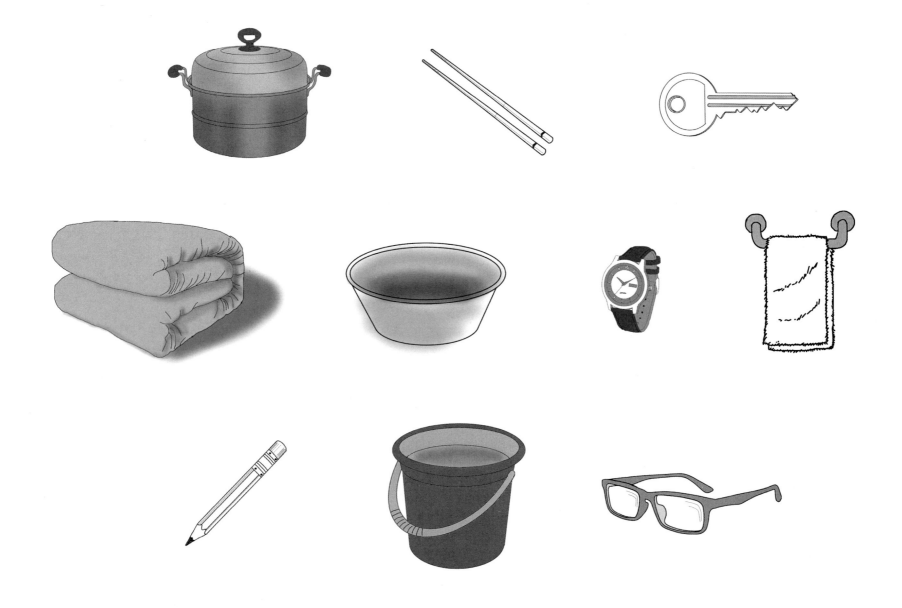

★ 要求被试者 10 秒内回答。

★ 如果在做出判断之前，被试者表示没听清或要求重复测试项目，施测者可重复该项目一次。一旦被试者已经做出判断，则该项目不能再重复测试。

21

请指出"锅"。

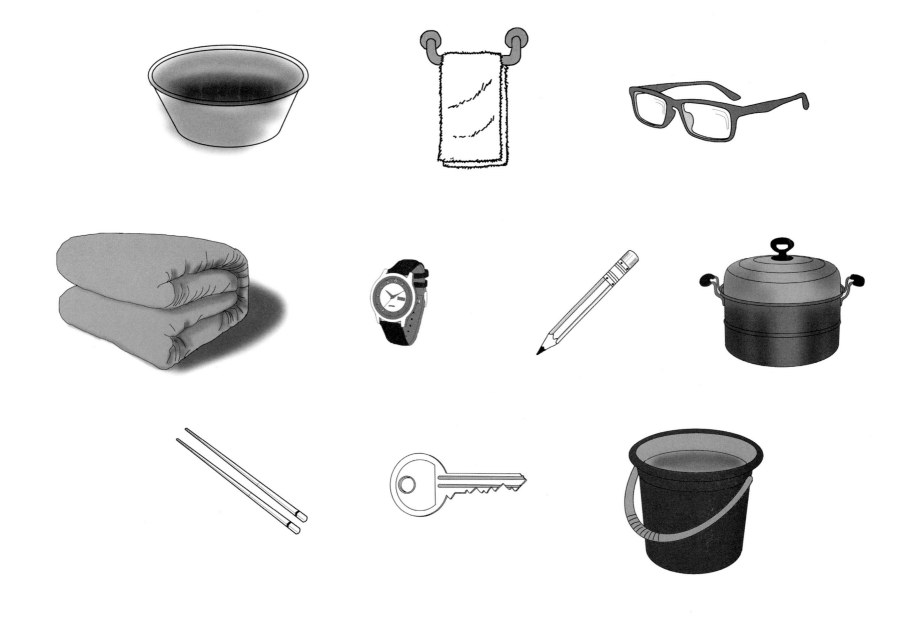

★ 要求被试者 10 秒内回答。

★ 如果在做出判断之前，被试者
表示没听清或要求重复测试
项目，施测者可重复该项目
一次。一旦被试者已经做出判
断，则该项目不能再重复测
试。

22

请指出"钥匙"。

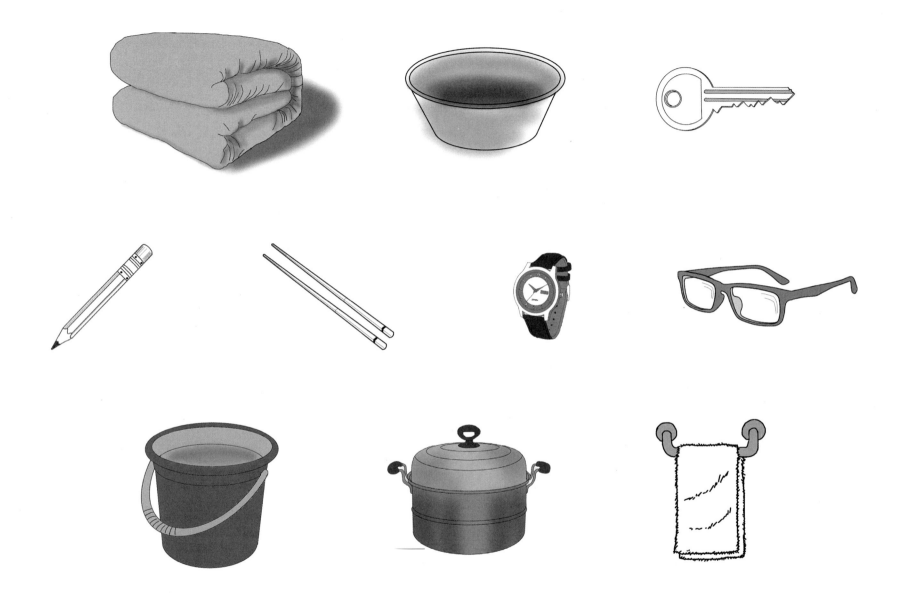

★ 要求被试者 10 秒内回答。

★ 如果在做出判断之前，被试者
表示没听清或要求重复测试
项目，施测者可重复该项目
一次。一旦被试者已经做出判
断，则该项目不能再重复测
试。

23

请指出"桶"。

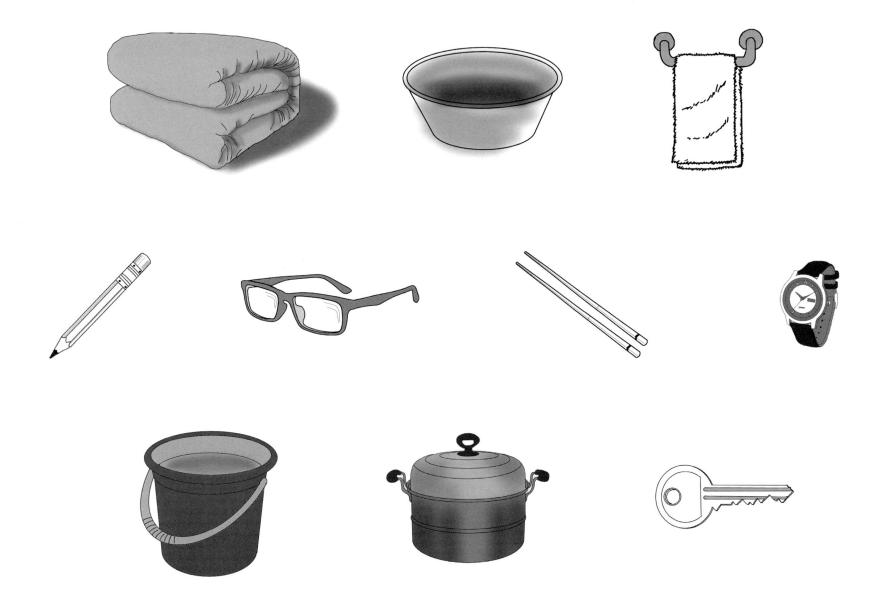

★ 要求被试者 10 秒内回答。

★ 如果在做出判断之前，被试者表示没听清或要求重复测试项目，施测者可重复该项目一次。一旦被试者已经做出判断，则该项目不能再重复测试。

24

请指出"眼镜"。

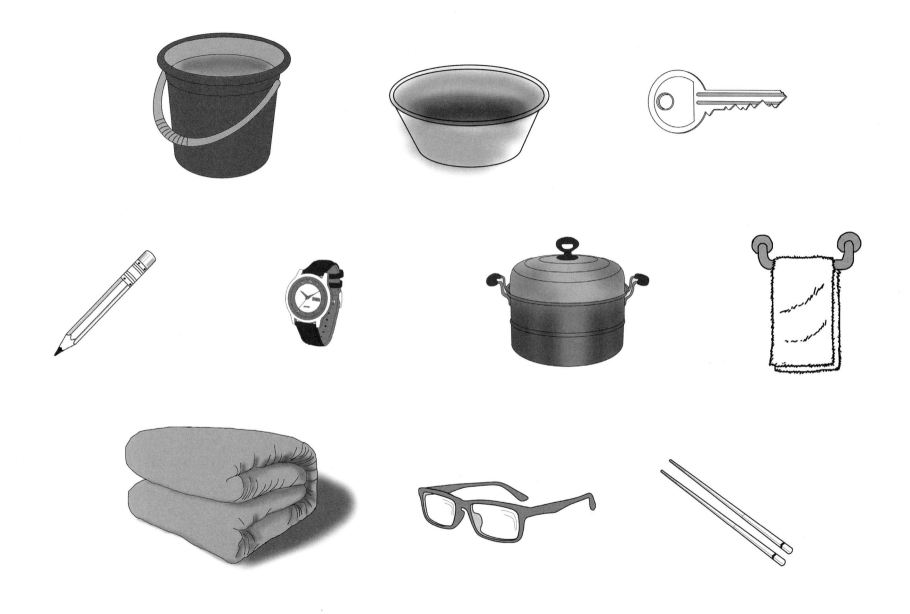

★ 要求被试者 10 秒内回答。

★ 如果在做出判断之前，被试者表示没听清或要求重复测试项目，施测者可重复该项目一次。一旦被试者已经做出判断，则该项目不能再重复测试。

25

请指出"筷子"。

★ 要求被试者 10 秒内回答。

★ 如果在做出判断之前，被试者表示没听清或要求重复测试项目，施测者可重复该项目一次。一旦被试者已经做出判断，则该项目不能再重复测试。

26

请指出"红色"。

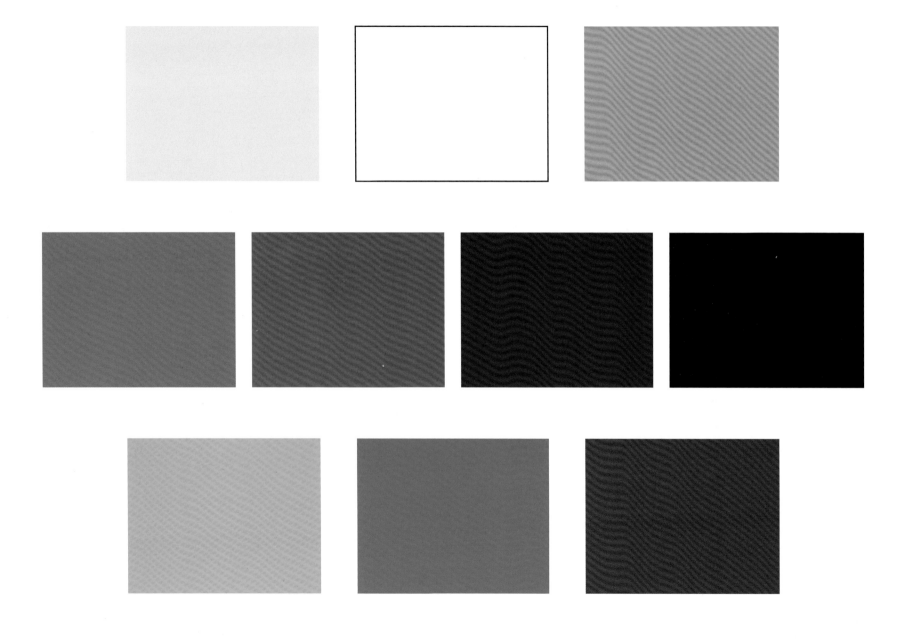

★ 要求被试者 10 秒内回答。

★ 如果在做出判断之前,被试者表示没听清或要求重复测试项目,施测者可重复该项目一次。一旦被试者已经做出判断,则该项目不能再重复测试。

27

请指出"黄色"。

★ 要求被试者 10 秒内回答。

★ 如果在做出判断之前，被试者表示没听清或要求重复测试项目，施测者可重复该项目一次。一旦被试者已经做出判断，则该项目不能再重复测试。

28

请指出"蓝色"。

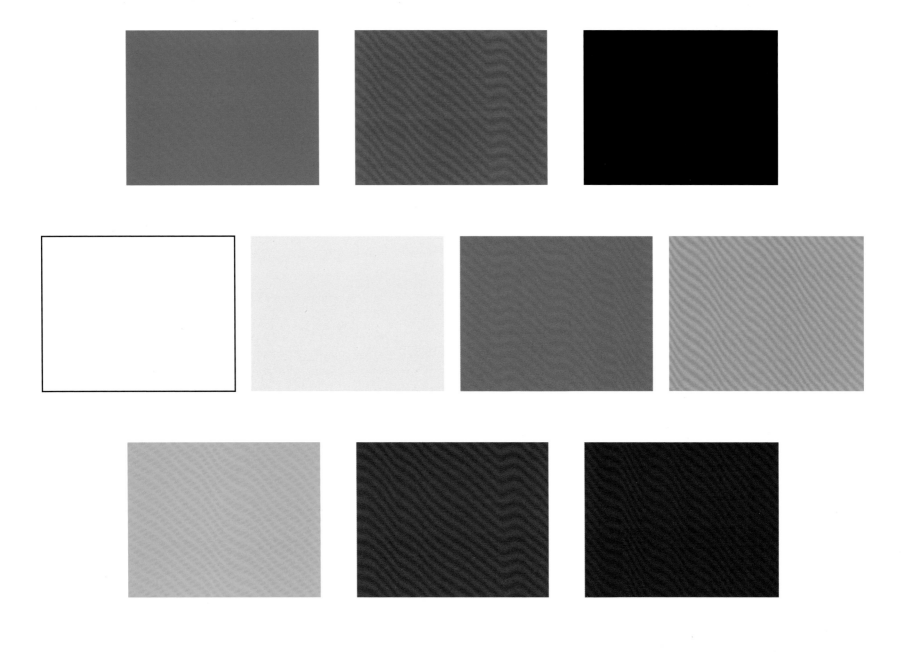

★ 要求被试者 10 秒内回答。

★ 如果在做出判断之前，被试者
表示没听清或要求重复测试
项目，施测者可重复该项目
一次。一旦被试者已经做出判
断，则该项目不能再重复测
试。

29

请指出"绿色"。

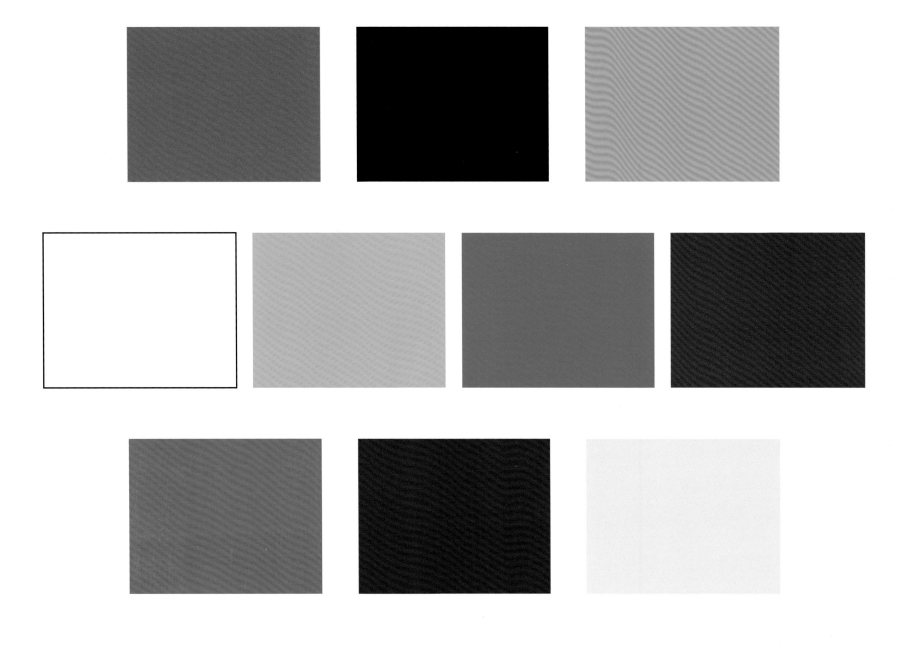

★ 要求被试者 10 秒内回答。

★ 如果在做出判断之前，被试者
  表示没听清或要求重复测试
  项目，施测者可重复该项目
  一次。一旦被试者已经做出判
  断，则该项目不能再重复测
  试。

30

请指出"黑色"。

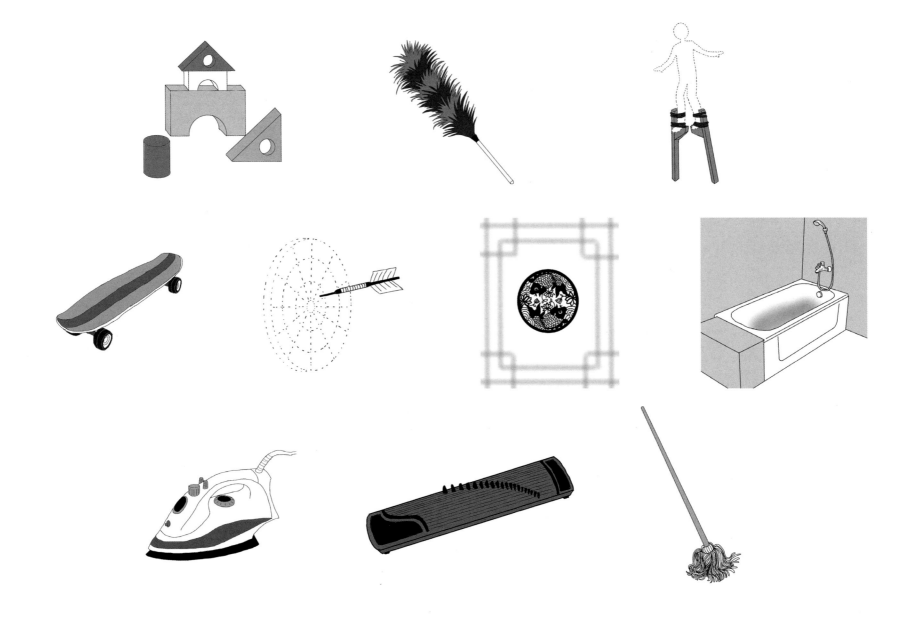

★ 要求被试者 10 秒内回答。

★ 如果在做出判断之前，被试者
表示没听清或要求重复测试
项目，施测者可重复该项目
一次。一旦被试者已经做出判
断，则该项目不能再重复测
试。

31

请指出"高晓"。

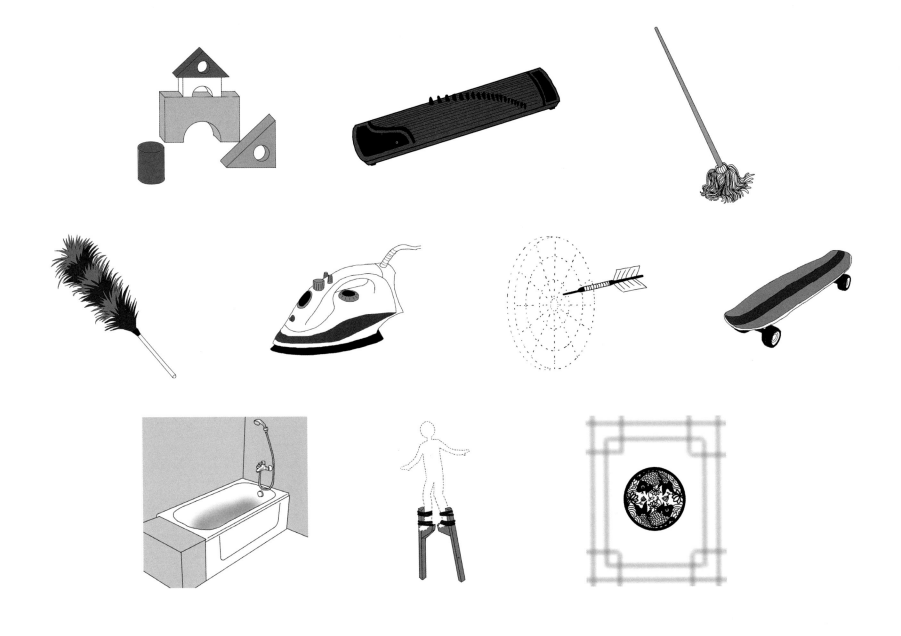

★ 要求被试者 10 秒内回答。

★ 如果在做出判断之前，被试者表示没听清或要求重复测试项目，施测者可重复该项目一次。一旦被试者已经做出判断，则该项目不能再重复测试。

32

请指出"滑板"。

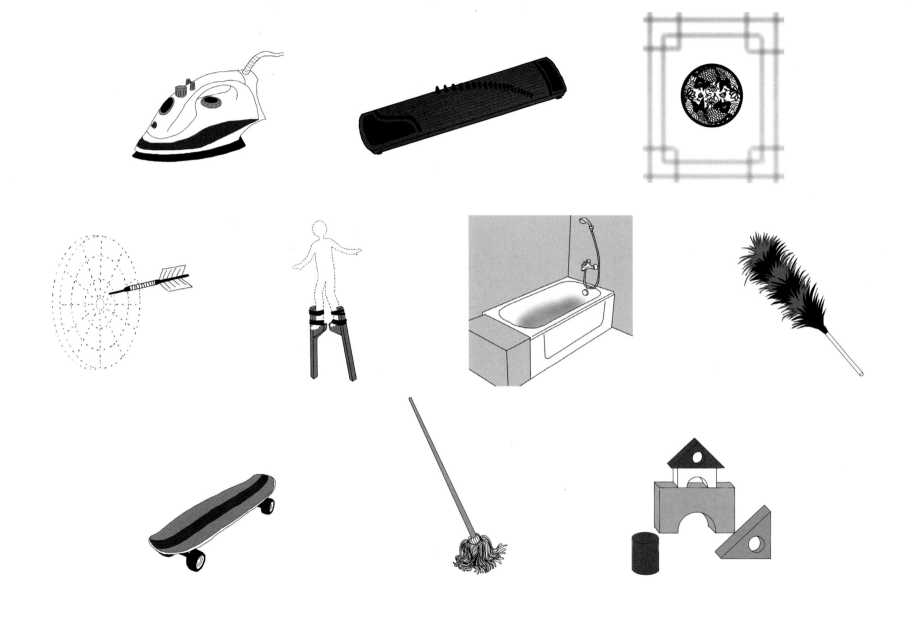

★ 要求被试者 10 秒内回答。

★ 如果在做出判断之前，被试者
表示没听清或要求重复测试
项目，施测者可重复该项目
一次。一旦被试者已经做出判
断，则该项目不能再重复测
试。

33

请指出"熨斗"。

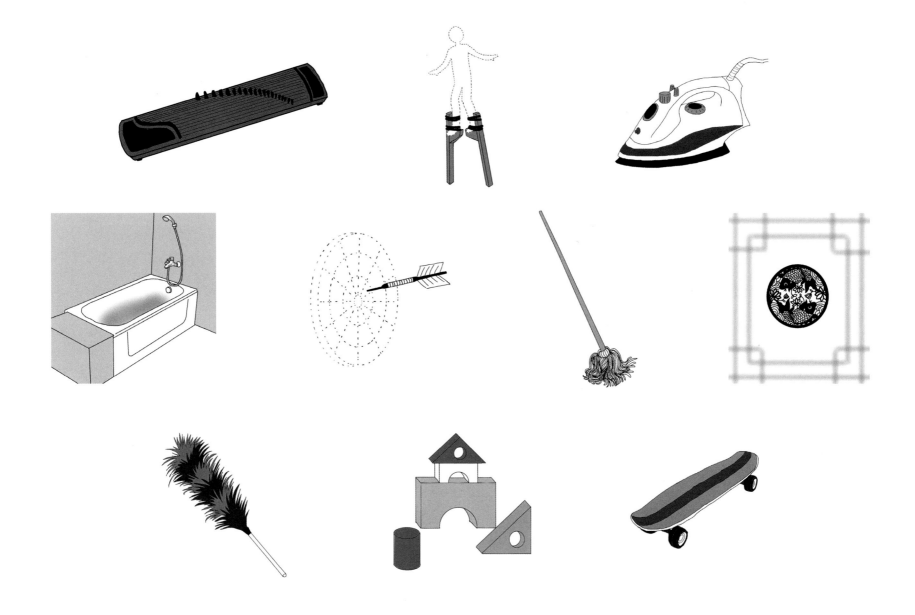

★ 要求被试者 10 秒内回答。

★ 如果在做出判断之前，被试者表示没听清或要求重复测试项目，施测者可重复该项目一次。一旦被试者已经做出判断，则该项目不能再重复测试。

34

请指出"窗花"。

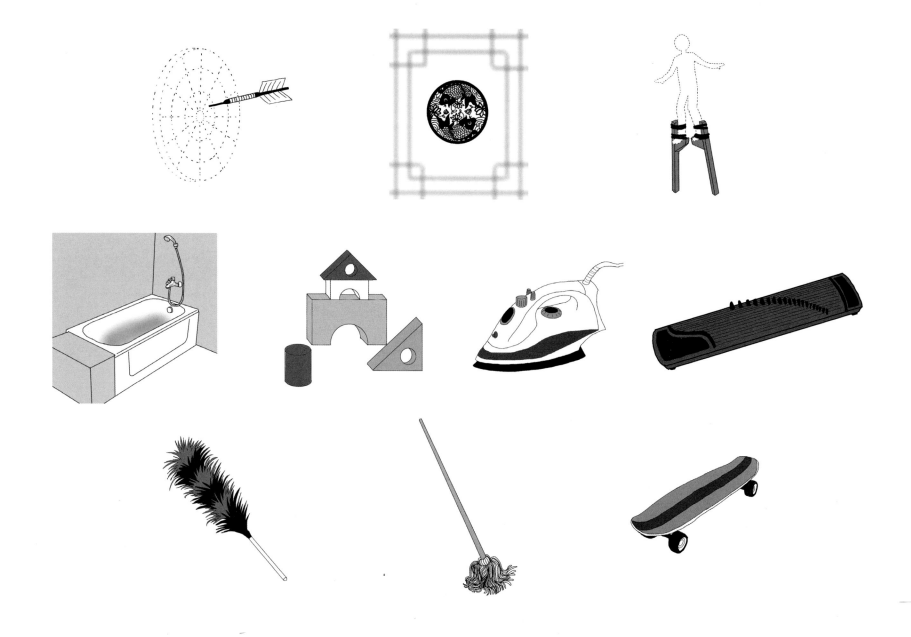

★ 要求被试者 10 秒内回答。

★ 如果在做出判断之前，被试者表示没听清或要求重复测试项目，施测者可重复该项目一次。一旦被试者已经做出判断，则该项目不能再重复测试。

35

请指出"浴缸"。

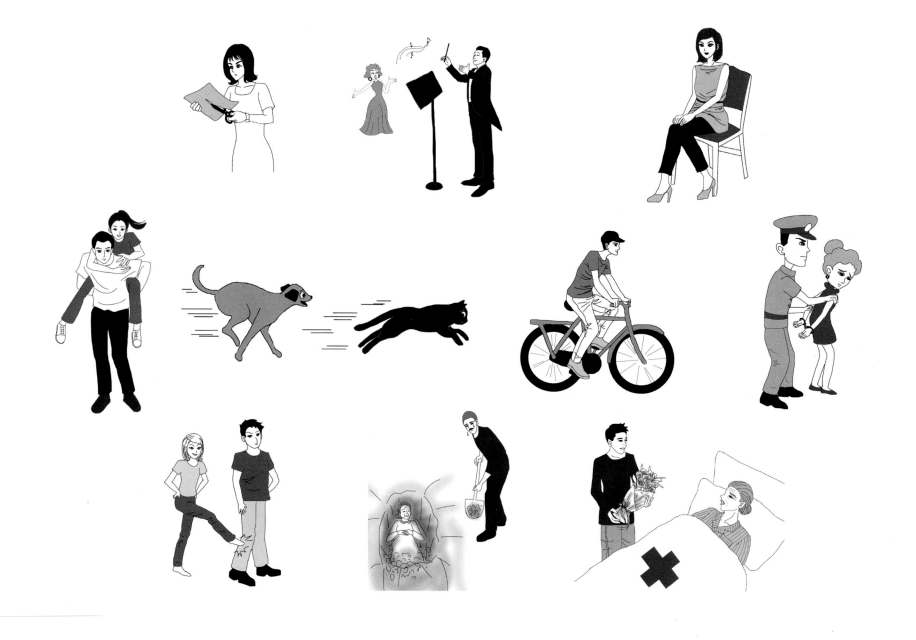

★ 如果被试者在 10 秒内没有做出反应或者做出错误的反应，重复该项目并让其再试一次。

★ 如果第二次还是没有做出反应或者做出错误的反应，则告诉被试者正确答案（指出目标动作）。

练习 2

　　下面我会说出 *1* 个动作，请您在这些图中指出我说的动作。准备好了吗？请指出"坐"。

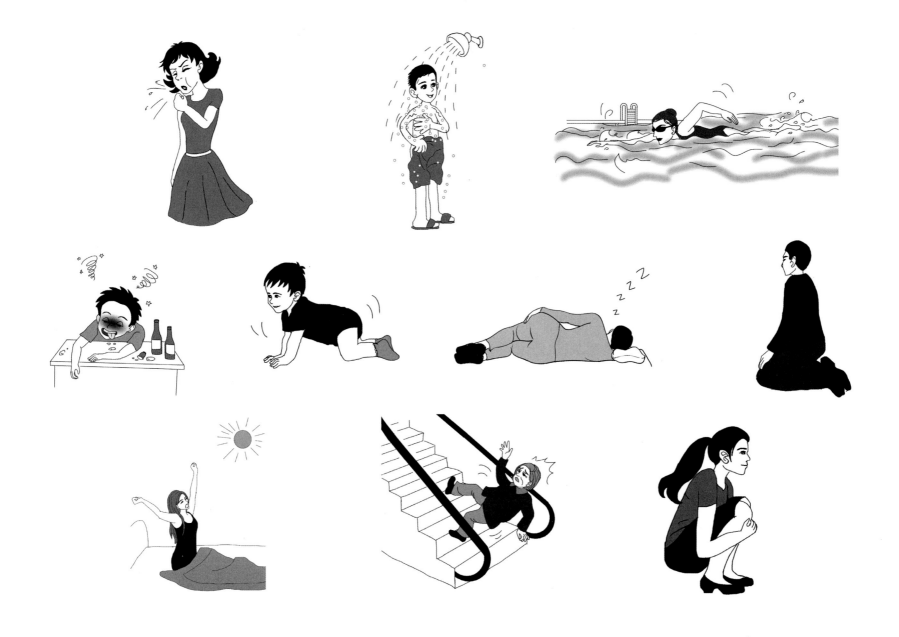

★ 要求被试者 10 秒内回答。

★ 如果在做出判断之前，被试者表示没听清或要求重复测试项目，施测者可重复该项目一次。一旦被试者已经做出判断，则该项目不能再重复测试。

36

请指出"睡觉"。

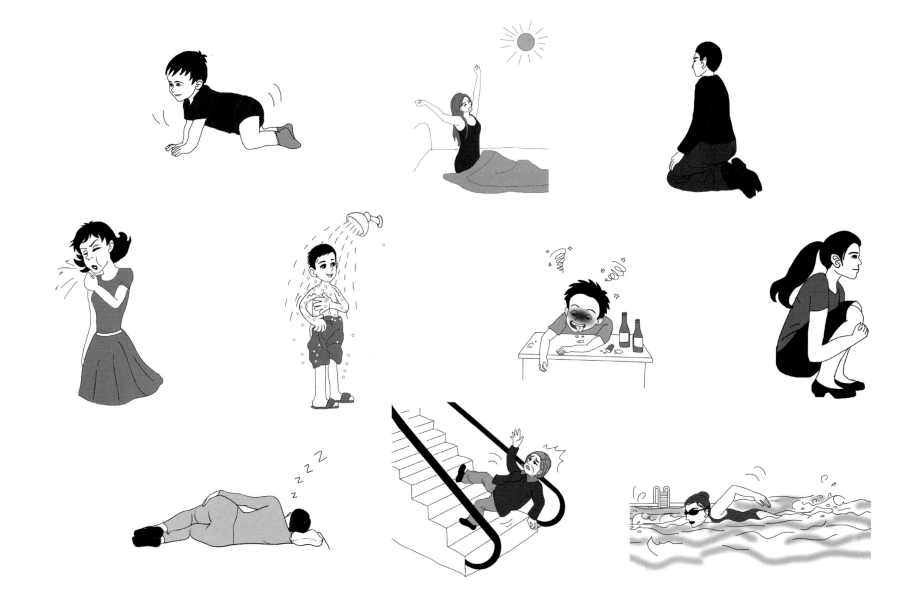

★ 要求被试者 10 秒内回答。

★ 如果在做出判断之前，被试者表示没听清或要求重复测试项目，施测者可重复该项目一次。一旦被试者已经做出判断，则该项目不能再重复测试。

37

请指出"跪"。

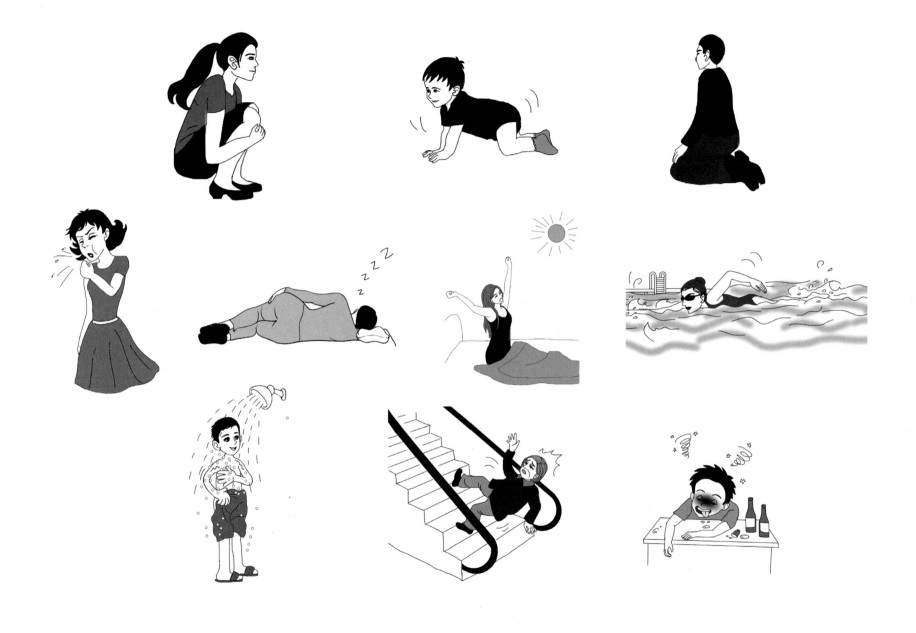

★ 要求被试者 10 秒内回答。

★ 如果在做出判断之前，被试者表示没听清或要求重复测试项目，施测者可重复该项目一次。一旦被试者已经做出判断，则该项目不能再重复测试。

38

请指出"洗澡"。

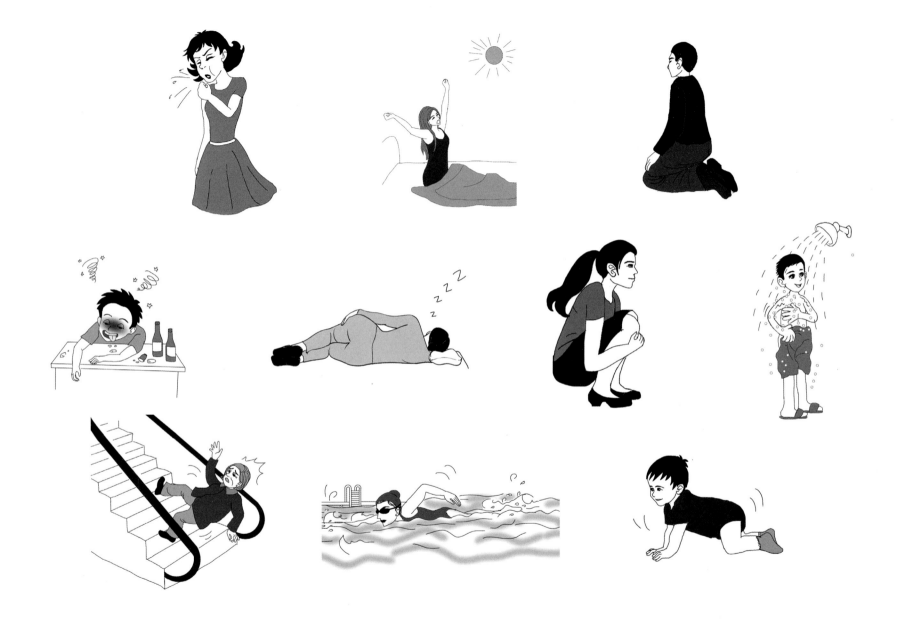

★ 要求被试者 10 秒内回答。

★ 如果在做出判断之前，被试者表示没听清或要求重复测试项目，施测者可重复该项目一次。一旦被试者已经做出判断，则该项目不能再重复测试。

39

请指出"醉"。

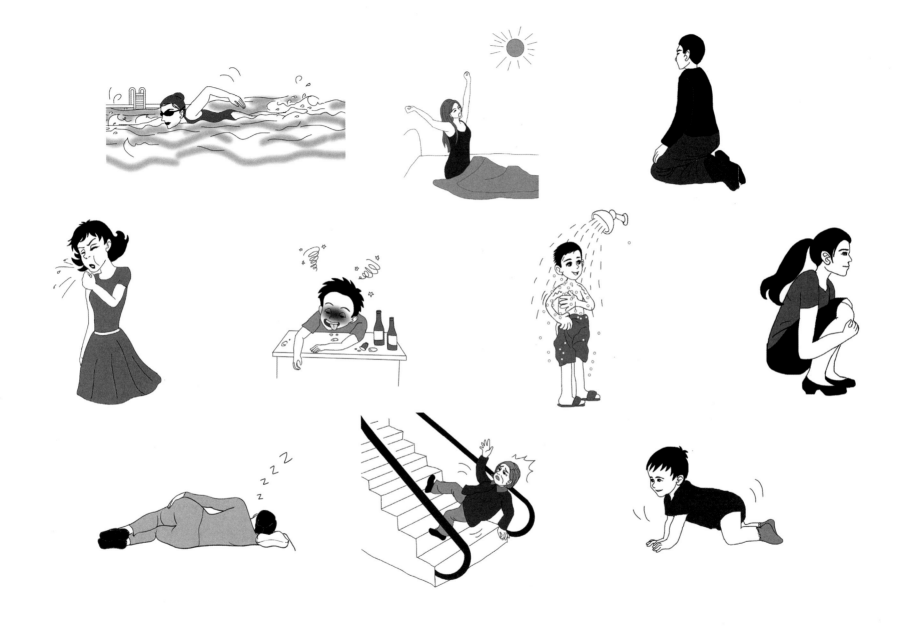

★ 要求被试者 10 秒内回答。

★ 如果在做出判断之前，被试者表示没听清或要求重复测试项目，施测者可重复该项目一次。一旦被试者已经做出判断，则该项目不能再重复测试。

40

请指出"游泳"。

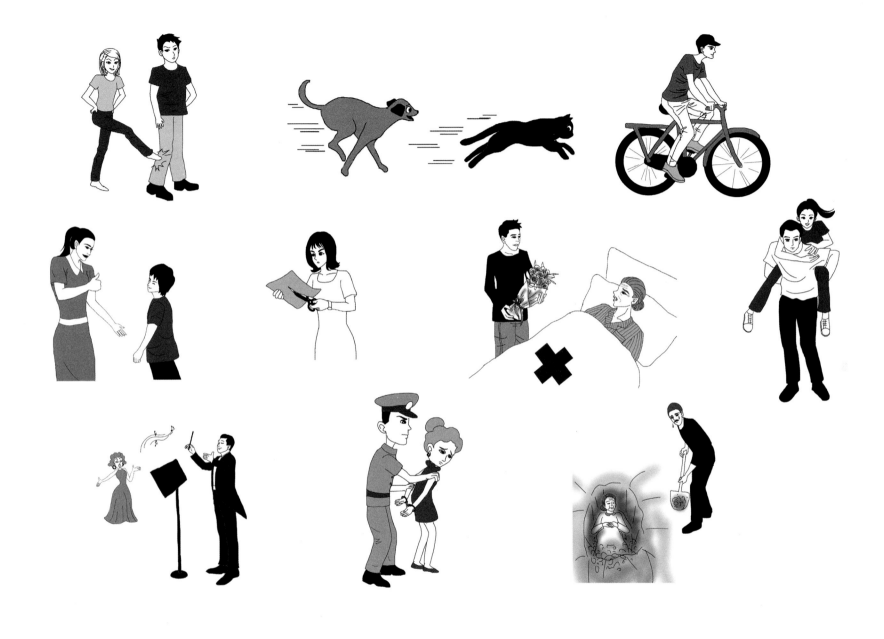

★ 要求被试者 10 秒内回答。

★ 如果在做出判断之前，被试者表示没听清或要求重复测试项目，施测者可重复该项目一次。一旦被试者已经做出判断，则该项目不能再重复测试。

41

请指出"剪"。

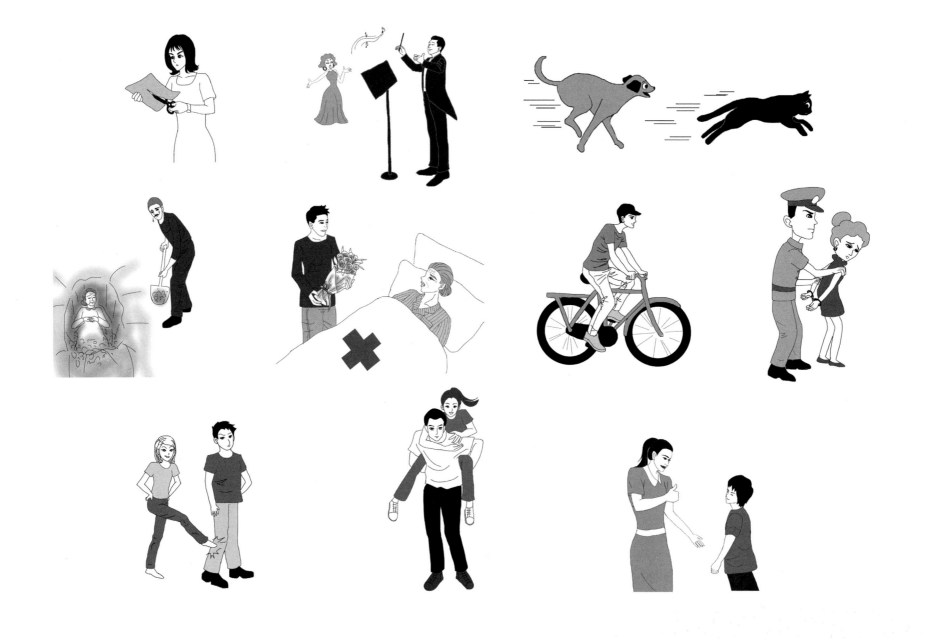

★ 要求被试者 10 秒内回答。

★ 如果在做出判断之前，被试者表示没听清或要求重复测试项目，施测者可重复该项目一次。一旦被试者已经做出判断，则该项目不能再重复测试。

42

请指出"看望"。

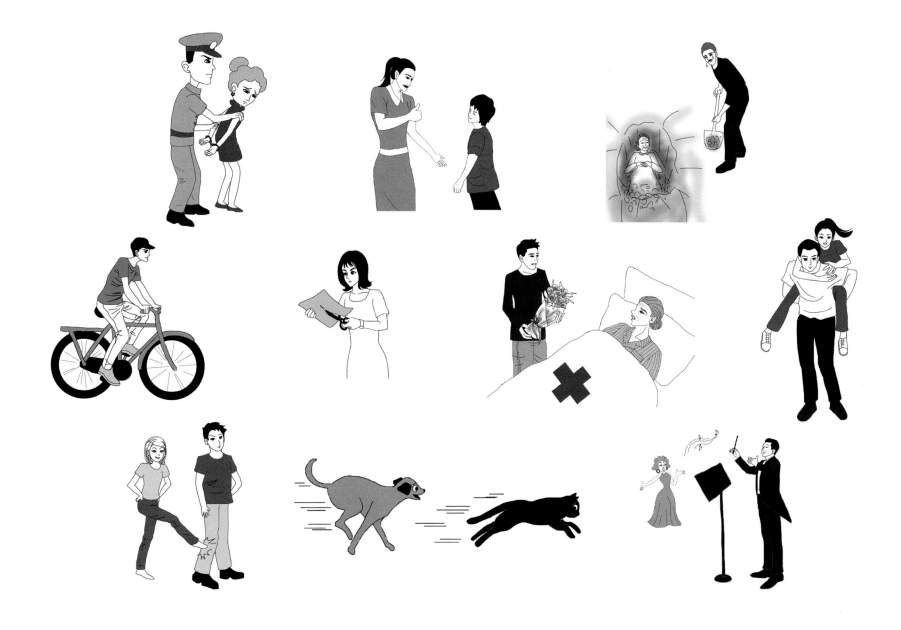

★ 要求被试者 10 秒内回答。

★ 如果在做出判断之前，被试者
  表示没听清或要求重复测试
  项目，施测者可重复该项目
  一次。一旦被试者已经做出判
  断，则该项目不能再重复测
  试。

43

请指出"逮捕"。

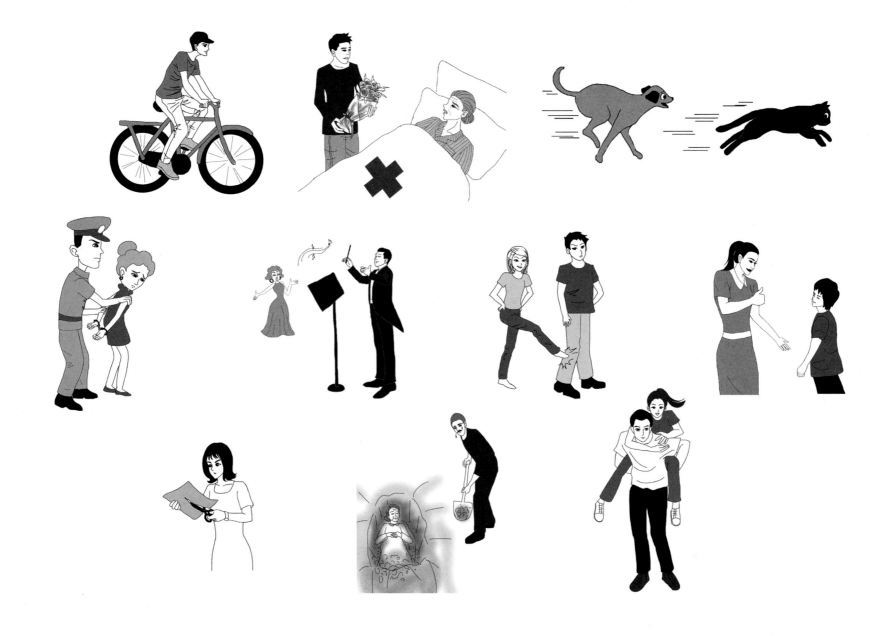

★ 要求被试者 10 秒内回答。

★ 如果在做出判断之前，被试者表示没听清或要求重复测试项目，施测者可重复该项目一次。一旦被试者已经做出判断，则该项目不能再重复测试。

44

请指出"踢"。

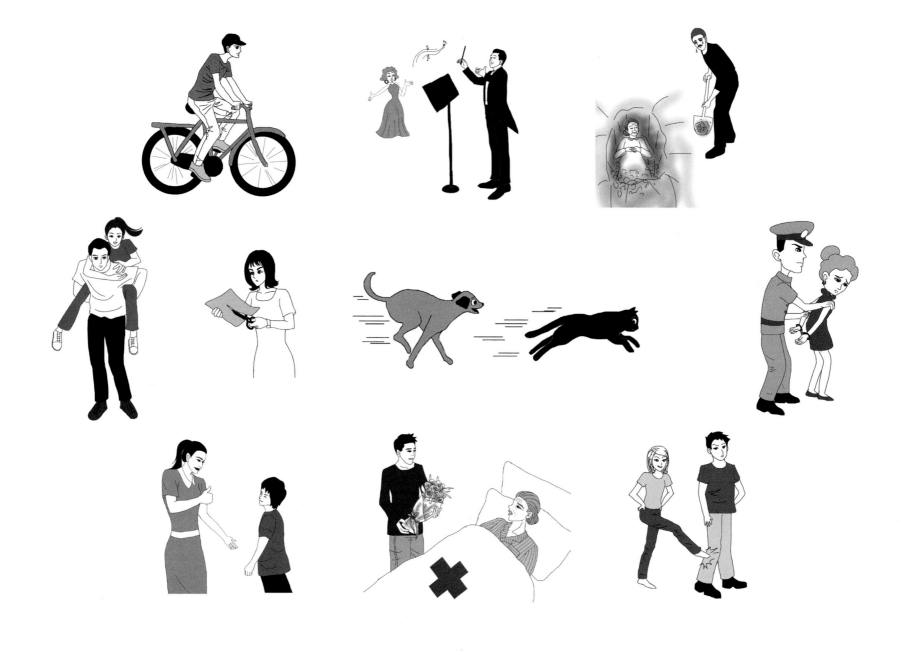

★ 要求被试者 10 秒内回答。

★ 如果在做出判断之前，被试者表示没听清或要求重复测试项目，施测者可重复该项目一次。一旦被试者已经做出判断，则该项目不能再重复测试。

45

请指出"表扬"。

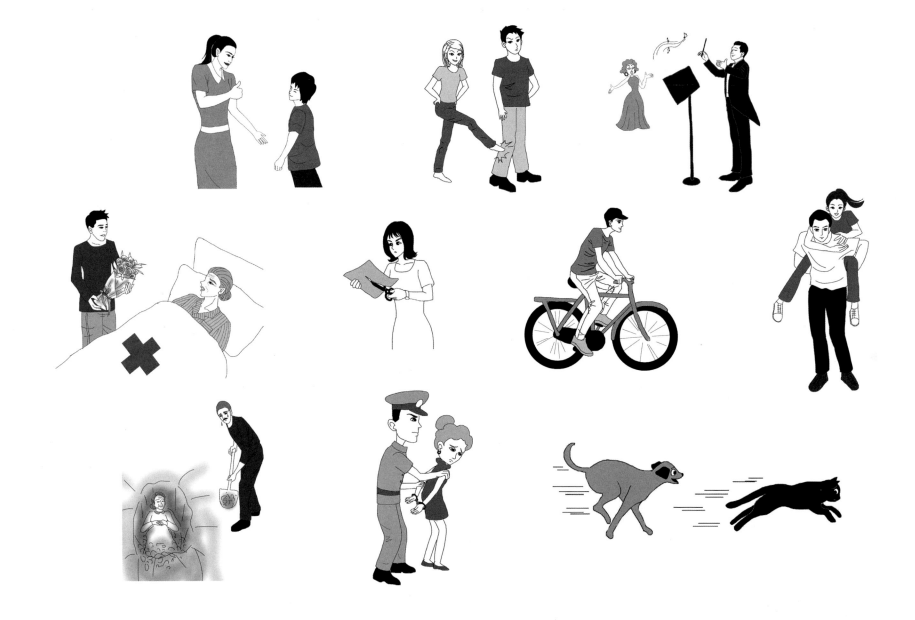

★ 要求被试者 10 秒内回答。

★ 如果在做出判断之前，被试者表示没听清或要求重复测试项目，施测者可重复该项目一次。一旦被试者已经做出判断，则该项目不能再重复测试。

46

请指出"骑"。

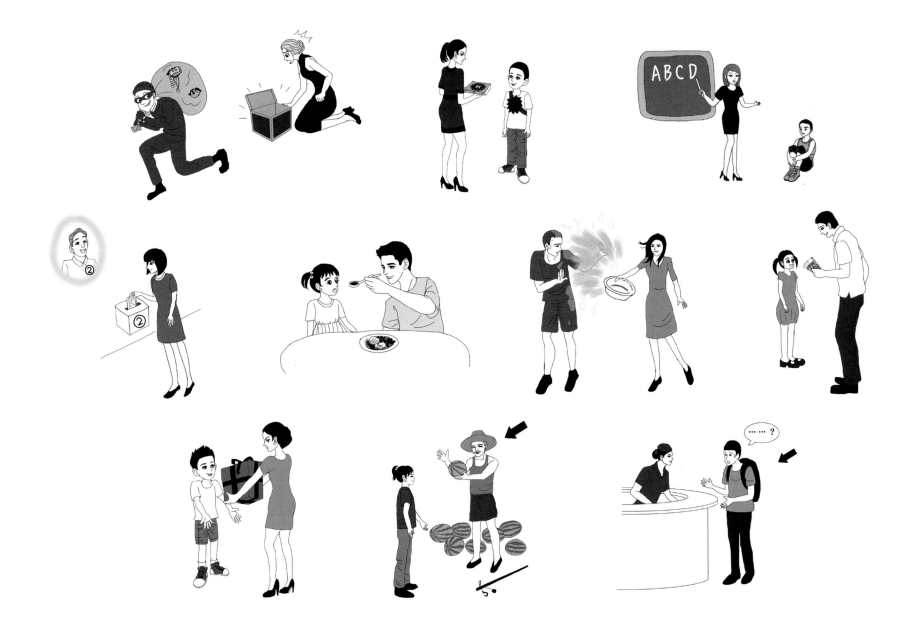

★ 要求被试者 10 秒内回答。

★ 如果在做出判断之前，被试者表示没听清或要求重复测试项目，施测者可重复该项目一次。一旦被试者已经做出判断，则该项目不能再重复测试。

47

请指出"喂"。

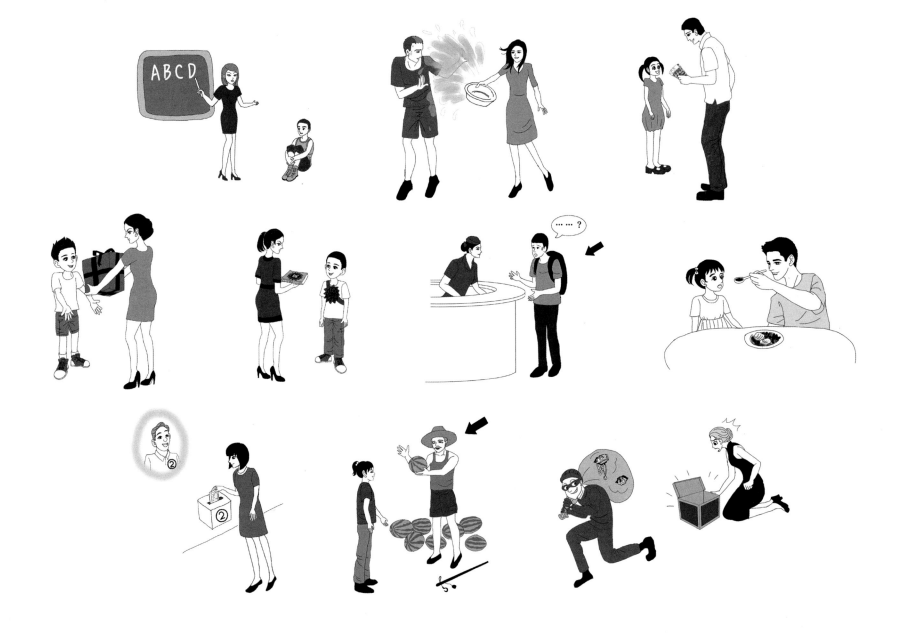

★ 要求被试者 10 秒内回答。

★ 如果在做出判断之前，被试者表示没听清或要求重复测试项目，施测者可重复该项目一次。一旦被试者已经做出判断，则该项目不能再重复测试。

48

请指出"奖励"。

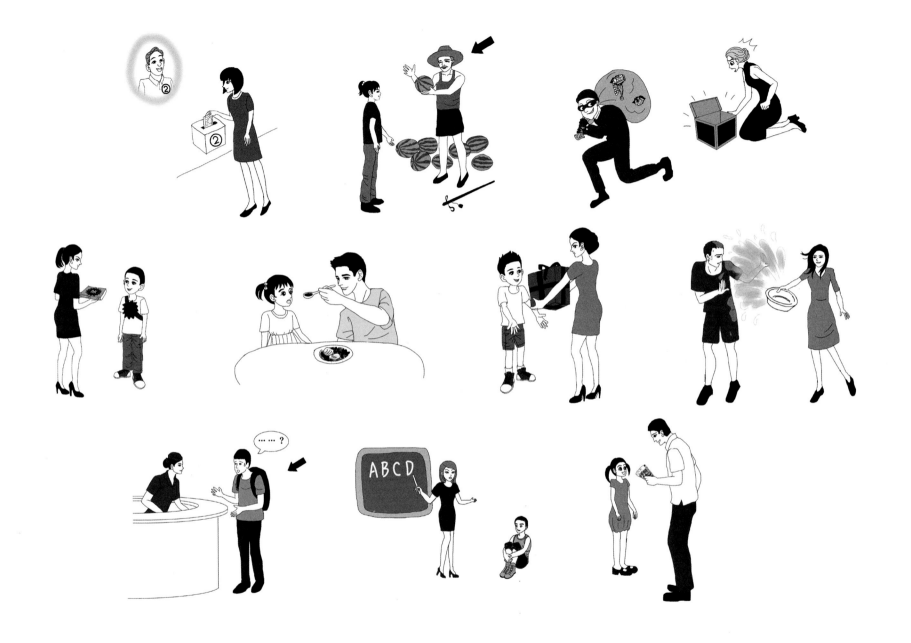

★ 要求被试者 10 秒内回答。

★ 如果在做出判断之前，被试者表示没听清或要求重复测试项目，施测者可重复该项目一次。一旦被试者已经做出判断，则该项目不能再重复测试。

49

请指出"泼"。

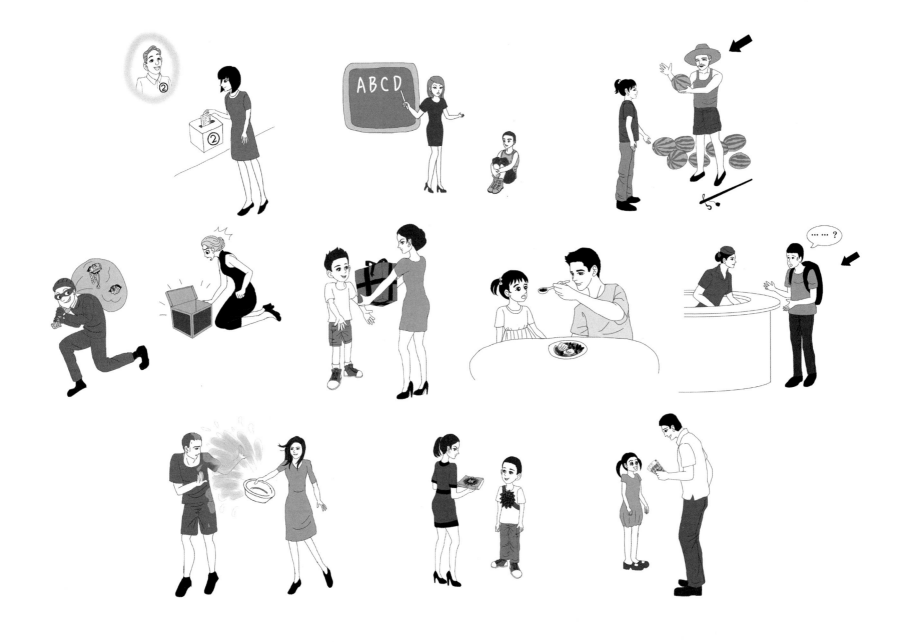

★ 要求被试者 10 秒内回答。

★ 如果在做出判断之前，被试者表示没听清或要求重复测试项目，施测者可重复该项目一次。一旦被试者已经做出判断，则该项目不能再重复测试。

50

请指出"询问"。

语义关联

记录在表 G

 终止测验

如果被试者连续答错 8 道测试项目，终止该测验。

语义关联

总体测试方法

★ 让被试者选出有语义关联的一组图片。

★ 给被试者 5 秒时间反应。

注意事项

★ 测试时如果被试者表示两组都有关联或都没有关联，可询问被试者哪一组关联更明显。

★ 如果在测试项目时，被试者询问图片中物品的名称，可以告知被试者。

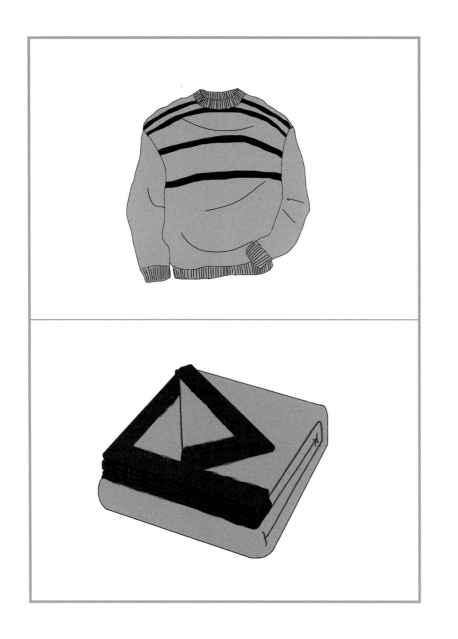
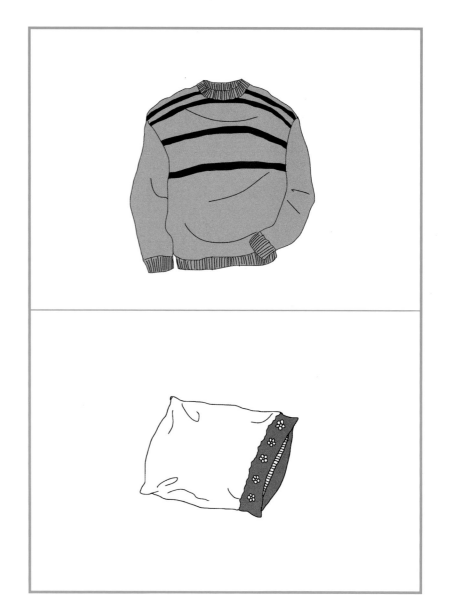

★ 给被试者 5 秒的时间反应。

★ 如果正确：**是的，毛衣和毯子有关联，因为都可用于保暖。**

★ 如果错误：**毛衣和枕头没有关联，因为它们的使用功能不同。但毛衣和毯子有关联，因为它们都具有保暖的功能。**

练习 1

你将看到两组图片，一组图片里的两个事物之间有关联，而另一组图片里的两个事物之间没有关联。挑选你认为有关联的一组。你可以不用说明为什么要这样，只需做出选择，下面我们开始练习项目。

指向左边的图片组：**这一组图画的是毛衣和毯子。** 指向右边的图片组：**这一组图画的是毛衣和枕头，哪一组是有关联的呢？**

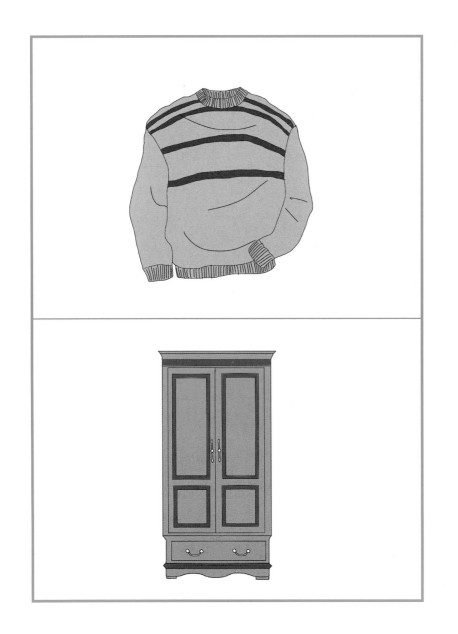
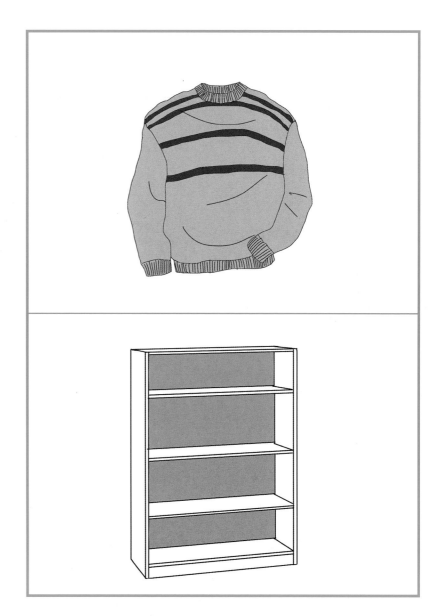

★ 给被试者 5 秒的反应时间。

★ 如果正确：*是的，毛衣和柜子有关联，因为衣服都放在柜子里，而不是书架上。*

★ 如果错误：*毛衣和书架没有关联，因为毛衣应该放在柜子里，而不是书架上。*

练习 2

进入第二个练习项目：*一组是毛衣和柜子，另一组是毛衣和书架。哪一组有关联呢？*

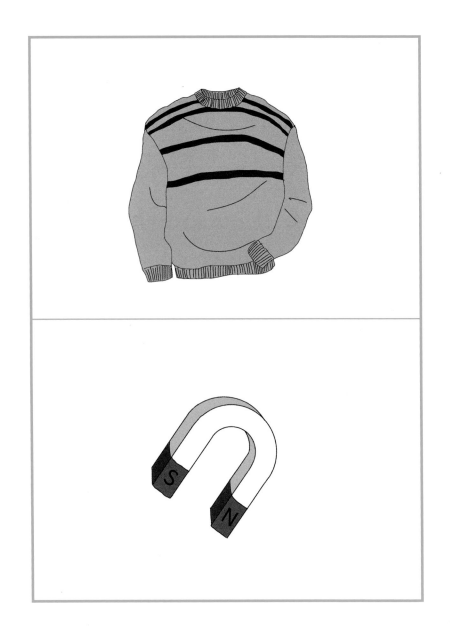
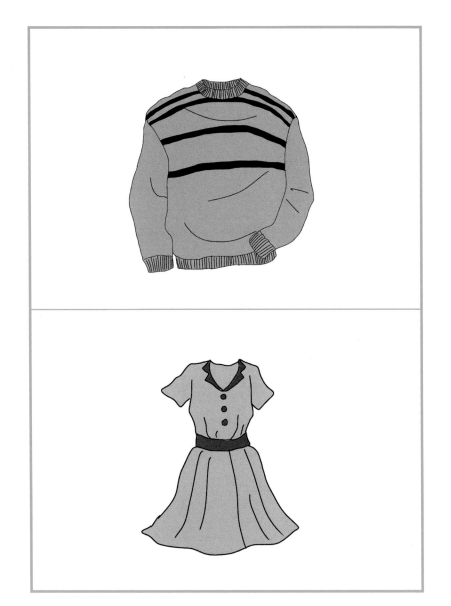

★ 给被试者 5 秒的反应时间。

★ 如果正确：**是的，毛衣和裙子有关联，因为都是衣服的一种，可以用来穿。**

★ 如果错误：**毛衣和磁铁没有关联，因为它们的使用功能不同。但毛衣和裙子有关联，因为它们都是衣服，我们可以用来穿。**

练习 3

进入第三个练习项目：**一组是毛衣和磁铁石，另一组是毛衣和裙子。哪一组有关联呢？**

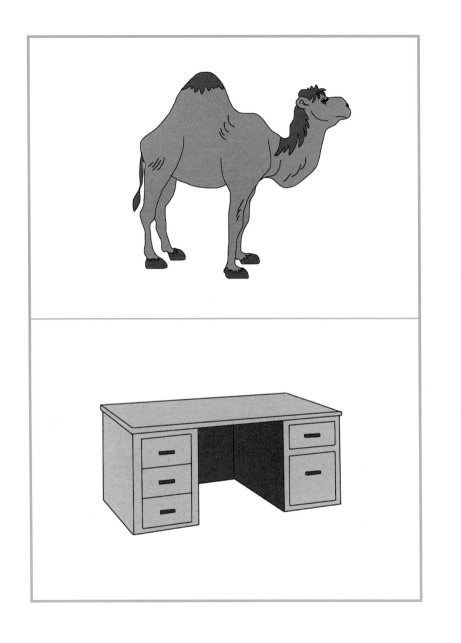
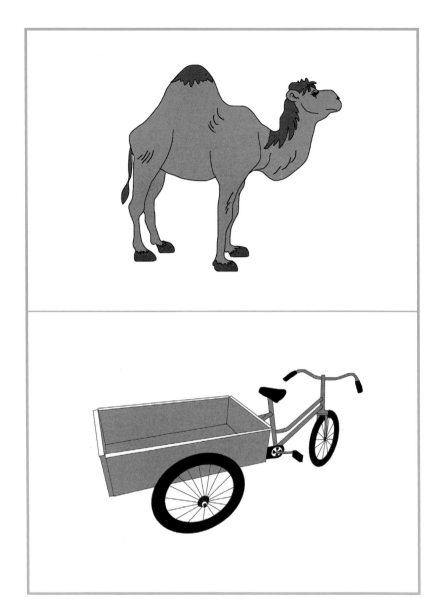

★ 给被试者 5 秒时间反应。

★ 如果在做出判断之前，被试者表示没听清或要求重复测试项目，施测者可重复该测试项目一次。一旦被试者已经做出判断，则该项目不能再重复测试。

1

下面哪一组有关联？

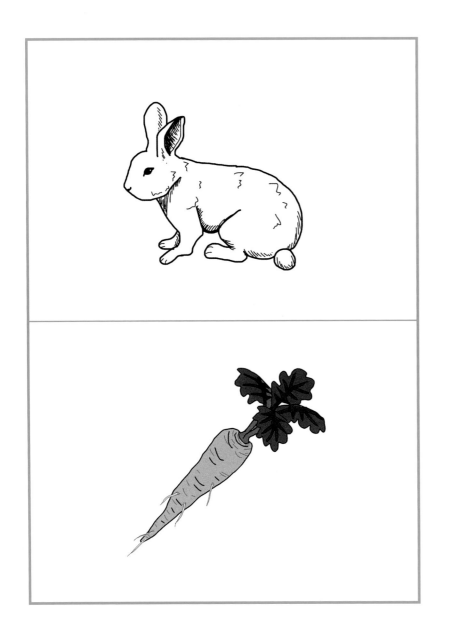
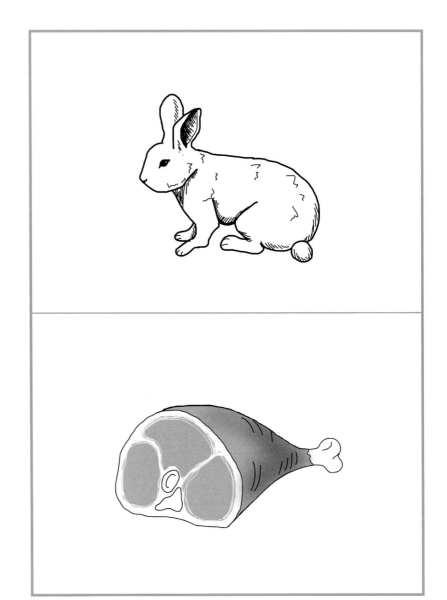

★ 给被试者 5 秒时间反应。

★ 如果在做出判断之前，被试者表示没听清或要求重复测试项目，施测者可重复该测试项目一次。一旦被试者已经做出判断，则该项目不能再重复测试。

2

下面哪一组具有关联?

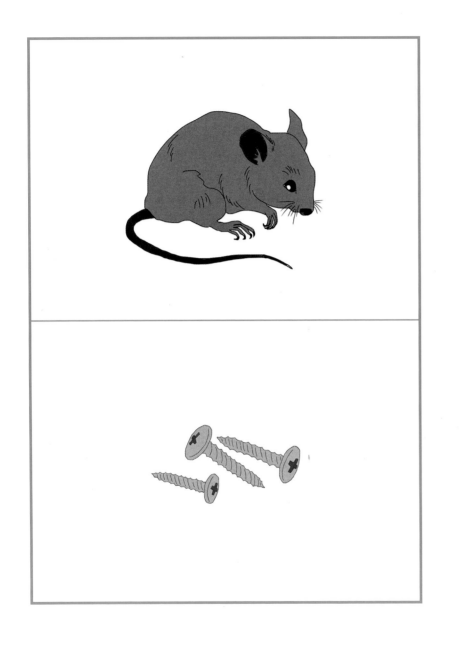
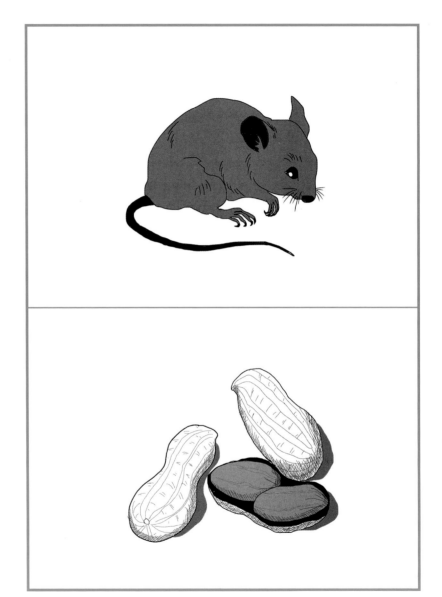

★ 给被试者 5 秒时间反应。

★ 如果在做出判断之前，被试者表示没听清或要求重复测试项目，施测者可重复该测试项目一次。一旦被试者已经做出判断，则该项目不能再重复测试。

3

下面哪一组具有关联？

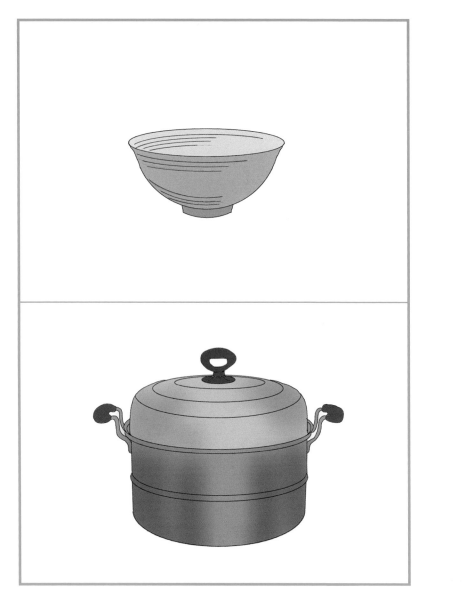
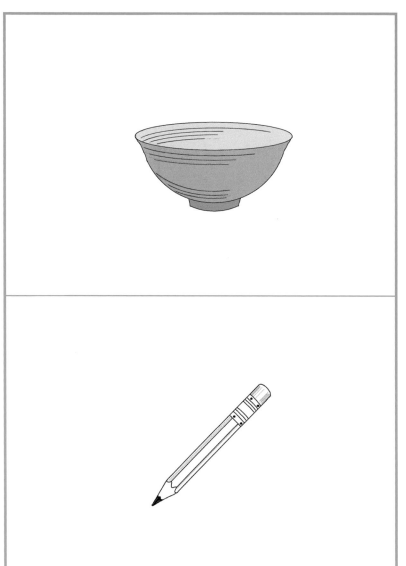

★ 给被试者 5 秒时间反应。

★ 如果在做出判断之前，被试者表示没听清或要求重复测试项目，施测者可重复该测试项目一次。一旦被试者已经做出判断，则该项目不能再重复测试。

4

下面哪一组具有关联?

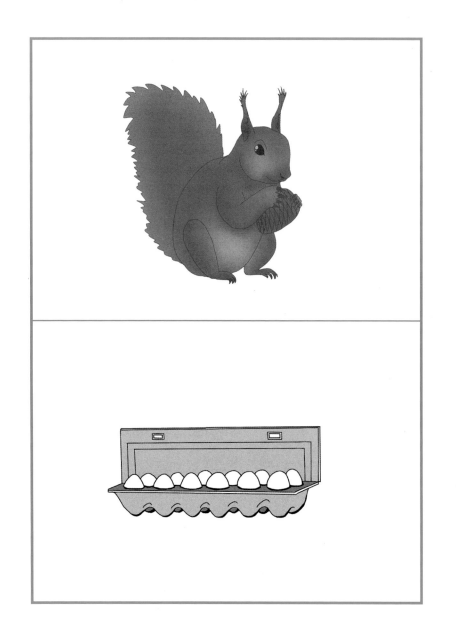
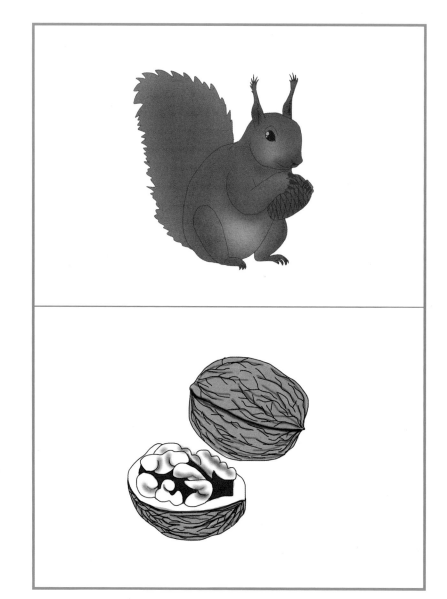

★ 给被试者 5 秒时间反应。

★ 如果在做出判断之前，被试者表示没听清或要求重复测试项目，施测者可重复该测试项目一次。一旦被试者已经做出判断，则该项目不能再重复测试。

5

下面哪一组具有关联?

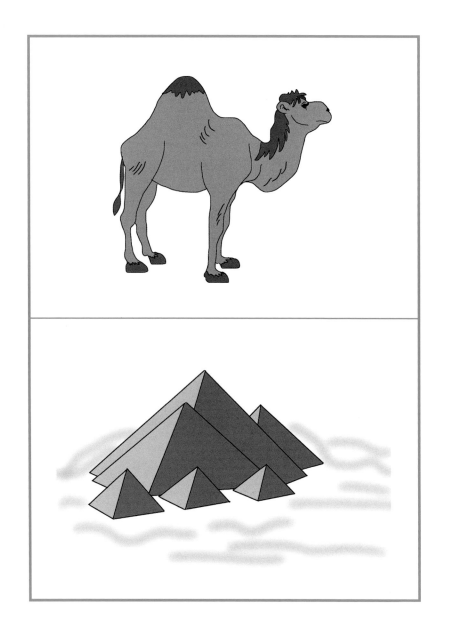
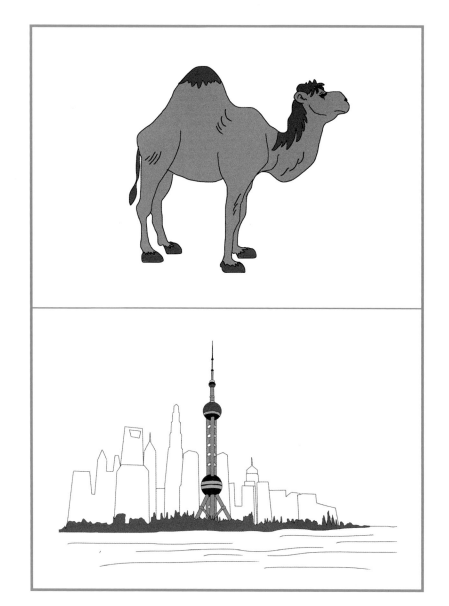

★ 给被试者 5 秒时间反应。

★ 如果在做出判断之前，被试者表示没听清或要求重复测试项目，施测者可重复该测试项目一次。一旦被试者已经做出判断，则该项目不能再重复测试。

6

下面哪一组具有关联？

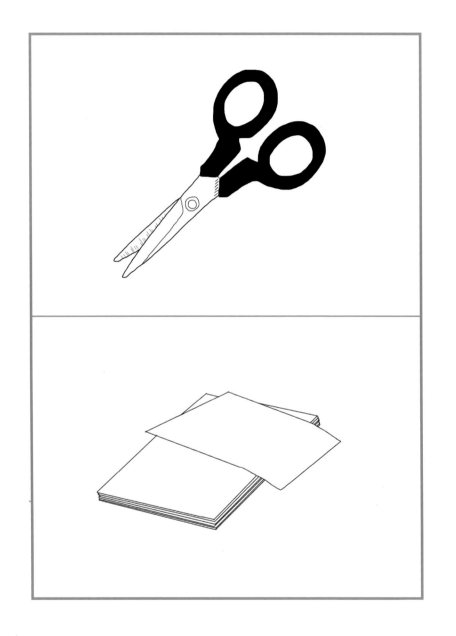

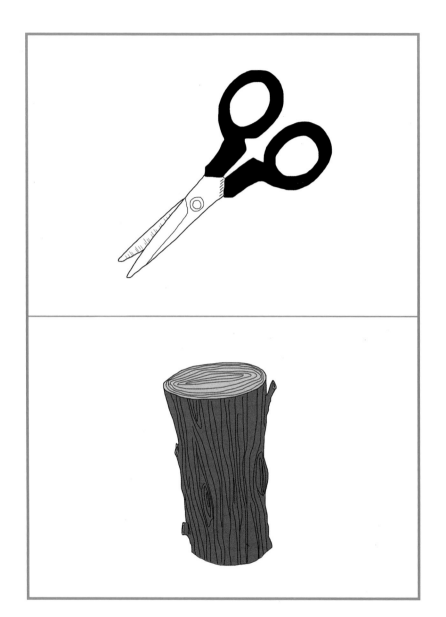

★ 给被试者 5 秒时间反应。

★ 如果在做出判断之前，被试者
表示没听清或要求重复测试
项目，施测者可重复该测试项
目一次。一旦被试者已经做出
判断，则该项目不能再重复测
试。

7

下面哪一组具有关联？

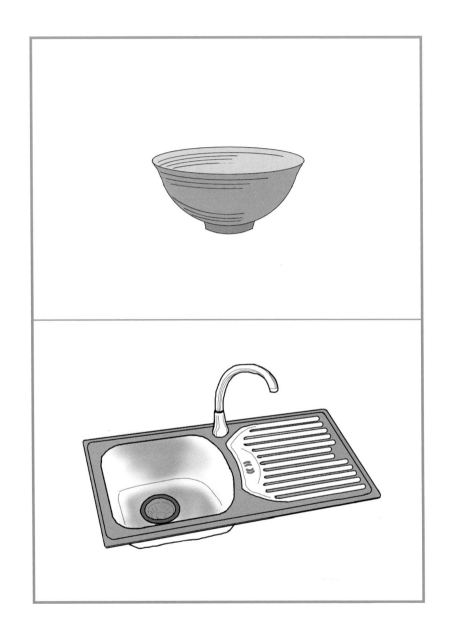
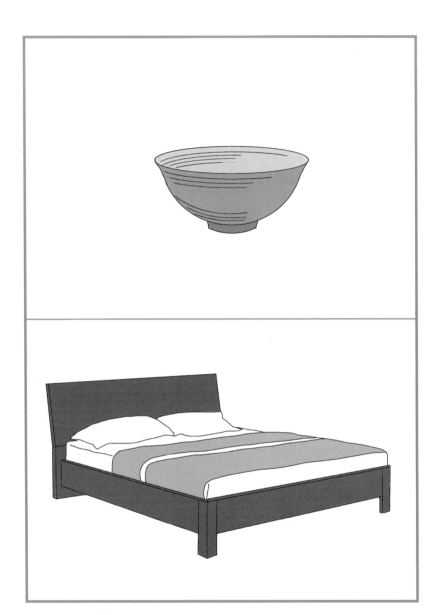

★ 给被试者 5 秒时间反应。

★ 如果在做出判断之前，被试者表示没听清或要求重复测试项目，施测者可重复该测试项目一次。一旦被试者已经做出判断，则该项目不能再重复测试。

8

下面哪一组具有关联？

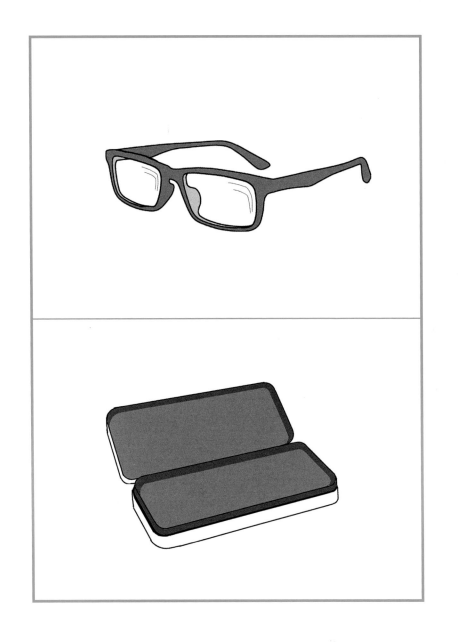
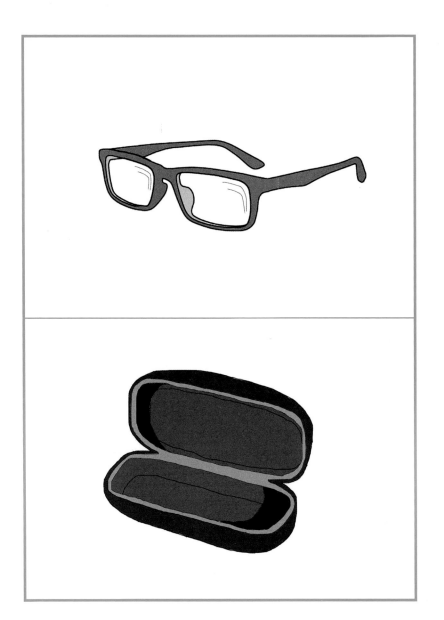

★ 给被试者 5 秒时间反应。

★ 如果在做出判断之前，被试者表示没听清或要求重复测试项目，施测者可重复该测试项目一次。一旦被试者已经做出判断，则该项目不能再重复测试。

9

下面哪一组具有关联？

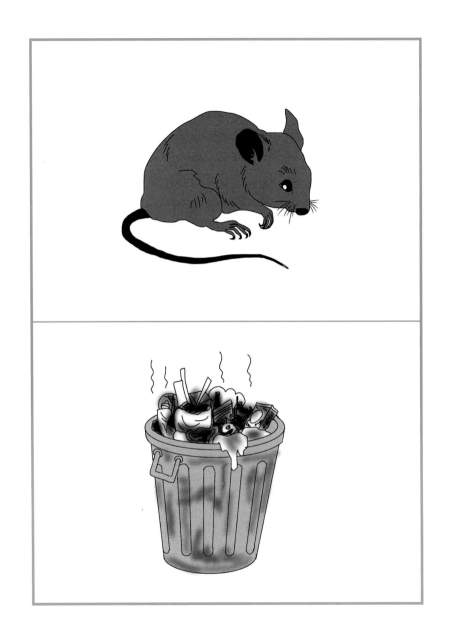
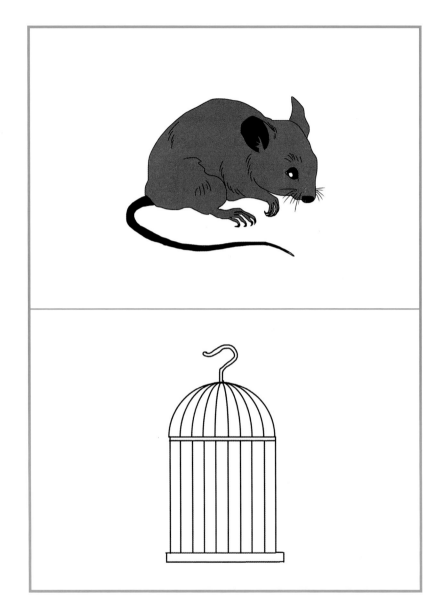

★ 给被试者 5 秒时间反应。

★ 如果在做出判断之前，被试者表示没听清或要求重复测试项目，施测者可重复该测试项目一次。一旦被试者已经做出判断，则该项目不能再重复测试。

10

下面哪一组具有关联？

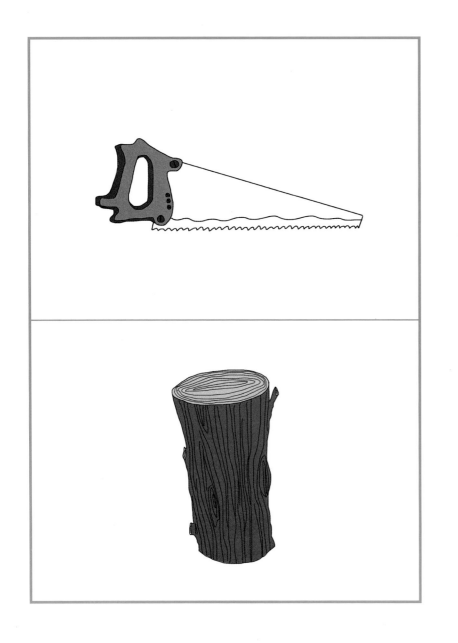
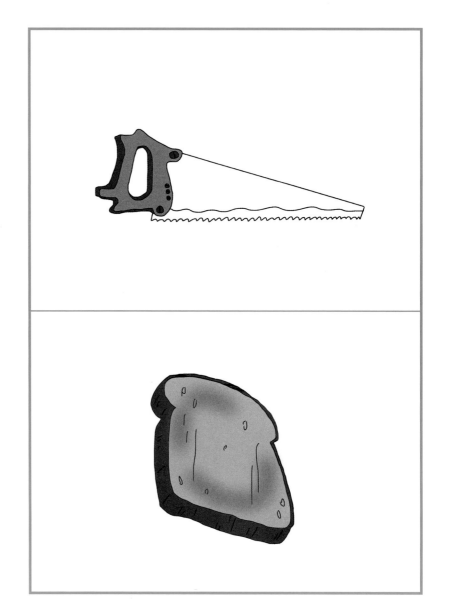

★ 给被试者 5 秒时间反应。

★ 如果在做出判断之前，被试者表示没听清或要求重复测试项目，施测者可重复该测试项目一次。一旦被试者已经做出判断，则该项目不能再重复测试。

11

下面哪一组具有关联?

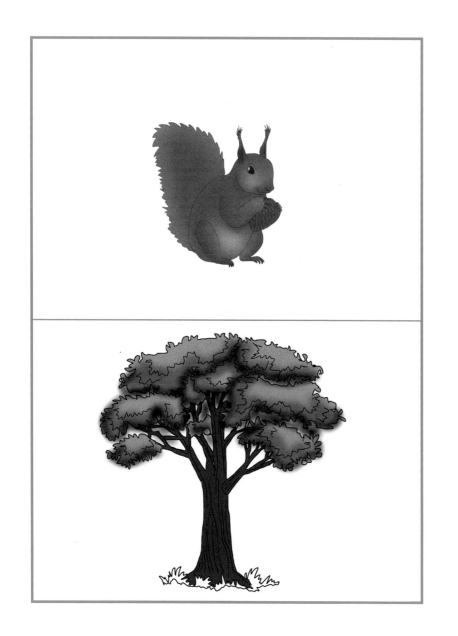
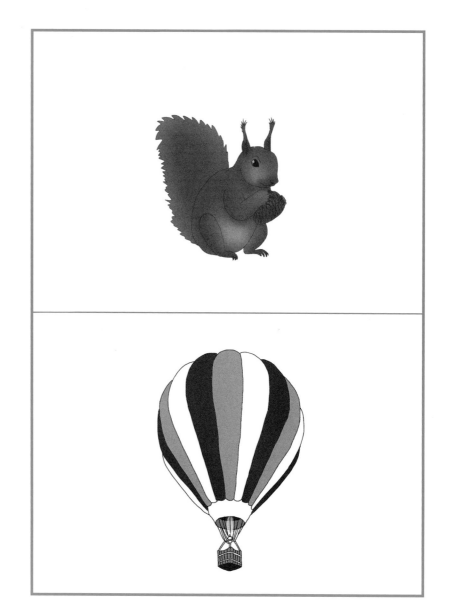

★ 给被试者 5 秒时间反应。

★ 如果在做出判断之前，被试者表示没听清或要求重复测试项目，施测者可重复该测试项目一次。一旦被试者已经做出判断，则该项目不能再重复测试。

12

下面哪一组具有关联?

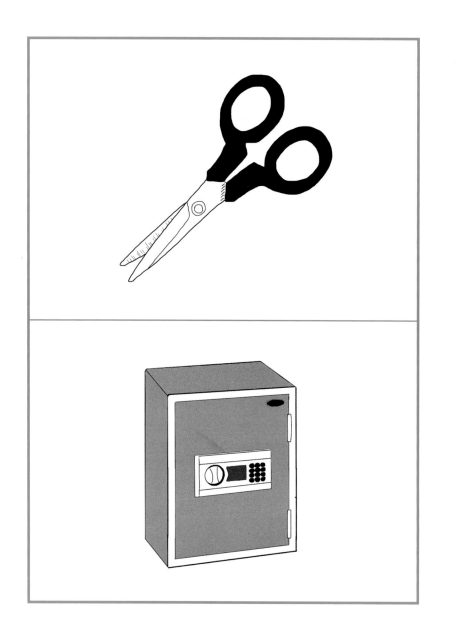

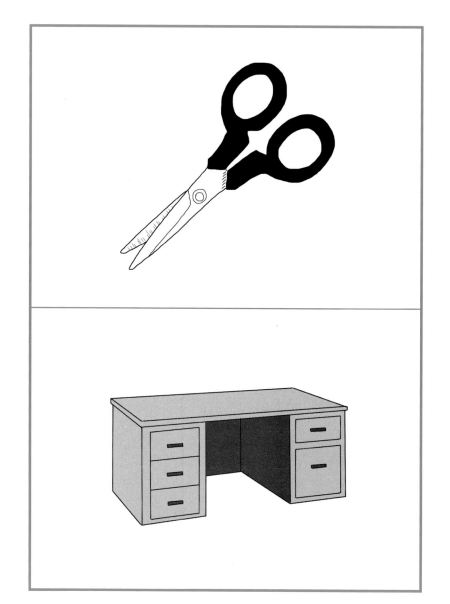

★ 给被试者 5 秒时间反应。

★ 如果在做出判断之前，被试者表示没听清或要求重复测试项目，施测者可重复该测试项目一次。一旦被试者已经做出判断，则该项目不能再重复测试。

13

下面哪一组具有关联？

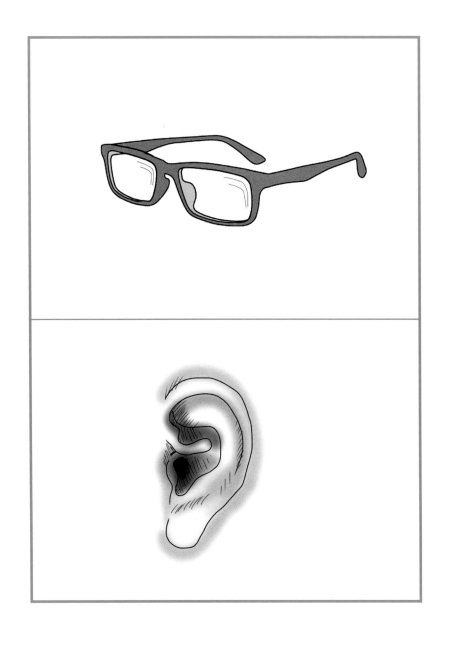
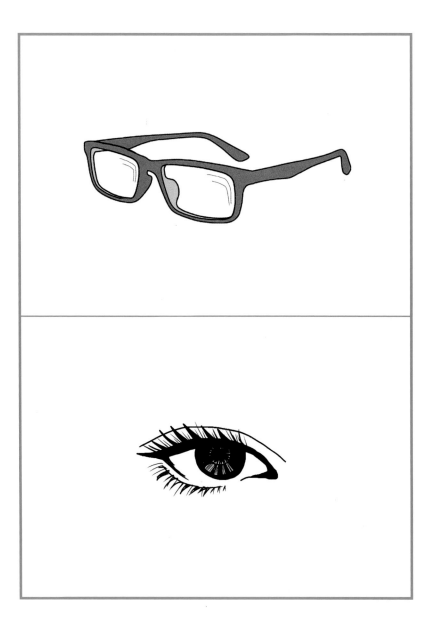

★ 给被试者 5 秒时间反应。

★ 如果在做出判断之前，被试者表示没听清或要求重复测试项目，施测者可重复该测试项目一次。一旦被试者已经做出判断，则该项目不能再重复测试。

14

下面哪一组具有关联?

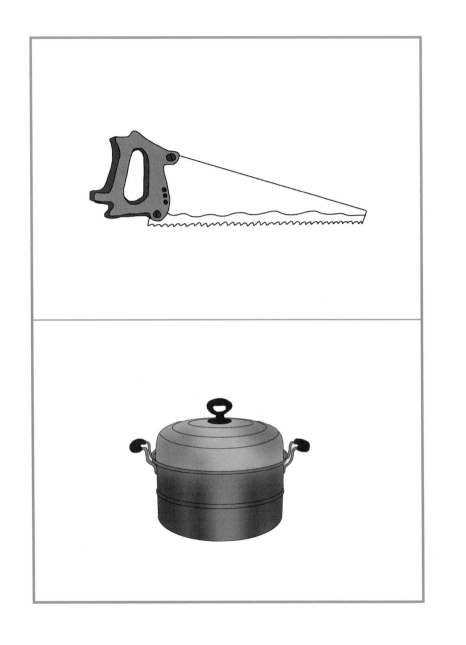
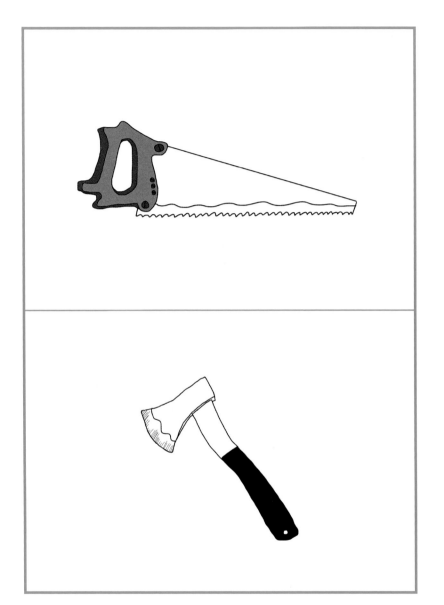

★ 给被试者 5 秒时间反应。

★ 如果在做出判断之前，被试者表示没听清或要求重复测试项目，施测者可重复该测试项目一次。一旦被试者已经做出判断，则该项目不能再重复测试。

15

下面哪一组具有关联？

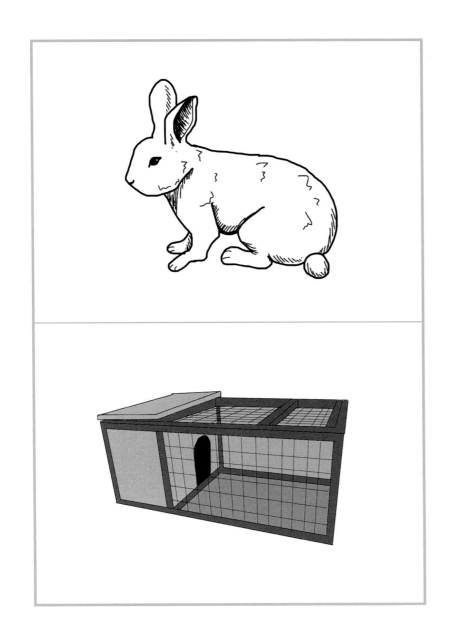
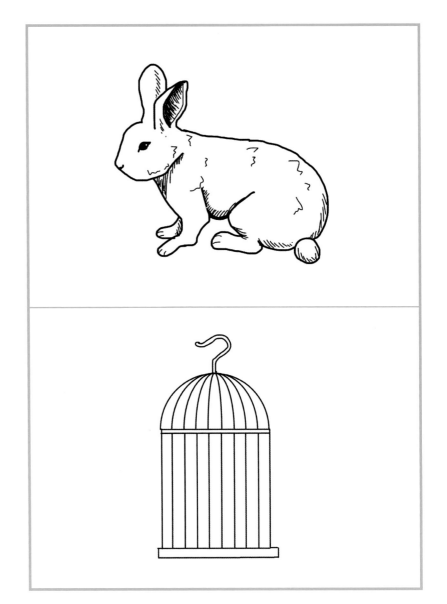

★ 给被试者 5 秒时间反应。

★ 如果在做出判断之前，被试者表示没听清或要求重复测试项目，施测者可重复该测试项目一次。一旦被试者已经做出判断，则该项目不能再重复测试。

16

下面哪一组具有关联？

假词复述

记录在表 H

 终止测验

需要测试所有测试项

假词复述

总体测试方法

★ 以 0.5 秒 1 个项目的语速念出测试项目。

★ 每个项目给被试者 5 秒时间进行复述。

353

★ 练习项：如果被试者在 5 秒内没有做出反应或者做出错误的反应，重复该项目并让其再试一次。

★ 测试项：如果在做出判断之前，被试者表示没听清或者要求重复测试项目，施测者可重复该测试项目一次。一旦被试者已经做出反应，则该项目不能再重复测试。

我会说一些实际并不存在的、没有任何意义的词，我一次只说 1 个词，请在我说完 1 个词之后把这个词复述出来。

序号	项目
练习	祛 / 候
1	铁 / 日
2	过 / 开
3	合 / 眯
4	清 / 朵

序号	项目
5	啤 / 然
6	倭 / 见
7	沮 / 骈
8	礁 / 氓

真词复述

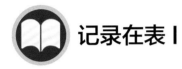 **记录在表 I**

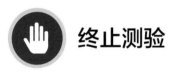 **终止测验**

如果被试者连续答错 8 道测试项目，终止该测验。

真词复述

总体测试方法

★ 以 0.5 秒 1 个项目的语速念出测试项目。

★ 每个项目给被试者 5 秒时间进行复述。

★ 练习项：如果被试者在 5 秒内没有做出反应或者做出错误的反应，重复该项目并让其再试一次。

★ 测试项：如果在做出判断之前，被试者表示没听清或者要求重复测试项目，施测者可重复该测试项目一次。一旦被试者已经做出反应，则该项目不能再重复测试。

我将会说一些词，一次说 1 个，请在我说完这个词之后准确地重复它们。

序号	项目
练习	地 / 点
1	蝴 / 蝶
2	蚂 / 蟥
3	咳 / 嗽
4	撺 / 掇
5	菊 / 花
6	樟 / 木
7	孵 / 化
8	捧 / 场

序号	项目
9	手 / 工
10	白 / 水
11	转 / 动
12	风 / 干
13	海 / 湾
14	马 / 驹
15	分 / 泌
16	打 / 嗝

总体操作说明

★ 在实施评估前，需要在评分表的封面及病历页采集记录被试者的基本信息。

★ 每一项测验都以练习项开始。对于练习项，当被试者没有应答或应答错误时，可提供正确答案。对于正式测验项目，只能给予被试者一般的鼓励，比如"好"等，不能告诉被试者正确答案。

★ 每个测试项目都有特定的时间限制，应鼓励被试者尽可能快而准确地反应。有时施测者可能为保持和被试者的良好互动，会不自觉地给予被试者额外的反应时间。但是应该明确每个测试项目都必须在规定时间内完成，以获得真实客观的评价结果。为保持被试者的积极性，在一些项目中可以给出一些额外的时间从而得到更为完整的应答。但是只有被试者在指定时间内完成的应答才能计入评分。

★ 本量表的施测语言为普通话。

目　录

动词命名……………………………… 1

动词理解……………………………… 49

论元结构产出……………………… 97

语句启动产出……………………… 145

语句理解…………………………… 145

动词命名

记录在表 K

 终止测验

一元和二元动词类型中，如果被试者连续答错 4 道测试项目，终止该类型动词测验，进入下一类型动词测验。

动词命名

总体测试方法

★ 让被试者说出图片里呈现的动作。

★ 要求被试者在 10 秒之内回答。

注意事项

★ 如果被试者对实物和动作有困惑（例如：把"泼"说成了"水"），应当提醒被试者去命名动作而不是实物（**正确，但请告诉我发生了什么**），每个项目只能进行一次关于词语分类的提示。

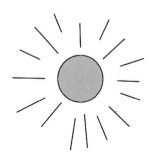
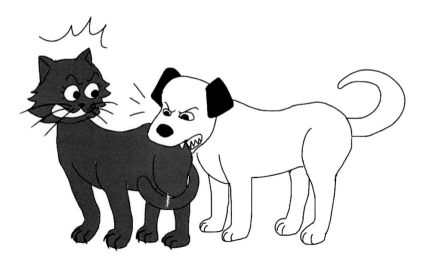

★ 要求被试者在10秒之内回答。

★ 如果被试者没有做出应答，重复该项目，让其再试一次；如果被试者应答不正确，就给出以下提示：**你能用另一个词来说这个动作吗？**

★ 如果被试者还是应答不正确或没有应答：**这张图画的是狗咬猫，所以你应该说"咬"。**

练习1

　　我会给你看一些图片，每张图片上都画了一个动作，或者画着某人在做某事。你要说出这个动作，要尽可能又快又准确地说出来。准备好了吗？告诉我这张图片画的是什么动作？（指着图片）

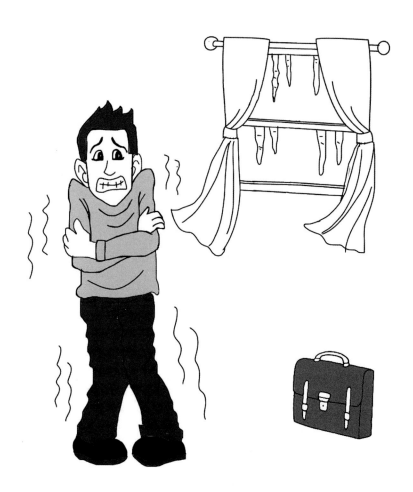

★ 要求被试者在10秒之内回答。

★ 如果被试者没有做出应答，重复该项目，让其再试一次；如果被试者应答不正确，就给出以下提示：**你能用另一个词来说这个动作吗？**

★ 如果被试者还是应答不正确或没有应答：**这张图片画着一个人在发抖，所以你应该说"发抖"。**

练习2

这张图片画的是什么动作？

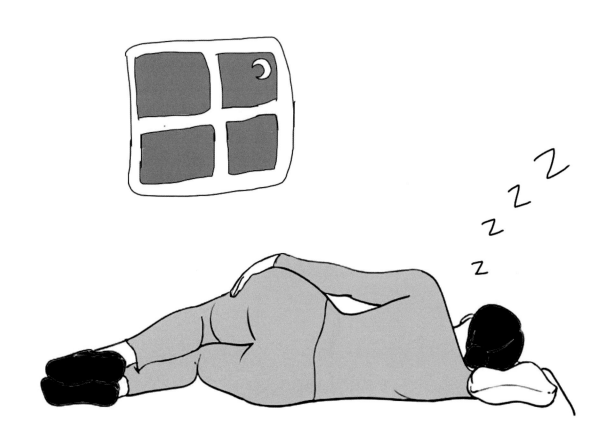

★ 要求被试者在10秒之内回答。

★ 如果被试者回答正确或没有做出应答，进入下一个项目。

★ 如果被试者的第一次回答不正确，就给出以下提示：**你能用另一个词来说这个动作吗？**

★ 如果被试者的第二次回答仍不正确，把错误记在反应内容栏中。进入下一个项目。

1

这是什么动作？

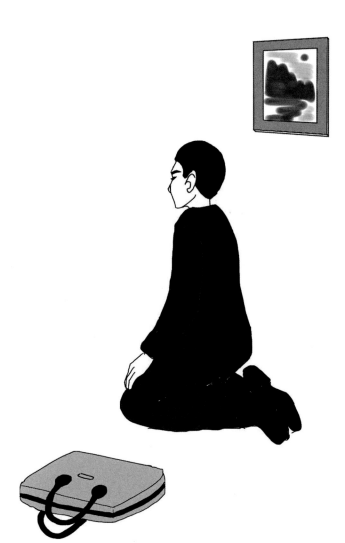

★ 要求被试者在10秒之内回答。

★ 如果被试者回答正确或没有做出应答，进入下一个项目。

★ 如果被试者的第一次回答不正确，就给出以下提示：**你能用另一个词来说这个动作吗？**

★ 如果被试者的第二次回答仍不正确，把错误记在反应内容栏中。进入下一个项目。

2

这是什么动作？

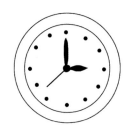
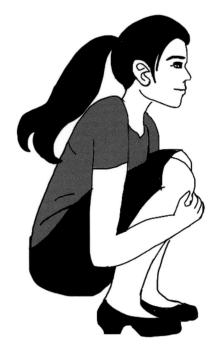
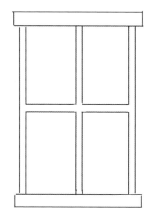

★ 要求被试者在10秒之内回答。

★ 如果被试者回答正确或没有做出应答，进入下一个项目。

★ 如果被试者的第一次回答不正确，就给出以下提示：**你能用另一个词来说这个动作吗？**

★ 如果被试者的第二次回答仍不正确，把错误记在反应内容栏中。进入下一个项目。

3

这是什么动作？

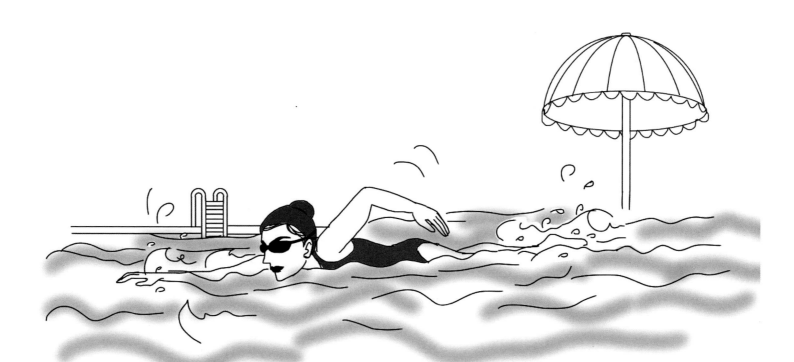

★ 要求被试者在10秒之内回答。

★ 如果被试者回答正确或没有做出应答，进入下一个项目。

★ 如果被试者的第一次回答不正确，就给出以下提示：**你能用另一个词来说这个动作吗？**

★ 如果被试者的第二次回答仍不正确，把错误记在反应内容栏中。进入下一个项目。

4

这是什么动作？

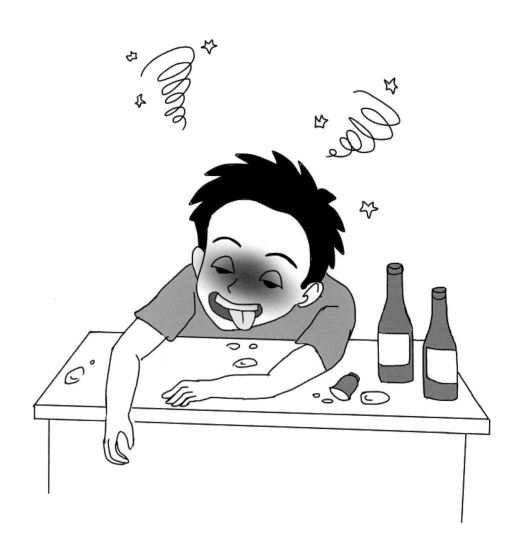

★ 要求被试者在10秒之内回答。

★ 如果被试者回答正确或没有做
　出应答，进入下一个项目。

★ 如果被试者的第一次回答不正
　确，就给出以下提示：**你能用
　另一个词来说这个动作吗？**

★ 如果被试者的第二次回答仍不
　正确，把错误记在反应内容栏
　中。进入下一个项目。

5

这是什么动作？

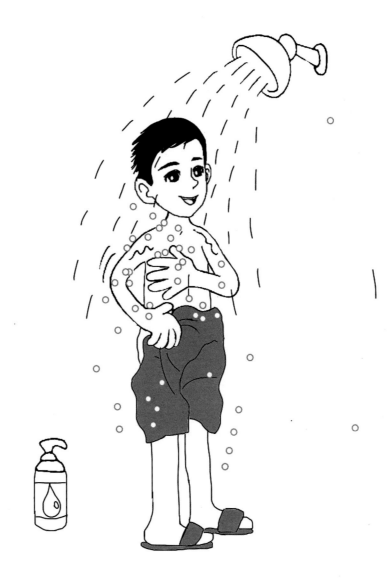

★ 要求被试者在10秒之内回答。

★ 如果被试者回答正确或没有做
   出应答，进入下一个项目。

★ 如果被试者的第一次回答不正
   确，就给出以下提示：*你能用
   另一个词来说这个动作吗？*

★ 如果被试者的第二次回答仍不
   正确，把错误记在反应内容栏
   中。进入下一个项目。

6

这是什么动作？

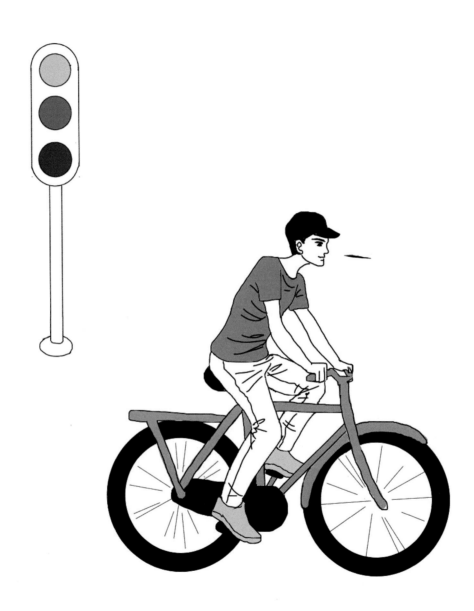

★ 要求被试者在10秒之内回答。

★ 如果被试者回答正确或没有做
   出应答，进入下一个项目。

★ 如果被试者的第一次回答不正
   确，就给出以下提示：**你能用
   另一个词来说这个动作吗？**

★ 如果被试者的第二次回答仍不
   正确，把错误记在反应内容栏
   中。进入下一个项目。

7

这是什么动作？

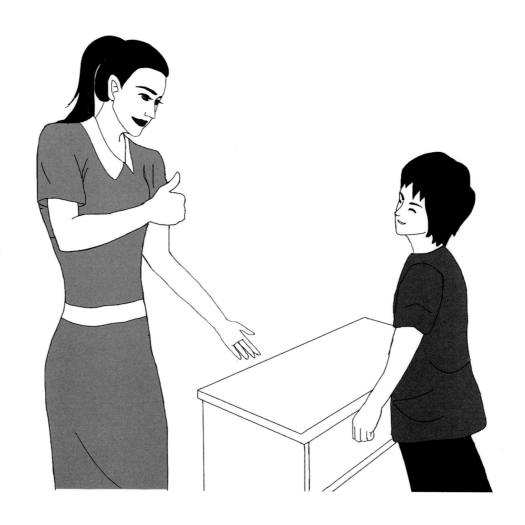

★ 要求被试者在10秒之内回答。

★ 如果被试者回答正确或没有做
出应答，进入下一个项目。

★ 如果被试者的第一次回答不正
确，就给出以下提示：**你能用
另一个词来说这个动作吗？**

★ 如果被试者的第二次回答仍不
正确，把错误记在反应内容栏
中。进入下一个项目。

8

这是什么动作？

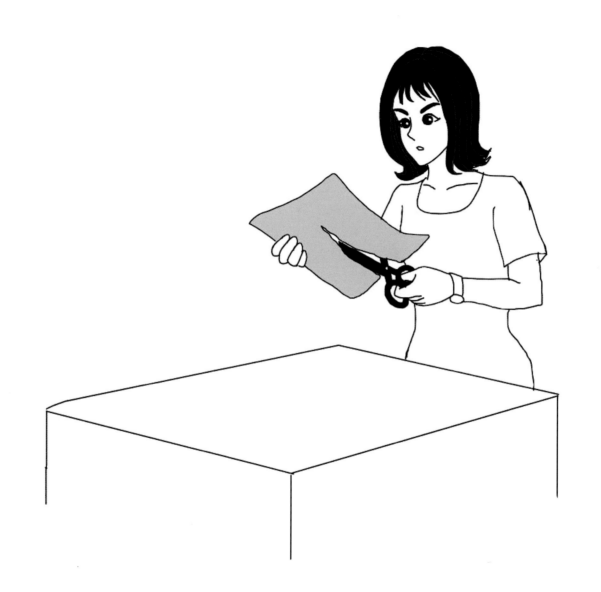

★ 要求被试者在10秒之内回答。

★ 如果被试者回答正确或没有做出应答，进入下一个项目。

★ 如果被试者的第一次回答不正确，就给出以下提示：**你能用另一个词来说这个动作吗？**

★ 如果被试者的第二次回答仍不正确，把错误记在反应内容栏中。进入下一个项目。

9

这是什么动作？

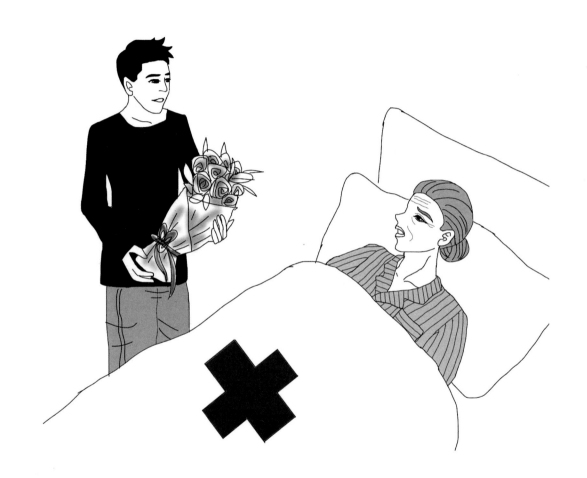

★ 要求被试者在10秒之内回答。

★ 如果被试者回答正确或没有做出应答，进入下一个项目。

★ 如果被试者的第一次回答不正确，就给出以下提示：**你能用另一个词来说这个动作吗？**

★ 如果被试者的第二次回答仍不正确，把错误记在反应内容栏中。进入下一个项目。

10

这是什么动作？

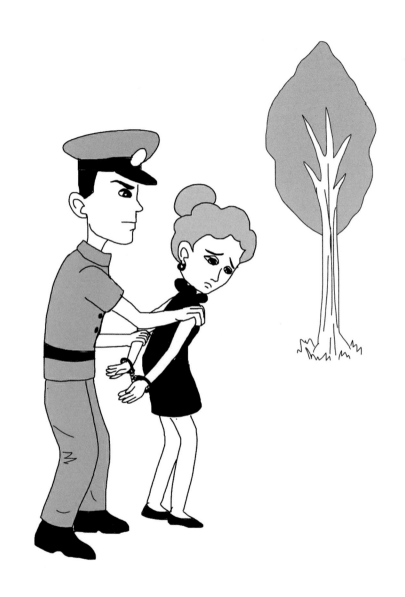

★ 要求被试者在10秒之内回答。

★ 如果被试者回答正确或没有做
  出应答，进入下一个项目。

★ 如果被试者的第一次回答不正
  确，就给出以下提示：*你能用
  另一个词来说这个动作吗？*

★ 如果被试者的第二次回答仍不
  正确，把错误记在反应内容栏
  中。进入下一个项目。

11

这是什么动作？

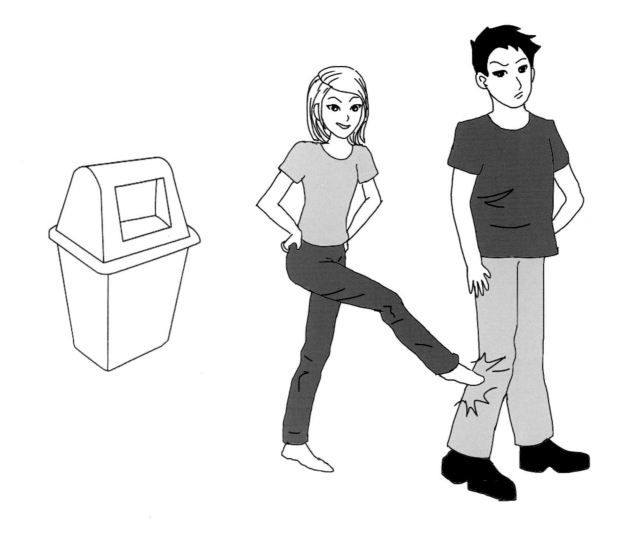

★ 要求被试者在10秒之内回答。

★ 如果被试者回答正确或没有做
出应答，进入下一个项目。

★ 如果被试者的第一次回答不正
确，就给出以下提示：**你能用
另一个词来说这个动作吗？**

★ 如果被试者的第二次回答仍不
正确，把错误记在反应内容栏
中。进入下一个项目。

12

这是什么动作？

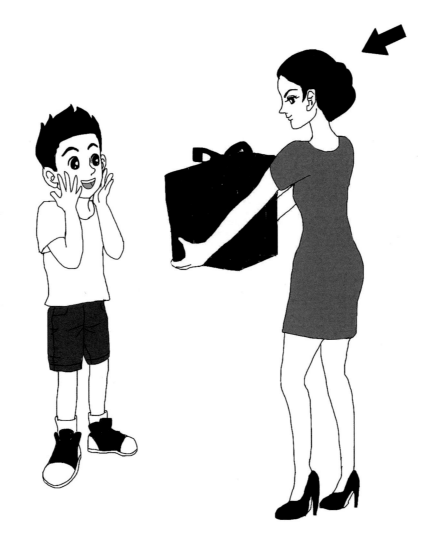

★ 要求被试者在10秒之内回答。

★ 如果被试者回答正确或没有做出应答，进入下一个项目。

★ 如果被试者的第一次回答不正确，就给出以下提示：*你能用另一个词来说这个动作吗？*

★ 如果被试者的第二次回答仍不正确，把错误记在反应内容栏中。进入下一个项目。

13

这是什么动作？

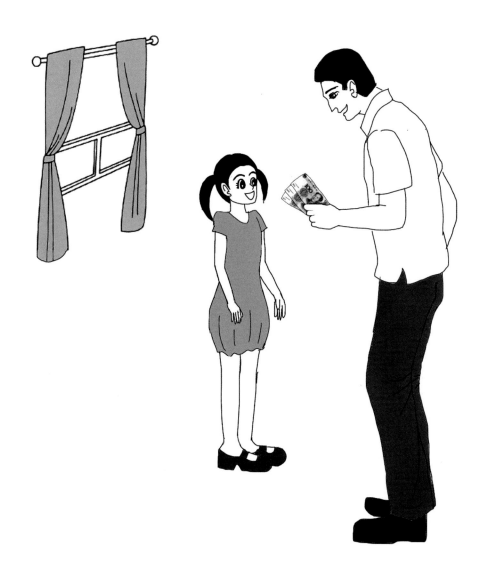

★ 要求被试者在10秒之内回答。

★ 如果被试者回答正确或没有做
出应答，进入下一个项目。

★ 如果被试者的第一次回答不正
确，就给出以下提示：*你能用
另一个词来说这个动作吗？*

★ 如果被试者的第二次回答仍不
正确，把错误记在反应内容栏
中。进入下一个项目。

14

这是什么动作？

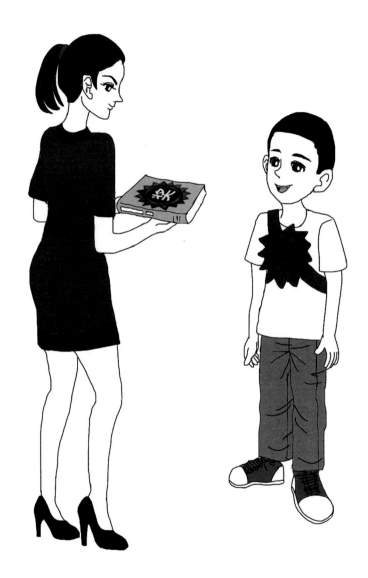

★ 要求被试者在10秒之内回答。

★ 如果被试者回答正确或没有做出应答，进入下一个项目。

★ 如果被试者的第一次回答不正确，就给出以下提示：*你能用另一个词来说这个动作吗？*

★ 如果被试者的第二次回答仍不正确，把错误记在反应内容栏中。进入下一个项目。

15

这是什么动作？

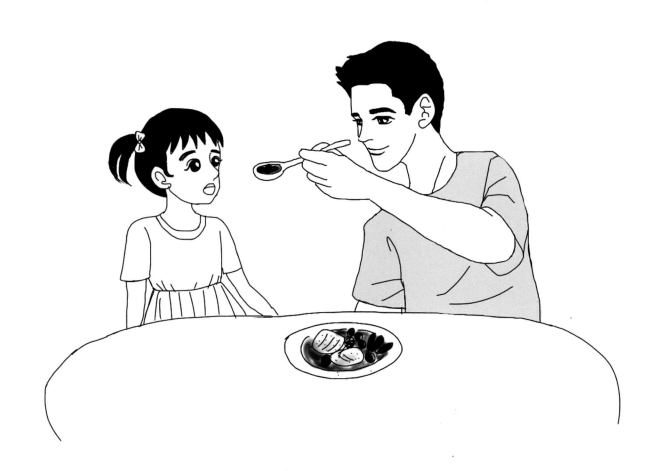

★ 要求被试者在10秒之内回答。

★ 如果被试者回答正确或没有做出应答，进入下一个项目。

★ 如果被试者的第一次回答不正确，就给出以下提示：**你能用另一个词来说这个动作吗？**

★ 如果被试者的第二次回答仍不正确，把错误记在反应内容栏中。进入下一个项目。

16

这是什么动作？

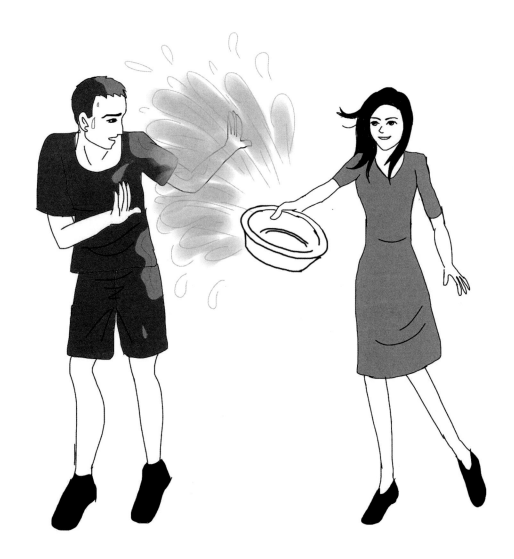

★ 要求被试者在10秒之内回答。

★ 如果被试者回答正确或没有做出应答，进入下一个项目。

★ 如果被试者的第一次回答不正确，就给出以下提示：**你能用另一个词来说这个动作吗？**

★ 如果被试者的第二次回答仍不正确，把错误记在反应内容栏中。进入下一个项目。

17

这是什么动作？

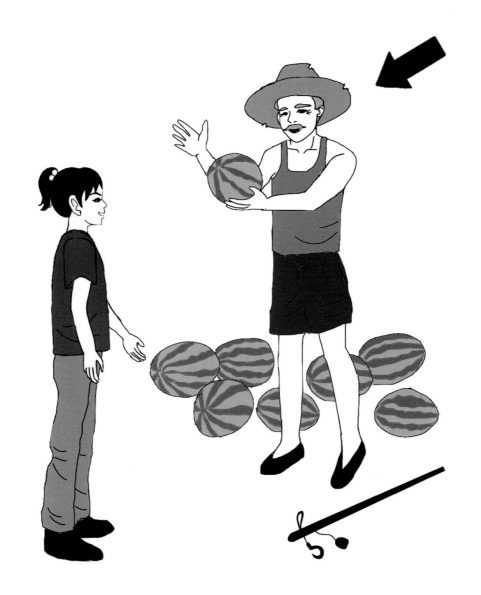

★ 要求被试者在10秒之内回答。

★ 如果被试者回答正确或没有做
出应答，进入下一个项目。

★ 如果被试者的第一次回答不正
确，就给出以下提示：*你能用
另一个词来说这个动作吗？*

★ 如果被试者的第二次回答仍不
正确，把错误记在反应内容栏
中。进入下一个项目。

18

这是什么动作？

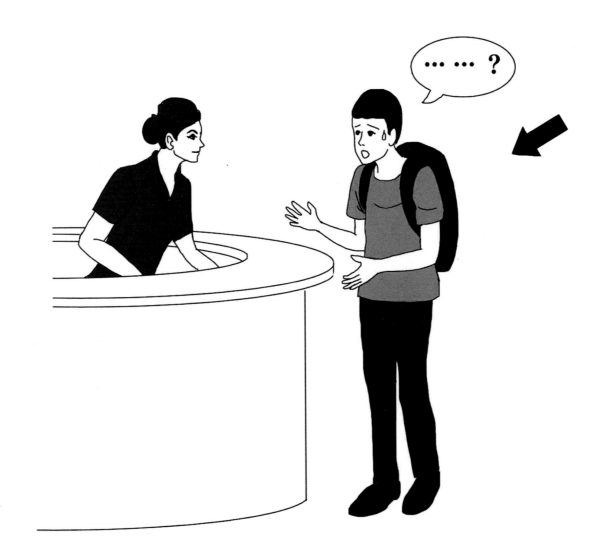

★ 要求被试者在10秒之内回答。

★ 如果被试者回答正确或没有做
  出应答，进入下一个项目。

★ 如果被试者的第一次回答不正
  确，就给出以下提示：*你能用
  另一个词来说这个动作吗？*

★ 如果被试者的第二次回答仍不
  正确，把错误记在反应内容栏
  中。进入下一个项目。

19

这是什么动作？

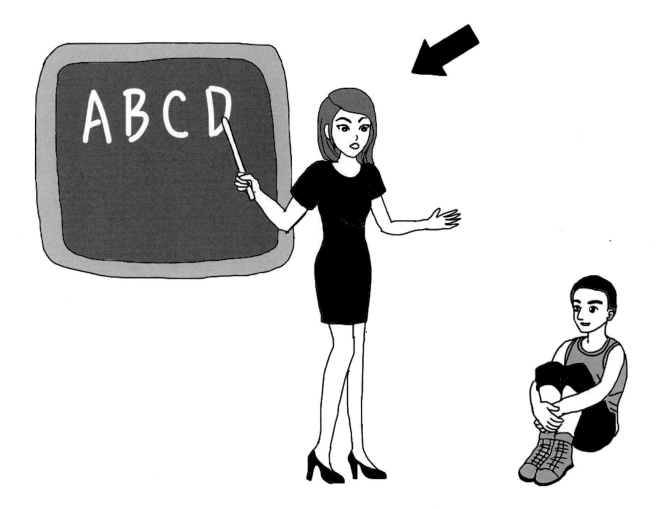

★ 要求被试者在10秒之内回答。

★ 如果被试者回答正确或没有做
  出应答，进入下一个项目。

★ 如果被试者的第一次回答不正
  确，就给出以下提示：*你能用
  另一个词来说这个动作吗？*

★ 如果被试者的第二次回答仍不
  正确，把错误记在反应内容栏
  中。进入下一个项目。

20

这是什么动作？

动词理解

记录在表 L

 终止测验

在一元和二元动词类型中，如果被试者连续答错 4 道测试项目，终止该类型动词测验，进入下一类型动词测验。

动词理解

总体测试方法

★ 以比正常语速稍慢的速度（大约每秒 2 个音节）说出每一个测试项目，要求被试者从图片中指认出目标图。

★ 每个项目给被试者 5 秒反应时间。

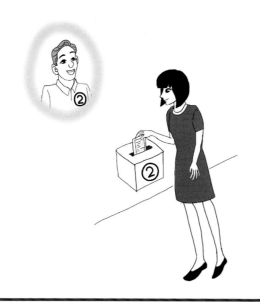

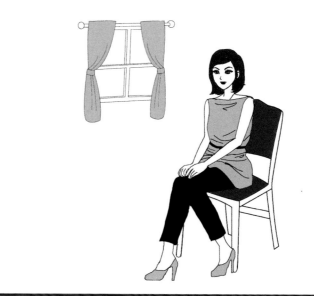

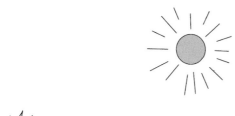

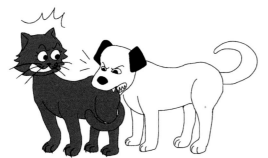

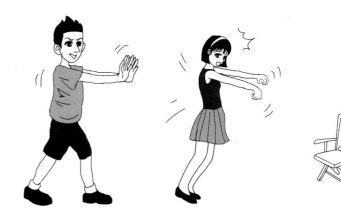

★ 如果被试者在5秒内没有做
出反应或者反应错误，重复
项目并让其再试一次。

★ 如果被试者仍不能在5秒内
指出或者指出错误，就指出
正确的图。

练习1

1. 我会每次给你看四幅图，每幅图都呈现了一个动作，或者画着某人在做某事。然后我说一个动词，你来指出画着这个动词的图片，要尽可能又快又准地指出来。准备好了吗？请指出"咬"。

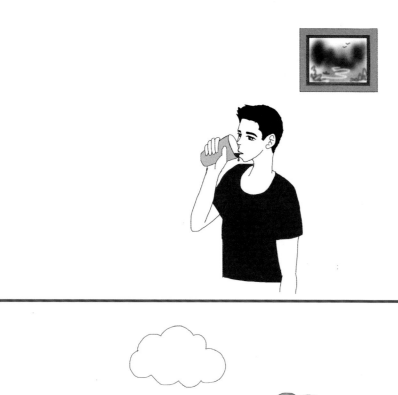
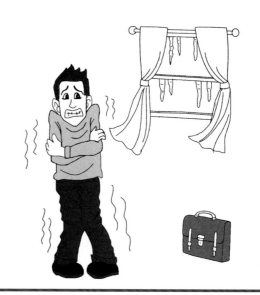
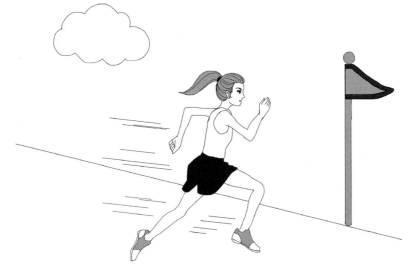
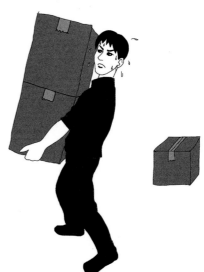

★ 如果被试者在 5 秒内没有做出反应或者反应错误，重复项目并让其再试一次。

★ 如果被试者仍不能在 5 秒内指出或者指出错误，就指出正确的图。

练习 2

请指出"发抖"。

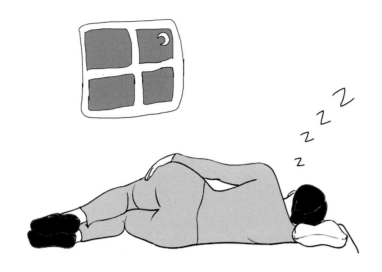

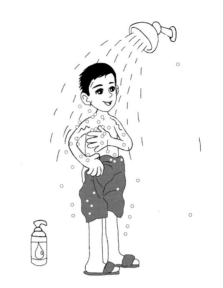

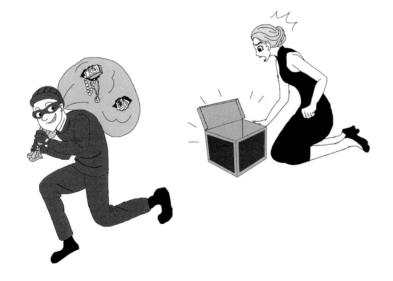

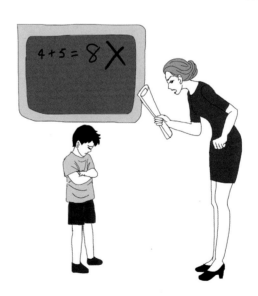

★ 如果被试者在 5 秒内没有做出反应或做出错误反应，记为错误。

★ 如果在做出判断之前，被试者表示没听清或要求重复一下测试项目，施测者可重复该测试项目一次。一旦被试者已经做出判断，则该项目不能再重复测试。

1

请指出"睡觉"。

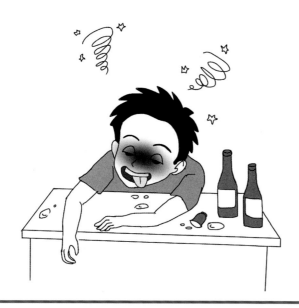
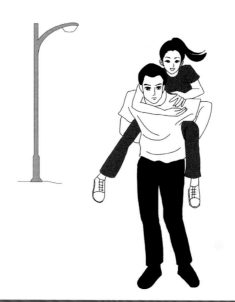
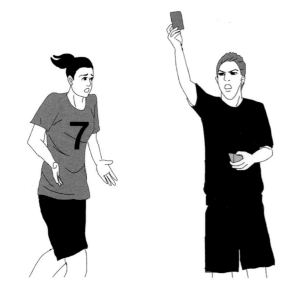
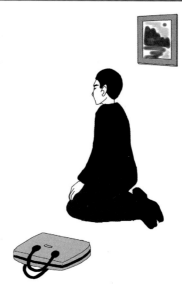

★ 如果被试者在 5 秒内没有做出反应或做出错误反应，记为错误。

★ 如果在做出判断之前，被试者表示没听清或要求重复一下测试项目，施测者可重复该测试项目一次。一旦被试者已经做出判断，则该项目不能再重复测试。

2

请指出"跪"。

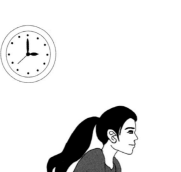
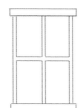
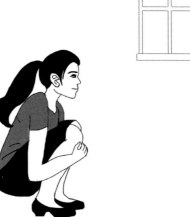
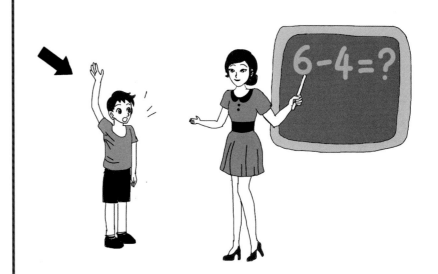
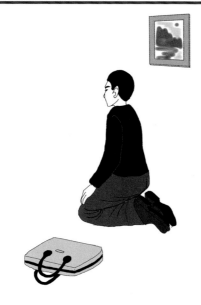
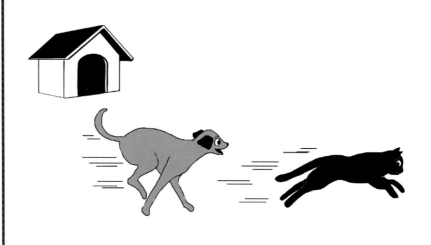

★ 如果被试者在 5 秒内没有做
出反应或做出错误反应，记
为错误。

★ 如果在做出判断之前，被试
者表示没听清或要求重复一
下测试项目，施测者可重复
该测试项目一次。一旦被试
者已经做出判断，则该项目
不能再重复测试。

3

请指出"蹲"。

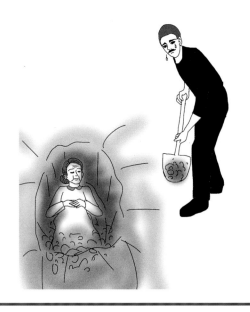
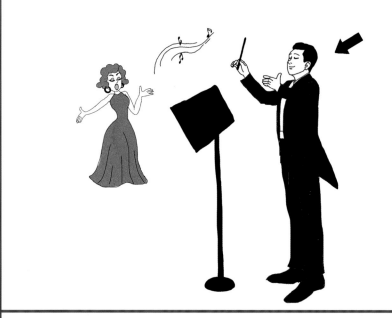
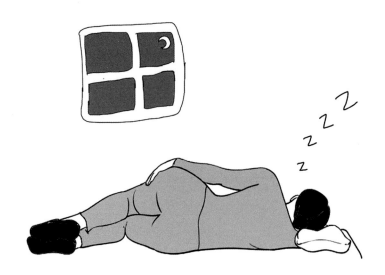
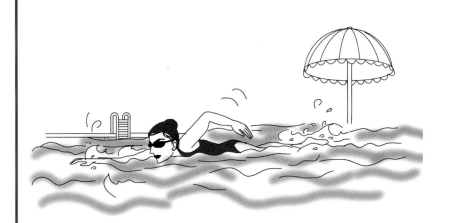

★ 如果被试者在5秒内没有做
出反应或做出错误反应，记
为错误。

★ 如果在做出判断之前，被试
者表示没听清或要求重复一
下测试项目，施测者可重复
该测试项目一次。一旦被试
者已经做出判断，则该项目
不能再重复测试。

4

请指出"游泳"。

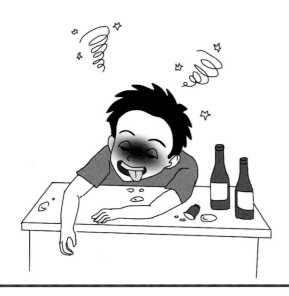
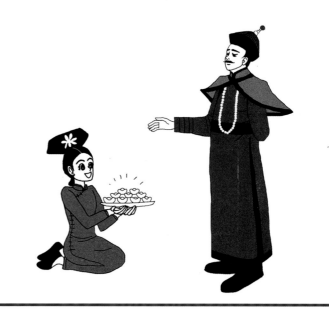
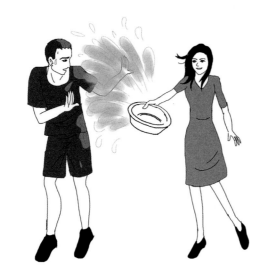

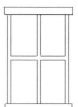
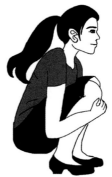

★ 如果被试者在 5 秒内没有做
出反应或做出错误反应，记
为错误。

★ 如果在做出判断之前，被试
者表示没听清或要求重复一
下测试项目，施测者可重复
该测试项目一次。一旦被试
者已经做出判断，则该项目
不能再重复测试。

5

请指出"醉"。

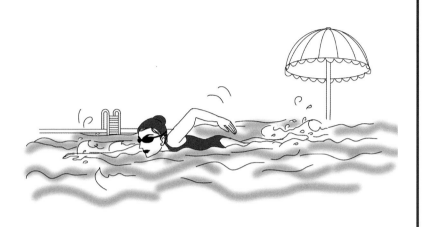

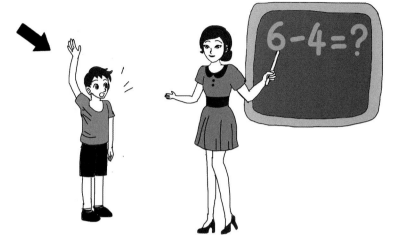

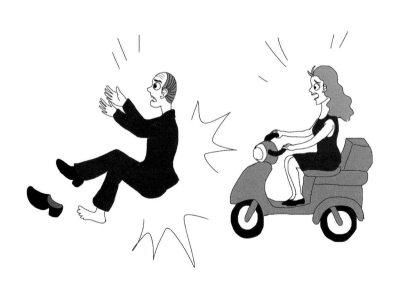

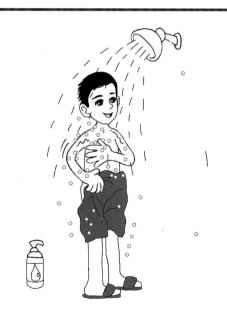

★ 如果被试者在 5 秒内没有做
　出反应或做出错误反应，记
　为错误。

★ 如果在做出判断之前，被试
　者表示没听清或要求重复一
　下测试项目，施测者可重复
　该测试项目一次。一旦被试
　者已经做出判断，则该项目
　不能再重复测试。

6

请指出"洗澡"。

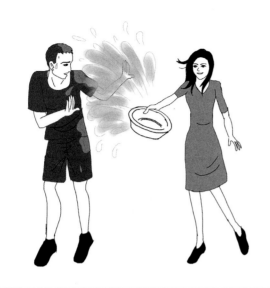
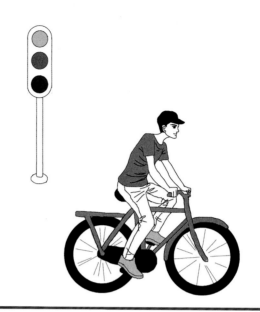
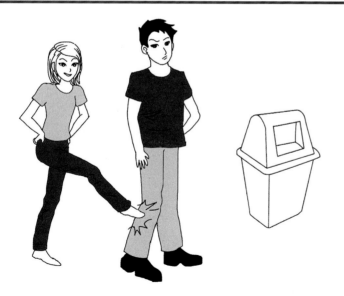
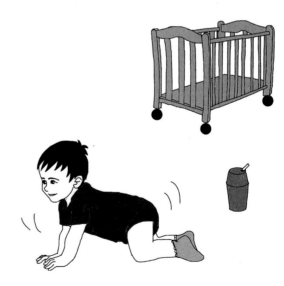

★ 如果被试者在 5 秒内没有做
出反应或做出错误反应，记
为错误。

★ 如果在做出判断之前，被试
者表示没听清或要求重复一
下测试项目，施测者可重复
该测试项目一次。一旦被试
者已经做出判断，则该项目
不能再重复测试。

7

请指出"骑"。

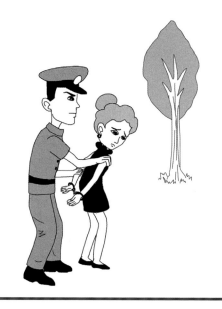
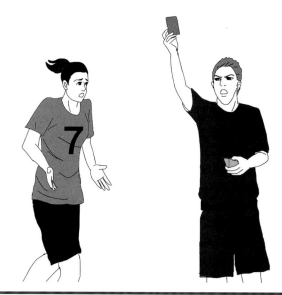
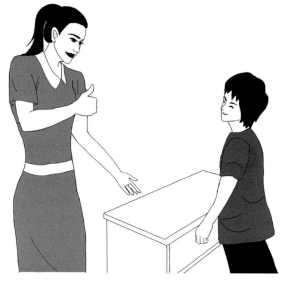
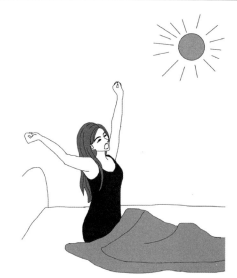

★ 如果被试者在 5 秒内没有做
出反应或做出错误反应，记
为错误。

★ 如果在做出判断之前，被试
者表示没听清或要求重复一
下测试项目，施测者可重复
该测试项目一次。一旦被试
者已经做出判断，则该项目
不能再重复测试。

8

请指出"表扬"。

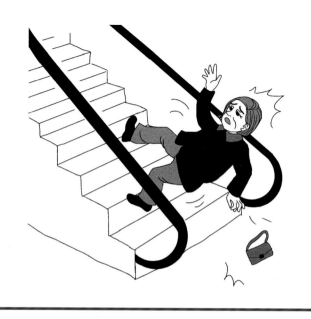

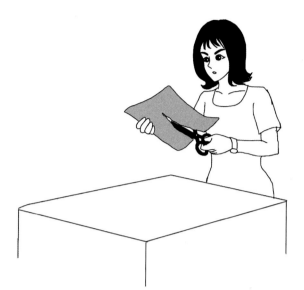

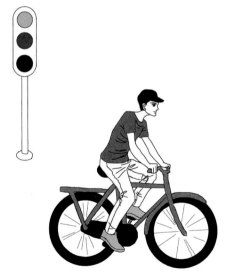

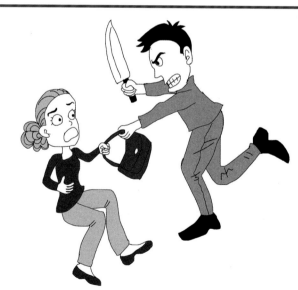

★ 如果被试者在 5 秒内没有做
出反应或做出错误反应，记
为错误。

★ 如果在做出判断之前，被试
者表示没听清或要求重复一
下测试项目，施测者可重复
该测试项目一次。一旦被试
者已经做出判断，则该项目
不能再重复测试。

9

请指出"剪"。

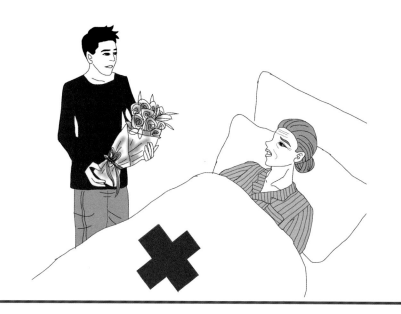
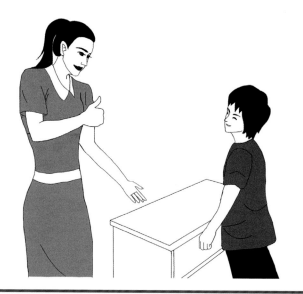
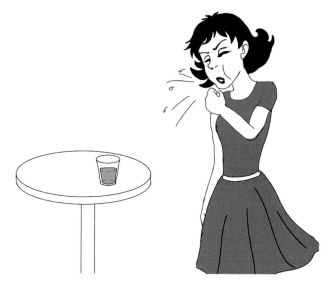
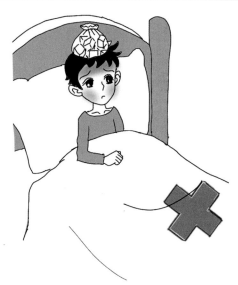

★ 如果被试者在5秒内没有做出反应或做出错误反应，记为错误。

★ 如果在做出判断之前，被试者表示没听清或要求重复一下测试项目，施测者可重复该测试项目一次。一旦被试者已经做出判断，则该项目不能再重复测试。

10

请指出"看望"。

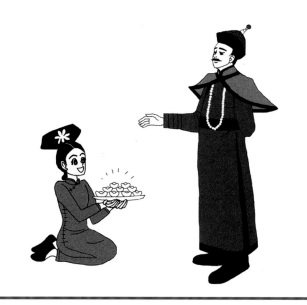 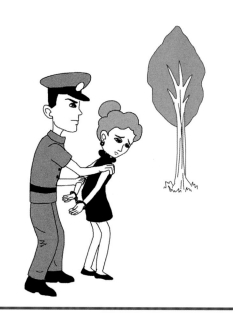

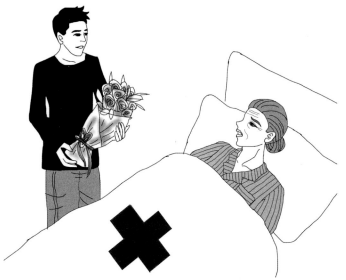 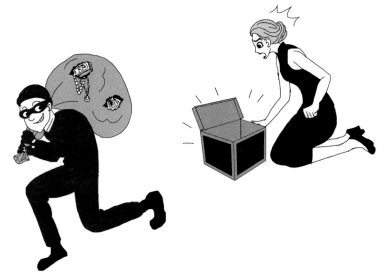

★ 如果被试者在 5 秒内没有做
出反应或做出错误反应，记
为错误。

★ 如果在做出判断之前，被试
者表示没听清或要求重复一
下测试项目，施测者可重复
该测试项目一次。一旦被试
者已经做出判断，则该项目
不能再重复测试。

11

请指出"逮捕"。

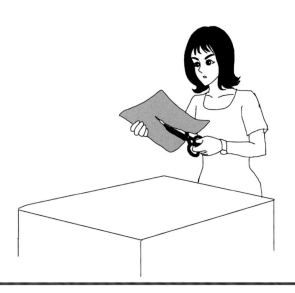
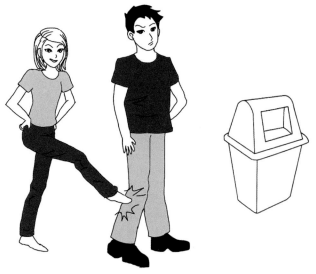
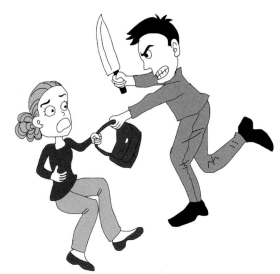
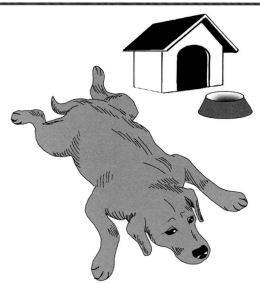

★ 如果被试者在 5 秒内没有做
  出反应或做出错误反应，记
  为错误。

★ 如果在做出判断之前，被试
  者表示没听清或要求重复一
  下测试项目，施测者可重复
  该测试项目一次。一旦被试
  者已经做出判断，则该项目
  不能再重复测试。

12

请指出"踢"。

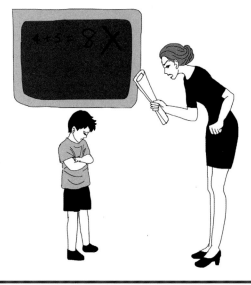
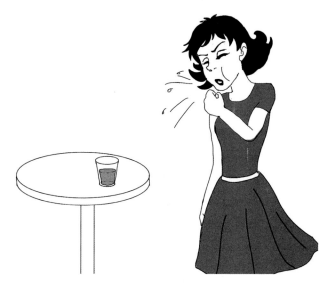
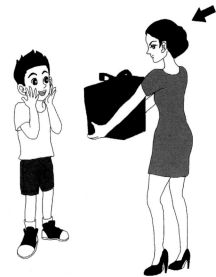
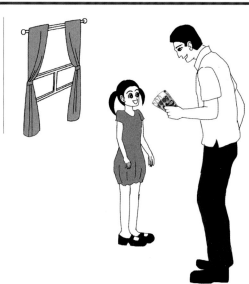

★ 如果被试者在 5 秒内没有做出反应或做出错误反应，记为错误。

★ 如果在做出判断之前，被试者表示没听清或要求重复一下测试项目，施测者可重复该测试项目一次。一旦被试者已经做出判断，则该项目不能再重复测试。

13

请指出"赠送"。

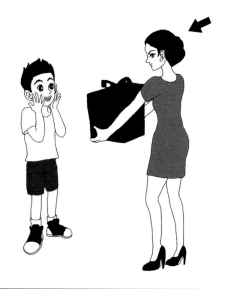

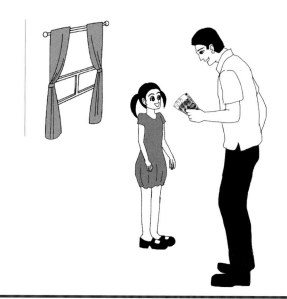

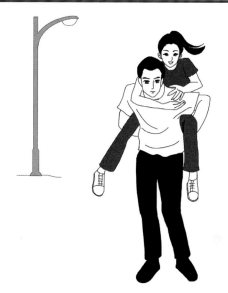

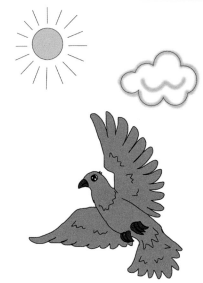

★ 如果被试者在 5 秒内没有做
   出反应或做出错误反应，记
   为错误。

★ 如果在做出判断之前，被试
   者表示没听清或要求重复一
   下测试项目，施测者可重复
   该测试项目一次。一旦被试
   者已经做出判断，则该项目
   不能再重复测试。

14

请指出"给"。

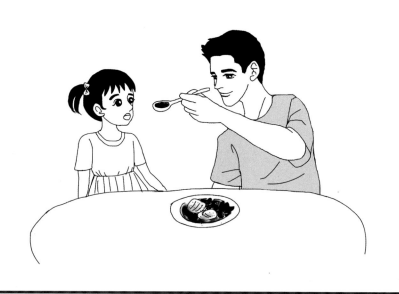

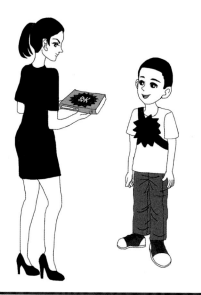

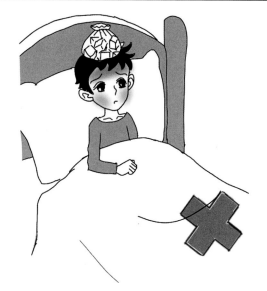

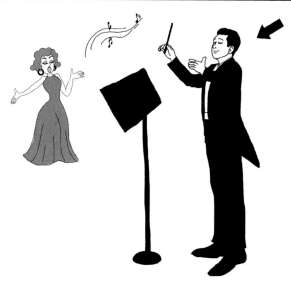

★ 如果被试者在5秒内没有做
  出反应或做出错误反应，记
  为错误。

★ 如果在做出判断之前，被试
  者表示没听清或要求重复一
  下测试项目，施测者可重复
  该测试项目一次。一旦被试
  者已经做出判断，则该项目
  不能再重复测试。

15

请指出"奖励"。

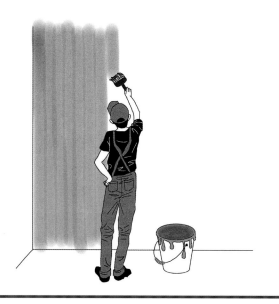

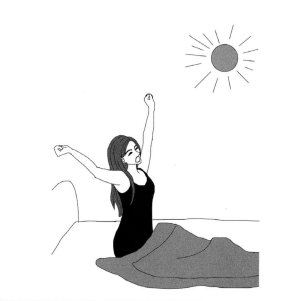

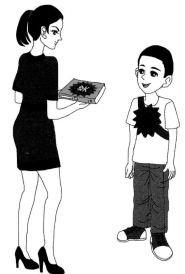

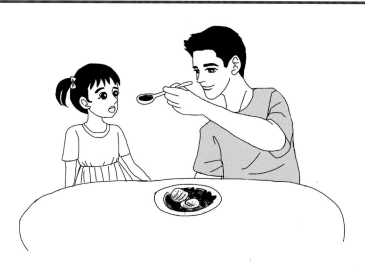

★ 如果被试者在 5 秒内没有做出反应或做出错误反应，记为错误。

★ 如果在做出判断之前，被试者表示没听清或要求重复一下测试项目，施测者可重复该测试项目一次。一旦被试者已经做出判断，则该项目不能再重复测试。

16

请指出"喂"。

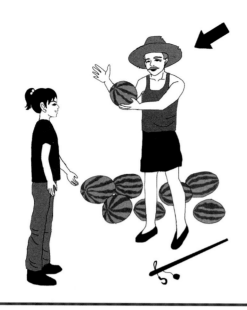

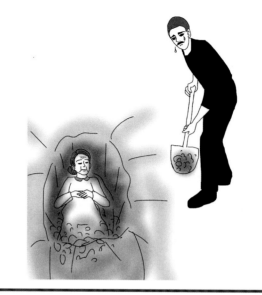

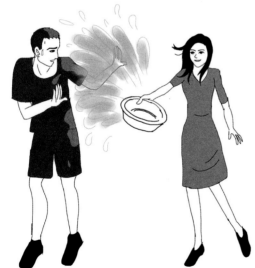

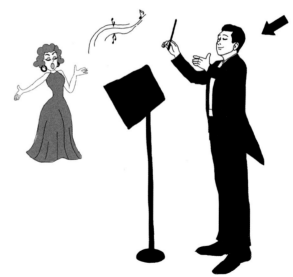

★ 如果被试者在 5 秒内没有做出反应或做出错误反应，记为错误。

★ 如果在做出判断之前，被试者表示没听清或要求重复一下测试项目，施测者可重复该测试项目一次。一旦被试者已经做出判断，则该项目不能再重复测试。

17

请指出"泼"。

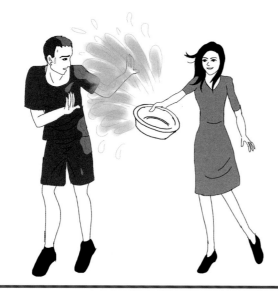

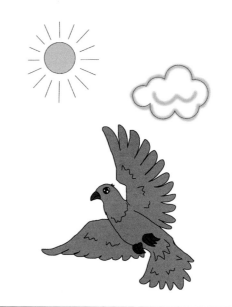

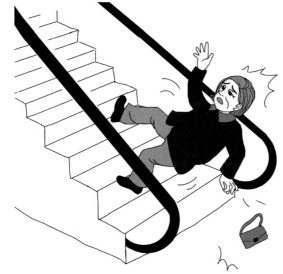

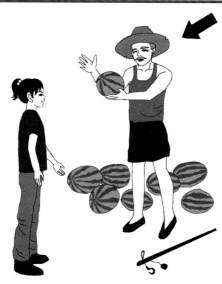

★ 如果被试者在 5 秒内没有做出反应或做出错误反应，记为错误。

★ 如果在做出判断之前，被试者表示没听清或要求重复一下测试项目，施测者可重复该测试项目一次。一旦被试者已经做出判断，则该项目不能再重复测试。

18

请指出"卖"。

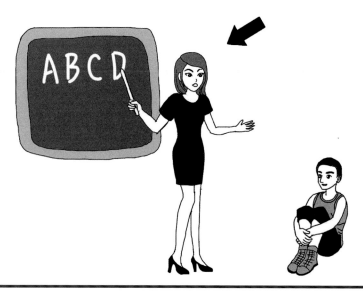
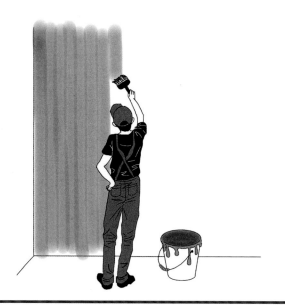
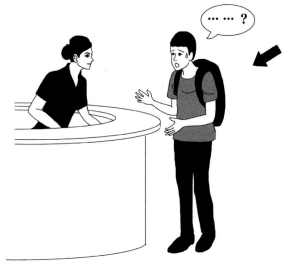
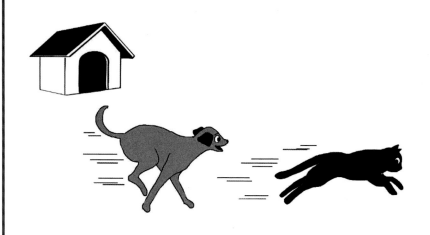

★ 如果被试者在 5 秒内没有做出反应或做出错误反应，记为错误。

★ 如果在做出判断之前，被试者表示没听清或要求重复一下测试项目，施测者可重复该测试项目一次。一旦被试者已经做出判断，则该项目不能再重复测试。

19

请指出"询问"。

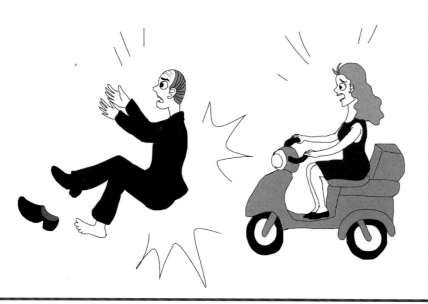
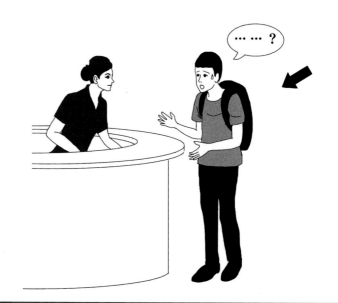
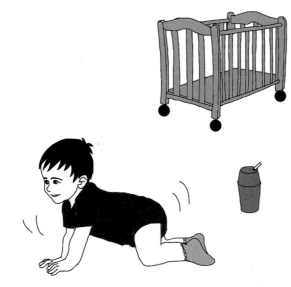
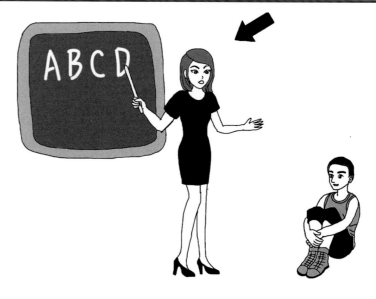

★ 如果被试者在 5 秒内没有做出反应或做出错误反应，记为错误。

★ 如果在做出判断之前，被试者表示没听清或要求重复一下测试项目，施测者可重复该测试项目一次。一旦被试者已经做出判断，则该项目不能再重复测试。

20

请指出"教"。

论元结构产出

记录在表 M

 终止测验

在一元和二元动词类型中，如果被试者连续答错 4 道测试项目，终止该类型动词测验，进入下一类型动词测验。

论元结构产出

总体测试方法

★ 将图片呈现给被试者，让被试者用图片中表示动作的词和其他箭头标出的词给这幅图造个句子。

★ 每个项目给被试者 10 秒反应时间。

注意事项

★ 时态（如：了，着）和限定词（如：一本）不属于考察范围，只考察动词和论元结构。

★ 如有需要，可提醒被试者：*①每幅图片只能用一句话；②要尽可能把所有给出的词都用上。*除这两条外，不能给被试者其他反馈。

猫

狗

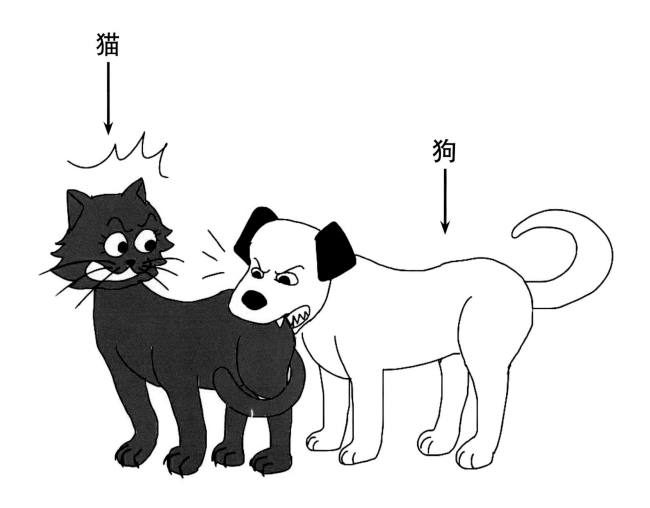

咬

★ 如果被试者表示没听清或要求重复一遍测试要求，施测者可重复一次。

练习 1

1. 我会每次给你一幅图，（在图片中指出）*图上标有几个词，每个词的箭头指向一个人或者一个东西，图片下面还有一个表示动作的词，用这个表示动作的词和其他箭头标出的词给这幅图造个句子。你看，这幅图里表示动作的词是"咬"*（指出该词）*，箭头指示的名词是狗和猫*（指出相应的词）*，那么完整的一句话是："狗在咬猫"。*

男人 →

票

女人

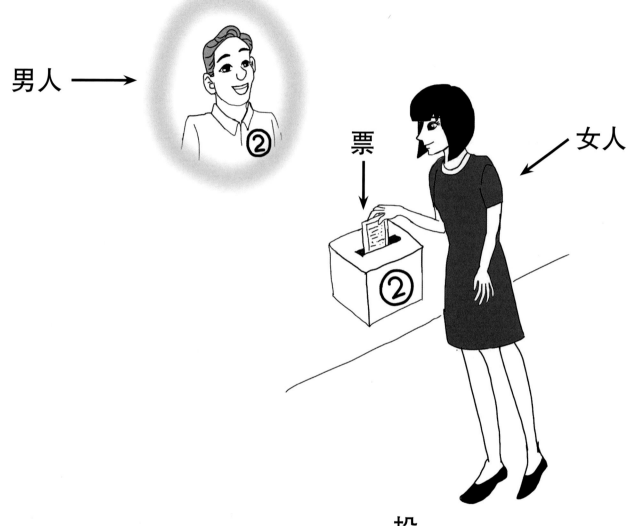

投

★ 如果被试者在 10 秒内没有回答或回答错误，重复该项目，让其再试一次。

★ 如果被试者第二次还是没有回答或者回答错误，告诉被试者正确答案：*动词是"投"，箭头指的是"女人"、"票"和"男人"，句子可以是"女人投了男人一票"，你也可以只说"女人在投票。"*

练习 2

你试一下这幅图，给这幅图造句，用这个词（用手指出图片下面的动词）和其他所有给出的词（逐次指出箭头标示的词）。

女人

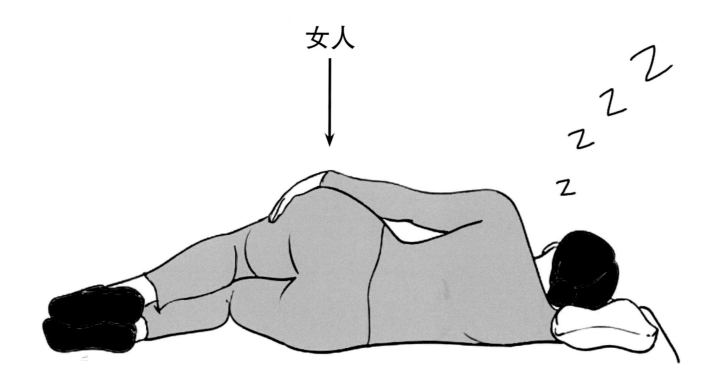

睡觉

★ 如果被试者在 10 秒内没有回
答或回答错误，重复该项目，
让被试者再试一次。

★ 如果被试者第二次还是没有回
答或者回答错误，记为错误。

1

请你给这幅图造句。用这个词（指出图片下面的动词）*和这个词*（指出箭
头标示的词）。

男人

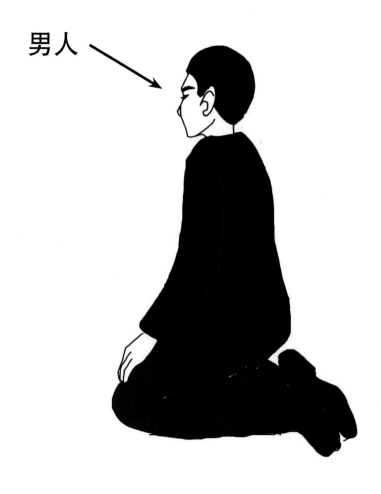

跪

★ 如果被试者在 10 秒内没有回
答或回答错误，重复该项目，
让被试者再试一次。

★ 如果被试者第二次还是没有回
答或者回答错误，记为错误。

2

  请你给这幅图造句。用这个词（指出图片下面的动词）*和这个词*（指出箭
头标示的词）。

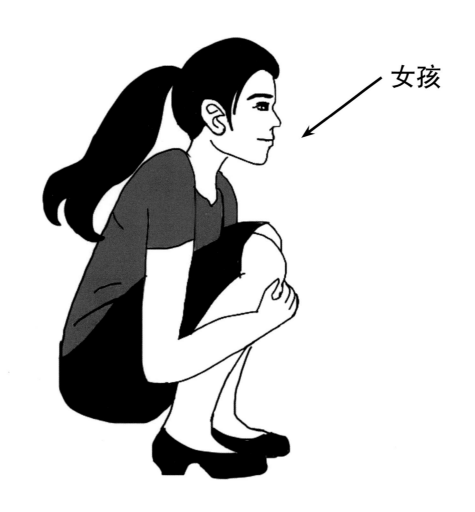

女孩

蹲

★ 如果被试者在 10 秒内没有回
答或回答错误，重复该项目，
让被试者再试一次。

★ 如果被试者第二次还是没有回
答或者回答错误，记为错误。

3

请你给这幅图造句。用这个词（指出图片下面的动词）*和这个词*（指出箭头标示的词）。

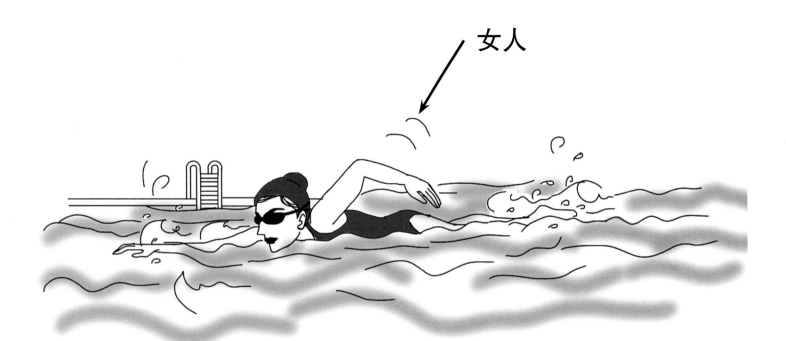

女人

游泳

★ 如果被试者在 10 秒内没有回
答或回答错误，重复该项目，
让被试者再试一次。

★ 如果被试者第二次还是没有回
答或者回答错误，记为错误。

4

　　请你给这幅图造句。用这个词（指出图片下面的动词）**和这个词**（指出箭
头标示的词）。

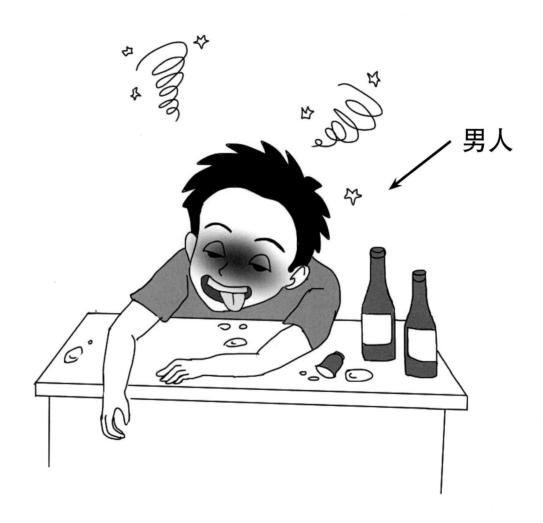

男人

醉

★ 如果被试者在 10 秒内没有回
答或回答错误，重复该项目，
让被试者再试一次。

★ 如果被试者第二次还是没有回
答或者回答错误，记为错误。

5

　　请你给这幅图造句。用这个词（指出图片下面的动词）*和这个词*（指出箭头标示的词）。

男孩

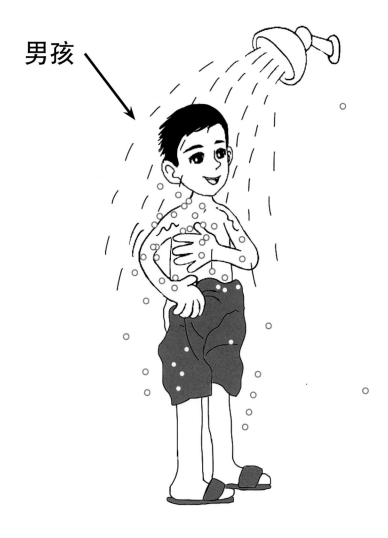

洗澡

★ 如果被试者在 10 秒内没有回
答或回答错误，重复该项目，
让被试者再试一次。

★ 如果被试者第二次还是没有回
答或者回答错误，记为错误。

6

请你给这幅图造句。用这个词（指出图片下面的动词）**和这个词**（指出箭头标示的词）。

男孩

车

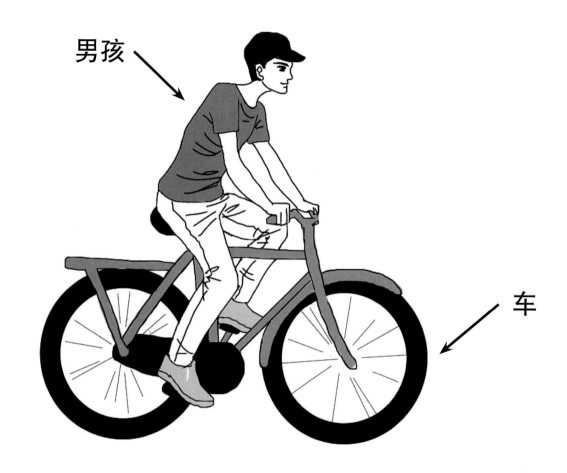

骑

★ 如果被试者在 10 秒内没有回
答或回答错误，重复该项目，
让被试者再试一次。

★ 如果被试者第二次还是没有回
答或者回答错误，记为错误。

7

请你给这幅图造句。用这个词（指出图片下面的动词）和其他所有给出的词（逐个指出箭头标出的词）。

女人

男孩

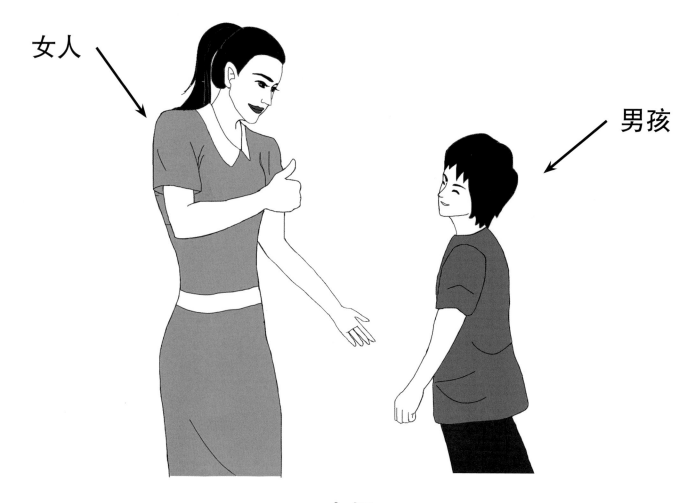

表扬

★ 如果被试者在 10 秒内没有回答或回答错误，重复该项目，让被试者再试一次。

★ 如果被试者第二次还是没有回答或者回答错误，记为错误。

8

请你给这幅图造句。用这个词（指出图片下面的动词）**和其他所有给出的词**（逐个指出箭头标出的词）。

纸

女人

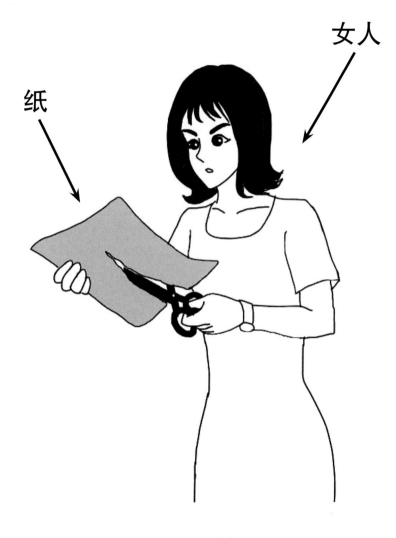

剪

★ 如果被试者在 10 秒内没有回答或回答错误，重复该项目，让被试者再试一次。

★ 如果被试者第二次还是没有回答或者回答错误，记为错误。

9

请你给这幅图造句。用这个词（指出图片下面的动词）*和其他所有给出的词*（逐个指出箭头标出的词）。

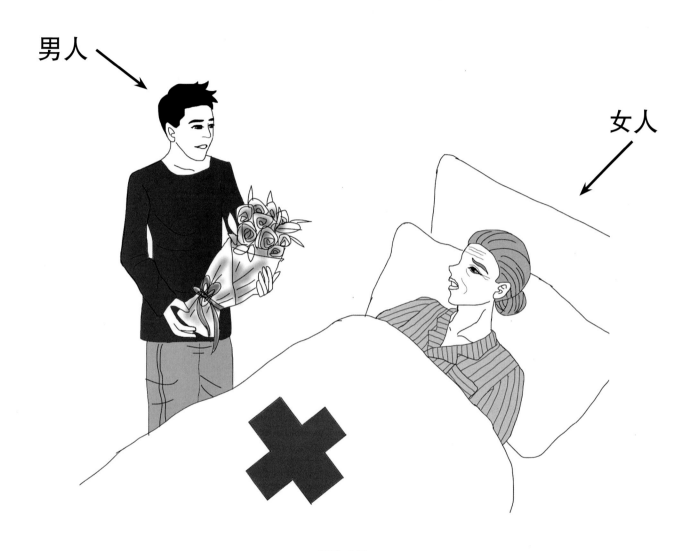

男人

女人

看望

★ 如果被试者在 10 秒内没有回
答或回答错误，重复该项目，
让被试者再试一次。

★ 如果被试者第二次还是没有回
答或者回答错误，记为错误。

10

　　请你给这幅图造句。用这个词（指出图片下面的动词）*和其他所有给出的
词*（逐个指出箭头标出的词）。

男人

女人

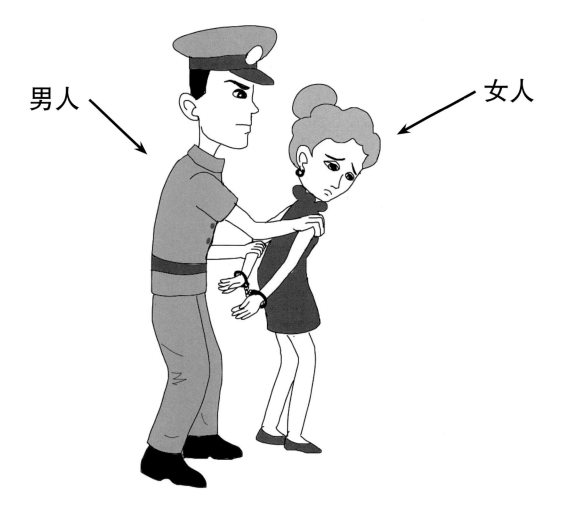

逮捕

★ 如果被试者在 10 秒内没有回答或回答错误，重复该项目，让被试者再试一次。

★ 如果被试者第二次还是没有回答或者回答错误，记为错误。

11

请你给这幅图造句。用这个词（指出图片下面的动词）**和其他所有给出的词**（逐个指出箭头标出的词）。

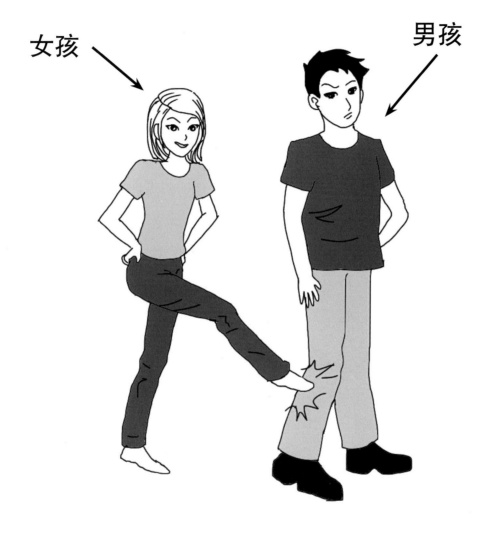

女孩

男孩

踢

★ 如果被试者在 10 秒内没有回答或回答错误，重复该项目，让被试者再试一次。

★ 如果被试者第二次还是没有回答或者回答错误，记为错误。

12

　　请你给这幅图造句。用这个词（指出图片下面的动词）**和其他所有给出的词**（逐个指出箭头标出的词）。

男孩

礼物

女人

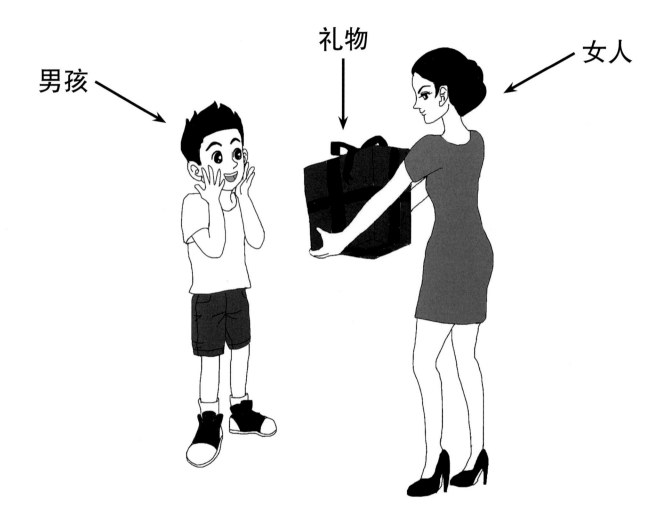

赠送

★ 如果被试者在 10 秒内没有回
答或回答错误，重复该项目，
让被试者再试一次。

★ 如果被试者第二次还是没有回
答或者回答错误，记为错误。

13

　　请你给这幅图造句。用这个词（指出图片下面的动词）*和其他所有给出的词*（逐个指出箭头标出的词）。

女孩 钱 男人

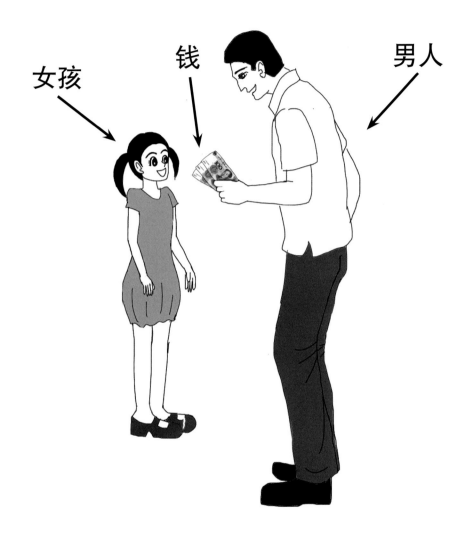

给

★ 如果被试者在 10 秒内没有回答或回答错误，重复该项目，让被试者再试一次。

★ 如果被试者第二次还是没有回答或者回答错误，记为错误。

14

请你给这幅图造句。用这个词（指出图片下面的动词）**和其他所有给出的词**（逐个指出箭头标出的词）。

女人

书

男孩

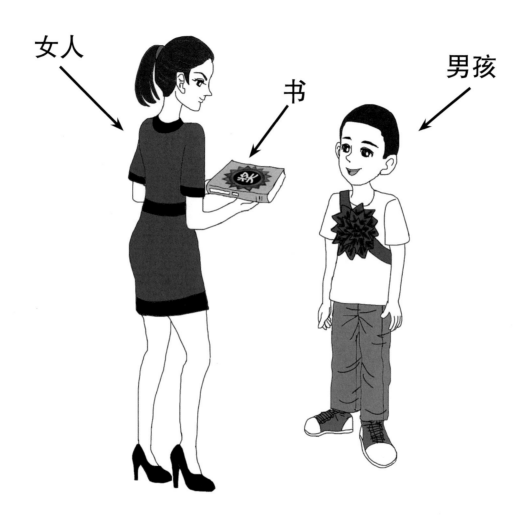

奖励

★ 如果被试者在 10 秒内没有回
答或回答错误，重复该项目，
让被试者再试一次。

★ 如果被试者第二次还是没有回
答或者回答错误，记为错误。

15

请你给这幅图造句。用这个词（指出图片下面的动词）**和其他所有给出的词**（逐个指出箭头标出的词）。

女孩

男人

饭

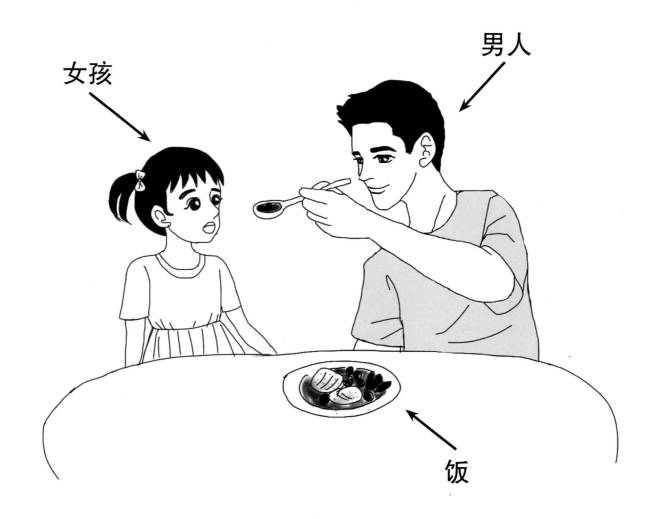

喂

★ 如果被试者在 10 秒内没有回
答或回答错误，重复该项目，
让被试者再试一次。

★ 如果被试者第二次还是没有回
答或者回答错误，记为错误。

16

请你给这幅图造句。用这个词（指出图片下面的动词）**和其他所有给出的
词**（逐个指出箭头标出的词）。

水

男人

女人

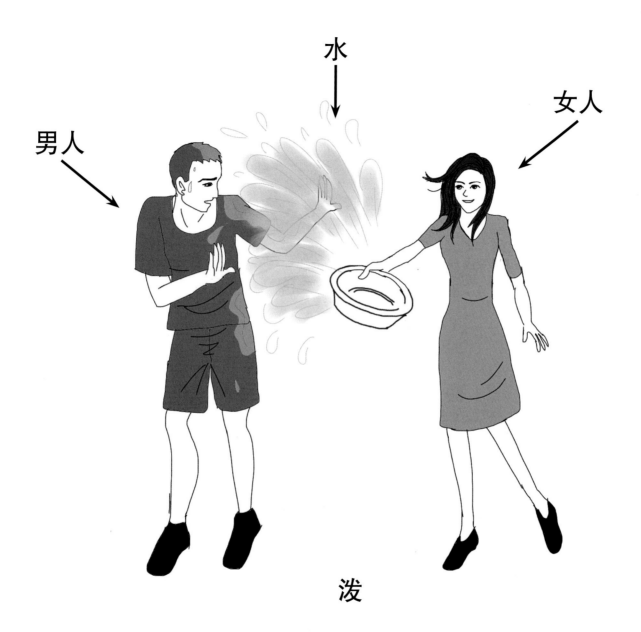

泼

★ 如果被试者在 10 秒内没有回
答或回答错误，重复该项目，
让被试者再试一次。

★ 如果被试者第二次还是没有回
答或者回答错误，记为错误。

17

　　请你给这幅图造句。用这个词（指出图片下面的动词）**和其他所有给出的词**（逐个指出箭头标出的词）。

西瓜

男人

女孩

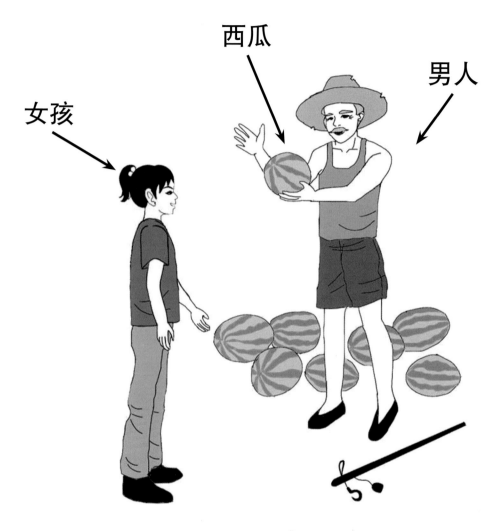

卖

★ 如果被试者在 10 秒内没有回
答或回答错误，重复该项目，
让被试者再试一次。

★ 如果被试者第二次还是没有回
答或者回答错误，记为错误。

18

请你给这幅图造句。用这个词（指出图片下面的动词）*和其他所有给出的
词*（逐个指出箭头标出的词）。

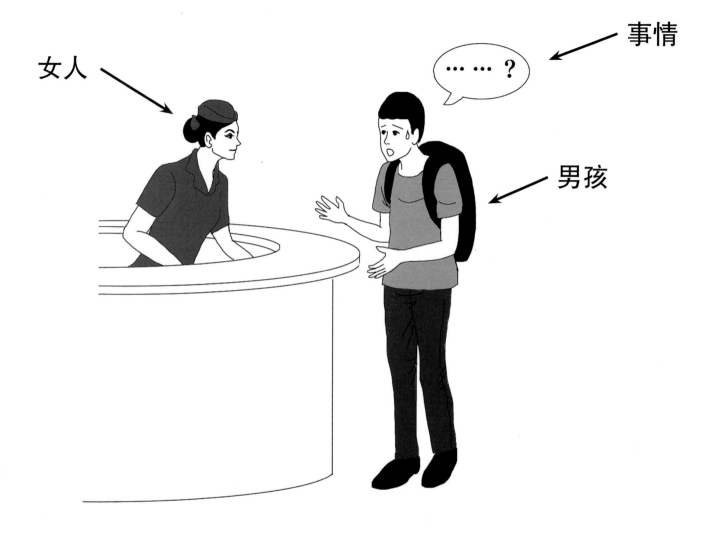

女人

事情

男孩

询问

★ 如果被试者在 10 秒内没有回答或回答错误，重复该项目，让被试者再试一次。

★ 如果被试者第二次还是没有回答或者回答错误，记为错误。

19

请你给这幅图造句。用这个词（指出图片下面的动词）**和其他所有给出的词**（逐个指出箭头标出的词）。

字母

女人

男孩

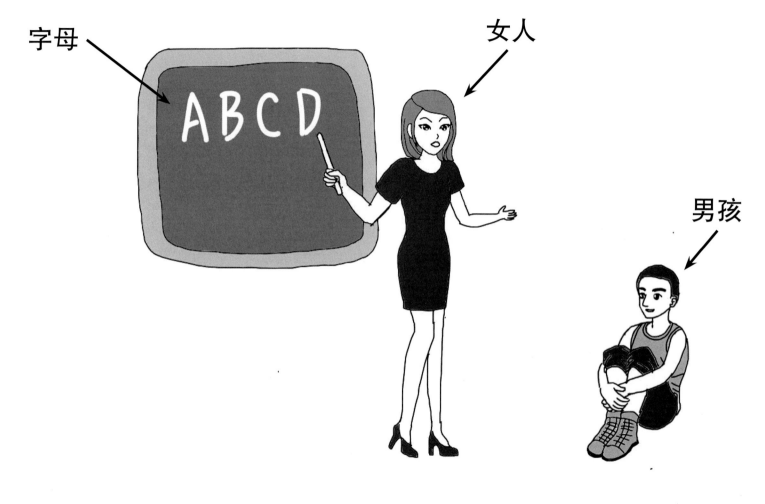

教

★ 如果被试者在 10 秒内没有回
答或回答错误，重复该项目，
让被试者再试一次。

★ 如果被试者第二次还是没有回
答或者回答错误，记为错误。

20

请你给这幅图造句。用这个词（指出图片下面的动词）和其他所有给出的
词（逐个指出箭头标出的词）。

语句启动产出

语句理解

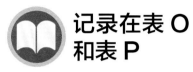

记录在表 O 和表 P

终止测验

在每种句型中，如果被试者连续答错3道测试项目，终止该句型测验，进入下一句型测验。

语句启动产出 / 语句理解

总体测试方法

★ 语句启动产出测验和语句理解测验使用同一套图册。

★ 先进行语句启动产出测验，再进行语句理解测验。

★ 以大约每秒 2 个音节的速度和自然的语音、语调，说出启动句 / 测试句。

语句启动产出测验

★ 将左右两张图片呈现给被试者，施测者先描述左侧图片（即说出启动句），让被试者 15 秒内用类似的句子描述右侧图片。

语句理解测验

★ 将左右两张图片呈现给被试者，施测者说出测试句，让被试者 10 秒内选出正确的图片。

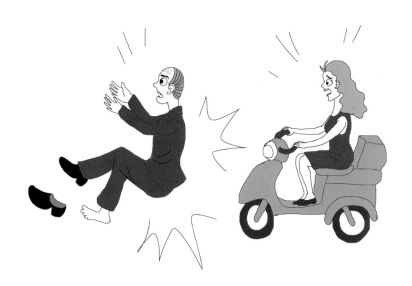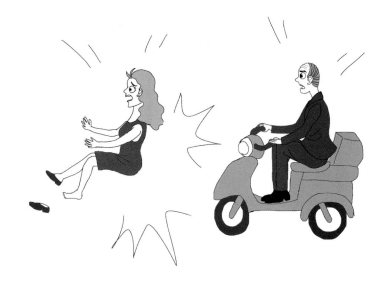

语句启动产出

★ 如果被试者在 15 秒内没有应
答或者应答错误，则重复该项
目并让被试者再试一次。

★ 如果被试者第二次仍然没有回
答或回答错误，则指向被试者
左边的图片：**这幅图说的是
"女人撞了男人"**，然后指出
被试者右边的图片：**这幅图说
的是"男人撞了女人"，所以
你应该说"男人撞了女人"。**

- - - - - - - - - - - - - - - - - - -

语句理解

★ 如果被试者在 10 秒内没有应
答或应答错误，指出正确的图
片和人 / 物，并再说一遍句子。

练习 1

语句启动产出

　　**我会每次给你两幅图，我会说一个句子描述其中一幅图发生的事儿，然后请你
用和我说的句子一样的形式描述另一幅图中发生的事儿，要尽可能又快又准地说出
来。准备好了吗？这里有两幅图片，每幅图片里都有一个女人**（指着每幅图片中的
女人）**和一个男人**（指着每幅图片中的男人），**图片中的动作是撞。**

　　指向被试者左边的图片：**这幅图说的是"女人撞了男人"。**然后指向位于被试
者右边的目标图片，**那么，这幅图的说的是？**

- -

语句理解

　　**我会每次给你两幅图，我会说一个句子描述其中一幅图发生的事儿，请你指出
我说的是哪幅图，要尽可能又快又准地指出来。准备好了吗？这是男人，这是女人，**
指着每幅图片中对应的人。**现在，请指出"女人撞了男人。"**

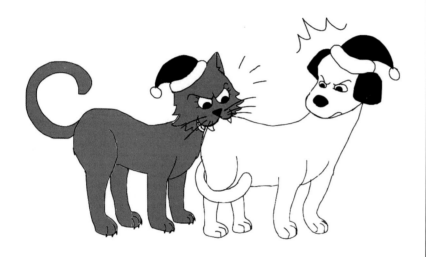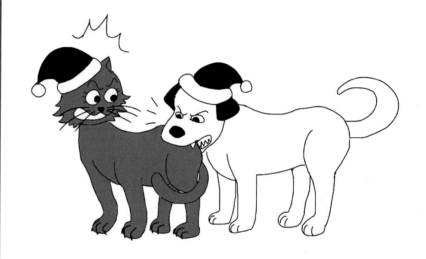

语句启动产出

★ 如果被试者在 15 秒内没有应
  答或者应答错误，则重复该项
  目并让被试者再试一次。

★ 如果被试者第二次仍然没有回
  答或回答错误，则指向被试者
  左边的图片，**这幅图说的是：
  咬小狗的小猫戴着帽子**，然后
  指向被试者右边的图片，**这幅
  图说的是咬小猫的小狗戴着
  帽子，所以你应该说：咬小猫
  的小狗戴着帽子。**

- - - - - - - - - - - - - - - - - - - -

语句理解

★ 如果被试者在 10 秒内没有应
  答或应答错误，指出正确的图
  片和人 / 物，并再说一遍句子。

练习 2

语句启动产出

　　这里有两幅图片，每幅图片里都有一只小狗（指着每幅图片中的小狗）**和一只
小猫**（指着每幅图片中的小猫），**小狗和小猫戴着帽子，图片中的动作是咬。**

　　指向被试者左边的图片，**这幅图说的是：咬小狗的小猫戴着帽子。**指向位于被
试者右边的目标图片，**那么，这幅图说的是？**

- -

语句理解

　　这是小狗，这是小猫，指着每幅图片中对应的动物。**现在，请指出"咬小猫的
小狗戴着帽子。"**

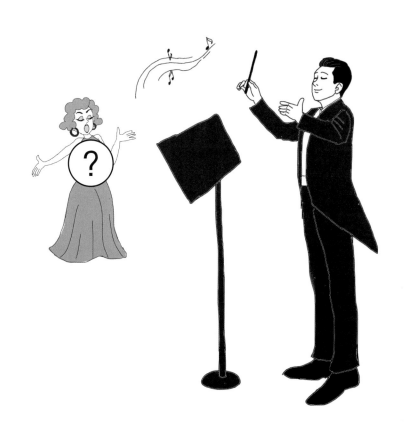
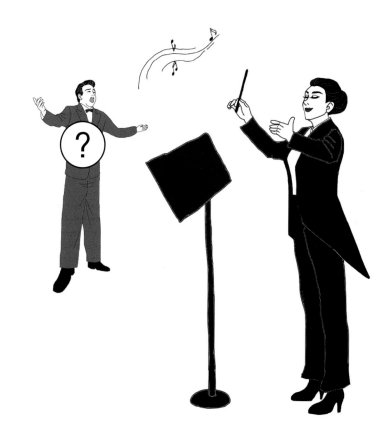

语句启动产出

★ 如果被试者在 15 秒内没有应
答或者应答错误，则重复该项
目并让被试者再试一次。

★ 如果被试者第二次仍然没有应
答或应答错误，则指向被试者
左边的图片：**这幅图问的是
"男人在指挥谁"**，然后指向
被试者右边的目标图片：**这幅
图问的是"女人在指挥谁"，
所以你应该说：女人在指挥
谁?**

- - - - - - - - - - - - - - - - -

语句理解

★ 如果在 10 秒内没有应答或应
答错误，指出正确的图片和人
/ 物，并再说一遍句子。

练习 3

语句启动产出

　　这里有两幅图片，每幅图片里都有一个男人（指着每幅图片中的男人）**和一个
女人**（指着每幅图片中的女人），**图片中的动作是指挥。而且每幅图片里都有一个
问号，问号在谁身上，就对谁进行提问。**指向被试者左边的图片，**这幅图问的是：
男人在指挥谁?** 指向位于被试者右边的目标图片：**那么，这幅图问的是?**

- -

语句理解

　　这是男人，这是女人，问号表示"谁"，指着每幅图片中对应的人和问号。**现
在，请指出"男人在指挥谁?"**

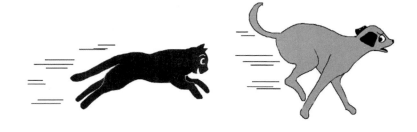
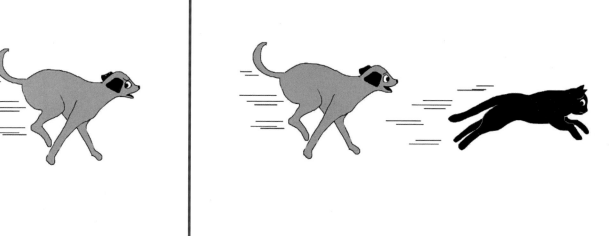

语句启动产出

★ 如果被试者在 15 秒内没有回答或回答错误，重复该项目，让被试者再试一次。

★ 如果被试者第二次仍然没有回答或回答错误，则记为错误，并记录被试者的产出反应。

- - - - - - - - - - - - - - - - -

语句理解

★ 给被试者 10 秒反应时间。

★ 如果在做出应答之前，被试者表示没听清或要求重复一下测试项目，施测者可重复测试项目一项，一旦被试者已经做出应答，则该项目不能再重复测试。

1

语句启动产出

这里有两幅图片，每幅图片里都有一只小猫（指着每幅图片中的小猫）**和一只小狗**（指着每幅图片中的小狗），**图片中的动作是追。**

指向被试者左边的图片：**这幅图说的是：小猫在追小狗。** 指向被试者右边的目标图片，**那么，这幅图说的是？**

- -

语句理解

这是小狗，这是小猫， 指着每幅图片中对应的动物。**现在，请指出"小猫在追小狗。"**

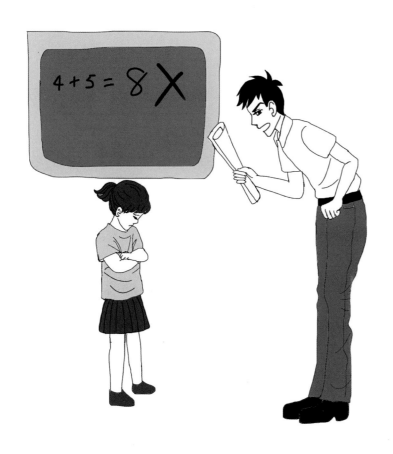
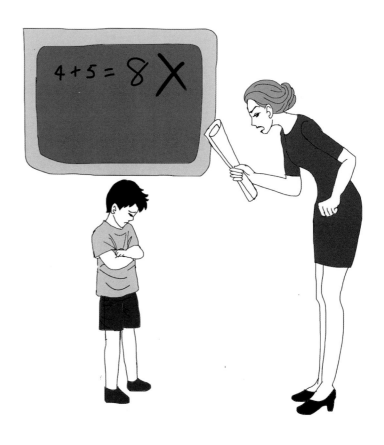

语句启动产出

★ 如果被试者在 15 秒内没有回答或回答错误，重复该项目，让被试者再试一次。

★ 如果被试者仍未回答或回答错误，则记为错误，并记录被试者的产出反应。

语句理解

★ 给被试者 10 秒反应时间。

★ 如果在做出应答之前，被试者表示没听清或要求重复一下测试项目，施测者可重复测试项目一项，一旦被试者已经做出应答，则该项目不能再重复测试。

2

语句启动产出

*这里有两幅图片，*指着左边图片里对应的人，*这幅图片里有一个男人和一个女孩，*指着右边图片里对应的人，*这幅图片里有一个女人和一个男孩。图片中的动作是批评。*

指向被试者左边的图片，*这幅图说的是：男人批评了女孩。*指向被试者右边的目标图片，*那么，这幅图说的是？*

语句理解

*这是男人，这是女孩，这是女人，这是男孩，*指着每幅图片中对应的人。*现在，请指出"男人批评了女孩。"*

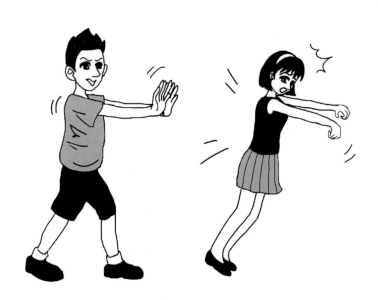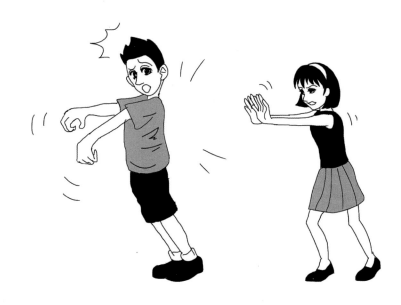

语句启动产出

★ 如果被试者在 15 秒内没有回答或回答错误，重复该项目，让被试者再试一次。

★ 如果被试者仍未回答或回答错误，则记为错误，并记录被试者的产出反应。

- - - - - - - - - - - - - - - - -

语句理解

★ 给被试者 10 秒反应时间。

★ 如果在做出应答之前，被试者表示没听清或要求重复一下测试项目，施测者可重复测试项目一项，一旦被试者已经做出应答，则该项目不能再重复测试。

3

语句启动产出

这里有两幅图片，每幅图片里都有一个男孩（指着每幅图片中的男孩）*和一个女孩*（指着每幅图片中的女孩），*图片中的动作是推。*

指向被试者左边的图片：*这幅图说的是：男孩推了女孩。* 然后指向位于被试者右边的目标图片，*那么，这幅图说的是？*

- - - - - - - - - - - - - - - - -

语句理解

这是男孩，这是女孩， 指着每幅图片中对应的人。*现在，请指出"女孩推了男孩。"*

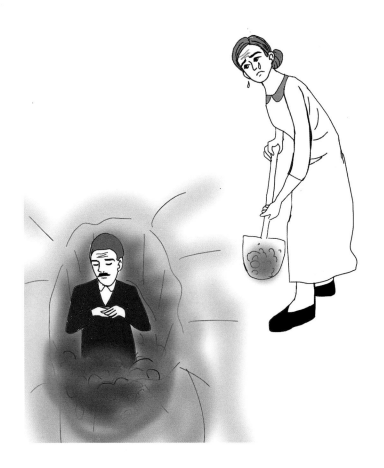
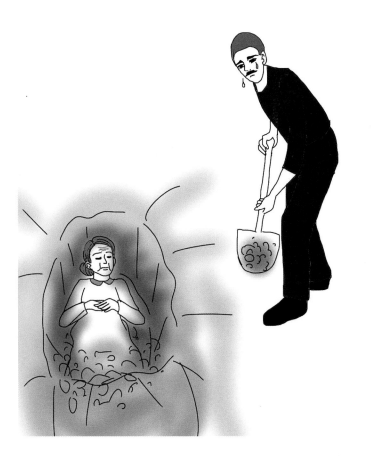

语句启动产出

★ 如果被试者在 15 秒内没有回
答或回答错误，重复该项目，
让被试者再试一次。

★ 如果被试者仍未回答或回答错
误，则记为错误，并记录被试
者的产出反应。

- - - - - - - - - - - - - - - - - -

语句理解

★ 给被试者 10 秒反应时间。

★ 如果在做出应答之前，被试者
表示没听清或要求重复一下
测试项目，施测者可重复测试
项目一项，一旦被试者已经做
出应答，则该项目不能再重复
测试。

4

语句启动产出

　　这里有两幅图片，每幅图片里都有一个女人（指着每幅图片中的女人）**和一个男人**（指着每幅图片中的男人），**图片中的动作是埋葬。**

　　指向被试者左边的图片：**这幅图说的是：女人在埋葬男人。**然后指向被试者右边的目标图片，**那么，这幅图说的是？**

- -

语句理解

　　这是女人，这是男人，指着每幅图片中对应的人。**现在，请指出"男人在埋葬女人。"**

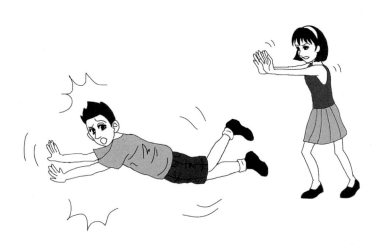
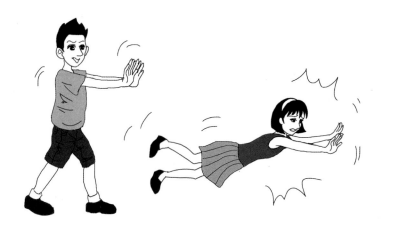

语句启动产出

★ 如果被试者在 15 秒内没有回答或回答错误，重复该项目，让被试者再试一次。

★ 如果被试者仍未回答或回答错误，则记为错误，并记录被试者的产出反应。

- - - - - - - - - - - - - - - - - - - -

语句理解

★ 给被试者 10 秒反应时间。

★ 如果在做出应答之前，被试者表示没听清或要求重复一下测试项目，施测者可重复测试项目一项，一旦被试者已经做出应答，则该项目不能再重复测试。

5

语句启动产出

这里有两幅图片，每幅图片里都有一个女孩（指着每幅图片中的女孩）**和一个男孩**（指着每幅图片中的男孩），**图片中的动作是推。**

指向被试者左边的图片：**这幅图说的是：女孩把男孩推倒了。**然后指向被试者右边的目标图片，**那么，这幅图说的是？**

- - - - - - - - - - - - - - - - - - - -

语句理解

这是女孩，这是男孩，指着每幅图片中对应的人。**现在，请指出"女孩把男孩推倒了。"**

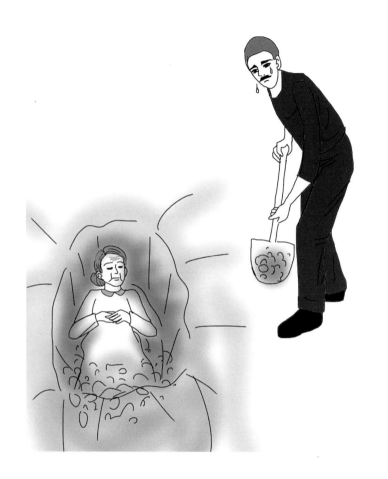
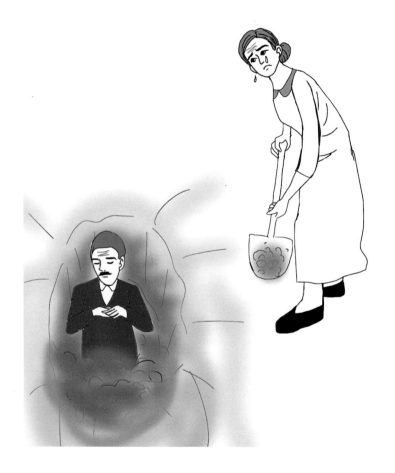

语句启动产出

★ 如果被试者在 15 秒内没有回答或回答错误，重复该项目，让被试者再试一次。

★ 如果被试者仍未回答或回答错误，则记为错误，并记录被试者的产出反应。

- - - - - - - - - - - - - - -

语句理解

★ 给被试者 10 秒反应时间。

★ 如果在做出应答之前，被试者表示没听清或要求重复一下测试项目，施测者可重复测试项目一项，一旦被试者已经做出应答，则该项目不能再重复测试。

6

语句启动产出

这里有两幅图片，每幅图片里都有一个男人（指着每幅图片中的男人）**和一个女人**（指着每幅图片中的女人）**，图片中的动作是埋葬。**

指向被试者左边的图片：**这幅图说的是：男人把女人埋葬了。**然后指向被试者右边的目标图片，**那么，这幅图说的是？**

- -

语句理解

这是男人，这是女人，指着每幅图片中对应的人。**现在，请指出"女人把男人埋葬了。"**

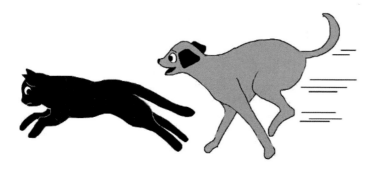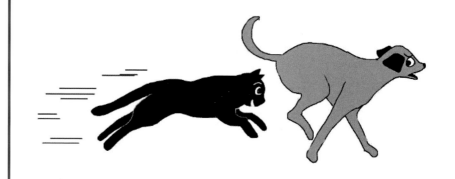

语句启动产出

★ 如果被试者在 15 秒内没有回答或回答错误，重复该项目，让被试者再试一次。

★ 如果被试者仍未回答或回答错误，则记为错误，并记录被试者的产出反应。

- - - - - - - - - - - - - - - - - -

语句理解

★ 给被试者 10 秒反应时间。

★ 如果在做出应答之前，被试者表示没听清或要求重复一下测试项目，施测者可重复测试项目一项，一旦被试者已经做出应答，则该项目不能再重复测试。

7

语句启动产出

这里有两幅图片，每幅图片里都有一只小狗（指着每幅图片中的小狗）**和一只小猫**（指着每幅图片中的小猫），**图片中的动作是追。**

指向被试者左边的图片：**这幅图说的是：小狗把小猫追上了。**然后指向被试者右边的目标图片，**那么，这幅图说的是？**

- - - - - - - - - - - - - - - - - -

语句理解

这是小狗，这是小猫，指着每幅图片中对应的动物。**现在，请指出"小狗把小猫追上了。"**

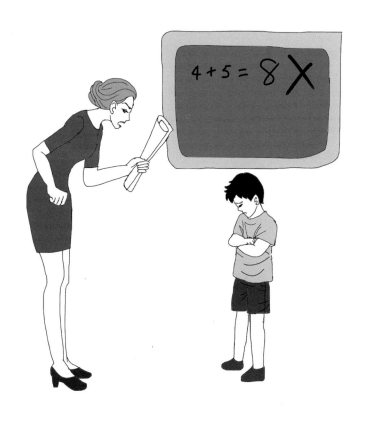
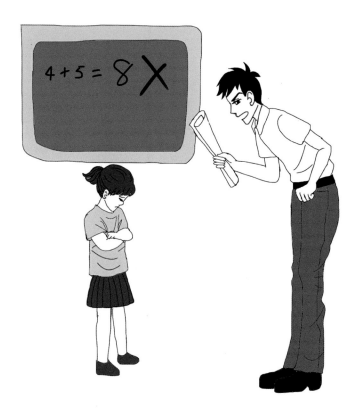

语句启动产出

★ 如果被试者在 15 秒内没有回答或回答错误，重复该项目，让被试者再试一次。

★ 如果被试者仍未回答或回答错误，则记为错误，并记录被试者的产出反应。

- - - - - - - - - - - - - - - - - -

语句理解

★ 给被试者 10 秒反应时间。

★ 如果在做出应答之前，被试者表示没听清或要求重复一下测试项目，施测者可重复测试项目一项，一旦被试者已经做出应答，则该项目不能再重复测试。

8

语句启动产出

这里有两幅图片， 指着左边图片里对应的人，*这幅图片里有一个女人和一个男孩，* 指着右边图片里对应的人，*这幅图片里有一个男人和一个女孩。图片中的动作是批评。*

指向被试者左边的图片，*这幅图说的是：女人把男孩批评了。* 指向被试者右边的目标图片，*那么，这幅图说的是？*

- - - - - - - - - - - - - - - - - -

语句理解

这是女人，这是男孩，这是男人，这是女孩， 指着每幅图片中对应的人。*现在，请指出"男人把女孩批评了。"*

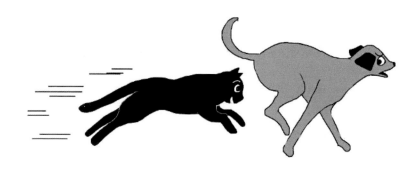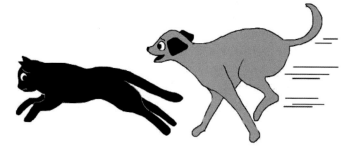

语句启动产出

★ 如果被试者在 15 秒内没有回答或回答错误，重复该项目，让被试者再试一次。

★ 如果被试者仍未回答或回答错误，则记为错误，并记录被试者的产出反应。

- -

语句理解

★ 给被试者 10 秒反应时间。

★ 如果在做出应答之前，被试者表示没听清或要求重复一下测试项目，施测者可重复测试项目一项，一旦被试者已经做出应答，则该项目不能再重复测试。

9

语句启动产出

这里有两幅图片，每幅图片里都有一只小狗（指着每幅图片中的小狗）**和一只小猫**（指着每幅图片中的小猫），**图片中的动作是追。**

指向被试者左边的图片：**这幅图说的是：小狗被小猫追上了。** 然后指向被试者右边的目标图片，**那么，这幅图说的是？**

- -

语句理解

这是小狗，这是小猫， 指着每幅图片中对应的动物。**现在，请指出"小猫被小狗追上了。"**

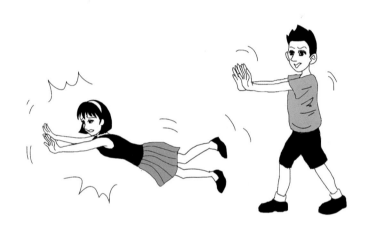 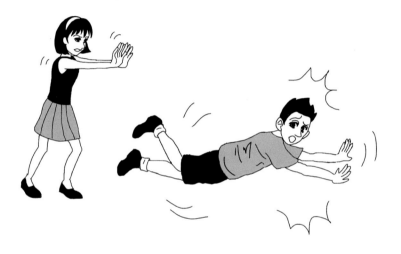

语句启动产出

★ 如果被试者在 15 秒内没有回答或回答错误，重复该项目，让被试者再试一次。

★ 如果被试者仍未回答或回答错误，则记为错误，并记录被试者的产出反应。

- - - - - - - - - - - - - - - - - - - -

语句理解

★ 给被试者 10 秒反应时间。

★ 如果在做出应答之前，被试者表示没听清或要求重复一下测试项目，施测者可重复测试项目一项，一旦被试者已经做出应答，则该项目不能再重复测试。

10

语句启动产出

这里有两幅图片，每幅图片里都有一个女孩（指着每幅图片中的女孩）*和一个男孩*（指着每幅图片中的男孩），*图片中的动作是推。*

指向被试者左边的图片：*这幅图说的是：女孩被男孩推倒了。*然后指向被试者右边的目标图片，*那么，这幅图说的是？*

- -

语句理解

这是女孩，这是男孩，指着每幅图片中对应的人。*现在，请指出"女孩被男孩推倒了。"*

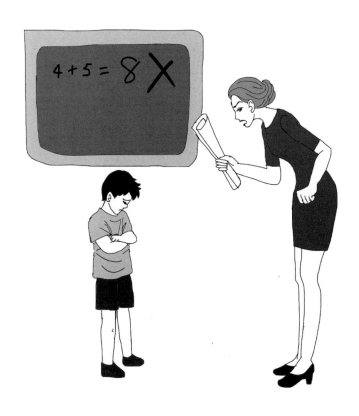
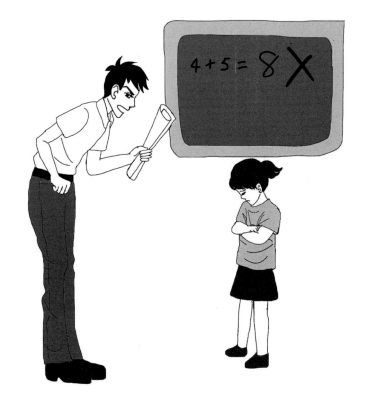

语句启动产出

★ 如果被试者在 15 秒内没有回
  答或回答错误，重复该项目，
  让被试者再试一次。

★ 如果被试者仍未回答或回答错
  误，则记为错误，并记录被试
  者的产出反应。

- - - - - - - - - - - - - - - - -

语句理解

★ 给被试者 10 秒反应时间。

★ 如果在做出应答之前，被试者
  表示没听清或要求重复一下
  测试项目，施测者可重复测试
  项目一项，一旦被试者已经做
  出应答，则该项目不能再重复
  测试。

11

语句启动产出

这里有两幅图片，指着左边图片里对应的人，**这幅图片里有一个女人和一个男孩，**指着右边图片里对应的人，**这幅图片里有一个男人和一个女孩。图片中的动作是批评。**

指向被试者左边的图片，**这幅图说的是：男孩被女人批评了。**指向被试者右边的目标图片，**那么，这幅图说的是？**

- -

语句理解

这是女人，这是男孩，这是男人，这是女孩，指着每幅图片中对应的人。**现在，请指出"男孩被女人批评了。"**

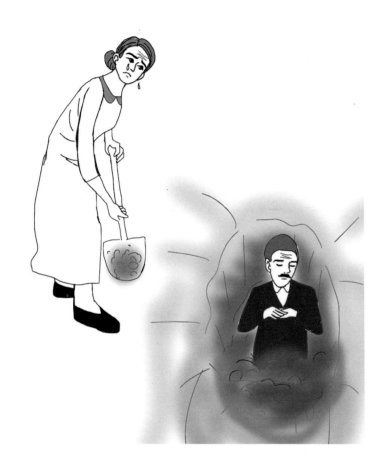
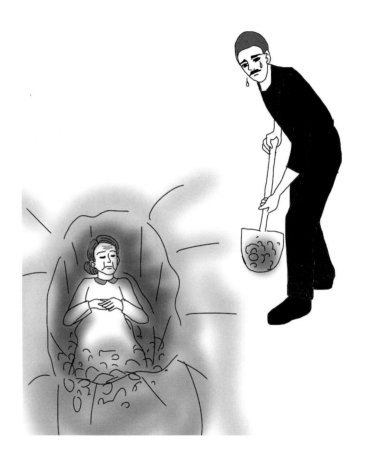

语句启动产出

★ 如果被试者在 15 秒内没有回答或回答错误，重复该项目，让被试者再试一次。

★ 如果被试者仍未回答或回答错误，则记为错误，并记录被试者的产出反应。

- - - - - - - - - - - - - - - - -

语句理解

★ 给被试者 10 秒反应时间。

★ 如果在做出应答之前，被试者表示没听清或要求重复一下测试项目，施测者可重复测试项目一项，一旦被试者已经做出应答，则该项目不能再重复测试。

12

语句启动产出

这里有两幅图片，每幅图片里都有一个男人（指着每幅图片中的男人）**和一个女人**（指着每幅图片中的女人），**图片中的动作是埋葬。**

指向被试者左边的图片：**这幅图说的是：男人被女人埋葬了。**然后指向被试者右边的目标图片，**那么，这幅图说的是?**

- - - - - - - - - - - - - - - - -

语句理解

这是男人，这是女人，指着每幅图片中对应的人。**现在，请指出"女人被男人埋葬了"。**

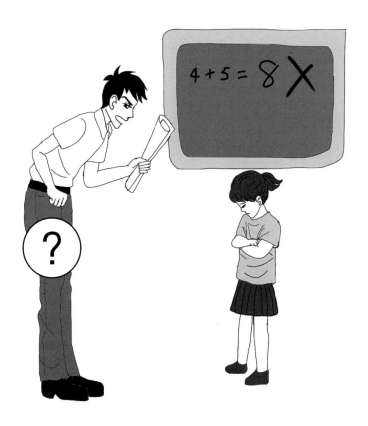
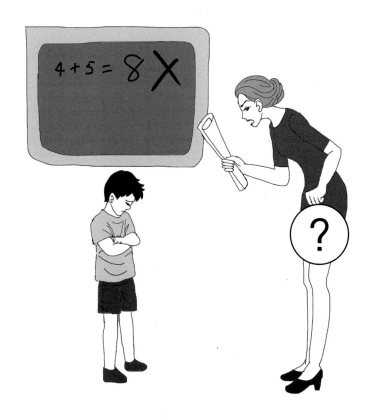

语句启动产出

★ 如果被试者在 15 秒内没有回答或回答错误，重复该项目，让被试者再试一次。

★ 如果被试者仍未回答或回答错误，则记为错误，并记录被试者的产出反应。

语句理解

★ 给被试者 10 秒反应时间。

★ 如果在做出应答之前，被试者表示没听清或要求重复一下测试项目，施测者可重复测试项目一项，一旦被试者已经做出应答，则该项目不能再重复测试。

13

语句启动产出

这里有两幅图片，指着左边图片里对应的人，*这幅图片里有一个男人和一个女孩*，指着右边图片里对应的人，*这幅图片里有一个女人和一个男孩。图片中的动作是批评。而且每幅图片里都有一个问号，问号在谁身上，就对谁进行提问。*指向被试者左边的图片，*这幅图问的是: 谁批评了女孩?* 指向被试者右边的目标图片: *那么，这幅图问的是?*

语句理解

这是女孩，这是男孩，问号表示"谁"，指着每幅图片中对应的人和问号。*现在，请指出"谁批评了男孩?"*

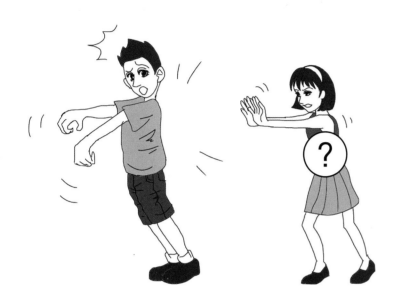
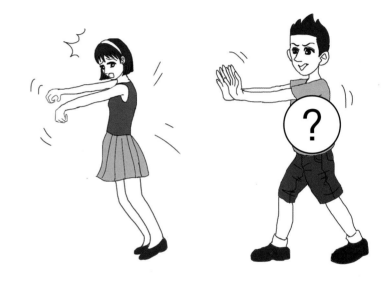

语句启动产出

★ 如果被试者在 15 秒内没有回答或回答错误，重复该项目，让被试者再试一次。

★ 如果被试者仍未回答或回答错误，则记为错误，并记录被试者的产出反应。

- - - - - - - - - - - - - - - - - - -

语句理解

★ 给被试者 10 秒反应时间。

★ 如果在做出应答之前，被试者表示没听清或要求重复一下测试项目，施测者可重复测试项目一项，一旦被试者已经做出应答，则该项目不能再重复测试。

14

语句启动产出

　　这里有两幅图片，每幅图片里都有一个男孩（指着每幅图片中的男孩）**和一个女孩**（指着每幅图片中的女孩），**图片中的动作是推。而且每幅图片里都有一个问号，问号在谁身上，就对谁进行提问。**指向被试者左边的图片，**这幅图问的是：谁推了男孩？** 指向被试者右边的目标图片，**那么，这幅图问的是？**

- - - - - - - - - - - - - - - - - - -

语句理解

　　这是男孩，这是女孩，问号表示"谁"，指着每幅图片中对应的人和问号。**现在，请指出"谁推了男孩？"**

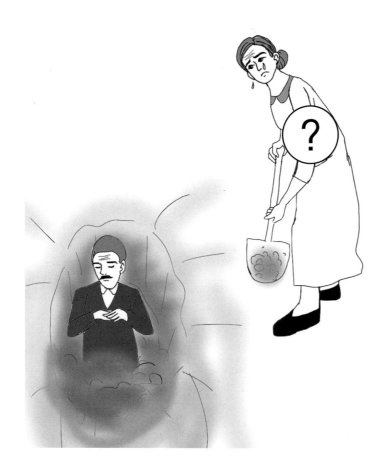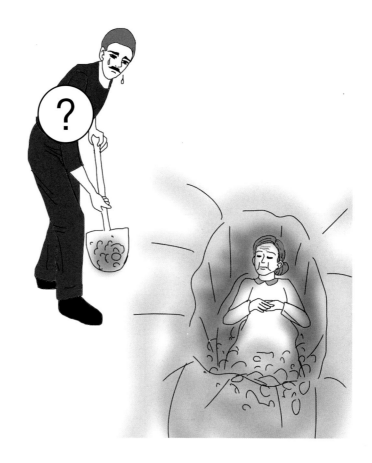

语句启动产出

★ 如果被试者在 15 秒内没有回答或回答错误，重复该项目，让被试者再试一次。

★ 如果被试者仍未回答或回答错误，则记为错误，并记录被试者的产出反应。

- - - - - - - - - - - - - - - -

语句理解

★ 给被试者 10 秒反应时间。

★ 如果在做出应答之前，被试者表示没听清或要求重复一下测试项目，施测者可重复测试项目一项，一旦被试者已经做出应答，则该项目不能再重复测试。

15

语句启动产出

　　这里有两幅图片，每幅图片里都有一个男人（指着每幅图片中的男人）*和一个女人*（指着每幅图片中的女人），*图片中的动作是埋葬。而且每幅图片里都有一个问号，问号在谁身上，就对谁进行提问。*指向被试者左边的图片，*这幅图问的是：谁在埋葬男人？*指向被试者右边的目标图片，*那么，这幅图问的是？*

- - - - - - - - - - - - - - - -

语句理解

　　这是男人，这是女人，问号表示"谁"，指着每幅图片中对应的人和问号。*现在，请指出"谁在埋葬女人？"*

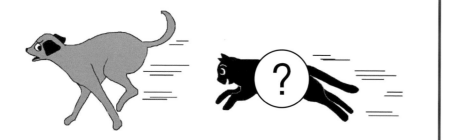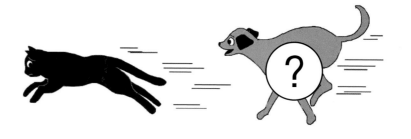

语句启动产出

★ 如果被试者在 15 秒内没有回答或回答错误，重复该项目，让被试者再试一次。

★ 如果被试者仍未回答或回答错误，则记为错误，并记录被试者的产出反应。

- - - - - - - - - - - - - - - - -

语句理解

★ 给被试者 10 秒反应时间。

★ 如果在做出应答之前，被试者表示没听清或要求重复一下测试项目，施测者可重复测试项目一项，一旦被试者已经做出应答，则该项目不能再重复测试。

16

语句启动产出

这里有两幅图片，每幅图片里都有一只小狗（指着每幅图片中的小狗）*和一只小猫*（指着每幅图片中的小猫），*图片中的动作是追。而且每幅图片里都有一个问号，问号在谁身上，就对谁进行提问。*指向被试者左边的图片，*这幅图问的是：谁在追小狗？*指向被试者右边的目标图片，*那么，这幅图问的是？*

- - - - - - - - - - - - - - - - -

语句理解

*这是小狗，这是小猫，问号表示"谁"，*指着每幅图片中对应的动物和问号。*现在，请指出"谁在追小狗？"*

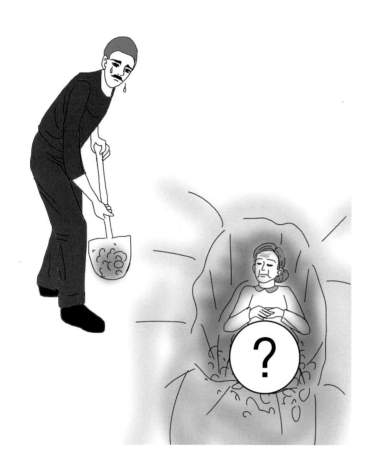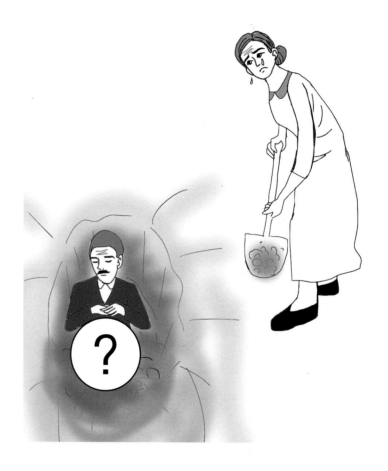

语句启动产出

★ 如果被试者在 15 秒内没有回答或回答错误，重复该项目，让被试者再试一次。

★ 如果被试者仍未回答或回答错误，则记为错误，并记录被试者的产出反应。

- - - - - - - - - - - - - - - - - - - -

语句理解

★ 给被试者 10 秒反应时间。

★ 如果在做出应答之前，被试者表示没听清或要求重复一下测试项目，施测者可重复测试项目一项，一旦被试者已经做出应答，则该项目不能再重复测试。

17

语句启动产出

　　这里有两幅图片，每幅图片里都有一个男人（指着每幅图片中的男人）*和一个女人*（指着每幅图片中的女人），*图片中的动作是埋葬。而且每幅图片里都有一个问号，问号在谁身上，就对谁进行提问。*指向被试者左边的图片，*这幅图问的是：男人在埋葬谁？*指向被试者右边的目标图片，*那么，这幅图问的是？*

- - - - - - - - - - - - - - - - - - - -

语句理解

　　*这是男人，这是女人，问号表示"谁"，*指着每幅图片中对应的人和问号。*现在，请指出"男人在埋葬谁？"*

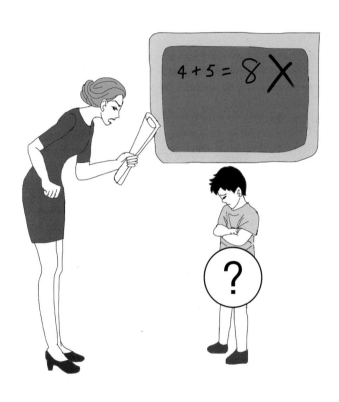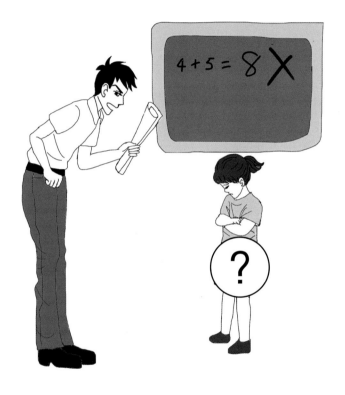

语句启动产出

★ 如果被试者在 15 秒内没有回答或回答错误，重复该项目，让被试者再试一次。

★ 如果被试者仍未回答或回答错误，则记为错误，并记录被试者的产出反应。

- - - - - - - - - - - - - - - - - - -

语句理解

★ 给被试者 10 秒反应时间。

★ 如果在做出应答之前，被试者表示没听清或要求重复一下测试项目，施测者可重复测试项目一项，一旦被试者已经做出应答，则该项目不能再重复测试。

18

语句启动产出

这里有两幅图片，指着左边图片里对应的人，*这幅图片里有一个女人和一个男孩*，指着右边图片里对应的人，*这幅图片里有一个男人和一个女孩。图片中的动作是批评。而且每幅图片里都有一个问号，问号在谁身上，就对谁进行提问。*指向被试者左边的图片，*这幅图问的是: 女人批评了谁?*指向被试者右边的目标图片，*那么，这幅图问的是?*

- -

语句理解

这是女人，这是男人，问号表示"谁"，指着每幅图片中对应的人和问号。*现在，请指出"男人批评了谁?"*

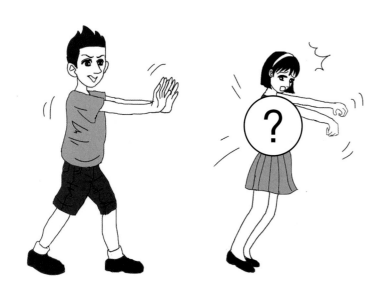
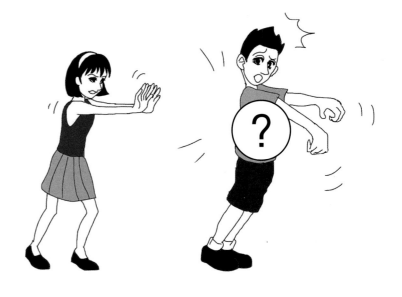

语句启动产出

★ 如果被试者在 15 秒内没有回答或回答错误，重复该项目，让被试者再试一次。

★ 如果被试者仍未回答或回答错误，则记为错误，并记录被试者的产出反应。

语句理解

★ 给被试者 10 秒反应时间。

★ 如果在做出应答之前，被试者表示没听清或要求重复一下测试项目，施测者可重复测试项目一项，一旦被试者已经做出应答，则该项目不能再重复测试。

19

语句启动产出

这里有两幅图片，每幅图片里都有一个男孩（指着每幅图片中的男孩）**和一个女孩**（指着每幅图片中的女孩），**图片中的动作是推。而且每幅图片里都有一个问号，问号在谁身上，就对谁进行提问。**指向被试者左边的图片，**这幅图问的是：男孩推了谁？**指向被试者右边的目标图片，**那么，这幅图问的是？**

语句理解

这是男孩，这是女孩，问号表示"谁"，指着每幅图片中对应的人和问号。**现在，请指出"女孩推了谁？"**

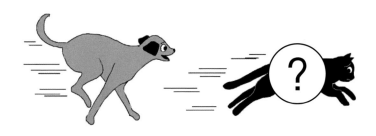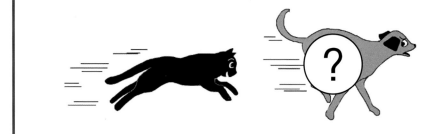

语句启动产出

★ 如果被试者在 15 秒内没有回
答或回答错误，重复该项目，
让被试者再试一次。

★ 如果被试者仍未回答或回答错
误，则记为错误，并记录被试
者的产出反应。

- - - - - - - - - - - - - - - -

语句理解

★ 给被试者 10 秒反应时间。

★ 如果在做出应答之前，被试者
表示没听清或要求重复一下
测试项目，施测者可重复测试
项目一项，一旦被试者已经做
出应答，则该项目不能再重复
测试。

20

语句启动产出

这里有两幅图片，每幅图片里都有一只小狗（指着每幅图片中的小狗）**和一只小猫**（指着每幅图片中的小猫），**图片中的动作是追。而且每幅图片里都有一个问号，问号在谁身上，就对谁进行提问。** 指向被试者左边的图片，**这幅图问的是：小狗在追谁？** 指向被试者右边的目标图片，**那么，这幅图问的是？**

- -

语句理解

这是小狗，这是小猫，问号表示"谁"， 指着每幅图片中对应的动物和问号。**现在，请指出"小狗在追谁？"**

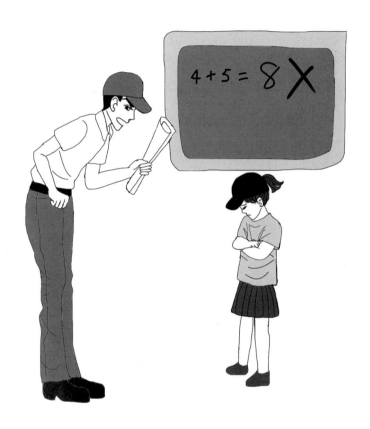
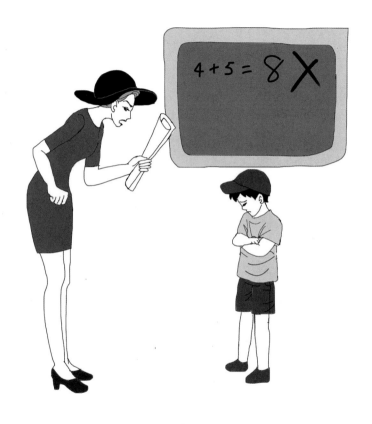

语句启动产出

★ 如果被试者在 15 秒内没有回答或回答错误，重复该项目，让被试者再试一次。

★ 如果被试者仍未回答或回答错误，则记为错误，并记录被试者的产出反应。

语句理解

★ 给被试者 10 秒反应时间。

★ 如果在做出应答之前，被试者表示没听清或要求重复一下测试项目，施测者可重复测试项目一项，一旦被试者已经做出应答，则该项目不能再重复测试。

21

语句启动产出

*这里有两幅图片，*指着被试者者左边图片里对应的人，*这幅图片里有一个男人和一个女孩，*指着被试者者右边图片里对应的人，*这幅图片里有一个女人和一个男孩，*指着每幅图片里对应的人，*男人、女孩、女人、男孩戴着帽子，图片中的动作是批评。*

指向被试者左边的图片，*这幅图说的是：批评女孩的男人戴着帽子。*指向被试者右边的目标图片，*那么，这幅图说的是？*

语句理解

*这是男人，这是女孩，这是女人，这是男孩，*指着每幅图片中对应的人。*现在，请指出"批评男孩的女人戴着帽子。"*

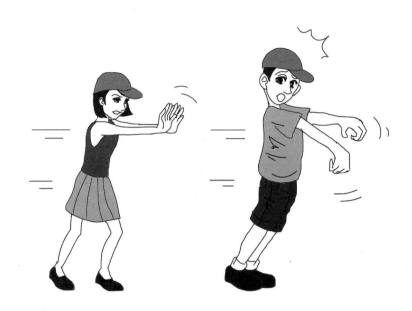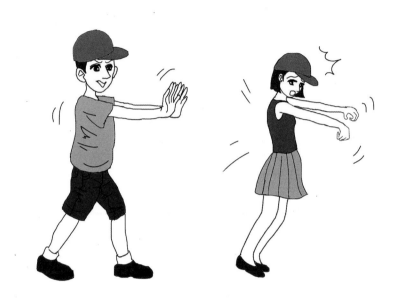

语句启动产出

★ 如果被试者在 15 秒内没有回
答或回答错误，重复该项目，
让被试者再试一次。

★ 如果被试者仍未回答或回答错
误，则记为错误，并记录被试
者的产出反应。

- - - - - - - - - - - - - - - - - - -

语句理解

★ 给被试者 10 秒反应时间。

★ 如果在做出应答之前，被试者
表示没听清或要求重复一下
测试项目，施测者可重复测试
项目一项，一旦被试者已经做
出应答，则该项目不能再重复
测试。

22

语句启动产出

这里有两幅图片，每幅图片里都有一个男孩（指着每幅图片中的男孩）**和一个女孩**（指着每幅图片中的女孩），**男孩和女孩戴着帽子，图片中的动作是推。**

指向被试者左边的图片，**这幅图说的是：推男孩的女孩戴着帽子。**指向被试者右边的目标图片，**那么，这幅图说的是？**

- -

语句理解

这是男孩，这是女孩，指着每幅图片中对应的人。**现在，请指出"推女孩的男孩戴着帽子。"**

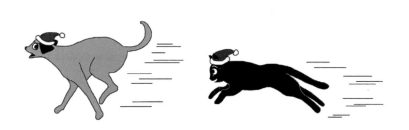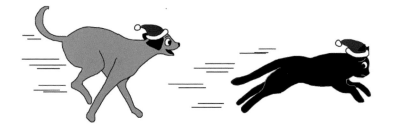

語句启动产出

★ 如果被试者在 15 秒内没有回答或回答错误，重复该项目，让被试者再试一次。

★ 如果被试者仍未回答或回答错误，则记为错误，并记录被试者的产出反应。

语句理解

★ 给被试者 10 秒反应时间。

★ 如果在做出应答之前，被试者表示没听清或要求重复一下测试项目，施测者可重复测试项目一项，一旦被试者已经做出应答，则该项目不能再重复测试。

23

语句启动产出

这里有两幅图片，每幅图片里都有一只小狗（指着每幅图片中的小狗）**和一只小猫**（指着每幅图片中的小猫），**小狗和小猫戴着帽子，图片中的动作是追。**

指向被试者左边的图片，**这幅图说的是：追小狗的小猫戴着帽子。**指向被试者右边的目标图片，**那么，这幅图说的是？**

语句理解

这是小狗，这是小猫，指着每幅图片中对应的动物。**现在，请指出"追小狗的小猫戴着帽子。"**

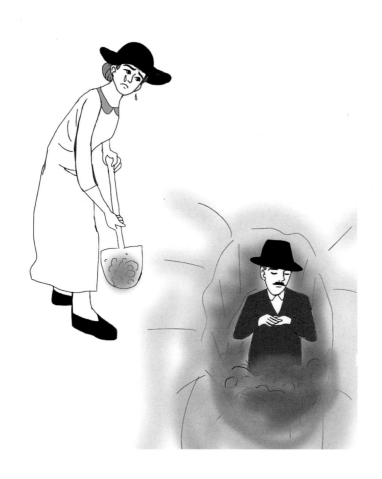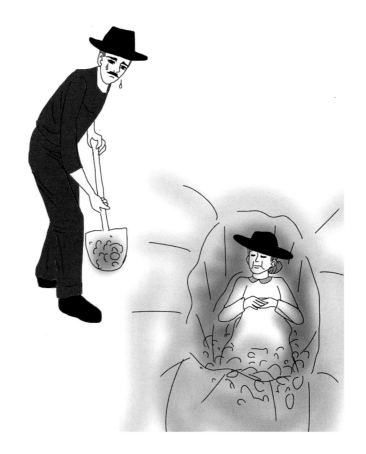

语句启动产出

★ 如果被试者在 15 秒内没有回
答或回答错误，重复该项目，
让被试者再试一次。

★ 如果被试者仍未回答或回答错
误，则记为错误，并记录被试
者的产出反应。

- - - - - - - - - - - - - - - - - - -

语句理解

★ 给被试者 10 秒反应时间。

★ 如果在做出应答之前，被试者
表示没听清或要求重复一下
测试项目，施测者可重复测试
项目一项，一旦被试者已经做
出应答，则该项目不能再重复
测试。

24

语句启动产出

这里有两幅图片，每幅图片里都有一个男人（指着每幅图片中的男人）**和一
个女人**（指着每幅图片中的女人）**，男人和女人戴着帽子，图片中的动作是埋葬。**

指向被试者左边的图片，**这幅图说的是：埋葬男人的女人戴着帽子。**指向被试
者右边的目标图片，**那么，这幅图说的是？**

- -

语句理解

这是男人，这是女人，指着每幅图片中对应的人。**现在，请指出"埋葬男人
的女人戴着帽子。"**

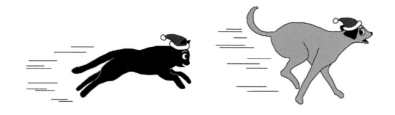
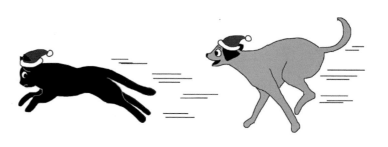

语句启动产出

★ 如果被试者在 15 秒内没有回答或回答错误，重复该项目，让被试者再试一次。

★ 如果被试者仍未回答或回答错误，则记为错误，并记录被试者的产出反应。

- - - - - - - - - - - - - - - - - -

语句理解

★ 给被试者 10 秒反应时间。

★ 如果在做出应答之前，被试者表示没听清或要求重复一下测试项目，施测者可重复测试项目一项，一旦被试者已经做出应答，则该项目不能再重复测试。

25

语句启动产出

这里有两幅图片，每幅图片里都有一只小猫（指着每幅图片中的小猫）**和一只小狗**（指着每幅图片中的小狗），**小猫和小狗戴着帽子，图片中的动作是追。**

指向被试者左边的图片，**这幅图说的是：小猫追的小狗戴着帽子。**指向被试者右边的目标图片，**那么，这幅图说的是？**

- - - - - - - - - - - - - - - - - -

语句理解

这是小猫，这是小狗，指着每幅图片中对应的动物。**现在，请指出"小狗追的小猫戴着帽子。"**

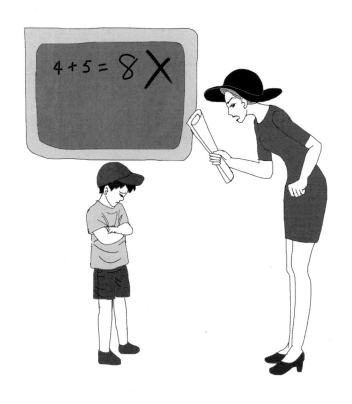
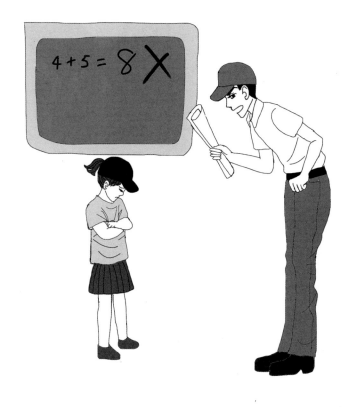

语句启动产出

★ 如果被试者在 15 秒内没有回答或回答错误，重复该项目，让被试者再试一次。

★ 如果被试者仍未回答或回答错误，则记为错误，并记录被试者的产出反应。

- - - - - - - - - - - - - - - - - -

语句理解

★ 给被试者 10 秒反应时间。

★ 如果在做出应答之前，被试者表示没听清或要求重复一下测试项目，施测者可重复测试项目一项，一旦被试者已经做出应答，则该项目不能再重复测试。

26

语句启动产出

这里有两幅图片， 指着左边图片里对应的人，*这幅图片里有一个女人和一个男孩，* 指着右边图片里对应的人，*这幅图片里有一个男人和一个女孩，* 指着每幅图片里对应的人，*女人、男孩、男人、女孩戴着帽子，图片中的动作是批评。*

指向被试者左边的图片，*这幅图说的是：女人批评的男孩戴着帽子。* 指向被试者右边的目标图片，*那么，这幅图说的是？*

- - - - - - - - - - - - - - - - - -

语句理解

这是女人，这是男孩，这是男人，这是女孩， 指着每幅图片中对应的人。*现在，请指出"女人批评的男孩戴着帽子。"*

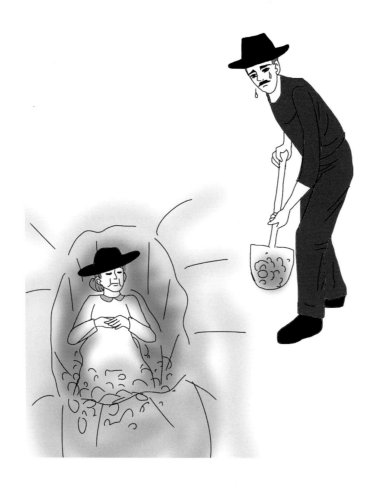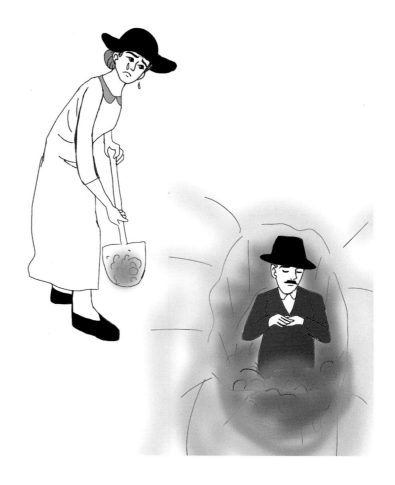

语句启动产出

★ 如果被试者在 15 秒内没有回答或回答错误，重复该项目，让被试者再试一次。

★ 如果被试者仍未回答或回答错误，则记为错误，并记录被试者的产出反应。

- - - - - - - - - - - - - - - -

语句理解

★ 给被试者 10 秒反应时间。

★ 如果在做出应答之前，被试者表示没听清或要求重复一下测试项目，施测者可重复测试项目一项，一旦被试者已经做出应答，则该项目不能再重复测试。

27

语句启动产出

这里有两幅图片，每幅图片里都有一个男人（指着每幅图片中的男人）**和一个女人**（指着每幅图片中的女人），**男人和女人戴着帽子，图片中的动作是埋葬。**

指向被试者左边的图片，**这幅图说的是：男人埋葬的女人戴着帽子。**指向被试者右边的目标图片，**那么，这幅图说的是？**

- - - - - - - - - - - - - - - -

语句理解

这是男人，这是女人，指着每幅图片中对应的人。**现在，请指出"男人埋葬的女人戴着帽子。"**

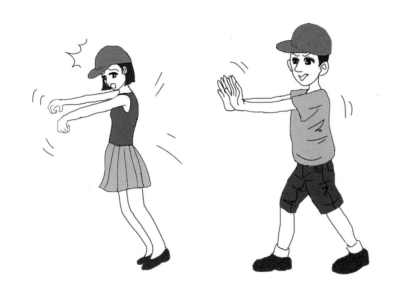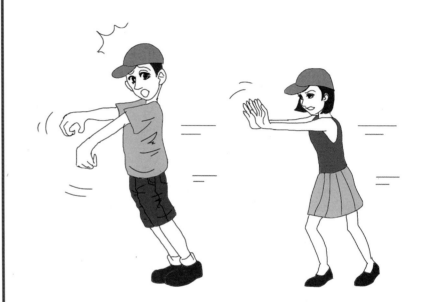

语句启动产出

★ 如果被试者在 15 秒内没有回答或回答错误，重复该项目，让被试者再试一次。

★ 如果被试者仍未回答或回答错误，则记为错误，并记录被试者的产出反应。

语句理解

★ 给被试者 10 秒反应时间。

★ 如果在做出应答之前，被试者表示没听清或要求重复一下测试项目，施测者可重复测试项目一项，一旦被试者已经做出应答，则该项目不能再重复测试。

28

语句启动产出

这里有两幅图片，每幅图片里都有一个男孩（指着每幅图片中的男孩）**和一个女孩**（指着每幅图片中的女孩），**男孩和女孩戴着帽子，图片中的动作是推。**

指向被试者左边的图片，这幅图说的是：**男孩推的女孩戴着帽子。**指向被试者右边的目标图片，**那么，这幅图说的是？**

语句理解

这是男孩，这是女孩，指着每幅图片中对应的人。**现在，请指出"女孩推的男孩戴着帽子。"**

中国失语症语言评估量表
（标准版）

命名分量表
施测手册

高立群　〔美〕Cynthia K. Thompson　廖 敏　田 鸿◎著

北京科学技术出版社

图书在版编目（CIP）数据

中国失语症语言评估量表：标准版 / 高立群等著. —北京：北京科学技术出版社，2017.7

ISBN 978-7-5304-8777-8

Ⅰ.①中… Ⅱ.①高… Ⅲ.①失语症—评定量表 Ⅳ.①R767.6

中国版本图书馆 CIP 数据核字（2016）第 304085 号

中国失语症语言评估量表：标准版

作　　者：高立群　〔美〕Cynthia K.Thompson　廖　敏　田　鸿
责任编辑：宋玉涛
责任校对：贾　荣
责任印制：李　茗
封面设计：天露霖文化
图文制作：天露霖文化
出 版 人：曾庆宇
出版发行：北京科学技术出版社
社　　址：北京西直门南大街16号
邮政编码：100035
电话传真：0086-10-66135495（总编室）
　　　　　0086-10-66113227（发行部）　0086-10-66161952（发行部传真）
电子信箱：bjkj@bjkjpress.com
网　　址：www.bkydw.cn
经　　销：新华书店
印　　刷：北京七彩京通数码快印有限公司
开　　本：889mm×1194mm　1/16
印　　张：66.25
版　　次：2017年7月第1版
印　　次：2017年7月第1次印刷
ISBN 978-7-5304-8777-8/ R · 2239

定　　价：10000.00元

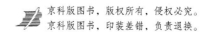

致 谢

谨向在本量表研发、测试验证、完善以及数据收集和分析等不同阶段做出贡献的人士表示衷心感谢（以姓氏汉语拼音为序）：Barbieri Elena、Mack Jennifer、Walenski Matthew、崔静怡、董建安、杜平、高艳、侯前、李璞、刘忠锦、孟庆楠、牟欣、庞子建、施红梅、王芳、王瑶、王洪磊、王玉龙、夏娣文、余航、张虔、张伟、张淑丽、章志芳、赵丽娜、周统权、邹碧花。我们也特别感谢北京科学技术出版社编辑对本量表的出版所做的工作。

同时感谢北京语言大学和美国西北大学为本量表的研讨活动提供的资助，最后对本量表的协作单位齐齐哈尔医学院，美国西北大学附属医院，中国人民解放军总医院，中国康复研究中心北京博爱医院，齐齐哈尔医学院第一、第二及第三附属医院，江西中医药大学附属医院，深圳第二人民医院，北京康复医院，四川八一康复中心，江苏省徐州市鼓楼医院和新疆库尔勒市巴州人民医院致以诚挚的谢意！

高立群　Cynthia K. Thompson[1]

廖 敏　田 鸿

---

[1] 高立群和 Cynthia K. Thompson 为本量表的共同第一作者。

目　录

第一章　理论背景和测验的基本原理　3

　　一、简介　3

　　二、失语症命名障碍类型　3

　　三、词汇加工的认知神经心理模式　7

　　四、评估工具设计原理　10

　　五、命名分量表结构　11

　　六、施测者资质　11

　　七、施测环境　12

第二章　测验材料的选定　13

　　一、听觉辨识　13

　　二、声调理解　13

　　三、听觉词汇判断　14

　　四、对证命名和听觉确认　14

　　五、听觉理解　15

　　六、语义关联　16

　　七、假词复述　16

　　八、真词复述　16

第三章　操作说明和评分指南　18

　　一、总体说明　18

　　二、操作说明和评分指南　19

参考文献　33

第一章　理论背景和测验的基本原理

一、简介

《中国失语症语言评估量表（标准版）》是北京语言大学和美国西北大学的研究团队在美国西北命名成套测验（Northwestern Naming Battery，简称NNB）和西北动词语句成套测验（Northwestern Assesment of Verb and Sentences，简称NAVS）基础上，结合现代汉语标准普通话的语音、词汇、句法和语义特点以及中国人的认知心理，联合研发的适用于汉语母语者的失语症语言能力评估量表。本量表包括两个分量表：命名分量表和动词语句分量表。

释名

本量表名称中的"中国"是指本量表适用于现代汉语所覆盖的区域；"失语症"指因大脑病变及创伤而导致对语言成分的解码和编码能力受损，而表现出理解和产出语言的能力下降的症状；"语言评估"是指本量表针对语言能力的语音、词汇、句法和语义等方面的受损情况和造成障碍的原因进行测评。因此，本量表主要用于失语症患者进行语言治疗前后的评估，通常不用于对失语症的诊断和分型；"标准版"是指本量表的所有测验材料及参考标准都依据现代汉语和普通话的语音、词汇和语法的规则。

二、失语症命名障碍类型

由卒中导致的命名障碍（Goodglass，1980；贾志荣等，1997；尤志珺等，2003；袁永学等，2007）和脑神经退行性病变导致的命名障碍（原发性进行性失语，PPA；Mesulam，1982，2001，2003；Thompson, et al.，2012；张玉梅等，2005；Zhao, et al.，2006；张弟文等，2009），海内外学者已经有大量的研究述及。尽管各种类型失语症的病理、生理及认知机制不尽相同，但通常都存在命名困难。卒中阻断了脑血管系统的血供，影响了相应区域的大脑供血，而原发性进行性失语是由于不同层次的脑细胞核团发生了退行性变，导致不同形式的神经病理过程，使得语言主导半球（左半球）受损。（Damasio & Damasio，2000；Damasio, et al.，1996；Gorno-Tempini， et al.，2004；Kertesz & Lesk，1977；Mesulam, et al.，2009；Vanier & Caplan，1990；Weintraub & Mesulam，1993）

以往已经报道了很多卒中导致的多种失语障碍病例（Miceli, et al.，1984；Warrington，1975；Luzzatti, et al.，2002）和原发性进行性失语导致的多种失语障碍病例（Hillis, Oh & Ken，2004；Mesulam, et al.，2003；Gorno-Tempinietal，2004；Buddetal，2010；Bonner, Ash & Grossman，2010；Thompson, et al.，1997；Thompson & Lukicetal，2012；Thompson, et al.，2012；Zhao, et al.，2006）。这些障碍包括命名障碍（如语义加工或音韵加工）、语法范畴（如名词和动词）、语义范畴、句法特征（如动词的论元结构）和词频等方面的异常表现。这些异常可能是在词汇加工进程中，有一个或多个成分受损所致。

命名分量表是基于词汇加工的认知神经心理学模型（Patterson & Shewell，1987）而设计的，并根据汉语的实际情况和特点做了少许调整。分量表包括 8 个分测验，依次是听觉辨识、声调理解、听觉词汇判断、对证命名、听觉理解、语义关联、假词复述和真词复述。使用该分量表可以对失语症患者的命名障碍进行综合评估。通过各种子测验可以明确命名障碍的病因，即词汇－语义加工系统中的哪些成分受到损伤。评估的结果还有助于制订后续的语言治疗计划。

命名分量表还有助于确定原发性进行性失语的临床症状及其与大脑受损区域间的关系。比如，原发性进行性失语的语法错乱症状与额颞叶退化（FTLD）的 Tau 蛋白病变[1] 有关；词语缺失症状通常伴随阿尔茨海默病的神经病理机制；语义混乱的症状则与 FTLD—泛激素紊乱（大部分 tdp-43 蛋白质病变）有关（Hodges & Patterson，2007；Mesulam & Weintraub，2008）。另外，追踪原发性进行性失语患者的命名障碍随时间而变化的情况，有助于区分不同原发性进行性失语的亚型，并能够了解命名障碍的神经机制。

（一）词类命名障碍

卒中失语症患者存在名词（物体）和动词（动作）产出和理解选择性受损（Miceli et al.，1988；韩在柱等，2005；李辉等，2011）。命名性失语症（anomic aphasia）患者常在名词产出方面表现出更多的障碍（Bates, et al.，1991；Berndt, et al.，1997；Chen & Bates，1998；Kim & Thompson，2000，2004；Miceli, et al.，1984；Zingeser & Berndt，1990），流利型失语症患者有时表现出动词命名障碍（Berndt, et al.，1997；Caramazza & Hillis，1991；Williams & Canter，1987）。名词和动词的理解可能是选择性受损（Berndt, et al.，1997），但通常语法错乱和命名

---

[1]Tau 蛋白病变（Tauopathies）是一种和人脑 Tau 蛋白病态性聚集有关的神经性退化疾病。

性失语症患者在这两类词的理解中没有问题（Kim & Thompson，2000）。在原发性进行性失语患者中，也可能出现名词和动词命名选择性受损。例如，在动作图片的对证命名（confrontation naming）中（Hillis，Tuffiash，Caramazza，2002；Thompson，et al.，2012）和叙述产出中（Thompson，Meltzer-Asscher，et al.，2012），语法错乱亚型比少词（logopenic）亚型表现出更严重的动词命名障碍。因此，确定失语症患者的词类命名障碍对于不同病因的诊断和制订治疗计划非常重要。

目前在英语国家已有一些用于词类障碍评估的工具出版。如波士顿命名测试（BNT；Kaplan，Goodglass，Weintraub，1983）、西部失语症成套测验-修订版（WAB-R；Kertesz，2007）和波士顿失语症诊断量表（BDAE；Goodglass，Kaplan & Barresi，2001），这些测验主要评估患者对动词和名词的理解。失语症语言加工的心理语言学评估量表（PALPA；Kay，Lesser & Coltheart，1992）则主要评估名词的产出和（或）理解。动词和语句测验（VAST；Bastiaanse，Edwards & Rispens，2002）主要评估动词的产出和理解，而没有名词测验。波士顿重度失语症评估（BASA；Helm-Estrabrooks，Ramsberger，Morgain & Nicholas，1989）和动名词命名量表（OANB；Druks & Masterson，2000）评估的是名词和动词的产出，没有进行理解测验。并且，以上这些测验都没有进行动词论元结构（argument structure）的测查。基于以上这些限制，美国西北大学在 2014 年开发了西北命名成套测验（NNB），该测验能够用一个量表同时考察名词、动词的产出和理解，并考察动词的及物性。

目前在中国已经公开发表的失语症评估量表主要有汉语失语症成套测验、汉语标准失语症检查量表和汉语语法量表。

汉语失语症成套测验（Aphasia Battery in Chinese，ABC，高素荣，1993）主要参考西方失语成套测验（WAB）和波士顿诊断性检查（Boston diagnostic aphasia examination，BDAE），并结合我国国情和临床经验修订而成。该测验主要测查了名词的理解和产出，对动词的产出考察较少，并且没有考察动词的及物性及论元结构。

中国康复研究中心的汉语标准失语症检查量表（Chinese Rehabilitation Research Center Standard Aphasia Examination，李胜利，2000；张庆苏等，2005）是借鉴日本标准失语症检查量表（SLTA）设计的，主要用于失语症的诊断和治疗评估。在语言能力方面主要有听理解、复述能力、表达能力、漫画说明、名词列举、自发性谈话等测验，这些测验中没有对动词论元结构的考察。

汉语语法量表（Chinese Agrammatism Battery，赵丽丽等，2003）由词类、语序、语用、句子—图画匹配和语言符号操作 5 个测验组成，主要测验患者的复述、理解判断能力，没有进行名词、动词的理解产出以及动词论元结构的测查。

因此，目前国内尚没有一个基于词汇—语义认知加工模型编制的测验，能够同时考察名词、动词的产出和理解以及动词的及物性和论元结构。

（二）分类命名障碍

名词的分类命名选择性障碍在失语症研究中有所报道。命名类型包括无生命体（Hillis & Caramazza，1991）、有生命体和食物（De Renzi & Lucchelli，1994；McCarthy & Warrington，1988；Sartori，Miozzo & Job，1993）、水果和蔬菜（Farah & Wallace，1992；Hart，Berndt & Caramazza，1985）、动物（Breedin，Martin & Saffran，1994；Caramazza & Shelton，1998；Hillis & Caramazza，1991）、工具和人工制品（Cappa etal.，1998；Sacchett & Humphreys，1992），以及身体部位（Sacchett & Humphreys，1992；Yamadori & Albert，1973）。抽象词语的选择性缺陷也有报道（Warrington，1975；Warrington & Shallice，1984）。

我们知道确定命名障碍的特殊类型对于失语症的诊断和治疗计划都很重要，然而国内目前有关失语症名词分类命名障碍的研究却很少（汪洁，1993；贾志荣等，1997；周筠等，2006），其中一个主要原因在于临床上目前可用的能够充分检查此类命名缺陷的资源非常少。命名分量表中包括生命体（如动物和果蔬）和人工制品（如工具和服装）的测验内容，可以用来测量不同的特殊分类命名障碍。

除了名词分类命名障碍，也可出现一些类型的动词受损，如及物动词较非及物动词更易受影响。及物动词指动词后需带宾语，不及物动词后则不带宾语。因为一元动词都有特定角色，特别是一个施事（某人实施一个动作）。例如，咳嗽只包括一个论元、一个施事（张三咳嗽）。相反，及物动词选择宾语（某物为受事），所以，至少有两个参与者角色。例如，除了选择一个施事，二元动词比如"打"也选择一个客体（张三打李四）。三元动词比如"给"则包括施事、目标和客体（张三给李四一本书）。对于失语症患者，论元多的动词比论元少的动词更难产出（De Bleser & Kauschke，2003；Dragoy & Bastiaanse，2001；Kiss，2000；Luzzatti，et al.，2002；Thompson，Lange，Schneider & Shapiro，1997；Thompson，Shapiro，Li & Schendel，1995）。Thompson 等发现在命名和语法错乱的失语症患者中，及物动词比不及物动词表现出更多命名障碍（Kim & Thompson，2000，2004；Thompson，Lukic，et al.，2012）。相同的模式在原发进行性失语症的语法错乱亚型患者中也可观察到（Thompson，Meltzer-Asscher，et al.，2012）。命名分量表能够评估及物动词和非及物动词的产出和理解，并能够评估动词论元结构的影响。

（三）词频对命名的影响

一些研究发现词频对于失语症患者命名有影响（Nickels & Howard，1995；Laiacona，et al.，2001；Luzzatti，et al.，2002；Nozari，et al.，2010；贾志荣等，1997），但这种影响仍存在争论。Luzzatti 等（2002）报告了 58 名意大利失语症患者中只有 11 名表现出词频影响其名词和动词命名，且与失语症类型无关，因为对词频敏感的 11 名被试者包括忘名症、Wernicke's 和语法错乱的失语症患者，其中 6 名的名词命名较动词命名更难，另 5 名显示出名词词频对命名的影响（词频高的词语更易命名）。然而，20 名选择性动词命名障碍的患者中只有 2 名对于词频敏感。这些结果表明词频与命名能力之间存在复杂的交互关系。目前国内缺少有效的评估工具检测词频带来的潜在影响。命名分量表在对证命名（Confrontation Naming）子测验中包括了低频名词，可以评估词频对命名的影响。

（四）声调障碍

国内外有学者（Packard，1986；田鸿等，1996；崔刚，1999；汪洁，2004；孙肇春，2013）对汉语失语症患者的声调障碍进行了研究，发现汉语失语症患者存在声调听理解和产出方面的障碍，其中二声和三声的错误更多。

日语和西方语言没有声调，因此，基于日本和西方国家失语症测验修订的国内失语症量表都没有考察失语症的声调障碍。命名分量表中的听觉辨识、对证命名和声调理解测验都设计了专门的项目考察声调的语音分析、理解和产出。

三、词汇加工的认知神经心理模式

命名分量表是基于词汇加工的神经认知心理模式（Coltheart，1980；Ellis，1982；Caramazza，1990；Michel & Andreewsky，1983；Smith，1997）而编制的，其中包括几种相对独立且相互联系的加工部分（Language-processing model for single words）。基于心理语言学、神经语言学、认知神经心理模式的理论架构，为语言加工的概念化提供框架，使我们可以系统地检验在词汇加工进程中是否存在损伤的部分。由于除脑损伤之外，阿尔茨海默病等神经认知障碍也可以引起词汇加工障碍，因此，命名分量表在检测原发性神经认知障碍方面也十分有用（Coltheart，1980；Ellis，1982；Michel & Andreewsky，1983；Smith，1997）。

命名分量表包含 8 个测验，分别是听觉辨识、声调理解、听觉词汇判断、对证命名、听觉理解、语义关联、假词复述和真词复述。这些分测验可用来检测词汇加工的神经认知心理模型

（图 1-1）中的各个加工过程，对命名障碍的病因进行诊断和评估。

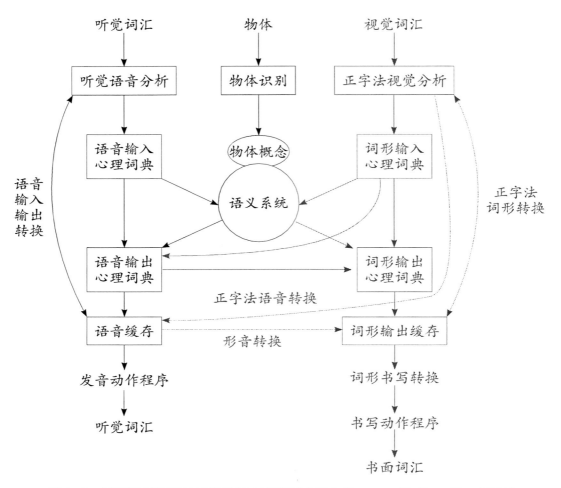

图 1-1　基于词汇加工的神经认知心理模型（引自 Patterson 和 Shewell's，1987）

听觉辨识是词汇加工的一个重要方面，通过听觉语音分析和语音输入心理词典来完成。听觉语音分析系统从声音流中提取语音信息，将其分析为可识别的音素（phonemes），而语音输入心理词典则寻找与音素串相匹配的词汇。当这两部分的其中之一或是全部都遭到破坏时，听觉词汇理解将会受损。

通过命名分量表的评估，临床治疗师可以区分不同的加工过程。听觉词汇判断评估了辨析词汇中（包括词首和词末位置）不同音素区别特征的能力（如位置特征、方法特征、声带振动与否、声调等特征）。实施这一任务需要听觉语音分析能力。因此，在听觉辨识测验中表现较差提示听觉语音分析系统存在损伤。听觉词汇判断测验评估了由音素串通达真词的能力。因为必须能够从心理词典中提取出目标真词，才能判断一串音素是否属于真词（否则就是假词），所以，语音输入心理词典确保词汇判断任务的完成。在听觉辨识测验中表现好，但是在听觉词汇判断中表现差，意味着语音输入心理词典受损。

假词和真词复述有助于判断听觉输入系统的完整性，也有助于区分听觉语音分析和语音输入心理词典受损。真词和假词使用不同的路径加工，评估真词和假词的复述能力有助于判断词汇加工系统受损的原因。无论是复述真词还是假词，语流中的音素必须是可以识别的，所以，执行这两个任务需要通过听觉语音分析来评估语音形式。另外有两条复述路径：真词和假词都可以在第一条路径——语音输入输出转换路径——中复述这一非词典路径（或"捷径路径"）直接从听觉语音分析到语音缓存系统，不经过语音输入心理词汇；第二条复述路径是众所周知的词典路径，通过从听觉语音分析到语音输入心理词典，再到语音输出心理词典，最后经由语音输出缓存到达发音系统产出听觉词汇。真词复述更多地选择第二条词典路径；而假词不能通过词典路径进行复述，因为假词不能激活在语音输入心理词典中的词汇条目。如果只有假词复述受损，表示语音输入输出转换路径受损；相反，如果只有真词复述受损，则表明语音输入心理词典存在损伤。

语义系统[1]处理词语的意义，接受从语音输入心理词典和视觉物体辨识系统中直接输入得到的信息。所以，语义系统的功能可以完成听觉理解和物体或图片命名。听觉或视觉信息输入到达语义系统实现语义匹配，就可理解所听词语或命名物体及图片。只不过命名任务要求一个额外的步骤，即从语义系统到语音输出心理词典。

命名分量表的听觉理解测验通过听觉词汇路径查验语义系统。听觉理解测验如果表现异常，则提示语义系统存在障碍。为了进一步确证这一点，语义关联测验进一步评估语义系统。在语义关联测验中表现异常，则证实语义系统存在障碍。虽然命名能力差可以是由于词汇加工中的其他成分有损伤，但在对证命名测验中表现差很可能来源于语义系统受损。

对证命名（物体或图片命名）涉及词汇加工的几个方面。视觉物体识别系统利用物体的视觉特征在熟悉的可视物体中寻找匹配。被选中的视觉表征随后引发语义系统从储存的已知语义项目中通过分类寻找匹配项，如动物、果蔬、工具、服装，并引发通过语音输出心理词典的搜索，从中选择与之匹配的语音形式，之后则与语音缓存和发音系统相连接。命名分量表包括的各项测验用于检测以上各个方面，以确定命名障碍的原因。

考察声调的语音分析、理解和产出是本量表在西北命名成套测验（NNB）结构基础上增加的部分，专门针对汉语失语症的声调障碍。其中听觉辨识测验主要查验对声调的听觉语音分析；对证命名测验主要检查语音心理词典中的声调表征是否正常；声调理解测验则主要检查语音心理词典中的声调和语义系统的联系是否存在损伤。

---

[1] 语义系统也接受来自其他形式（正字法）的输入，但是命名分量表不用于检测这些。

四、评估工具设计原理

确认命名障碍的根本原因对于治疗命名障碍起着关键作用，然而目前大部分可用的评估工具都是通过评测命名的表现以诊断是否存在命名障碍，比如，命名呈现的图片和物体。这些评测并没有在认知神经心理模式的背景下对命名障碍进行彻底的认知神经加工模式的评估。命名分量表则在此方面做了细致的设计，可在确定命名障碍的根本原因上发挥作用，同时也可以排除一些其他障碍（如外周听觉和视觉输入加工障碍）造成的命名障碍。

另外，为充分理解命名障碍的神经认知本质，确认命名能力的模式很重要。一些命名障碍患者遇到命名物体名词和动作动词时表现出差异，但是很少有测验能够评估这种受损模式。更重要的是，动词命名障碍的患者常在多论元结构动词的命名上表现更差，如及物动词命名难于非及物动词命名。在物体名词范围内，能够诊断特定范畴分类的损伤。比如，一些患者遇到有生命和无生命的事物时，在命名（和理解）有生命事物时表现出困难。命名分量表所评测的命名是基于词类（如物体名词和动作动词）、语义分类（名词语义范畴，动词论元结构范畴）及出现的频率，可用来确定不同的障碍模式。

命名分量表的设计考虑到了不同类别名词及动词的理解和产出，同时能够排除其他与命名和词语理解相关的障碍。因此，命名分量表提供的是名词和动词产出与理解的综合评估，同时对外周听觉和视觉输入加工障碍也进行了评估。各种分测验也能够对语义及词汇形式的选择系统进行评估。

对证命名测验是命名分量表中覆盖面最广的。该测验能够评估语义分类、频率效应和不同及物性的动词，用于分析与命名障碍相关的词语分类、语义分类和及物性。听觉理解测验和对证命名测验在结构上非常相似，都使用一些共同的名词、动词和颜色词进行测验，故能够在控制词类和语义分类的同时进行命名和理解能力的比较。命名分量表的这些特性使得评估结果能够为制订后续治疗计划提供重要信息。

命名分量表也包括排除外周听觉和视觉输入加工障碍的评估内容。根据上文提到的词汇加工认知神经心理模型（图1-1），存在3种外周损伤影响对证命名和听觉理解能力的情况：①声音信号解码受损；②听觉词汇储存受损；③可视物体识别受损。

命名分量表有3个测验评估声音信号解码能力：听觉辨识、听觉词汇判断和假词复述。听觉辨识测验使用最小配比对（如 kā / hā）评估单一声音信号的解码能力。听觉词汇判断测验使用真词或假词的判断任务来评估声音信号和听觉词汇过程。假词复述测验要求重复两个音节的假词，用来检测将声音信号转化为语音的能力。结合这3个测验的结果能够排除在听觉输入水平上的障碍。如不能完成这3个测验，说明声音信号解码受损；而差的听觉词汇判断伴随良好的听觉辨识和假词重复，意味着听觉心理词典受损。命名分量表不能直接测量视觉物体识别（指的是类似于视觉对象感知），但在对证命名测验中有一个听觉确认的环节，该环节将再次检验对证命名中不能正确命名的项目。测验中，要求被试者在施测者大声朗读的3个选项中确定图片的名称。如果被试者可以成功完成，说明命名障碍不是由视觉物体感知受损引起的；如果被试者不能完成，则应怀疑存在视觉物体感知障碍，需要对其进行其他的视觉失认测试。

如果被试者在对证命名测验中表现差，但是在声音信号解码和视觉物体感知测验中表现好，其病因可能与以下障碍有关：①语义加工；②语音词汇加工。命名分量表的听觉理解测验使用听觉词汇与图片匹配任务，而语义关联测验要求被试者基于功能相似性以及客体和语境的关联性判断两张图片是否具有联系。这两个测验可以很好地评估上述两种造成对证命名障碍的原因。

通过真词与假词的复述可以评估通达语音心理词典的形式。真词和假词复述均可能是通过非词典途径完成，而假词路径绕过了语音心理词典和语音词汇输出。但是，真词可以使用词典路径，该路径需经过心理词汇的语音词汇输入路径。因此，在真词复述测验中表现差，而在假词复述测验中表现好，表明词典通路受损。如果命名测验表现很差，但是在听觉词汇判断、听觉理解和语义关联测验中表现好，则表明语音输出心理词典受损是命名障碍的原因。

五、命名分量表结构

命名分量表包括8个测验：听觉辨识、声调理解、听觉词汇判断、对证命名、听觉理解、语义关联、假词复述和真词复述。前3个测验（听觉辨识、声调理解和听觉词汇判断）分别检测真词和假词的听觉加工能力以及声调与语义系统的联系。在对证命名和听觉理解测验中，使用了4种语义类别，包括2种生命物（动物和果蔬）和2种无生命的人造物（工具和服装），评估名词分类能力。物体名词的第五项包括一些语义分类中的低频条目，用来检测低频词障碍。另外，在对证命名和听觉理解测验中也测试了身体部位和颜色的命名。动词测验条目包括及物动词和不及物动词。通过被试者选择客体或事物之间有某种关联配对的图片，来评估语义关联能力。最后，真词和假词复述测验则评估对真词和假词的短期记忆及发音能力。

六、施测者资质

命名分量表的施测者需具备语言知识和语言障碍的基本知识，了解和掌握测验的施测过程和评分步骤，能够准确理解和把握语言和认知受损的测试评价和分类标准；另外，应具备和失语症患者接触及沟通的经验，能够管控失语症患者的负面情绪和无关行为。

为了准确掌握命名分量表的正确使用方法，科学合理地解释测查结果，本量表要求施测者必须经过心理语言学、临床神经心理学、语言病理学和神经语言学等方面的专业知识培训，在有资质的专家或者语言治疗师督导下，完成至少 5 个实例的完整测评实习，并获得相关认证。

由于本量表的施测语言为普通话，因此，要求施测者应具有较好的普通话水平。虽然本量表在授予施测者资格证书时不以普通话水平为限制条件，但我们建议施测者最好有二乙及以上普通话水平。

对于制定了相关临床测评管理办法的单位，应遵守其规定，并坚持个案测评与管理的道德原则。

需要强调，作为临床评估的一部分，命名分量表将会遵守临床评估的使用规定。研究人员经过适当培训也可使用，但测试结果不能用于临床诊断和治疗。

本量表作者拥有对施测者资质的最终解释权。

七、施测环境

测试应在尽可能安静、光线充足、陈设简单的封闭房间中进行。除有特别陪护需求的被试者，测试应由施测者和被试者一对一进行。

施测者在测试前应准备好所有测验材料和纸笔以及必要的录音设备。如需录音或录像，应征得被试者及其家属的同意。

第二章　测验材料的选定

一、听觉辨识

听觉辨识测验共包括 22 个单音节词对，结合汉语单音节同音词较多的特点，我们控制了单音节词的同音字数量。22 个单音节词对中同音字数量多（40 个以上）的 11 对，同音字数量少（10 个以下）的 11 对。22 个词对中，8 对为同音同调的前后一致词对，声调分布为 1–1、2–2、3–3、4–4 各 2 个。14 对为前后不一致的词对。14 对不一致词对的分布符合以下要求。

（1）所有不一致的音节对，其声调相同，具体分布为 1–1、2–2、3–3、4–4 声调相同的各有 2 个，共 8 个；其中，声同和韵同各 1 个。

（2）所有不一致的声调对，其声韵相同，具体分布为 1–2、1–3、1–4、2–3、2–4、3–4 声调不相同的各有 1 个，共 6 个。

二、声调理解

采用视听知觉法进行声调理解测验。测验材料为声调组合，为的是考查被试者对 1–2、1–3、1–4、2–3、2–4、3–4 6 种声调组合的感知能力。测验材料包含 28 个单音节词，都是高频常用词汇，且形象度很高，均为生活中常见的物体和人物。每个单音节词都配有表达其意义的图片（图 2–1）。其中 12 对单音节词是测试项，2 对单音节词是练习项。每种声调组合含有 2 组测试项，每组测试项包含 2 个单音节词，其中一个为目标项、一个为干扰项，干扰项与目标项声韵相同、声调不同。

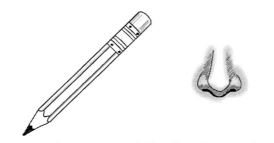

图 2–1　声调理解测验中笔—鼻组合的测验样图

三、听觉词汇判断

有关研究（龚文进，2007）发现，当被试者对汉语二字组进行听觉词汇命名时，首字义项数量不影响反应。因此，我们在本测验材料的选择中不再控制词素的义项数量。所有假词均符合汉语构词法规则。

本测验包括 16 个双音节二字组，真词、假词各占一半。二字组的构成词素中高频词素（构词能力 [1] 强的词素）和低频词素（构词能力弱的词素）各占一半。不同构词能力词素的组合模式分布如表 2-1。

表 2-1　真假词中不同构词能力词素组合模式的数量分布

词素构词能力	真词数量	假词数量
第一词素高频 – 第二词素高频	2	2
第一词素低频 – 第二词素高频	2	2
第一词素高频 – 第二词素低频	2	2
第一词素低频 – 第二词素低频	2	2
合计	8	8

8 个真词中，4 个为高频词 [2]，4 个为低频词。

四、对证命名和听觉确认

（一）对证命名材料的挑选

对证命名测验包括 74 个项目，其中名词 50 个、形容词 8 个、动词 16 个。名词包括 6 个语义范畴：动物、果蔬、工具、服装、身体部位各 8 个，还有 10 个低频名词。动物、果蔬、工具和服装 4 类是用来检测特定语义名词命名障碍的。这 4 类名词的词频、音位数量和声调分布都进行了匹配，它们在表象方面没有显著差异。

对证命名测验的前 16 个名词和最后 16 个动词条目是用来评估名词 – 动词比率的。16 个名词（8 种动物、8 种服装）和 16 个动词（6 个不及物动词、10 个及物动词）在词频、音位数量和声调分布以及表象方面进行了匹配。

74 个目标词都配备了黑白线条画成的物品或动作的图片，如图 2-2 所示。

---

[1] 词素的构词能力数据参考《汉字信息字典》，科学出版社，1988。
[2] 所有词频数据来自教育部语言文字应用研究所计算语言学研究室的"语料库在线"网站。

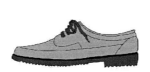 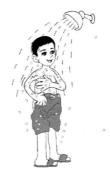

A　服装名词类别（目标词：鞋）　　　B　不及物动词类别（目标词：洗澡）

图 2-2　对证命名测验样图

（二）听觉确认材料的挑选

当被试者不能正确命名目标词时，将利用听觉确认来对被试者进行测试。对于每一个目标词，听觉确认列表中都列出了该目标词与两个干扰项。这些干扰词是根据它们与目标词的音韵或语义关系选出来的。例如，目标词"帽子"，听觉确认选项分别是贸易（音近干扰项）、帽子、头顶（语义干扰项）。目标词和干扰词在词频上做了匹配。

五、听觉理解

听觉理解测验使用了 50 个项目，这 50 个项目是由对证命名测验中的部分名词和动词组成的。名词测试包括 6 个类别——动物、果蔬、工具、服装、身体部位和低频名词，还有 5 个颜色词、5 个不及物动词和 10 个不及物动词。来自相同类别的每个目标词都呈现在一张黑白线条画成的物品或动作的图片中，如图 2-3 所示。

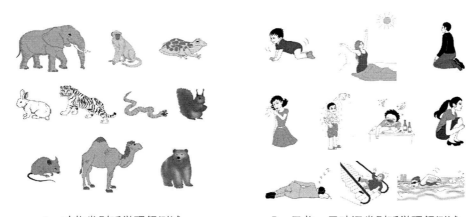

A　动物类别听觉理解测试　　　B　及物一元动词类别听觉理解测试

图 2-3　听觉理解测验样图

听觉理解测验的前 10 个名词项目和后 15 个动词项目直接比较了名词／动词理解的差异，并与对证命名测验中名词／动词产出的结果相对应。10 个名词（5 个动物、5 个服装）和 15 个动词（5个不及物动词和10个及物动词）在词频、音位数量和声调分布上没有显著差异。

六、语义关联

语义关联测验有16个项目，其中8个为动物类别、8个为工具服装类别。每一个项目由来自动物、工具或服装类别的两对名词组成，一对目标词之间有功能或语义类别的关联，另一对则没有。例如，图片对"毛衣／毯子"和"毛衣／枕头"（图2-4），正确答案是"毛衣／毯子"，因为他们都可以保暖。每组名词对都由黑白线条图案并列显示在卡片上。

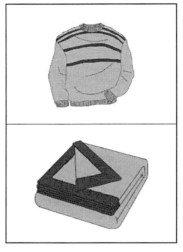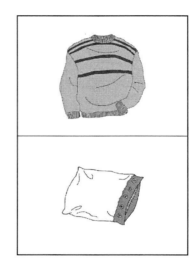

图2-4 语义关联测验样图

七、假词复述

本测验包括8个双音节二字组，均为假词。二字组的构成词素中高频词素（构词能力强的词素）和低频词素（构词能力弱的词素）各占一半。不同构词能力词素的组合模式分布如表2-2。

表2-2 假词中不同构词能力词素组合模式的数量分布

词素构词能力	数量
第一词素高频－第二词素高频	2
第一词素低频－第二词素高频	2
第一词素高频－第二词素低频	2
第一词素低频－第二词素低频	2
合计	8

八、真词复述

本测验包括16个双音节二字组，均为真词，其中动词8个、名词8个，高频词和低频词各占一半。二字组的构成词素中高频词素（构词能力强的词素）和低频词素（构词能力弱的词素）各占一半。名词和动词不同构词能力词素的组合模式分布如表2-3。

表2-3　名词和动词中不同构词能力词素组合模式的数量分布

词素构词能力	名词数量	动词数量
第一词素高频－第二词素高频	2	2
第一词素低频－第二词素高频	2	2
第一词素高频－第二词素低频	2	2
第一词素低频－第二词素低频	2	2
合计	8	8

每个类别中，高频词和低频词各占一半。

第三章 操作说明和评分指南

一、总体说明

（一）命名分量表评估材料

· 施测手册

· 测试图册

· 评分表

（二）一般操作指南

在实施评估前，需要在评分表的封面及病历页采集记录被试者的基本信息。

每一项测验都以练习项开始。对于练习项，当被试者没有反应或反应错误时，可提供正确答案。对于正式测验项目，只能给予被试者一般的鼓励，如"好"等，不能告诉被试者正确答案。

命名分量表按照以下顺序进行。①听觉辨识；②声调理解；③听觉词汇判断；④对证命名；⑤听觉理解；⑥语义关联；⑦假词复述；⑧真词复述。

每个测验都有特定的时间限制，应鼓励被试者尽可能快而准确地做出反应。有时施测者可能为保持与被试者的良好互动，会不自觉地给予被试者额外的反应时间。但是应该明确每个测验项目都必须在规定时间内完成，以获得真实客观的评价结果。为保持被试者的积极性，在一些项目中可以给出一些额外的时间，从而得到更为完整的应答。但是只有被试者在指定时间之内完成的才能计入评分。

（三）施测语言

本量表的施测语言为普通话。施测者应以普通话呈现指导语及语言刺激。尽量要求患者以普通话应答。由于本量表的目的并不考察发音的标准与规范，因此，被试者的普通话发音不标准，或回答的语音、词汇和句子不属于标准普通话，但只要能够和测验的问题相对应，就应算正确。例如，刺激图片是"青蛙"，但被试者以当地方言词汇"蛤蟆""田鸡""田嘎""癞蛤蟆""蛤蛄"等回答也算正确。

对听不太懂普通话的被试者，施测者可以用方言对指导语进行解释和澄清。

二、操作说明和评分指南

（一）听觉辨识

▶ 目的

该测验通过听觉辨识最小差异配比的音节对进行评估。听力正常的被试者如果在该测验中表现异常，说明不能解码声音信号或者音位识别能力有缺陷。

▶ 内容

共有 3 个练习项目和 22 个测试项目。

▶ 操作指南

下面粗斜体的文字施测者要大声对被试者说出来。

（1）**我会连着说两个字。你来判断这两个字听起来是相同还是不同。**

（2）说音节对时要挡住嘴，以免被试者受到口型的视觉提示。

（3）以比正常语速稍慢的速度（大约每秒 2 个音节）说出每一个测试项目。

（4）给被试者 5 秒时间反应。根据被试者的语言表达能力让其做出"相同""不同"的反应。如果被试者发音有困难，可以让其举起标有"√"或"×"的卡片来分别替代表示"相同"和"不同"。

（5）如果被试者在 5 秒内没有做出反应或者做出错误的反应，重复该项目，让其再试一次，如果第二次还是没有做出反应或者做出错误的反应，则告诉被试者正确答案。但这种重复仅适用于练习阶段。

（6）正式测试项目重复步骤（2）~（4）。如果在做出判断之前，被试者表示没听清或要求重复测试项目，施测者可重复该测试项目一次。一旦被试者已经做出判断，则该项目不能再重复测试。

（7）如果被试者连续答错8道测试项目，终止该测验。

▶ 评分指南

（1）评分记录在"表A 听觉辨识评分表"中。在被试者反应栏中标出被试者的反应。被试者判断相同，则用"+"标示；被试者判断不同，则用"–"标示。超过5秒未做反应，用"？"标示。

（2）将被试者的反应和标准答案进行比对，两者一致的为正确反应，用"+"标示在反应类别一栏。两者不一致的为错误反应。回答超过5秒的"？"标示也算作错误反应。错误反应用"–"标示在反应类别一栏。计算每一类音节对（分别是相同、声调不同、声母不同和韵母不同4类）的正确反应小计数，并记录在表格下方，最后累加得到听觉辨识的正确反应合计数。

（二）声调理解

▶ 目的

该测验评估被试者由声调理解语义的能力。听力正常却在该测验中表现异常的患者，说明其声调通达语义的能力有缺陷。

▶ 内容

共有2个练习项目和12个测试项目。

▶ 操作指南

下面粗斜体的文字施测者要大声对被试者说出来。

（1）***我每次会给你两幅图，然后我说一个词，请指出这个词指的是其中哪幅图。***

（2）以比正常语速稍慢的速度（大约每秒2个音节）说出每一个测试项目。

（3）给被试者10秒时间反应。

（4）如果被试者在10秒内没有做出反应或者做出错误的反应，重复该项目，让其再试一次，如果第二次还是没有做出反应或者做出错误的反应，则告诉被试者正确答案（指向正确的图），但这种重复仅适用于练习阶段。

（5）正式测试项目重复步骤（2）~（3）。如果在做出判断之前，被试者表示没听清或要求重复测试项目，施测者可重复该测试项目一次。一旦被试者已经做出判断，则该项目不能再重复测试。

（6）如果被试者连续答错 8 道测试项目，终止该测验。

▶ 评分指南

（1）评分记录在"表 B 声调理解评分表"中。在被试者反应栏中用"○"圈出被试者的选择判断。超过 10 秒未做反应，用"？"标示。

（2）将被试者的选择判断和标准答案进行比对，两者一致的为正确反应，用"+"标示在反应类别一栏。两者不一致的为错误反应，超过 10 秒的"？"标示也算作错误反应，错误反应用"－"标示在反应类别一栏。将正确反应累加得到声调理解的正确反应合计数，并填入表的下方。

（三）听觉词汇判断

▶ 目的

该测验评估判断听觉词汇的提取能力。听力正常者如果在该测验中表现异常，可能在解码声音信号或是语音心理词典方面存在障碍。

▶ 内容

共有 2 个练习项目和 16 个测试项目。

▶ 操作指南

下面粗斜体的文字施测者要大声对被试者说出来。

（1）**我会说一些词。有些词是汉语真实存在的词，比如"医生"，你应该判断"是"；有些词不是汉语有的词，比如"卢报"，你应该判断"否"。以下我每次只说一个词，你来判断这个词是否存在。**

（2）以 0.5 秒一个项目的语速说出测试项目，每个项目给被试者 5 秒时间反应。根据被试者的语言表达能力让其做出"是"或"否"的判断反应。如果被试者发音有困难，可以让其举起标有"√"或"×"的卡片分别替代"是"和"否"来进行反应。

（3）如果被试者在 5 秒内没有做出反应或者做出错误的反应，重复该项目并让其再试一次，但这种重复仅适用于练习阶段。

（4）正式测试项目重复步骤（2）。如果在做出判断之前，被试者表示没听清或要求重复测试项目，施测者可重复该测试项目一次。一旦被试者已经做出判断，则该项目不能再重复测试。

（5）如果被试者连续答错 8 道测试项目，终止该测验。

有关研究（龚文进，2007）显示，当要求被试者对汉语二字组进行听觉词汇判断时，首字音持续时间 300 毫秒，尾字音持续时间为 200 毫秒，被试者的反应最快。因此，在本项测验中，施测者应训练自己掌握该发音长度模式。

▶ 评分指南

（1）评分记录在"表 C 听觉词汇判断评分表"中。在被试者反应栏中标出被试者的反应。被试者判断"是"，则用"＋"标示；被试者判断"否"，则用"－"标示。超过 5 秒未做反应，用"？"标示。

（2）将被试者的反应和标准答案进行比对，两者一致的为正确反应，用"＋"标示在反应类别一栏。两者不一致的为错误反应，回答超过 5 秒的"？"标示也算作错误反应，用"－"标示在反应类别一栏。将所有假词和真词的正确反应数分别填入对应的小计栏，再将两者数目累加记入"正确反应合计"一栏中。

（四）对证命名
▶ 目的

该测验评估被试者对证命名及听觉验证错误命名的能力。命名包括按照语义分类的名词和按照论元结构分类的动词。名词包括 4 种语义类：动物、果蔬、工具和服装。除了这 4 种语义类，本测验为了考查被试者是否存在低频词认知障碍、颜色命名障碍和身体部位命名障碍，还设计了低频名词、身体部位和颜色词 3 类。动词类包括不及物动词和及物动词。

该测验可进行以下分析：不同语义类别的名词命名障碍；按照及物与不及物分类的动词命名障碍；名词与动词命名比；词频对命名能力的影响；不能命名的项目中，命名与听觉理解之间的关系。测试项目中的 1~16 号项目是高频名词，59~74 号项目是高频动词，在词频上与高频名词相匹配。名词与动词命名比是在这 32 个项目中的正确反应数基础上计算得出的。

▶ 内容

共有 2 个练习项目和 74 个测试项目。测试项目包括 8 种动物、8 种蔬果、8 种工具、8 种服装，其他 10 种低频项目、8 个身体部位、8 种颜色、6 个不及物动词和 10 个及物动词。

► 操作指南

■ 命名部分

下面粗斜体的文字施测者要大声对被试者说出来。

（1）***我会给你看一些图片，有些画着物品，有些画着动作，还有一些是颜色或者身体部位，请你说出每幅图里画了什么，尽可能又快又准地说出来。***

（2）向被试者呈现第一项练习的图片（名词）。***接下来的一些图片画着物体。告诉我，这是什么？***

（3）要求被试者 10 秒以内回答。无论被试者回答正确、错误，或是没有应答，都进行听觉确认测试。如果在听觉确认中没有应答或应答错误，告诉被试者：***这张图片画着一把刀，所以你应该说"刀"。***

（4）向被试者呈现测试项图片。***这是什么？***

（5）要求被试者 10 秒以内回答。

（6）如果被试者反应正确，进入下一项目，对接下来的 1~58 号项目，重复步骤（4）~（5）；如果没有反应或反应不正确，把被试者反应记录在反应内容栏中，并立即按照听觉确认的操作方法，检测被试者对错误项目的听觉确认。

（7）在 58 号项目测试完后，向被试者呈现第二项练习的图片（动词）。***接下来的图片画着动作。告诉我这是什么动作？***

（8）要求被试者在 10 秒以内回答。无论被试者回答正确、错误，或是没有应答，都进行听觉确认测试。如果在听觉确认中没有应答或应答错误，告诉被试者：***这张图画的是女孩推了男孩，所以你应该说"推"。***

（9）向被试者呈现 59 号动词测试项目。***这幅图画了什么动作？***

（10）要求被试者 10 秒钟以内回答。

（11）如果被试者回答正确，进入下一个项目，重复步骤（9）~（10），完成 59~74 号项目的测试；如果回答不正确，把错误写在反应栏中，然后按照听觉确认的测试方法检测被试者对错误项目的听觉确认。

■ 听觉确认部分

（1）*我会说3个词，其中一个是正确的，其他两个是错误的。首先，我会把它们全部说出来，你只需要认真听。然后，我会一次说一个词，你来判断我说的是否正确。*

（2）大声朗读听觉确认项目表里同一行中的3个词。例如，62号测试项目标词是"洗澡"，听觉确认项目表里的3个词依次是"洗澡""起草"和"清洁"。从左至右以每秒2个音节的速度准确地朗读出上述3个词。

（3）然后重复项目里的每一个词，词与词之间留给被试者2秒的反应时间来回答"是"或"不是"。让被试者听完所有3个答案，无论被试者能否准确地判别目标词。

（4）在听觉确认项目栏中用"○"圈出被试者的回答。如果被试者反应超过2秒，用"？"标示。

（5）将被试者的选择判断和项目栏中的项目进行比对，两者一致的为正确反应用"＋"标示，两者不一致的为错误反应用"－"表示。"？"标示算作错误反应。将正确反应累加得到听觉确认正确数，并填入表的下方。

（6）对照表D的类别，每一类别测验，如果被试者听觉确认连续答错50%项目，则终止该类别测验。

注意：如果被试者对实物和动作有困惑（例如：把"泼"说成了"水"），应当提醒被试者者去命名动作而不是实物（例如：**正确，但请告诉我发生了什么**）。在每一个项目中，只能进行一次关于词语分类的提示。从某种角度上讲，这一反应被认为是动词的分类错误。

▶ 评分指南

■ 对证命名准确率计分

（1）评分记录在"表D 对证命名评分表"中。在反应内容栏中，记录被试者的命名内容。然后检查被试者反应内容中是否包含目标项目或与目标项目同义近义的词，如包含，则用"＋"标示在反应类别中，属于正确命名；如不包含目标项目，则用"－"标示在反应类别中，属于错误命名。超过10秒未做反应用"？"标示，属于错误命名，也用"－"标示在反应类别中。例如，目标项目为"青蛙"，被试者反应内容为"青蛙、蛤蟆、癞蛤蟆、蟾蜍"等均算作正确命名；如被试者反应内容为"青草、蝌蚪、水塘"等均为错误命名。

（2）如被试者在 10 秒之内没有做出正确反应，只记录其第一个错误反应。例如，目标词是"辣椒"，被试者反应内容是"苹果，呃，西红柿，错，胡萝卜"，那么在反应内容栏中只填写"苹果"，并对此错误计分。有时，治疗师可能希望记录被试者所有的反应内容作为临床观察资料，可根据实际情况决定。

（3）如果被试者在 10 秒之内纠正了答案，可算作正确。对于名词，被试者只有说出确切的词汇才能算正确，但对于动词，目标动词的任何时态都可以算作正确。例如，目标项目是"推"，那么"推了"、"推着"、"推过"等都算正确。另外，任何具有相同论元结构并且语义接近的词也都算正确，例如，目标项目是逮捕，那么"抓捕、抓、逮住"都算正确。具体可参阅《命名分量表评分表》附表 2。

（4）计算每一语义范畴和词语类型的正确命名数，并计入该分类的小计。

■ **听觉确认正确值计分**

（1）记录在"表 D 对证命名评分表"每一个听觉确认项目中，在听觉确认项目中用"○"圈出被试者的判断。将被试者的判断与目标项目比对，二者一致的为正确确认，用"+"记录在确认反应一栏；不一致的，是错误确认，用"−"记录在确认反应一栏。

（2）每个范畴分类都需要单独进行计分核算。由于每一个错误命名都需要进行听觉确认，因此，需确认数就等于错误命名数。正确确认数为听觉确认反应类别一栏中"+"数量的小计。

（3）为了获得听觉确认的可信度，被试者必须能够区分正确的词和错误的词。例如，目标词是"洗澡"，被试者必须对"洗澡"做肯定反应，而对"起草"和"清洁"都做否定反应，这样才能将被试者对"洗澡"一词的反应算作正确。如果被试者对"起草"和"清洁"也做肯定反应，则不能将被试者对"洗澡"一词的反应算作正确。

（3）在每一范畴或词语分类中，累计被试者正确确认的总数，并计算听觉确认正确率填写在"正确率"一栏中。这一数据用来间接评估被试者视觉物体识别能力。如果被试者可以成功完成听觉确认，说明命名障碍不是由视觉物体感知受损引起的。如果被试者不能完成，则应怀疑存在视觉物体感知障碍，需要对其进行其他的视觉失认测试。

■ **对证命名错误分析**

（1）记录在"表 E 对证命名错误分析表"中。对于每一个对证命名的错误反应（用"−"标示），都要参照被试者的反应内容，进行错误归类，并用"√"标记在相应的错误类型中。

（2）在每个分析表中，都对每个范畴或词语分类的各种错误数进行小计与合计，并填入相应的栏内。

（3）在每一页中，合计错误总数，并将其填入该页合计栏的最右侧。

（五）听觉理解

▶ 目的

该测验检测被试者听觉理解词的能力，并比对名词和动词的差异，检测结果还可进行词语理解和产出的比较。

▶ 内容

2个练习项目；50个测试项目：5种动物、5种果蔬、5种工具、5种服装、其他5个低频项目、5个身体部位、5种颜色；5个不及物动词；10个及物动词。

▶ 操作指南

下面粗斜体的文字施测者要大声对被试者说出来。

（1）**我会说出一个事物或者一个动作，请你在图片中指出我说的内容。**

（2）呈现图片，**请指出老鼠**（目标物）。以比正常语速稍慢的速度（大约每秒2个音节）说出每一个测试项目，每个项目给被试者10秒时间反应，要求被试者从图片中指认出目标物。

（3）最长反应时间不得超过10秒。如果被试者在10秒内没有做出反应或者做出错误的反应，重复该项目，让其再试一次，但这种重复仅适用于练习阶段。

（4）正式测试项目重复步骤（2）。如果在做出判断之前，被试者表示没听清或要求重复测试项目，施测者可重复该测试项目一次。一旦被试者已经做出判断，则该项目不能再重复测试。

（5）对照表F的类别，每一类别测验，如果被试者连续答错50%测试项目，则终止该类别测验。

▶ 评分指南

（1）评分记录在"表F 听觉理解评分表"中。被试者如能在规定时间里指出目标项目，则用"+"标示在反应类别栏中，表示正确反应；如指出非目标项目，则用"–"标示在反应类别栏中，表示错误反应。超过10秒未做反应用"？"标示，属于错误反应。

（2）如被试者在 10 秒之内没有正确指出目标物，只记录其第一个错误反应。

（3）如果被试者在 10 秒之内纠正了答案，可计为正确。

（4）计算每一分类正确反应的累计数，并写入小计中。

（六）语义关联

▶目的

该测验测试理解图片中（视觉）事物之间语义关联的能力。语义关联包含了功能相似性、性质及情境的关联。测试了工具和动物两类。在该测验中表现差的被试者可能存在语义识别和（或）视觉识别缺陷。

▶内容

共 3 个练习项目和 16 个测试项目（8 种动物、8 个工具）。

▶操作指南

下面粗斜体的文字施测者要大声对被试者说出来。

（1）*你将看到两组图片，一组图片里的两个事物之间有关联，而另一组图片里的两个事物之间没有关联。挑选你认为有关联的一组。你可以不用说明为什么要这样，只需做出选择，下面我们开始练习项目。*

■ **练习项目 1：功能性关联**

（2）呈现第一个具有功能性关联的练习项目。

（3）指向左边的图片组，*这一组图画的是毛衣和毯子。*

（4）指向右边的图片组，*这一组图画的是毛衣和枕头，哪一组是有关联的呢？*

（5）给被试者 5 秒时间反应。

（6）如果正确，*是的，毛衣和毯子有关联，因为都可用于保暖。*

如果错误，*毛衣和枕头没有关联，因为它们的使用功能不同。但毛衣和毯子有关联，因为它们都具有保暖的功能。*

■ 练习项目 2：情境关联

（7）进入下一个练习项目。**这一组图画的是毛衣和柜子，另一组是毛衣和书架。哪一组有关联呢？**

（8）给被试者 5 秒时间反应。

（9）如果正确，**是的，毛衣和柜子有关联，因为衣服应该放在柜子里而不是在书架上。**

如果错，**毛衣和书架没有关联，因为衣服应该放在柜子里而不是在书架上。**

■ 练习项目 3：功能性关联

（10）进入下一个练习项目。**这组画的是毛衣和磁铁石，另一组是毛衣和裙子。哪一组有关联呢？**

（11）给被试者 5 秒时间反应。

（12）如果正确，**是的，毛衣和裙子有关联，因为都是衣服的一种，可以用来穿。**

如果错误，**毛衣和磁铁石没有关联，因为它们的使用功能不同。但毛衣和裙子有关联，因为它们都是衣服。**

■ 正式测试项目
（13）**进入测试项目，下面哪一组有关联？**

（14）给被试者 5 秒时间反应。

（15）重复步骤（13）和（14）。如果在做出判断之前，被试者表示没听清或要求重复测试项目，施测者可重复该测试项目一次。一旦被试者已经做出判断，则该项目不能再重复测试。

测试时如果被试者表示两组都有关联或都没有关联，可询问被试者哪一组关联更明显。

如果在测试项目时，被试者询问图片中物品的名称，可以告知被试者。

（16）如果被试者连续答错 8 道测试项目，则终止该测验。

▶ 评分指南

（1）评分记录在"表 G 语义关联评分表"中。在项目栏中用"○"圈出被试者的判断。

（2）如果被试者的判断与标准答案一致，则用"+"标示在反应类别中，属于正确反应；如果不一致，则用"−"标示在反应类别中，属于错误反应。超过 5 秒未做反应用"？"标示，属于错误反应。

（3）根据动物和工具的类别表示，分别累计正确反应数，填入每一分类的小计一栏，并加和得到语义关联的合计分数。

（七）假词复述

▶目的

该测验用于评估对听到的假词进行复述的能力。在该测验中表现异常，意味着被试者可能在编码声音信号或将声音信号转化为语音方面存在缺陷。

▶内容

共有 1 个练习项目和 8 个测试项目。

▶操作指南

下面粗斜体的文字施测者要大声对被试者说出来。

（1）*我会说一些实际并不存在的、没有任何意义的词，我一次只说一个词，请在我说完一个词之后把这个词复述出来。*

（2）以 0.5 秒念一个项目的语速念出测试项目，每个项目给被试者 5 秒进行复述。

（3）如果被试者在 5 秒内没有做出反应或者做出错误的反应，重复该项目，让其再试一次，但这种重复仅适用于练习阶段。

（4）正式测试项目重复步骤（2），如果在做出反应之前，被试者表示没听清楚或者要求重复测试项目，施测者可重复该测试项目一次。一旦被试者已经做出反应，则该项目不能再重复测试。

（5）如果被试者连续答错 8 道测试项目，终止该测验。

▶评分指南

（1）评分记录在"表 H 假词复述评分表"中。如果被试者复述正确，则用"+"标示在反应类别中，属于正确反应；如果被试者复述错误，则用"−"标示在反应类别中，并在"转写错误反应"一栏中用汉语拼音转写记录被试者的错误反应。超过 5 秒未做反应用"？"标示，属于错误反应。

（2）被试者者必须准确地重复测试者的语音，可以允许有一定的方言口音。构音中发生音的扭曲但是不影响音素的识别是可以接受的。计算正确反应总数，并记录到合计栏作为假词复述的分数。

（八）真词复述

▶ 目的

该测验用于评估复述所听真词的能力。复述至少需要声音信号解码以及将声音信号转化为语音的能力，这与假词复述测试一致。然而，与假词复述不同，真词复述能够使用一定的词典通路完成（图1）。真词复述检测词汇路径，若在假词复述和真词复述中表现差，说明被试者在声音信号解码和（或）转化为语音上存在缺陷。但如果在真词复述表现不好而假词复述表现好，意味着被试者从词汇形式到音韵（词典路径）的路径受损，但是声音信号解码能力是完整的。

▶ 内容

共有 1 个练习项目和 16 个测试项目。

▶ 操作指南

下面粗斜体的文字施测者要大声对被试者说出来。

（1）*我会说一些词，一次说一个，请在我说完这个词之后准确地重复它们。*

（2）以 0.5 秒念一个项目的语速念出测试项目，每个项目给被试者 5 秒进行复述。

（3）被试者反应时间不得超过 5 秒。

（4）如果被试者在 5 秒内没有做出反应或者做出错误的反应，重复项目并让其再试一次，但这种重复仅适用于练习阶段。

（5）正式测试项目重复步骤（2）和（3），如果在做出判断之前，被试者表示没听清或要求重复测试项目，施测者可重复该测试项目一次。一旦被试者已经做出判断，则该项目不能再重复测试。

（6）如果被试者连续答错 8 道测试项目，则终止该测验。

▶计分指南

（1）评分记录在"表 I 真词复述评分表"中。如果被试者复述正确，则用"+"标示在反应类别中，属于正确反应；如果被试者复述错误，则用"-"标示在反应类别中，并在"转写错误反应"一栏中用汉语拼音转写记录被试者的错误反应。超过 5 秒未做反应用"？"标示，属于错误反应。

（2）被试者必须准确地重复测试者的语音，可以允许有一定的方言口音。构音中发生音的扭曲但是不影响音素的识别是可以接受的。计算正确反应总数，并记录到合计栏作为真词复述的分数。

（九）命名分量表各测验计分汇总

各测验各项计分汇总记录在"表 X 命名分量表计分汇总表"中。

表 X 列出了命名分量表中各测验所评估的语言认知能力和语言加工能力。语言认知能力包括视觉感知物体和听觉短时记忆 2 个方面。语言加工能力主要包括语音分析能力、词汇加工能力、语义加工能力。

语音分析能力主要包括语音解码、声调解码、语音输入输出 3 个方面；词汇加工能力主要包括听觉词汇理解、语音词汇产出、低频词提取 3 个方面；语义加工能力主要包括名词分类、生命度、名词动词比、语义关联和动词论元结构 5 个方面。

分量表 8 个测验中各类测试项目分别对应评估上述 4 项能力共 13 个方面。表 X 中已经将各个测验的各项计分与上述能力方面进行了标注。没有对应关系的空格已经涂黑。按照指示标注的对应顺序，依次将计分表 A 至表 I 各分项分数依次填入对应的栏目。

对证命名测验中听觉确认的数值需将表 D 中各分项的听觉确认正确率进行加权平均，得到对证命名分测验总体听觉确认正确率再填入对应栏目。

需要注意的是，一个测验可以同时评估测量多个能力方面。因此，在将各测验的各类分数填入对应的栏目时，注意不要遗漏。

（十）各项语言认知能力原始分数的计算与评估

各项语言认知能力的原始分数、正确率的计算及评估记录在"表 Z 语言认知能力评估表"中。

将"表 X 命名分量表计分汇总表"各项能力方面对应的各个测验数据按纵向进行分子加和，将所得值填入"表 Z 语言认知能力评估表"对应栏目的分子中，并计算百分比，填入对应的正确率一栏。只有对证命名中的听觉确认正确率直接填入"视觉感知物体能力"对应的正确率即可。

名动比一栏对应的是"名词动词范畴分离"，所计算的是名词和动词的比值，因此，名词和动词的原始数据是分别计算的。名词原始分数分子是将对证命名和听觉理解中的"动物小计""服装小计"栏目的分子加和所得。动词原始分数分子是将对证命名和听觉理解中的"不及小计""及动小计"栏目的分子加和所得。在得到名词和动词的数值之后再计算名动比值，并换算成百分比，计入"正确率"一栏。

该项数的正常值应趋近 1，说明名词和动词加工能力比较平衡。比值越大，说明名词能力强，动词能力弱；比值趋近于 0，说明动词能力强，名词能力弱。

计算完正确率之后，在表的右侧百分比标尺上，依次涂出各项能力的百分比值，即可以得到对各项语言认知能力的评估值。依据评估值，参照图 1-1 的词汇认知加工模型可对患者的语言障碍病因进行诊断。

参考文献

1.Bastiaanse, R., Edwards, S., & Rispens, J. The verb and sentence test (VAST) . Thames Valley Test Company, Bury St. Edmonds. 2002.

2.Bates, E., Chen, S., Tzeng, O., Li, P., & Opie, M. The noun-verb problem in Chinese aphasia. Brain and Language, 1991, 41 (2) , 203-233.

3.Berndt, R. S., Mitchum, C. C., Haendiges, A. N., & Sandson, J. Verb retrieval in aphasia. 1. Characteriing single-word impairments. Brain and Language, 1997, 56 (1) , 68-106.

4.Bonner, M. F., Ash, S., & Grossman, M. The new classification of primary progressive aphasia into semantic, logopenic, or nonfluent/agrammatic variants. Current Neurology and Neuroscience Reports, 2010, 10 (6) , 484-490.

5.Breedin, S. D., Martin, N., Saffran, E. M. Category-specific semantic impairments: an infrequent occurrence. Brain and Language, 1994, 47, 383-386.

6.Budd, M. A., Kortte, K., Cloutman, L., Newhart, M., Gottesman, R.F., Davis, C., Heidler-Gary, J., Seay, M.W., & Hillis, A.E. The nature of naming errors in primary progressive aphasia verus acute post-stroke aphasia. Neuropsychology, 2010, 24 (5) , 581-589.

7.Cappa, S. F., Frugoni, M., Pasquali, P., Perani, D., & Zorat, F. Category-specific naming impairment for artefacts: A new case. Neurocase, 1998, 4 (4-5) , 391-397.

8.Caramazza, A. Cognitive neuropsychology and Neurolinguistics: Advances in models of cognitive function and impairment. Hillsdale, NJ: Lawrence Erlbaum Associates. 1990.

9.Caramazza, A. & Hillis, A. E. Lexical organization of nouns and verbs in the brain. Nature, 1991, 349, 788-790.

10.Caramazza, A. & Shelton, J. R. Domain-specific knowledge systems in the brain: The animate-inanimate distinction. Journal of Cognitive Neuroscience, 1998, 10 (1) , 1 - 34.

11.Chen, S. & Bates, E. The dissociation between nouns and verbs in Broca's and Wernicke's aphasia: Findings from Chinese. Aphasiology, 1998, 12 (1) , 5-36.

12.Coltheart, M. The semantic error: Types and theories. In M. Coltheart, K. Patterson, & J. Marshall (Eds.) , Deep Dyslexia. London: Routledge & Kegan Paul. 1980.

13.Damasio, A. R. & Damasio, H. Aphasia and the neural basis of language. In M. Mesulam (Ed.) , Principles of behavioral and cognitive neurology. Oxford, UK: Oxford University Press. 2000, 294–315.

14.Damasio, H., Grabowski, T. J., Tranel, D., Hichwa, R. D., & Damasio, A. R. A neural basis for lexical retrieval. Nature, 1996, 380, 499–505.

15.De Bleser, R. & Kauschke, C. Acquisition and loss of nouns and verbs: Parallel or divergent patterns? Journal of Neurolinguistics, 2003, 16 (2–3), 213–229.

16.De Renzi, E. & Lucchelli, F. Are semantic systems separately represented in the brain? The case of living category impairment. Cortex, 1994, 30 (1), 3 – 25.

17.Dragoy, O. & Bastiaanse, R. Verb production and word order in Russian agrammatic speakers. Aphasiology, 2010, 24 (1), 28–55.

18.Druks, J. & Masterson, J. An object and action naming battery, Hove: Psychology Press. 2000

19.Ellis, A. W. Spelling and Writing (and Reading and Speaking). In Ellis, A. W. (Ed.), Normality and pathology in cognitive functions. London: Academic Press. 1982.

20.Farah, M. J. & Wallace, M. A. Semantically-bounded anomia: implications for the neural implementation of naming. Neuropsychologia, 1992, 30, 609 – 621.

21.Goodglass, H. Disorders of naming following brain injury. American Scientist, 1980, 68 (6), 647–655.

22.Goodglass, H., Kaplan, E., & Barresi, B. The Boston Diagnostic Aphasia Examination. 3rd ed. Philadelphia: Lippincott Williams & Wilkins. 2001.

23.Gorno-Tempini, M. L., Dronkers, N. F., Rankin, K. P., Ogar, J. M., Phengrasamy, L., Rosen, H. J., et al. Cognition and anatomy in three variants of primary progressive aphasia. Annals of Neurology, 2004, 55 (3), 335–346.

24.Hart, J., Berndt, R. S., & Caramazza, A. Category-specific naming deficit following cerebral infarction. Nature, 1985, 316, 439–440.

25.Helm-Estabrook, N., Ramsberger, G., Morgan, A.R. & Nicholas, M. Boston Assessment of Severe Aphasia. San Antonio, TX: Special Press Inc. 1989.

26.Hillis, A.E. & Caramazza, A. Category-specific naming and comprehension impairment: a double dissociation. Brain, 1991, 114 (5), 2081–2094.

27.Hillis, A. E., Oh, S., & Ken, L. Deterioration of naming nouns versus verbs in primary progressive aphasia. Annals of Neurology, 2004, 55 (2), 268–275.

28.Hillis Argye E., Tuffiash Elizabeth, Caramazza Alfonso. Modality-specific deterioration in naming verbs in nonfluent primary progressive aphasia. Journal of Cognitive Neuroscience.2002, 14 (7), 1099–1108.

29.Hodges, J. R., Patterson, K. Semantic dementia: a unique clinicopathological syndrome. Lancet Neurology, 2007, 6, 1004–1014.

30.Kaplan, E., Goodglass, H., Weintraub S. The Boston Naming Test. Philadelphia: Lea and Febiger, Philadelphia. 1983.

31.Kay, J. M., Lessek, R., & Coltheart, M. Psycholinguistic Assessment of Language Performance in Aphasia. Lawrence Erlbaum, London. 1992.

32.Kertesz, A. Western Aphasia Battery（Revised）. San Antonio, TX: Psych Corp. 2007.

33.Kertesz, A. & Lesk, D. Isotope localization of infarcts in aphasia. Archives of Neurology, 1977, 34（10）, 590-601.

34.Kim, M. & Thompson, C. K. Patterns of comprehension and production of nouns and verbs in agrammatism: Implications for lexical organization. Brain and Language, 2000, 74（1）, 1-25.

35.Kim, M. & Thompson, C. K. Verb deficits in Alzheimer's disease and agrammatism: Implications for lexical organization. Brain and Language, 2004, 88（1）, 1-20.

36.Kiss, K. Effects of verb complexity on agrammatic aphasic's sentence production. In R. Bastiaanse, & Y. Gordzinsky（Eds.）, Grammatical disorders in aphasia. London: Whurr Publishers. 2000.

37.Laiacona, M., Luzzatti, C., Zonca, G., Guarnaschelli, C., & Capitani, E. Lexical and semantic factors influencing picture naming in aphasia. Brain and Cognition, 2001, 46（1-2）, 184-187.

38.Luzzatti, C., Raggi, R., Zonca, G., Pistarini, C., Contardi, A., & Pinna, G. D. Verb-noun double dissociation in aphasic lexical impairments: The role of word frequency and imageability. Brain and Language, 2002, 81（1-3）, 432-444.

39.Mc Carthy, R. A. & Warrington, E. K. Evidence for modality-specific meaning systems in the brain. Nature, 1988, 334, 428-430.

40.Mesulam, M-M. Slowly progressive aphasia without generalized dementia. Annals of Neurology, 1982, 11（6）, 592-598.

41.Mesulam, M-M. Primary progressive aphasia. Annals of Neurology, 2001, 49（4）, 425-432.

42.Mesulam, M-M. Primary progressive aphasia - A language-based dementia. New England Journal of Medicine, 2003, 349（16）, 1535-1542.

43.Mesulam M-M., Grossman M., Hillis, A. E., Kertesz, A., & Weintraub, S. The core and halo of primary progressive aphasia and semantic dementia. Annals of Neurology, 2003, 54（suppl 5）, S11-S14.

44.Mesulam, M-M. & Weintraub, S. Primary progressive aphasia and kindred disorders. In: C. Duyckaerts & I Litvan（Eds.）. Handbook of clinical neurology. New York: Elsevier. 2008, 573-587

45.Mesulam, M-M., Wieneke, C., Rogalski, E., Cobia, D., Thompson, C. K., & Weintraub, S. Quantitative template for subtyping primary progressive apahasia. Archives of Neurology, 2009, 66（12）, 1545-1551.

46.Miceli, G., Silveri, M. C., Villa, G., & Caramazza, A. On the basis for the agrammatic's difficulty in producing main verbs. Cortex, 1984, 20（2）, 207–220.

47. Miceli, G., Silveri, M., Nocentini, U., & Caramazza, A.（）. Patterns of dissociation in comprehension and production of nouns and verbs. Aphasiology, 1988, 2（3–4）, 351–358.

48. Michel, F. & Andreewsky, E. Deep dysphasia: An analogue of deep dyslexia in the auditory modality. Brain and Language, 1983, 18（2）, 212–223.

49. Nickels, L. & Howard, D. Aphasic naming: What matters? Neuropsychologia, 1995, 33（10）, 1281–1303.

50. Nozari, N., Kittredge, A. K., Dell, G. S., & Schwartz, M. F. Naming and repetition in aphasia: Steps, routes, and frequency effects. Journal of Memory and Language, 2010, 63（4）, 541–559.

51. Packard, J. Tone deficits in no n–fluent aphasic Chinese speech, Brain and Language, 1986, 29, 212 –223.

52. Patterson, K. E., & Shewell, C. Speak and spell: dissociations and word–class effects. In M. Coltheart, R. Job, & G. Sartori（Eds.）, The cognitive neuropsychology of language. Hillsdale, NJ: Lawrence Erlbaum. 1987.

53. Sacchett, C. & Humphreys, G. W. Calling a squirrel a squirrel but a canoe a wigwam: A category–specific deficit for artefactual objects and body parts. Cognitive Neuropsychology, 1992, 9（1）, 73–86.

54. Sartori, G., Miozzo, M., & Job, R. Category–specific naming impairments? Yes. The Quarterly Journal of Experimental Psychology, 1993, 46（3）, 489–504.

55. Smith, D. J. Human information processing. Cardiff: UWIC. 1997.

56. Thompson, C. K., Lange, K. L., Schneider, S. L., & Shapiro, L. P. Agrammatic and non–brain–damaged subjects' verb and verb argument structure production. Aphasiology, 1997, 11（4）, 473–490.

57. Thompson, C. K., Lukic, S., King, M. C., Mesulam, M–M., & Weintraub, S. Verb and noun deficits in stroke–induced and primary progressive aphasia: The Northwestern Naming Battery. Aphasiology, 2012, 26（5）, 632–655.

58. Thompson, CynthiaK, Soojin Cho, et al. Dissociations between fluency and agrammatism in primary progressive aphasia.Aphasiology. 2012a, 26（1）, 20–43.

59. Thompson, Meltzer–Asscher, et al. Syntactic and morphosyntactic processing in stroke–induced and primary progressive aphasia. Behavioural Neurology. 2013, 26（1–2）, 35–54。

60. Thompson, C. K., Shapiro, L. P., Li, L., & Schendel, L. Analysis of verbs and verb–argument structure: A method for quantification of aphasic language production. Clinical Aphasiology, 1995, 23, 121–140.

61. Vanier, M. & Caplan, D. CT–scan correlates of agrammatism. In L. Menn & L. K. Obler（Eds.）, Agrammatic aphasia: A cross–language narrative sourcebook. Baltimore, MD: John Benjamins. 1990, 37–114

62. Warrington, E. K. The selective impairment of semantic memory. Quarterly Journal of Experimental Psychology, 1975, 27（4）, 635–657.

63. Weintraub, S., & Mesulam, M. Four neuropsychological profiles of dementia. In: F. Boller & J. Grafman（Eds.）,

Handbook of neuropsychology. Amsterdam: Elsevier. 1993, 258–282.

64. Warrington, E. K. & Shallice, T. Category specific semantic impairments. Brain, 1984, 107（3）, 829–853.

65. Williams, S. E. & Canter, G. J. Action–naming perfrmance in four syndromes of aphasia. Brain and Language, 1987, 32（1）, 124–136.

66. Yamadori, A., & Albert, M.L. Word category aphasia. Cortex, 1973, 9, 112–125.

67. Zhao, X. Q., Fang, R. L., Cao, J. B., Sun X. J. &Chen, H.Y. Linguistic Analysis of Primary Progressive Aphasia. Chinese Journal of Clinical Rehabilitation , 2006, 22（10）, 162–164.

68. Zingeser, L. B. & Berndt, R. S. Retrieval of nouns and verbs in agrammatism and anomia. Brain and Language, 1990, 39（1）, 14–32.

69. 崔刚. 布罗卡氏与传导性失语的语音障碍. 外语教学与研究, 1999,（3）: 22–27.

70. 高素荣. 汉语失语症检查法. 载于高素荣主编《失语症》. 北京: 北京医科大学中国协和医科大学联合出版社, 1993.

71. 龚文进. 汉语双字词听觉识别进程中词频效应和多义性效应的研究. 华南师范大学硕士论文, 2007.

72. 韩在柱, 舒华, 毕彦超, 柏晓利. 汉语名词特异性损伤的个案. 心理科学, 2005, 28（4）: 909–911.

73. 贾志荣, 李德洋, 高素荣. 不同失语类型的命名障碍. 中华神经科杂志, 1997.（06）: 331–333.

74. 李辉, 李华, 苏俊红, 等. 失语病人名词、动词脑加工机制研究. 现代生物医学进展, 2011, 11（24）: 5144–5146.

75. 李胜利. 汉语标准失语症检查法的编制与常模. 中国康复理论与实践, 2000, 6（4）: 162–163.

76. 孙肇春. 粤语传导性失语症患者语音障碍研究. 广东外语外贸大学学报, 2013, 24（2）: 41–45.

77. 尤志珺, 毛善平. 9 例传导性失语命名障碍分析. 中国行为医学科学, 2003, 12（2）: 180–181.

78. 袁永学, 李胜利. 失语症命名障碍的类型及症状. 中国康复理论与实践.2007, 13（7）: 640–642。

79. 汪洁. 失语症的词类难度分析. 中国康复医学杂志, 1993, 4: 151–153.

80. 汪洁. 失语症声调感知与表达障碍 1 例分析. 中华物理医学与康复杂志, 2004, 26（3）: 146–147.

81. 张弟文, 张中念, 宋晓灵, 等. 原发性进行性失语 1 例报告. 实用医院临床杂志, 2009, 3: 154–155.

82. 张庆苏, 纪树荣, 李胜利, 等. 中国康复研究中心汉语标准失语症检查量表的信度与效度分析. 中国康复理论与实践, 2005, 11（9）: 703–705.

83. 张玉梅, 王拥军, 韩在柱, 等. 原发性进行性失语 1 例报道. 中华物理医学与康复杂志, 2005, 27（6）: 367–369.

84. 赵丽丽, 李承晏, 毛善平, 冯学峰. 汉语语法量表的临床应用研究. 临床内科杂志, 2003, 20（6）: 295–297.

85. 周筠, 韩在柱, 舒华, 等. 语义范畴特异性损伤. 中国临床康复, 2006, 10（18）: 7–9.

中国失语症语言评估量表

（标准版）

动词语句分量表
施测手册

高立群　〔美〕Cynthia K. Thompson　廖敏　田鸿◎著

北京科学技术出版社

图书在版编目（CIP）数据

中国失语症语言评估量表：标准版 / 高立群等著. —北京：北京科学技术
出版社，2017.5

ISBN 978-7-5304-8777-8

Ⅰ . ①中… Ⅱ . ①高… Ⅲ . ①失语症—评定量表 Ⅳ . ① R767.6

中国版本图书馆 CIP 数据核字（2016）第 304085 号

中国失语症语言评估量表：标准版

作　　者：高立群　〔美〕Cynthia K.Thompson　廖　敏　田　鸿
责任编辑：宋玉涛
责任校对：贾　荣
责任印制：李　茗
封面设计：天露霖文化
图文制作：天露霖文化
出 版 人：曾庆宇
出版发行：北京科学技术出版社
社　　址：北京西直门南大街16号
邮政编码：100035
电话传真：0086-10-66135495（总编室）
　　　　　0086-10-66113227（发行部）　0086-10-66161952（发行部传真）
电子信箱：bjkj@bjkjpress.com
网　　址：www.bkydw.cn
经　　销：新华书店
印　　刷：北京七彩京通数码快印有限公司
开　　本：889mm×1194mm　1/16
印　　张：66.25
版　　次：2017年7月第1版
印　　次：2017年7月第1次印刷
ISBN 978-7-5304-8777-8/ R・2239

定　　价：10000.00元

致　谢

　　谨向在本量表研发、测试验证、完善以及数据收集和分析等不同阶段做出贡献的人士表示衷心感谢（以姓氏汉语拼音为序）：Barbieri Elena、Mack Jennifer、Walenski Matthew、崔静怡、董建安、杜平、高艳、侯前、李璞、刘忠锦、陆家屹、孟庆楠、牟欣、庞子建、施红梅、王芳、王瑶、王洪磊、王玉龙、夏娣文、余航、张虔、张伟、张淑丽、章志芳、赵丽娜、周统权、邹碧花。我们也特别感谢北京科学技术出版社编辑对本量表的出版所做的工作。

　　同时感谢北京语言大学和美国西北大学为本量表的研讨活动提供的资助，最后对本量表的协作单位齐齐哈尔医学院，美国西北大学附属医院，中国人民解放军总医院，中国康复研究中心北京博爱医院，齐齐哈尔医学院第一、第二及第三附属医院，江西中医药大学附属医院，深圳第二人民医院，北京康复医院，四川八一康复中心，江苏省徐州市鼓楼医院和新疆库尔勒市巴州人民医院致以诚挚的谢意！

高立群　Cynthia K. Thompson[1]

廖　敏　田　鸿

---

[1] 高立群和 Cynthia K. Thompson 为本量表的共同第一作者。

目　录

第一章　理论背景和测验的基本原理　1

　　一、简介　1

　　二、失语症与动词缺失和语句障碍　1

　　三、失语症动词语法评估工具的现状　5

　　四、动词语句分量表的设计原理　8

　　五、动词语句分量表的目的　10

　　六、动词语句分量表的结构　10

　　七、施测者资质　10

第二章　测验材料的选定　12

　　一、动词命名测验　12

　　二、动词理解测验　13

　　三、论元结构产出测验　13

　　四、语句启动产出测验和语句理解测验　14

第三章　操作说明和评分指南　16

　　一、总体说明　16

　　二、操作说明和评分指南　17

参考文献　29

第一章　理论背景和测验的基本原理

一、简介

《中国失语症语言评估量表（标准版）》是北京语言大学和美国西北大学的研究团队在美国西北命名成套测验（Northwestern Naming Battery，NNB）和西北动词语句成套测验（Northwestern Assesment of Verb and Sentences，NAVS）基础上，结合现代汉语普通话的语音、词汇、句法和语义特点以及中国人的认知心理，联合研发的适用于汉语母语者的失语症语言能力评估的成套测验。该成套量表包括两个分量表：命名分量表和动词语句分量表。

释名

本量表名称中的"中国"是指本量表适用于现代汉语所覆盖的区域。"失语症"指因大脑病变及创伤而导致对语言成分的解码和编码能力受损，而表现出理解和产出语言的能力下降的症状。"语言评估"是指本量表针对语言能力的语音、词汇、句法和语义等方面的受损情况和造成障碍的原因进行测评，因此量表主要用于对失语症患者进行语言治疗前后的评估，通常不用于对失语症的诊断和分型。"标准版"是指本量表的所有测试材料及参考标准都依据现代汉语和普通话的语音、词汇和语法的规则。

二、失语症与动词缺失和语句障碍

（一）失语症中的动词缺失

动词理解和产出障碍在卒中所导致的失语症患者中很普遍。动词命名障碍不仅在布洛卡失语症和语法失语症患者中较多，在流利型失语和非流利型失语患者中也有表现（Basso, Razzano, Faglioni & Zanobio, 1990; Bastiaanse & Jonkers, 1998; Bates et al., 1991; Berndt, et al., 1997; Chen & Bates, 1998; Caramazza & Hills, 1991; Kambanaros, 2010; Kim & Thompson, 2000, 2004; Kohn, Lorch & Pearson, 1989; Luzzatti, et al., 2002; Manning & Warrington, 1996; McCarthy

& Warrington，1986; Miceli, Silveri, Villa, & Caramazza，1984; Williams & Canter，1987; Zingeser & Berndt，1990）。原发性进行性失语症（primary progressive aphasia，PPA）患者也会表现出动词命名缺失，PPA 是没有明确病因的进行性语言缺失（Mesulam，1982，2007），伴有语法缺失的原发性进行性失语症（PPA-G）在叙述过程（Thompson，et al.，2013）以及对动作图片的反向命名（Thompson, Lukic, King & Weintraub，2012; Hillis, Tuffiash & Caramazza，2002）中比伴有语词缺失的原发性进行性失语症（PPA-L）表现出更严重的动词命名缺失。此外，一些失语症患者的动词理解可能会受损（Jonkers & Bastiaanse，2006; Miceli, et al.，1988; Kim & Thompson，2000; Marshall, et al.，1998），因为动词在句子产出和理解中起着重要作用，句子中没有动词就不符合语法，测试动词产出和理解对于了解失语症患者的句子缺失很重要（Berndt, et al.，1997）。有些研究表明针对动词产出障碍进行治疗可以显著提高句子的产出（Marshall, Pring & Chiat，1998; Schneider & Thompson，2003; Thompson, et al.，2013）。因此，详述动词（以及句子）的缺失对于理解失语症康复很重要。

动词之间在许多重要方面存在差异。其中包括动词的论元结构（Haegeman，1994; 宋国明，1997），即编码过程中动词所涉及的角色数量。一元动词如"咳嗽"只需要编码一个施事，即动作的发出者（张三咳嗽）。然而，二元动词比如"打"则需要编码一个施事和一个受事（或称为客体），即发出和接受动作的人物或事件（张三打李四）；三元动词如"给"则要编码一个施事、一个受事和一个目标论元（张三给李四一本书）。由此可见，随着论元的增加，动词的论元结构也越复杂，编码难度也就越大。

失语症的研究表明，论元或参与角色较多的动词往往比那些有较少论元的动词更难产出（De Bleser & Kauschke，2003; Dragory & Bastiaanse，2009; Kiss，2000; Luzzatti, et al.，2002; Thompson, et al.，1997; Thompson, et al.，1995）。例如，Thompson 等（1997）发现语法缺失型失语症患者在命名和句子产出任务中，三元动词和二元动词比一元动词的产出要更困难。此外，最近一项包含失语法性失语症患者的研究中，与不及物动词（一元动词）相比，语法缺失型和命名障碍型失语症患者都表现出及物动词（二元动词和三元动词）产出的困难（Thompson, et al.，2012）。有趣的是，与 PPA-L 的患者相比，相同的模式在 PPA-G 患者身上也有所呈现（Thompson, et al.，2013），研究表明，在产出句子时，语法缺失型失语症患者产出较少的动词论元，并且施事的产出通常多于受事或者目标论元。动词语句分量表通过动词理解和产出任务来测试一元、二元以及三元动词的产出和理解，此外，在论元结构产出测试中，将检测每种类型动词的论元产出能力。

动词的论元编码类型也会影响动词产出。例如，一元动词的分类中，非宾格动词[1]比如说 bloom（英文，意为绽放，1a）对于语法缺失型失语症患者来说，比非作格动词 smile（英文，意为微笑，1b）在句子中更难命名和产出（Bastiaanse & van Zonneveld，2005; Lee & Thompson，2004; Thompson，et al.，2003; Thompson & Lee，2009）。Luzzatti 等人（2002）发现，与非作格动词或者二元及物动词相比，在非宾格动词的命名中，威尔尼克失语症和命名性失语症患者表现出更严重的损伤，表现出对动词题元角色的敏感性（McAllister，et al.，2009）。之所以有此现象是因为在 1b 句中的主语名词是非作格动词的施事（X），而在 1a 中的非宾格动词的客体（Y）却充当句子的主语，这种题元角色和句法位置的冲突造成了非宾格动词的命名困难。进一步来看，1a 中的非宾格动词句法结构包含有语法移位，但是在非作格动词中并没有此类移位。需要说明的是，在动词语句分量表中，我们所测试的一元动词都是非作格动词，没有非宾格动词，因此，被试者一元动词的产出和（或）理解能力不会由于包含那些比较难的非宾格动词而受到额外影响（McKoon & McFarl，et al.，2000）。

1. a. The flower [客体 Y] bloomed.（非宾格动词）

   b. The dancer [施事 X] smiled.（非作格动词）

最后，对于动词论元的强制性选择可能也会导致失语症中的动词缺失，也就是有些动词要求论元词汇必须在句法结构出现；但是，有些动词则允许省略掉一些论元。例如，英语动词 deliver（递送）是一个可供选择的三元动词，可以分别用于含有 2a 和 2b 中两个或三个论元的句子里，然而，动词 put（放）只能用于 2c 这样三个论元的句子中，而不能用于像 2d 这样的两个论元的句子。

2. a. The postman delivered the package.（可选三元动词只有两个论元）

   b. The postman delivered the package to the school.（可选三元动词中有三个论元）

   c. The boy scout put the matches in his pocket.（强制性三元动词中有三个论元）

   d. The boy scout put the matches.（强制性三元动词中只有两个论元）

---

[1] Perlmutter（1978）把传统意义上的不及物动词分为非宾格动词（unaccusative verbs）与非作格动词（unergative verbs）两个次类。杨素英（1999）对汉语的不及物动词分类做了细致的说明。非作格动词的主要语义元素为意愿控制及自主，包括所有自主的动词（如工作、敲、学习、爬、想、跳、玩、笑、哭等）；描述动物发出的、同样为自主或是有意愿控制的动词（喵、汪等）；描述身体功能的，可以部分由意愿控制的动词（如咳嗽、睡、吐等）。而非宾格动词（也称为作格动词）的主要语义元素则是无意愿控制及自主，包括形容词（大、小、红、黑、香、干等）；带客体论元的动词（烧、沉、漂、流、挂、升等）；非自主的，与声、光、味有关的词（臭、闪等）；表时体的动词（开始、停止等）。

对正常成人的研究表明，可选性动词比强制性动词更加复杂，Shapiro 等（1987；1990）通过使用跨感觉通道的词汇判断任务发现，当可选性动词和强制性动词在句子中同时出现时，前者比后者需要更多的反应时间，这表明，当一个特定的动词在句子理解过程中被激活时，所有与这个动词相关的论元结构也会被激活，因为前者有更多数量的题元角色组合方式，为此也需要更多的加工资源（Shapiro & Levine，1990; Shapiro，Zurif，Grimshaw，1987）。这种现象在布洛卡失语症患者中也有所表现，不过在威尔尼克失语症患者中没有发现。此外，当可选性动词出现在句子中时，被试者产出句子的准确性变差（Thompson，et al.，1997），而动词命名通常不会受到动词可选性的影响（参见 Kim & Thompson，2000）。不过，对于汉语，目前还很少有研究考察失语症患者命名强制性和选择性论元动词的情况。动词语句分量表包含了强制性论元和可选性论元两种动词，可以考察汉语失语症患者对此类动词的命名情况。

（二）失语症中的语句障碍

句子的理解和产出障碍在获得性失语的患者中也比较多见。有研究表明，在理解非典型语序的句子时（如被动句和宾语关系从句），患者要比理解典型语序的句子更难（如主语 – 动词 – 宾语）。英语典型语序的句子是主动宾顺序（例如：The dog chased the cat. 参看 3a），在非典型语序的结构中宾语从后面的位置（在动词之后）越过动词置于句子较靠前的位置（参看 3b 和 3c），这样移位的结果是移位后的句子成分在原来位置留下语迹（trace）（Chomsky，1995）。解读这样的句子涉及移位的句子成分和所留语迹的同指关系。

3. a. The boy kissed the girl .（主动句）

　　b. The girl was kissed by the boy.（被动句，A 或 NP 移位）

　　c . Pete saw the boy who the girl kissed .（宾语关系从句，A' 或 Wh- 移位）

两种类型的语法移位与理解性失语症患者的句子产生和理解缺失有关，包括 A（NP- 移位）和 A' 的移位（Wh- 移位）（Chomsky 1981，1986，1995）。被动句（4a）属于 NP 移位，然而，宾语关系、宾语分裂句和宾语 wh 疑问句（4b~4d）则属于 Wh- 移位。

4. a. The boy was kissed by the girl.（被动语态，A 或 NP 移位）

　　b. Pete saw the boy who the girl kissed.（宾语从句，A' 或 Wh- 移位）

　　c. It was the boy who the girl kissed .（宾语分裂句，A' 或 Wh- 移位）

　　d. Who did the boy kiss ?（宾语疑问句，A' 或 Wh- 移位）

语法失语症患者在产出非典型语序句，尤其是语义可逆句[1]时有困难（Caplan & Hanna，1998;Friedmann & Grodzinsky，1997; Schwartz, et al.，1994），他们在理解这类句子也有困难（Caplan & Futter，1986; Caramazza & Zurif，1976; Friedmann & Shapiro，2003; Grodzinsky & Finkel，1998; Schwartz, et al.，1980; Thompson & Shapiro，2005）。此外，有研究表明，流利型失语症患者在非典型句子的产出和理解中也有障碍（Butterworth & Howard，1987; Caramazza & Miceli，1991; Caramazza & Zurif，1976; Edwards，2000; Edwards & Bastiaanse，1998; Faroqi-Shah & Thompson，2003; Martin & Blossom Stach，1986）。尽管有些研究人员将流利型失语症患者的语句障碍与词汇损伤联系在一起（Bird & Franklin，1996; Faroqi-Shah & Thompson，2003; Goodglass, et al.，1993），但有研究者认为流利型失语症患者的语法障碍需要进行细致研究，以便充分了解其语言障碍的模式（Edwards，2000; Edwards & Bastiaanse，1998）。

值得注意的是，语言治疗的研究（Ballard & Thompson，1999; Dickey & Thompson，2007; Jacobs & Thompson，2000; Thompson & Shapiro，2005; Thompson, et al.，1997; Thompson, et al.，2010a, 2010b）表明，在对失语症患者进行语句障碍治疗时，句法移位结构（NP 位移，Wh- 位移）是一个重要考量因素。尽管患者在接受治疗后，会经常在相似的移位结构中出现泛化，例如：从宾语从句泛化到宾语 wh 疑问句，但 Thompson 等人（2010a，2010b）的研究表明，对患者训练 Wh- 移位的句子（如宾语从句）不会影响被试者在 NP 移位句（如被动句）的产出和理解。另外一项重要的语言治疗研究发现，训练被试者掌握结构最复杂的句子（如宾语关系从句）可以泛化到结构较为简单的相似或相关结构（如宾语分裂句和宾语 wh 疑问句，分别参看 4c 和 4d）（Thompson, Ballard & Shapiro，1998; Thompson, Shapiro, Kiran & Sobecks，2003; Thompson, et al.，2010a，2010b）。

三、失语症动词语法评估工具的现状

动词和语句障碍在失语症患者中非常普遍，因此了解掌握患者在动词和语句方面的损伤程度对于描述其语言系统中的选择性障碍和制定治疗方案都十分重要。因此，研究者和临床工作人员都需要对患者的动词和语句的障碍情况进行评估和测量。

（一）西方失语症量表的情况

关于西方失语症的成套测试有西部失语症成套测验（the western aphasia battery，WAB，

---

[1] 语义可逆句是指句子的施事和受事句法位置互换后，句子从语义上仍旧成立。例如："张三被李四亲了"属于语义可逆句；而"椅子被张三搬走了"就不属于语义可逆句。

Kertesz，1982），波士顿失语诊断测验（Boston diagnostic aphasia examination，BDAE，Goodglass，et al.，2001），以及综合失语症测试（the comprehensive aphasia test，CAT，Swinburn，et al.，2004）。不过目前这些测验都不能解决上述动词和语句类型的评估问题。尤其是 WAB 并不能检测动词的产出或者理解缺失。尽管 BDAE 和 CAT 测试包括动词命名测试，但是也没有关于动词理解的测试。BDAE 没有控制动词的论元结构，而 CAT 测试中只有针对二元动词的测试。

以上这些已经发表的失语症量表也没有检查典型和非典型语序句子的理解和产出。WAB 和 BDAE 两个测试都只是检查了叙述过程中句子的产出，以及在测试理解方面只是包含了简单的"是否"问句和祈使句。CAT 测验包含典型和非典型语序句子的理解，但是涉及的类型只有 NP 位移结构（被动句），没有包括 Wh- 位移结构（如宾语从句）的检测，也没有检测典型语序句子的产出。尽管费城失语症理解成套测验（the Philadelphia comprehension battery for aphasia，PCBA，Saffran，Schwartz，Linebarger，Martin & Bochetto，unpublished）和主语从句、宾语从句、主动句、被动句语法检查成套测验（the subject-relative，object-relative，active，passive syntactic battery，SOAP，Love & Oster，2002）都有针对 NP 和 Wh 移位结构的理解测试，但是它们并没有检查这些结构的产出情况。

一些专门用于检查失语症动词和语句障碍的测验在一定程度上控制了上述影响语句加工的因素。例如目标 – 动作对应命名测验（an object and action naming battery，OANB，Druks & Masterson，2000）在对不同动词论元结构进行测量时，控制了一元、二元和三元动词的词频、获得年龄和形象度。但是对一元动词（包括非作格和非宾格动词），以及动词的理解都没有进行检测。动词及语句测验（the verb and sentence test，VAST，Bastiaanse，et al.，2002）考虑到了动词的及物性，包含了一元动词和二元动词，但没有检测三元动词。VAST 的一个优点是它对于动词命名和理解都进行了检查，VAST 还进一步的检查了典型语序和非典型语序句子的产出和理解。不过，不同句型是以不同的测验形式分别进行的（也就是说，疑问句是用来测量产出的，而主语和宾语从句用来测量理解）。

（二）汉语失语症量表的情况

针对汉语失语症的评估量表目前主要有汉语失语症成套测验、汉语标准失语症检查量表和汉语语法量表。汉语失语症成套测验（Aphasia Battery in Chinese，ABC，高素荣，1993 ）是主要参考 WAB 和 BDAE，并结合我国国情和临床经验修订而成。该测验对动词的产出考察较少，且没有考察动词的及物性及论元结构。在语句层面考察了对一般主动句、疑问句、把字句的理解。没有考察被动句、主语从句和宾语从句等复杂移位结构，也没有对语句的产出进行测查。

中国康复研究中心汉语标准失语症检查量表（Chinese rehabilitation research center Standard Aphasia Examination，李胜利，2000；张庆苏等，2005）是借鉴日本标准失语症检查量表（SLTA）设计的，主要用于失语症的诊断和治疗评估。在语言能力方面主要有听理解、复述能力、表达能力、漫画说明、名词列举、自发性谈话等测试，该量表虽然包括了及物和不及物动词，但是没有控制及物性，也没有考察三元动词的情况。在语句层面考察了一般主动句、疑问句、把字句的理解。但是没有考察被动句、主语从句和宾语从句等复杂移位结构。

汉语语法量表（Chinese agrammatism Battery，赵丽丽等，2003）由词类、语序、语用、句子—图画匹配和语言符号操作五个子测验组成，主要测试患者的复述、理解判断能力。没有进行名词、动词的理解产出以及不同论元结构动词的测查。在句子层面考察了把字句、被动句和从句的理解，但是没有对句型的分布进行控制，也没有考察语句的产出。

因此，目前国内尚没有一个基于语句生成加工模型编制的量表，能够同时考察不同论元结构的动词和各种句型语句的产出和理解。

（三）小结

根据对英语和汉语失语症量表的归纳总结（表1-1），我们发现目前没有一个失语症量表能够同时对动词类型、动词论元结构以及典型与非典型语序句的产出和理解同时进行评估，有的量表检查了动词，但是没有考察动词论元的数量、类型和（或）论元可选择性。虽然有个别测试考察了动词的论元结构和类型，但没有考察全部情况。另外，对语句产出的测试也没有考虑动词论元的各种类型。对句子结构的测试也没有考虑语序的典型性，在对非典型语序句的测试中也只包括了NP-移位而没有测查Wh-移位结构。在句子产出与理解测试中，对于不同句型和结构选择性的使用了不同的检测任务。

表1-1　失语症动词和语句相关测验的汇总

量表名称	动词			典型－非典型语句	
	命名	理解	论元结构	产出	理解
WAB					√
BDAE	√	√			√
CAT	√				√
PCBA		√			√
SOAP					√
OANB	√				
VAST	√	√		√	√
汉语失语症成套测验	√	√			√
标准失语症检查量表	√	√			√
汉语语法量表		√			√

注：

四、动词语句分量表的设计原理

在语言产生过程中，尤其是在语法和词汇加工阶段，Garrett（1975，1982）、Bock 和 Levelt（1994）提出的两阶段加工模型[1]影响最大。按照两阶段加工模型（Garrett，1975，1982; Bock and Levelt，1994），语句产生大致经过 3 个阶段：①语义信息阶段：在此阶段讲话者主要确定要表达的语义内容；②语句构造，主要把语义概念转化成具体语句词汇的表征形式；③语音表征及发音阶段。两阶段模型主要针对的是前两个加工阶段（图 1-1）。

在语义阶段，首先，概念和推理加工激活相关语义内容的词汇（例如，和给予有关的词汇有"给""送""赠予""奖励"等）和语法功能结构（例如"给"和"赠予"属于强显性三元结构，"送"和"奖励"属于中显性三元结构等）；然后两者结合会生成一个词项（这时的词项仍旧是基于语义的而不是词形）的语法结构，由此进入到第二个加工阶段：语句阶段。

在语句阶段，根据语法结构的表征和需求，给各个位置提取具体的词汇形式（如"送"），同时选择确定一个具体的句法结构（如是主动句还是被动句），并根据动词论元结构和句型的要求插入具体的词项。在这个过程中，要对激活的具体词汇的语义和语法特征进行形态编码，如名词的数和人称、动词的数和时态等。由此形成一个带有词汇位置表征的语句。

最后则进入激活单词语音，产生语音单词，进行音位编码等语音输出表征的阶段。

Garrett（1982）的语法编码模型（Grammatical Coding Model）和 Bock and Levelt（1994）的两阶段模型（Two Stage Model）被广泛用于对失语症和其他语言障碍（Grodzinsky，1984; Altmann，2004; Edmonds，2005; Sung，2016）的解释，也为本量表的设计提供了理论框架，使我们可以系统地检验在动词的语义和论元结构以及不同句型的加工中是否存在损伤。

动词语句分量表包含的 5 个测验，分别是动词命名测验、动词理解测验、论元结构产出测验、语句启动产出测验和语句理解测验。这些分测验可用来检测动词语句产生过程中（图 1-1）的相关加工过程，对动词和语句障碍的病因进行诊断和评估。

---

[1] Bock 和 Levelt（1994）提出的语法加工两阶段模型始于 Garrett（1975，1982），其主旨思想无太大区别。不过由于 Garrett（1982）的模型阐述最为详细，故在本量表设计中主要参考 Garrett（1982）的模型设计。

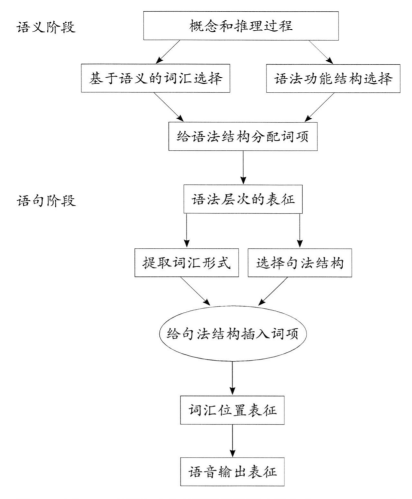

语义阶段 　　　　　　　概念和推理过程

基于语义的词汇选择　　　　语法功能结构选择

给语法结构分配词项

语句阶段　　　　　　　语法层次的表征

提取词汇形式　　　　选择句法结构

给句法结构插入词项

词汇位置表征

语音输出表征

图 1-1　Garrett 的语句产生的两阶段模型（引自 Garrett，1982）

　　在语句的构造中，动词是核心（Huang，et al.，2009），因此动词命名和动词理解测验主要测查被试者在动词的产出和理解层面是否存在问题。虽然在命名分量表的有关分测验中已经对动词的产出和理解进行了测查，但是在动词命名和动词理解测验中，系统控制了动词的论元结构。有研究显示失语症患者对论元结构复杂的动词命名更困难（Kemmerer & Tranel 2000，Kim & Thompson，2000；Thompson，2003；De Bleser & Kauschke 2003）。因此，我们可以通过这两个分测验来评估者动词论元结构信息的加工能力。

　　论元结构产出测验则主要考察被试者加工动词论元结构信息，并给论元结构分配词项的能力。有关词汇的语音提取和词汇语义通达的问题在命名分量表中已经有评估。因此如果被试者在命名分量表中的词汇语音提取和词汇语义理解没有问题，但在本测验中表现出障碍，则可以诊断为动词论元结构表征和加工的障碍。

　　语句启动产出测验和语句理解测验主要测查被试者在语句层面的句法加工能力。语句启动产出测验主要考察被试者选择句法结构、给句法结构插入词项的能力。而语句理解测验则主要考察被试者选择句法结构以及句法结构的转换能力。

五、动词语句分量表的目的

动词语句分量表能够综合评估失语症患者对动词和语句的产出和理解能力。具体来说，该测验用于检测被试者对动作动词的理解和产出能力、对动词的论元结构在句子上下文中的产出能力，以及对典型语序和非典型语序句子的理解和产出能力。

六、动词语句分量表的结构

动词语句分量表由 5 个测验组成，依次是：动词命名测验、动词理解测验、论元结构产出测验、语句启动产出测验和语句理解测验。

前 3 个测验利用不同类型的动词（一元、二元、三元动词）在词水平（动词命名测验和动词理解测验）和句水平（论元产出测验）上来测查动词论元结构以及论元的选择性效应模式。前 2 个测验检查的是那些不需要利用论元结构信息来产出和理解动词的能力。论元结构产出测验测查的动词类型包括：强制性一元动词、强制性二元动词、强制性三元动词、选择性三元动词。主要测试评估在语句产出时，动词和论元结合在一起的产出能力。语句启动产出测验和语句理解测验检验的是典型语序和非典型语序语句的产出和理解。这 2 个测验分别包括了 7 种句型。其中 3 种为 SVO 语序：主动句、主语疑问句和宾语从句；另外 4 种为非 SVO 语序：把字句、被字句、宾语疑问句 [1] 和主语从句。

七、施测者资质

动词语句分量表的施测者需具备语言知识和语言障碍的基本知识、了解和掌握测试的施测过程和评分步骤，能够准确理解和把握语言和认知受损的测试评价和分类标准。另外，应具备和失语症患者接触及沟通的经验，能够管控失语症患者的负面情绪和无关行为。

为了准确掌握动词语句分量表的正确使用方法，科学合理解释测查结果，本量表要求施测者必须经过心理语言学、临床神经心理学、语言病理学和神经语言学等方面的专业知识培训。在熟练掌握测验流程后，要在有资质的专家或者语言治疗师督导下，完成至少 5 个实例的完整

---

[1] 在汉语里，在句法层面并没有 wh- 词的移位，但在逻辑语义层面存在 wh- 词的隐性移位（Huang，1982）。即将 wh- 词移至句子前端位置（例如，标句词短语 CP 的指示语位置）。 这样，"张三吃了什么？"的逻辑表达式便为"什么$_i$（张三吃了 t_i）？"

测评实习，并获得相关认证。

由于本量表的施测语言为普通话，因此要求施测者应具有较好的普通话水平。虽然本量表在授予施测者资格证书时不以普通话水平为限制条件，但我们建议施测者最好有二乙及以上普通话水平。

为了能够充分的解释动词语句分量表所得结果，建议在测试有神经损伤患者时，施测者应研读神经语言学、心理语言学以及失语症的相关专业书籍。

对于制定了相关临床测评管理办法的单位，应遵守其规定。并坚持个案测评与管理的道德原则。

需要强调，作为临床评估的一部分，动词语句分量表将会遵守临床评估的使用规定。研究人员经过适当培训也可使用，但测试结果不能用于临床诊断和治疗。

本量表作者拥有对施测者资质的最终解释权。

第二章 测验材料的选定

一、动词命名测验

动词命名分测试包括 20 个项目，其中有 6 个一元动词、6 个二元动词、8 个三元动词。三元动词又分了 3 类：强显性三元动词 2 个、中显性三元动词 4 个，弱显性三元动词 2 个。这 20 个项目在音节上作了平衡，一半双音节，一半单音节。所有项目在词频、具象性和习得年龄上进行了平衡。

汉语中动词论元类型的划分存在很多争议，为此我们在选择不同论元类型的动词时避免了那些有争议的词项，选择的词项都是学者公认的各类论元类型的典型词条。

20 个目标词都配备了人物和动作图片，如图 2-1 所示。

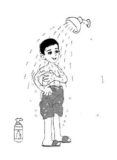 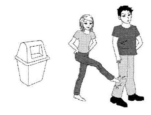 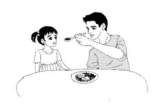

A. 一元动词（目标动词：洗澡）　　B. 二元动词（目标动词：踢）　　C. 三元动词（目标动词：喂）

图 2-1　动词命名测验图例

为了保证动词和所配图片的一致性，我们进行了双向测试程序。首先我们列出目标动词表，将此表交给一名图画作者，由其根据自己对动词的理解画出图片。之后，我们分别找了 20 位 20~25 岁和 20 位 55 岁以上的普通话母语者，给出他们图片，要求其对每个图片进行动作命名。得到被试者产出的预测动词表。我们将目标动词表和预测动词表进行了一致性比对，预测动词表中一致性超过 90% 的测试图片才作为实验的正式配图。一致性达不到 90% 的，我们要求图画作者修改图片，并再次进行预测。所有的图片都经过两轮前测，一致性达到了 90% 以上。

为了和三元动词图片的视觉复杂性（客体较多）保持平衡，一元动词和二元动词在必要时也都添加了附加客体元素（例如，在图画中增加一个环境物体，如树、窗户等）。

二、动词理解测验

动词理解测验包括 20 个目标动词项目和配图，词项和配图与动词命名测验的项目一致。此外，我们为每个项目设计了 3 个干扰项目和与之相配的图片。其中 1 个干扰项与目标项属于同一类论元结构的动词，另外 2 个干扰项来自不同论元类型。所有干扰词项与目标词项词频是平衡的。目标图片和干扰项目图片的位置是平衡过的。所有的 20 组图片都经过了 20 位 20~25 岁和 20 位 55 岁以上的普通话母语者的前测，目标图片正确指出率达到 100%。

具体如图 2-2 所示。

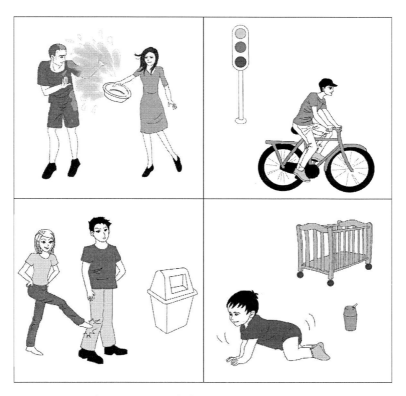

图 2-2　动词理解测验图例（从左上顺时针依次为：不同论元类型的干扰项"泼"、测试项"骑"、不同论元类型的干扰项"爬"、相同论元类型的干扰项"踢"）

三、论元结构产出测验

在本测验中，4 个有生命名词和 10 个无生命名词与动词命名测验中的 20 个动词相结合。每个动词在论元结构情境下进行测试，得到了 20 个目标句子。在动词命名测验中的图片修改后用于论元结构产出测验。主要添加了箭头来表示动词论元所指向的人或物体。具体如图 2-3 所示。

另外，动作、客体、人物的名称被写于图片上以避免词汇检索难度带来的影响。同时，一元动词和二元动词配图中添加的附加客体元素被移除了。

所有的 20 组图片都经过了 20 位 20~25 岁和 20 位 55 岁以上的普通话母语者的前测，目标论元结构的产出率达到 90% 以上。

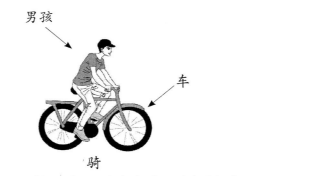 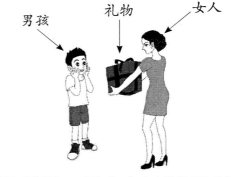

A. 二元动词"骑"，目标句为："男孩在骑车。"　　　　B. 三元动词"赠送"，目标句为："女人赠送了男孩礼物。"

图 2-3　论元结构产出测验图例

四、语句启动产出测验和语句理解测验

语句启动产出测验与语句理解测验都使用了 7 种句型，分别是 3 种典型语序：主动句、主语疑问句和宾语从句；4 种非典型语序：把字句、被字句、宾语疑问句和主语从句。每种句型有 4 个句子，共计 28 个句子。所有构成句子的名词和动词设计时都平衡了词频。每种句型中，句子的长度进行了平衡。在语句理解测验中，每个测试句都配有两幅图片，目标图片和句子意义一致，干扰图片则是和该测试句的语义可逆句意义一致。具体如图 2-4 所示。

语句启动产出测验中，每个目标句的启动句是该句的语义可逆句。例如目标句是"女人撞了男人"，它的启动句就是"男人撞了女人"。

语句启动产出测验和语句理解测验使用同一套图册。所有的 28 组图片都经过了 20 位 20~25 岁和 20 位 55 岁以上的普通话母语者的前测，目标句正确产出率超过 90%。语句理解中目标图片的正确指认率到 100%。

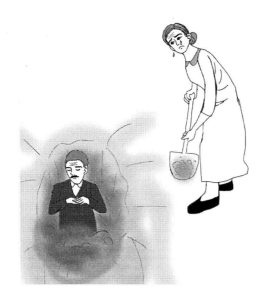
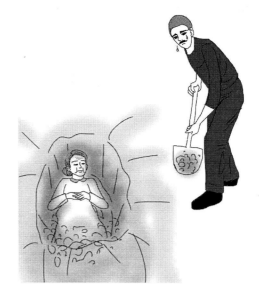

A. 主动句、把字句、被字句测试

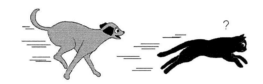
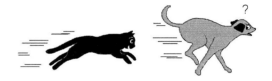

B. 宾语疑问句测试

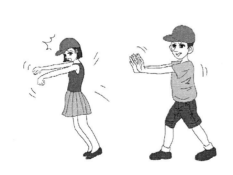
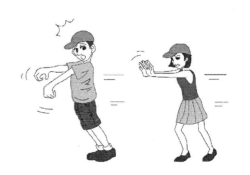

C. 主语从句、宾语从句测试

图 2-4 语句启动产出测验和语句理解测验的图例

第三章　操作说明和评分指南

一、总体说明

（一）测验所需材料

·施测手册

·测验图册

·评分表

（二）一般操作指南

在实施评估前，需要在评分表的封面和病历信息页收集记录被试者的基本信息。

每项测验都以练习项开始。对于练习项，当被试者没有应答或应答错误时，可提供正确答案。对于正式测验项目，只能给予被试者一般的鼓励，比如"好"等，不能告诉被试者正确答案。

动词语句分量表各项测验按照以下顺序进行：①动词命名；②动词理解；③论元结构产出；④语句启动产出；⑤语句理解。

每个项目的测试有特定的时间限制，应鼓励被试者尽可能快而准确地反应。有时施测者可能为保持和被试者的良好互动，会不自觉地给予被试者额外的反应时间。但是应该明确每个测试项目都必须在规定时间内完成，以获得真实客观的评价结果。为保持被试者的积极性，在一些项目中可以给出一些额外的时间从而得到更为完整的应答。但是只有被试者在指定时间之内完成的应答才能计入评分。

（三）施测语言

本量表的施测语言为普通话。施测者应以普通话呈现指导语及语言刺激。尽量要求患者以普通话应答。由于本量表并不考察发音的标准与规范，因此被试者的普通话发音不标准，或回答的语音、词汇和句子不属于标准普通话，但只要能够和测验的问题相对应，就应算正确。例如，刺激图片是"游泳"，但被试者以当地方言词汇"浮水""麻澡""活浪""打袍秋""游水"等回答也算正确。

对普通话听不太懂的被试者，施测者可以用方言对指导语进行解释和澄清。

二、操作说明和评分指南

（一）动词命名

▶ 目的

动词命名测验是用来测查在不需要动词论元结构参与的任务中，被试者对不同论元结构动词的对证命名能力。测验的动词类型包括一元动词、二元动词、强显性三元动词、中显性三元动词和弱显性三元动词。

▶ 内容

动词命名测验包含 2 个练习项和 20 个测试项，测试项包含 6 个一元动词（标记为"x V"）、6 个二元动词（标记为"x V z"）、2 个强显性三元动词（标记为"x V y z"）、4 个中显性三元动词（其中 2 个可隐含末尾论元，标记为"x V y"，另外 2 个可隐含中间论元，标记为"x V z"），以及 2 个弱显性三元动词（可自由隐含中间论元或末尾论元，标记为"x V y/z"）。这里需要说明的是三元动词通常都有事物或者信息发生转移的含义。由于三元动词比较复杂，因此为了方便，使用了字母符号来标示三元动词的分类。在三元动词的论元结构中，"V"指动词（verb），"x"代表主语，通常是施事；"y"代表间接宾语，通常是目标或处所；"z"代表直接宾语，通常是受事（客体）。

▶ 操作指南

下面粗斜体的文字施测者要大声对被试者说出来。

（1）*我会给你看一些图片，每张图片上都画了一个动作，或者画着某人在做某事。你要说出这个动作，要尽可能又快又准确地说出来。*

（2）展示第一张图片（咬），*告诉我这张图片画的是什么动作。*

（3）要求被试者在 10 秒钟以内回答。如果被试者没有应答，重复该项目，让其再试一次。如果被试者的第一次回答不正确，就给出以下提示：*你能用另一个词来说这个动作吗？*

（4）如果被试者第二次还是应答不正确或没有应答：**这张图画的是狗咬猫，所以你应该说"咬"**。注意：<u>只在练习阶段这样做</u>。在测试项目中，如果被试者 10 秒钟以内没有正确应答，则进行下一个项目。

（5）练习第二个项目：重复（2）～（4）步骤。

（6）测试项目：重复（2）~（3）步骤，如果被试者在提示（第 3 步）后仍然说不出正确答案，就进行下一个测试项目。

（7）如果被试者回答正确，进入下一个项目，重复步骤（2）～（3），完成所有项目的测试。如果回答不正确，把错误写在反应内容栏中。

（8）在一元和二元动词类型中，如果被试者连续答错 4 道测试项目，终止该类型动词测验，进入下一类型动词测验。

注意：如果被试者对实物和动作有困惑，例如把"泼"说成了"水"，应当提醒被试者去命名动作而不是实物（**正确，但请告诉我发生了什么**）。在每一个项目中，只能进行一次词语分类的提示。

▶ 计分说明

（1）记录在"表 K 动词命名评分表"，在反应内容栏目记录被试者 10 秒内的答案。

（2）如果被试者在 10 秒以内自己纠正了回答，记录最后一个回答。

（3）如果被试者回答正确，反应类别栏内画"+"，如果回答错误，则画"-"，统计每种动词类型的正确产出数量和正确率记录到表格对应的小计栏内。

计为正确的回答类型如下。

（1）任何时态都算正确，例如，"洗""在洗""洗着""洗了""洗过"。

（2）与目标词具有相同论元结构并且语义恰当的动词。例如，"看望"说成"探望""问候""拜访""慰问"等都计为正确，因为它们都是二元动词且语义相近。详见《动词语句分量表评分表》附表 1。

（3）言语错乱（假词）的情况中，可分辨出是目标词的（至少声母相同或韵母相同）例如："逮捕"说成"泰普"／"岛补"）的情况下可以算作正确；然而，如果回答出的模糊词是一个真词，例如将"逮捕"说成"摆谱"，则判为错误。

计为错误的回答类型如下。

（1）没有回答。

（2）没有回答成动词（例如，把"睡觉"说成"女人"）。

（3）错误的动词（例如，"醉"说成"叫"，"询问"说成"打"）。

（4）言语错乱或者新词无法识别为目标词的（例如，把"逮捕"说成"吧哈"）。

▶ **得分汇总说明**

将各类动词小计栏正确数和正确率进行汇总，填入对应的合计栏和总计栏。

（二）动词理解

▶ **目的**

该测验检查的是被试者对不同论元结构动词的理解。动词类型包括：一元动词、二元动词、强显性三元动词、中显性三元动词和弱显性三元动词。

▶ **内容**

2个练习项；20个测试项，包含6个一元动词（标记为"xV"）、6个二元动词（标记为"xVz"）、2个强显性三元动词（标记为"xVyz"）、4个中显性三元动词（其中2个可隐含末尾论元，标记为"xVy"，另外2个可隐含中间论元，标记为"xVz"），以及2个弱显性三元动词（可自由隐含中间论元或末尾论元，标记为"xVy/z"）。

▶ **操作指南**

下面粗斜体的文字施测者要大声对被试者说出来。

（1）***我会每次给你看四幅图，每幅图都呈现了一个动作，或者画着某人在做某事。然后我说一个动词，你来指出画着这个动词的图片，要尽可能又快又准地指出来。***

（2）展示一组四幅图，并说出目标词（***"请指出"咬"***）。以比正常语速稍慢的速度（大约每秒2个音节）说出每一个测试项目。每个项目给被试者5秒反应时间。要求被试者从图片中指认出目标图。

（3）如果被试者在5秒内没有做出反应或者做出错误反应，重复项目并让其再试一次。如果被试者仍不能在 5 秒内指出或者指出错误，就给他指出正确的图。但这种提示反馈仅适用于练习项。

（4）正式测验项目：重复步骤（2），至所有项目测试结束。如果在做出判断之前，被试者表示没听清或要求重复一下测试项目，施测者可重复该测试项目一次。一旦被试者已经做出判断，则该项目不能再重复测试。

（5）在一元和二元动词类型中，如果被试者连续答错 4 道测试项目，终止该类型动词测验，进入下一类型动词测验。

▶ 计分说明

（1）记录在"表 L 动词理解评分表"中，用"○"圈出被试者所选项目。

（2）如果被试者指出正确，在每一项目后的反应类别栏记录"+"，如果被试者反应错误，记录"−"，统计每个动词类型的正确数和正确率并录入对应栏目。

▶ 得分汇总说明

将各类动词小计栏正确数和正确率进行汇总，填入对应的合计栏和总计栏。

（三）论元结构产出

▶ 目的

论元结构产出测验是用来测查在语句产出这种需要动词论元结构参与的任务中，被试者对不同论元结构动词的产出能力。动词类型包括：一元动词、二元动词、强显性三元动词、中显性三元动词和弱显性三元动词。

▶ 内容

2 个练习项；20 个测试项，包含 6 个一元动词（标记为"x V"）、6 个二元动词（标记为"x V z"）、2 个强显性三元动词（标记为"x V y z"）、4 个中显性三元动词（其中 2 个可隐含末尾论元，标记为"x V y"，另外 2 个可隐含中间论元，标记为"x V z"），以及 2 个弱显性三元动词（可自由隐含中间论元或末尾论元，标记为"x V y/z"）。

▶ 操作指南

下面粗斜体的文字施测者要大声对被试者说出来。

（1）**我会每次给你一幅图，图上标有几个词，每个词的箭头指向一个人或者一个东西，图片下面还有一个表示动作的词，用这个表示动作的词和其他箭头标出的词给这幅图造个句子。**

（2）呈现第一幅图（咬），**这幅图里表示动作的词是咬**（指出该词），**箭头指示的名词是狗和猫**（指出相应的词），**那么完整的一句话是，狗在咬猫。**

如果被试者表示没听清或要求重复一遍测试要求，施测者可重复一次步骤（1）~（2）。

（3）呈现图片，**你试一下这幅图，给这幅图造句，用这个词（手指目标动词，图片下面的词）和其他所有给出的词**（逐次指示出箭头标出的词）。

（4）每个项目给被试者 10 秒反应时间。

（5）如果被试者在 10 秒内没有回答或回答错误，重复步骤（3）并再给其 10 秒。

（6）如果被试者还是没有应答或者应答错误，告诉被试者正确答案（**动词是投，箭头指的是女人、票和男人，句子可以是"女人投了男人一票"，你也可以只说"女人在投票。"**）。但是特别注意：只有在练习阶段可以这样提示被试者。正式测试时，不可以再提示被试者。

（7）测试项目：重复步骤（3）~（5），至测试完所有项目。

（8）在一元和二元动词类型中，如果被试者连续答错 4 道测试项目，终止该类型动词测验，进入下一类型动词测验。

注意：（1）如有需要，可提醒被试：①每幅图片只能用一句话来描述；②要尽可能得把所有给出的词都用上。除这两条外，不能给被试者其他反馈。

（2）时态（如：了、看）和限定词（如：一本）不属于考察范围，只考察动词和论元结构。

▶ 计分说明

（1）记录在"表 M 论元结构产出评分表"中。将被试者的回答记录在反应内容一栏，被试者自己纠正或重造句子的情况都应该在括号中标明，只记录被试者最后一次的尝试表达，被试者说出的额外的并非目标句里的话语的信息也应该记录下来，但不参与评分。参阅《动词语句分量表评分表》中的附表 3。

（2）产出语句的标注和计分。产出的句子需要进行两种标注。

第一种是以动词为核心的论元标注。这种标注通过动词及其附带论元成分产出多少以及位置的对错来计分。在标注时，请参照表 M 中参考答案论元结构一栏的动词及论元结构来标注。动词及其论元成分的代码及标注方法如下。

V：代表目标动词（例如"骑"）。不管产出的动词形式是怎样的（例如"骑了""骑过""在骑""骑着"），只要产出了目标动词的任何一种形式，都将 V 圈定，表示被试者正确产出了动词。如果主要动词没有产出，就不能圈定 V。

x：代表主语论元，是施事或动作发出者（例如"男孩在骑车"中的男孩）。在圈定了动词之后，再看动词前是否有主语论元，如果有则圈定 x。如果没有就不能圈定 x。

y：在三元动词结构中代表间接宾语论元，通常是目标（例如"女人赠送了男孩礼物"中的"男孩"）。在三元动词中，在圈定了动词之后，再看动词后有几个论元，通常有人物主体的则属于间接宾语，应圈定 y。如果没有人物主体的就不能圈定 y。

z：代表直接宾语论元，是动作的承受者，通常是客体（例如；"女人赠送了男孩礼物"中的"礼物"）。在二元动词中，在圈定了动词之后，再看动词后是否有宾语论元，如果有则圈定 z。如果没有就不能圈定 z。在三元动词中，在圈定了动词之后，再看动词后有几个论元，通常有客体、物品的则属于直接宾语，应圈定 z。如果没有客体、物品的就不能圈定 z。

注意：在标注和圈定动词及论元时，一定要同时考虑论元成分是否出现以及论元成分出现的位置是否正确，对位置的确定要参照动词，因此应首先标注和确定动词。

论元：当动词和所有的论元都能正确产出并且位置正确时，就可以将论元栏圈定。只要所有的论元都依据正确的顺序出现在句子类型中（例如：将"女孩推了男孩"说成"男孩被女孩推了"），即使产出的句子不是参考答案句也可以圈定论元，因为产出的句子包括了目标动词及其论元。

角色反转的错误，例如把"女孩踢了男孩"说成"男孩踢了女孩"存在顺序错误，不应该算论元正确，因此不能圈定论元。如果动词被替换时，则只有替换的动词和被替换动词具有相同的论元结构类型（"蹲"说成了"坐"）的时候才能算是动词论元正确。

第二种是以词汇为核心的词汇标注。在词汇标注时，不考虑动词以及论元结构的问题。只考虑被试者产出的句子中是否有言语混乱的现象。所谓言语混乱是产出过程中没有出现语义恰当的回答，包括词汇的语义、音韵和生造词错误。角色反转的错误和含混不清的发音也算言语混乱。同义、近义和相关词汇的替换，比如说"男孩"说成"男人"，"猫"说成"小猫"，"女人"说成"女孩"等则不算言语混乱。只要没有言语混乱现象，有参考答案中词汇产出，或与之相关语义恰当的词汇产生，就可算作词汇正确，可在对应的词汇一栏圈定。

（3）按照动词类型汇总填入论元正确（圈定论元）、词汇正确（圈定词汇）以及论元和词汇同时正确的句子数量，填入小计栏。

（4）需要注意的是 15~20 号项目属于中显性、弱显性三元动词，其结构存在多种可能性。评分表中列出了所有可能的结构。但实际施测时每个动词只测一次，不需要测多次。

▶ 得分汇总说明

（1）记录在"在论元结构产出合计表"中，合计并录入圈出各成分（V，x，y，z）的数量，圈出论元的数量、圈出词汇的数量和论元词汇同时被圈出的数量。

（2）在相应的合计栏目中录入一元动词、二元动词和三元动词（强制性三元动词和选择性三元动词）圈出论元和词汇的总数及百分比。

（四）语句启动产出
▶ 目的

语句启动产出测验是通过测量不同句法复杂度的句型来检测被试者对典型语序和非典型语序的各类句型的产出能力。总共 7 种句型，分别是 3 种典型语序：主动句、主语疑问句和宾语从句；4 种非典型语序：把字句、被字句、宾语疑问句和主语从句。

▶ 内容

3 个练习项和 28 个测试项，共有 7 种句型，每种句型有 4 个测试项目。

▶ 操作指南

28 个测试项分为 7 个区组，每个区组对应一个句型。

每一个项目中会呈现两幅测试图片，这两幅图片呈现出的语义内容中施事和受事角色相互反转，例如，左图为小狗在追小猫，右图为小猫在追小狗。

下面粗斜体的文字施测者要大声对被试者说出来。

（1）*我会每次给你两幅图，我会说一个句子描述其中一幅图发生的事儿，然后请你用和我说的句子一样的形式描述另一幅图中发生的事儿，要尽可能又快又准地说出来。*

（2）呈现图片（撞），**这里有两幅图片，每幅图片里都有一个女人**（指着每幅图片中的女人）**和一个男人**（指着每幅图片中的男人），**图片中的动作是撞。**

（3）指向被试者左边的图片并说出句子，**这幅图说的是：女人撞了男人。**

（4）然后指向位于被试者右边的目标图片，**那么，这幅图说的是：......** 给被试者15秒时间回答。

（5）如果在15秒内没有回答或回答错误，重复步骤（2）~（4）后，再给被试者15秒时间回答。

（6）如果被试者第二次仍然没有回答或回答错误，则重复（3），然后指向位于被试者右边的目标图片，同时说出目标句：**男人撞了女人。** 但是特别注意：只有在练习阶段可以这样提示被试者。正式测试时，不可以再提示被试者。

（7）呈现图片（咬），**这里有两幅图片，每幅图片里都有一个小狗**（指着每幅图片中的小狗）**和一个小猫**（指着每幅图片中的小猫），**小狗和小猫戴着帽子，图片中的动作是咬。**

（8）指向被试者左边的图片，**这幅图说的是：咬小狗的小猫戴着帽子。**

（9）然后指向位于被试者右边的目标图片，**那么，这幅图说的是？**

（10）重复步骤（5）~（6）。

（11）呈现图片（指挥），**这里有两幅图片，每幅图片里都有一个男人**（指着每幅图片中的男人）**和一个女人**（指着每幅图片中的女人），**图片中的动作是指挥。而且每幅图片里都有一个问号，问号在谁身上，就对谁进行提问。**

（12）指向被试者左边的图片，**这幅图问的是：男人在指挥谁？**

（13）然后指向位于被试者右边的目标图片：**那么，这幅图问的是？**

（14）重复步骤（5）~（6）

注意：以大约每秒2个音节的速度和自然的语音、语调说出启动句。

（15）测试项目：按顺序依次呈现所有测试项目，重复步骤（2）~（5），至全部完成。

（16）在每种句型中，如果被试者连续答错3道测试项目，终止该句型测验，进入下一句型测验。

▶ 计分说明

（1）记录在"表O 语句启动产出计分表"中。将被试者的回答都记录在反应内容一栏内。如果被试者在15秒内自行更改，按照最后一次回答记录。

（2）如被试者回答正确，在反应类别栏内记录"+"，回答错误则记录"−"，累计被试者每种句型的正确产出数量并记入到小计一栏。

被试者的以下回答形式应该按正确计分。

1）目标句语法正确（例如："男人批评了女孩"，"小狗在追谁"）。

2）时态错误也算对，只要句子仍是符合语法的，例如将"女孩踢了男孩"说成"女孩踢过男孩"也是正确的。

3）允许音韵和/或语义的替换（例如：将"男人"说成"男孩"），只能有一个论元允许由**无关**词汇替换。例如：将"女孩被男人批评了"说成"小狗被男人批评了"也算对。

4）与目标句子论元结构相同且语义恰当的动词也按照正确计分，例如：将"批评"说成"骂"、"责备"、"指责"等。

5）每种句子类型中只有一个动词可被无关动词替换。例如：将"追小狗的小猫戴着帽子"说成"推小狗的小猫戴着帽子"也算正确。

被试者的以下回答形式应该按错误计分。

1）角色颠倒错误（例如：将"小猫在追小狗"说成"小狗在追小猫"）。

2）多于一个论元被无关词汇替换，例如：将"女人在埋葬男人"说成"小狗在埋葬小猫"。

3）尽管词与图片匹配，但是词序错误，例如：将"男孩推了谁？"说成"谁男孩推了？"。

4）词汇罗列的碎片句，例如："男人女人"。

5）没有回答。

▶ 得分汇总说明

（1）按照句型在小计处记下正确句子的数量。

（2）计算每种句型的正确率。

（五）语句理解

► 目的

语句理解测验是测查被试者对不同句法复杂度句型的理解能力。总共 7 种句型，分别是 3 种典型语序：主动句、主语疑问句和宾语从句；4 种非典型语序：把字句、被字句、宾语疑问句和主语从句。

► 内容

3 个练习项目；28 个测试项目，共测试 7 种句型，每种句型有 4 个项目。

► 操作指南

28 个测试项分为 7 个区组，每个区组对应一个句型。

每一个项目中会呈现两幅测试图片，这两幅图片呈现出的语义内容中施事和受事角色相互反转。语句理解测验和语句启动产出测验使用同一套图册。

下面粗斜体的文字施测者要大声对被试者说出来。

（1）**我会每次给你两幅图，我会说一个句子描述其中一幅图发生的事儿，请你指出我说的是哪幅图，要尽可能又快又准地指出来。**

（2）展示图片（撞），**这是男人，这是女人**（指着每幅图片的人 / 物）。

（3）朗读第一个练习句。**请指给我：女人撞了男人。**

（4）给被试者 10 秒回答。

（5）如果被试者在 10 秒内没有应答或应答错误，指出正确的图片和人 / 物，并再说一遍句子。但是特别注意：只有在练习阶段可以这样提示被试者。正式测试时，不可以再提示被试者。

（6）练习项目 2~3：重复步骤（2）~（5）。

（7）测试项目：重复步骤（2）~（4）。

（8）在每种句型中，如果被试者连续答错 3 道测试项目，终止该句型测验，进入下一句型测验。

注意：以大约每秒2个音节的语速和自然的语音、语调说出句子。如果在做出判断之前，被试者表示没听清或要求重复一下测试项目，施测者可重复该测试项目一次。一旦被试者已经做出判断，则该项目不能再重复测试。

▶ 计分说明

（1）评分记录在"表P 语句理解计分表"中。在被试者反应栏中记录被试者的选择答案。超过10秒未做反应用"？"标示。

（2）标准答案中：①为左图，②为右图。记录被试者反应（①或②）将被试者反应和标准答案进行比对，两者一致的为正确反应，在反应类别一栏标记"+"，两者不一致的为错误反应，在反应类别一栏标记"–"。"？"标记算作错误反应，标记为"–"。

（3）计算每一类句型正确反应小计数并记录在对应栏目，并据此计算正确率填入相应栏目。

▶ 得分汇总说明

（1）按照句型在小计栏记下正确句子的数量。

（2）计算每种句子类型的正确率。

（六）《动词语句分量表》各测验计分汇总

各测验各项计分汇总记录在"表V《动词语句分量表》计分汇总表"中。

表V列出了动词语句分量表中各测验所评估的动词和语法加工能力。其中语法加工能力包括动词论元结构、词项插入、句法结构分析与转换3个方面。动词加工能力主要包括动词理解和动词产出2个方面。

5个测验中各类测试项目分别对应评估上述两项能力共5个方面。在表V中已经将各个测验的各项计分与上述能力方面进行了标注。没有对应关系的空格已经涂黑。按照指示标注的对应顺序，依次将计分表K~P各分项分数依次填入对应的栏目。

需要注意的是一个测验可以同时评估测量多个能力方面。因此在将各分测验的各类分数填入对应的栏目时，注意不要遗漏。

（七）各项语言认知能力原始分数的计算与评估

各项动词语句加工能力的正确率的计算及评估记录在"表W 动词语句加工能力评估表"

中。

将表 V 各项能力方面对应的正确率按纵向进行平均，将所得值填入 表 W 对应栏目中。

计算完正确率之后，在表的右侧百分比标尺上，依次涂出各项能力的百分比值，即可以得到对各项动词语句加工能力的评估值。依据评估值，参照图 1-1 的两阶段语法加工模型可对患者的动词和语法障碍病因进行诊断。

参考文献

1. Altmann, L. P. Constrained sentence production in probable Alzheimer disease, Applied Psycholinguistics, 2004, 25(2), 145–173.

2. Ballard, K. J. & Thompson, C. K. Treatment and generalization of complex sentence production in agrammatism. Journal of Speech, Language, and Hearing Research, 1999, 42, 690–707.

3. Basso, A., Razzano, C., Faglioni, P., & Zanobio, E. Confrontation naming, picture description and action naming in aphasic patients. Aphasiology, 1990, 4, 185–195.

4. Bastiaanse Roelien., &van Zonneveld Ron. Comprehension of passives in Broca's aphasia: Brain and Language, 2005, 96(2), 135–142.

5. Bastiaanse, R., & Jonkers, R. Verb retrieval in action naming and spontaneous speech in agrammatic and anomic aphasia. Aphasiology, 1998, 12, 951–969.

6. Bastiaanse, R., Edwards, S., & Rispens, J. Verb and Sentence Test. Bury St. Edwards, UK: Thames Valley Test Company. 2002.

7. Bates, E., Chen, S., Tzeng, O., Li, P., & Opie, M. The noun–verb problem in Chinese aphasia. Brain and Language, 1991, 41, 203–233.

8. Berndt, R. S., & Mitchum, C. C. Lexical–semantic organization: evidence from aphasia: Clinical neuroscience (New York, N.Y.), 1997, 4(2), 57–63.

9. Berndt, R. S., Haendiges, A. N., Mitchum, C. C., & Sandson J. Verb retrieval in aphasia. 2. Relationship to sentence processing: Brain and language, 1997, 56(1), 107–137.

10. Berndt, R. S., Mitchum, C. C.,Haendiges, A. N., &Sandson J. Verb retrieval in aphasia. 1. Characterizing single word impairments: Brain and language, 1997, 56(1), 68–106

11. Bird, H., & Franklin, S. Cinderella revisited: A comparison of fluent and nonfluent aphasic speech. Journal of Neurolinguistics, 1996, 9, 187 – 206.

12. Bock, K., & Levelt, W. Grammatical encoding. In: M. Gernsbacher (Ed.), Handbook of psycholinguistics . San Diego: Academic Press. 1994, 945–984.

13. Buchanan L., Kiss I., & Burgess C. Phonological and semantic information in word and nonword reading in a deep dyslexic patient: Brain and Cognition,2000, 43(1–3), 65–68

14. Butterworth, B., & Howard, D. Paragrammatisms. Cognition, 1987, 26, 1–37.

15. Caplan, D., & Futter, C. Assignment of thematic roles to nouns in sentence comprehension by an agrammatic patient. Brain and Language, 1986, 27, 117–134.

16. Caplan, D., & Hanna, J. Sentence production by aphasic patients in a constrained task. Brain and Language, 1998, 63, 184–218.

17. Caramazza, A., & Hills, A. Lexical organisation of nouns and verbs in the brain. Nature, 1991, 349, 788–790.

18. Caramazza, A., & Miceli, G. (). Selective impairment of thematic role assignment in sentence processing. Brain and Langauge, 1991, 41, 402–436.

19. Caramazza, A., & Zurif, E. Dissociations of algorithmic and heuristic processes in language comprehension: Evidence from aphasia. Brain and Language, 1976, 3, 572–582.

20. Chen, S., & Bates, E. The dissociation between nouns and verbs in Broca's and Wernicke's aphasia: Findings from Chinese. Aphasiology, 1998, 12, 5–36.

21. Chomsky, N. Lectures on Government and Binding. Dordrecht: Foris. 1981.

22. Chomsky, N. Knowledge of Language: Its Nature, Origin, and Use. Westport, Connecticut: Praeger Publishers. 1986.

23. Chomsky, N. The Minimalist Program. Cambridge: The MIT Press. 1995.

24. De Blesser, R., & Kauschke, C. Acquisition and loss of nouns and verbs: Parallel and divergent patterns? Journal of Neurolinguistics, 2003, 16, 213–229.

25. Dickey, M.W., & Thompson, C.K. The relation between syntactic and morphological recovery in agrammatic aphasia: A case study. Aphasiology, 2007, 21, 604–616.

26. Dragoy, O., & Bastiaanse, R. Verb production and word order in Russian agrammatic speakers.Aphasiology, 2010, 24, 28–55.

27. Druks, J., & Masterson, J. An Object and Action Naming Battery. Philadelphia: Taylor and Francis Inc. 2000.

28. Edmonds, L. M. The Effects of Verb Network Strengthening Treatment on Sentence Production in Individuals with Aphasia, PhD. Dissertation, The University of Texas at Austin. 2005.

29. Edwards, S. Grammar and fluent aphasia. Brain and Language, 2000, 74, 560–563.

30. Edwards, S., & Bastiaanse, R. Diversity in the lexical and syntactic abilities of fluent aphasic speakers. Aphasiology, 1998, 12, 99–117.

31. Faroqi–Shah, Y., & Thomson, C. K. Effect of lexical cues on the production of active and passive sentences in Broca's and Wernicke's aphasia. Brain and Language, 2003, 85, 409–426.

32. Friedmann, N., & Grodzinsky, Y. Tense and agreement in agrammatic production pruning the syntactic tree. Brain and Language, 1997,56, 397–425.

33. Friedmann, N., & Shapiro, L. Agrammatic comprehension of simple active sentences with moved constituents. Journal of Speech, Language, and Hearing Research, 2003, 46, 288–297.

34. Gabriele Miceli., M. Caterina Silveri., Ugo Nocentini., &Alfonso Caramazza. Patterns of dissociation in comprehension and production of nouns and verbs: Aphasiology, 1988, 2(3–4), 351–358

35. Garrett, M. F. The analysis of sentence production. In: G. Bower (Ed.), Psychology of learning and motivation. New York: Academic Press. 1975, 9, 133–177.

36. Garrett, M.F. Production of speech: observations from normal and pathological language use. In Ellis (ed.). Normality and pathology in cognitive functions. London: Academic Press. 1982, 19–76

37. Goodglass, H., Christiansen, A., & Gallacher, R. Comparison of morphology and syntax in free narrative and structures tests: Fluent vs. nonfluent aphasics. Cortex, 1993, 29, 377–407.

38. Goodglass, H., Kaplan, E., & Barresi, B. The Assessment of Aphasia and Related Disorders (3rd Ed.). Philadelphia, PA: Lippincott, Williams, and Wilkins. 2001.

39. Grodzinsky, Y., & Finkel, L. The neurology of empty categories: Aphasics' failure to detect ungrammaticality. Journal of Cognitive Neuroscience, 1998, 10, 281–291.

40. Grodzinsky, Y. The syntactic characterization of agrammatism, Cognition, 1984, 16(2), 99–120.

41. Haegeman, L. Introduction to Government and Binding Theory, 2nd Ed. John Wiley & Sons Inc. 1994.

42. Hillis Argye E., Tuffiash Elizabeth., &Caramazza Alfonso. Modality–specific deterioration in naming verbs in nonfluent primary progressive aphasia:1 Journal of Cognitive Neuroscience, 2002, 4(7), 1099–1108

43. Huang, C.–T. James, Y.–H. Audrey Li, and Yafei Li. The syntax of Chinese. Cambridge: Cambridge University Press. 2009.

44. Huang, C.–T. James. Move wh in a language without wh–movement. Linguistic Review 1982a, 1, 369–416.

45. Huang, C.–T. James. Logical relations in Chinese and the theory of grammar. Ph.D. dissertation, MIT. 1982b.

46. Jacobs, B., & Thompson, C.K. Cross–modal generalization effects of training noncanonical sentence comprehension and production in agrammatic aphasia. Journal of Speech, Language, and Hearing Research, 2000, 43, 5–20.

47. Kambanaros, M. Action and object naming versus verb and noun retrieval in connected speech: Comparisons in late bilingual Greek–English anomic speakers. Aphasiology, 2010, 24, 210–230.

48. Kemmerer, D., & Tranel, D. Verb retrieval in brain–damaged subjects: 1. Analysis of stimulus, lexical, and conceptual factors. Brain and Language, 2000, 73, 347–392.

49. Kertesz, A. Western Aphasia Battery. New York, New York: Grune & Stratton. 1982.

50. Kim, M., & Thompson, C. K. Patterns of comprehension and production of nouns and verbs in agrammatism: Implications for lexical organization. Brain and Language, 2000, 74, 1–25.

51. Kim, M., & Thompson, C. K. Verb deficits in Alzheimer's disease and agrammatism: Implications for lexical organization. Brain and Language, 2004, 88, 1–20.

52. Kohn, S. E., Lorch, M. P., & Pearson, D. M. Verb finding in aphasia. Cortex, 1989, 25, 57–69.

53. Lee Miseon., &Thompson Cynthia K. Agrammatic aphasic production and comprehension of unaccusative verbs in sentence contexts: Journal of Neurolinguistics: Journal of Neurolinguistics, 2004, 17(4), 315–330.

54. Love, T., & Oster, E. On the categorization of aphasic typologies: The SOAP (a test of syntactic complexity). Journal of Psycholinguistic Research, 2002, 31, 503–529.

55. Luzzatti C., Raggi R., Zonca G., Pistarini C., & Contardi A; Pinna G D. On the nature of the selective impairment of verb and noun retrieval: Cortex, 2001, 37(5), 724–726.

56. Luzzatti, C., Raggi, R., Zonca, G., Pistarini, C., Contardi, A., & Pinna, G.–D. Verb–noun double dissociation in aphasic lexical impairments: The role of word frequency and imageability. Brain and Language, 2002, 81, 432–444.

57. Manning, L., & Warrington, E.K. Two routes to naming: A case study. Neuropsychologia, 1996, 34, 809–817.

58. Marshall J., Robson J., Pring T., & Chiat S. Why does monitoring fail in jargon aphasia? comprehension, judgment, and therapy evidence: Brain and language, 1998, 63(1), 79–107.

59. Martin, R. C., & Blossom–Stach, C. Evidence of syntactic deficits in a fluent aphasic. Brain and Language, 1986, 28, 196–234.

60. McAllister, T., Bachrach, A., Waters, G., Michaud, J., & Caplan, D. Production and comprehension of unaccusatives in aphasia. Aphasiology, 2009, 23, 989–1004.

61. McCarthy, R., & Warrington, E.K. Category specificity in an agrammatic patient: The relative impairment of verb retrieval and comprehension. Neuropsychologia, 1985, 23, 709–727.

62. Mesulam M M. Slowly progressive aphasia without generalized dementia: Annals of Neurology, 1982, 11(6), 592–598

63. Mesulam M M. Primary progressive aphasia: a 25–year retrospective: Alzheimer Disease and Associated Disorders, 2007, 21(4), 8–11

64. Miceli, G., Silveri, M. C., Villi, G., & Caramazza, A. On the basis for the agrammatic's difficulty in producing main verbs. Cortex, 1984, 20, 207–220.

65. Perlmutter, D. Impersonal passives and the unaccusative hypothesis. Proceedings of the Fourth Annual Meeting of the Berkeley Linguistics Society, Berkeley: Berkeley Linguistics Society, University of California, Berkeley. 1978, 157–189

66. Perlmutter, M. Impersonal passives and the unaccusative hypothesis. Proceedings of the Fourth Annual Meeting of the Berkeley Linguistics Society. University of California, Berkeley, 1987, 157–189.

67. Roel Jonkers., &Roelien Bastiaanse. The influence of instrumentality and name-relation to a noun on verb comprehension in Dutch aphasic speakers: Aphasiology, 2006, 20(1), 3-16.

68. Saffran, E., Schwartz, M., Linebarger, M., Martin, N., & Bochetto, P. (Unpublished). The Philadelphia Comprehension Battery for Aphasia.

69. Sandra Schneider., &Cynthia Thompson. Verb production in agrammatic aphasia: The influence of semantic class and argument structure properties on generalization: Aphasiology, 2003, 17(3), 213-241.

70. chwartz, M. F., Saffran, E. M., & Marin, O. S. M. The word order problem in Agrammatism: I. Comprehension. Brain and Language, 1980, 10, 249-262.

71. Schwartz, M. F., Saffran, E. M., Fink, R. B., Myers, J.L., & Martin, N. Mapping therapy: A treatment programme for agrammatism. Aphasiology, 1994,8, 19-54.

72. Shapiro, L. P., & Levine, B. A. Verb processing during sentence comprehension in aphasia. Brain and Language, 1990, 38, 21-47.

73. Shapiro, L. P., Zurif, E., & Grimshaw, J. Sentence processing and the mental representation of verbs. Cognition, 1987, 27, 219-246.

74. Sung, J.E. The Effects of Verb Argument Complexity on Verb Production in Persons with Aphasia: Evidence from a Subject - Object - Verb Language, Journal of Psycholinguistic Research, 2016, 45(2), 287-305.

75. Swinburn, Porter, G., & Howard, D. The Comprehensive Aphasia Test. New York, New York: Psychology Press. 2004.

76. Thompson C K., &Shapiro L P. Training sentence production in agrammatism: implications for normal and disordered language: Brain and language, 1997, 50(2), 201-224.

77. Thompson, C. K, Meltzer-A., A, Cho S, Lee J, Wieneke, C., Weintraub, S. & Mesulam, M-M. Syntactic and morphosyntactic processing in stroke-induced and primary progressive aphasia, Behavioural neurology, 2013, 26(1-2), 35-54.

78. Thompson, C. K., Lukic, S., King, M. C., Mesulam, M. M. & Weintraub, S. Verb and noun deficits in stroke-induced and primary progressive aphasia: The Northwestern Naming Battery, Aphasiology, 2012, 26(5), 632-655.

79. Thompson, C. K. Unaccusative verb production in agrammatic aphasia: The argument structure complexity hypothesis. Journal of Neurolinguistics, 2003, 16, 151-167.

80. Thompson, C. K., Riley, E. A., Den Ouden, D., Meltzer-A. A., Lukic, S. Training verb argument structure production in agrammatic aphasia: Behavioral and neural recovery patterns, Cortex, 2013, 49(9), 2358-2376.

81. Thompson, C. K., & Lee, M. Psych verb production and comprehension in agrammatic Broca's aphasia. Journal of Neurolinguistics, 2009, 22, 354-369.

82. Thompson, C. K., & Shapiro, L. Treating agrammatic aphasia within a linguistic framework: Treatment of Underlying Forms. Aphasiology, 2005, 19, 1021–1036.

83. Thompson, C. K., Ballard, K. J., & Shapiro, L. P. The role of complexity in training wh- movement structures in agrammatic aphasia: Optimal order for promoting generalization. Journal of the International Neuropsychological Society, 1998, 4, 661 – 674.

84. Thompson, C. K., Choy, J. J., Holland, A., & Cole, R. Sentactics: Computer-automated treatment of underlying forms. Aphasiology, 2010, 24, 1242–1266.

85. Thompson, C. K., den Ouden, D. B., Bonakdarpour, B., Garibaldi, K., & Parrish, T.B. Neural plasticity and treatment-induced recovery of sentence processing in agrammatism. Neuropsychologia, 2010, 48, 3211–3227.

86. Thompson, C. K., Lange, K. L., Schneider, S. L., & Shapiro, L. P. Agrammatic and non-brain-damaged subjects' verb and verb argument structure production. Aphasiology, 1997, 11, 473–490.

87. Thompson, C. K., Shapiro, L. P., Ballard, K., Jacobs, B., Schneider, S. & Tait, M.E. Training and generalized production of wh- and NP-movement structures in agrammatic aphasia. Journal of Speech, Language and Hearing Research, 1997, 40, 228–244.

88. Thompson, C. K., Shapiro, L. P., Kiran., S., &Sobecks, J. The role of syntactic complexity in treatment of sentence deficits in agrammatic aphasia: The complexity account of treatment efficacy (CATE). Journal of Speech, Language, and Hearing Research, 2003, 46, pp591–607.

89. Williams, S. E., & Canter, G. J. Action-naming performance in four syndromes of aphasia. Brain and Language, 1987, 32, 124–136.

90. Zingeser, L.B., & Berndt, R.S. Retrieval of nouns and verbs in agrammatism and anomia. Brain and Language, 1990, 39, 14–32.

91. 高素荣. 汉语失语症检查法. 北京: 北京医科大学中国协和医科大学联合出版社, 1993:31–60

92. 李胜利, 肖兰, 田鸿, 卫冬洁, 秦江天, 冯定香, 贾革红, 陈巍, 何怡, 张庆苏, 李钟, 朱丽君, 丘卫红, 吴卓华, 王全兵, 朱秀风, 雷兵, 王娟, 朱燕平, 王翠萍, 陆敏等. 汉语标准失语症检查法的编制与常模. 中国康复理论与实践, 2000, 6(4): 162–163.

93. 宋国明. 句法理论概要. 北京: 中国社会科学出版社, 1997: 282–286.

94. 杨素英. 从非宾格动词现象看语义与句法结构之间的关系. 当代语言学, 1999, 1(1): 30–43, 61–62.

95. 张庆苏, 纪树荣, 李胜利, 何怡, 贾革红, 秦江天, 卫冬洁, 田鸿等. 中国康复研究中心汉语标准失语症检查量表的信度与效度分析. 中国康复理论与实践, 2005, 11(9): 703–705.

96. 赵丽丽, 等. 汉语语法量表及其信度和效度研究. 临床内科杂志, 2003, 20(6): 295–297.

中国失语症语言评估量表

（标准版）

动词语句分量表

评 分 表

高立群　〔美〕Cynthia K. Thompson　廖 敏　田 鸿◎著

被试姓名：_____

出生日期：_____　性别：　男　　女

病因：_____　发病日期：_____

检测人：_____　检测日期：_____

起始时间：_____

结束时间：_____

北京科学技术出版社

病　历

姓名			性别	男／女	利手	左利手／右利手	
民族			日常口语			母语方言	
施测时间		年　月　日		出生日期		年　月　日	
教育程度		中学以下／中学／大学／大学以上			当前／此前职业		
是否熟练使用普通话			是／否	婚姻状况		单身／已婚／丧偶／离异	
家庭住址							
手机／电话				电子邮箱			
临床诊断		脑梗死　脑出血　其他：					
偏瘫与否		是／否	偏瘫体侧	左侧／右侧／双侧		偏瘫严重程度	
发病日期		年　月　日	病变部位				

并发症	癫痫	颅脑损伤	心脏病	高血压	视觉缺陷
	抑郁	助听器	酗酒*	其他	

目前用药	

听力筛查	是／否	筛查日期		视力筛查	是／否	筛查日期	
故事叙述录音		是／否		录音保存地			
流利度类型	流畅性		非流畅性		失语症类型		

有无以下体内人工植入物（MRI安全）	有（心脏起搏器□、内支架□、血管夹□、人工瓣膜□、静脉滤器□、内固定器□、人工关节□、义齿□、不锈钢丝□、金属节育环□、其他铁磁性物质□）；无□

西方失语症成套测验（WAB）分数	自发言语	听理解	复述	命名	AQ 失语商

联系人		与患者关系		联系电话	

*本次发病前，平均每日饮酒量超过 2 瓶啤酒 /1 两白酒；或每周至少 1 次，每次饮酒量超过 5 瓶啤酒 /3 两白酒

施测者签名		资格证书号	
联系电话		电子邮箱	

目　录

表 K　动词命名评分表　1

表 L　动词理解评分表　2

表 M　论元结构产出评分表　3

表 N　论元结构产出合计表　5

表 O　语句启动产出计分表　6

表 P　语句理解计分表　8

表 V　《动词语句分量表》计分汇总表　9

表 W　动词语句加工能力评估表　10

附表 1　目标动词正确和错误的替代词举例　11

附表 2　目标名词正确和错误的替代词举例　11

附表 3　表 M 记录评分样本　12

附表 4　表 M 记录评分样本的评分说明　14

表 K 动词命名评分表

序号	项目	反应内容（10秒内）	反应类别		
练习1	咬				
练习2	发抖				
1	睡觉				
2	跪				
3	蹲				
4	游泳				
5	醉				
6	洗澡				
一元动词小计			正确次数	/6	正确率
7	骑				
8	表扬				
9	剪				
10	看望				
11	逮捕				
12	踢				
二元动词小计			正确次数	/6	正确率
13	赠送				
14	给				
强显性三元 (xyz) 小计			正确次数	/2	正确率
15	奖励				
16	喂				
中显性三元 (xy) 小计			正确次数	/2	正确率
17	泼				
18	卖				
中显性三元 (xz) 小计			正确次数	/2	正确率
19	询问				
20	教				
弱显性三元 (xy/z) 小计			正确次数	/2	正确率
一元动词合计	正确次数		/6	正确率	
二元动词合计	正确次数		/6	正确率	
三元动词合计	正确次数		/8	正确率	
总计	正确次数		/20	正确率	

表 L 动词理解评分表

序号	目标项	同类干扰项	非同类干扰项目		反应类别			
练习1	咬	推	坐	投				
练习2	发抖	跑步	搬	喝				
1	睡觉	洗澡	批评	盗窃				
2	跪	醉	背	罚				
3	蹲	跪	追	回答				
4	游泳	睡觉	埋葬	指挥				
5	醉	蹲	泼	赏				
6	洗澡	游泳	撞	回答				
一元小计					正确次数		/6	正确率
7	骑	踢	爬	泼				
8	表扬	逮捕	起床	罚				
9	剪	骑	摔	抢				
10	看望	表扬	生病	咳嗽				
11	逮捕	看望	盗窃	赏				
12	踢	剪	抢	趴				
二元小计					正确次数		/6	正确率
13	赠送	给	咳嗽	批评				
14	给	赠送	背	飞				
强显性三元 (xyz) 小计					正确次数		/2	正确率
15	奖励	喂	生病	指挥				
16	喂	奖励	刷	起床				
中显性三元 (xy) 小计					正确次数		/2	正确率
17	泼	卖	埋葬	指挥				
18	卖	泼	摔	飞				
中显性三元 (xz) 小计					正确次数		/2	正确率
19	询问	教	追	刷				
20	教	询问	撞	爬				
弱显性三元 (xy/z) 小计					正确次数		/2	正确率
一元动词合计					正确次数		/6	正确率
二元动词合计					正确次数		/6	正确率
三元动词合计					正确次数		/8	正确率
总计					正确次数		/20	正确率

表M　论元结构产出评分表

序号	项目	参考答案论元结构				反应内容	圈出准确产出的成分、论元和词汇					
		x	v	y	z		x	v	y	z	论元	词汇
练习1	咬	狗	在咬	猫			x	v		z		词汇
练习2	投	女人	投了	男人	票		x	v	y	z		词汇
1	睡觉	女人:睡觉了					x	v			论元	词汇
2	跪	男人:跪着					x	v			论元	词汇
3	蹲	女孩:蹲着					x	v			论元	词汇
4	游泳	女人:在游泳					x	v			论元	词汇
5	醉	男人:醉了					x	v			论元	词汇
6	洗澡	男孩:在洗澡					x	v			论元	词汇
一元小计						论元和词汇同时正确	/6	/6			/6	/6
7	骑	男孩:在骑			车		x	v		z	论元	词汇
8	表扬	女人:表扬了			男孩		x	v		z	论元	词汇
9	剪	女人:在剪			纸		x	v		z	论元	词汇
10	看望	男人:在看望			女人		x	v		z	论元	词汇
11	逮捕	男人:逮捕了			女人		x	v		z	论元	词汇
12	踢	女孩:踢了			男孩		x	v		z	论元	词汇
二元小计						论元和词汇同时正确	/6	/6		/6	/6	/6
13	赠送	女人:赠送了	男孩	礼物			x	v	y	z	论元	词汇
14	给	男人:在给	女孩	钱			x	v	y	z	论元	词汇
强显性三元(xyz)小计						论元和词汇同时正确	/2	/2	/2	/2	/2	/2

序号	项目	参考答案论元结构 x	v	y	z	反应内容	圈出准确产出的成分、论元和词汇 x	√	y	z	论元	词汇
15	奖励	女人	奖励了	男孩			x	√	y		论元	词汇
15	奖励	女人	奖励了	男孩	书		x	√	y	z	论元	词汇
16	喂	男人	在喂	女孩			x	√	y	z	论元	词汇
16	喂	男人	在喂	女孩	饭		x	√	y	z	论元	词汇
中显性三元 (xy) 小计						论元和词汇同时正确	/2	/2	/2		/2	/2
17	泼	女人	泼了		水		x	√		z	论元	词汇
17	泼	女人	泼了	男人	水		x	√	y	z	论元	词汇
18	卖	男人	在卖		西瓜		x	√	y	z	论元	词汇
18	卖	男人	在卖	女孩	西瓜		x	√	y	z	论元	词汇
中显性三元 (xz) 小计						论元和词汇同时正确	/2	/2	/2		/2	/2
19	询问	男孩	在询问	女人			x	√	y		论元	词汇
19	询问	男孩	在询问	女人	事情		x	√	y	z	论元	词汇
19	询问	男孩	在询问	女人	事情		x	√	y	z	论元	词汇
20	教	女人	在教	男孩			x	√	y		论元	词汇
20	教	女人	在教	男孩	字母		x	√		z	论元	词汇
20	教	女人	在教	男孩	字母		x	√	y	z	论元	词汇
弱显性三元 (xy/z) 小计						论元和词汇同时正确	/2	/2	/2	/2	/2	/2

表 N 论元结构产出合计表

	句法成分			语句					
	x	V	y	z	论元完整数	论元完整%	词汇准确数	词汇准确率	论元∩词汇数	论元∩词汇 %
一元小计	/6	/6	/6		/6	%		/6	%	%	%
二元小计	/6	/6	/6	/6	/6	%		/6	%		%
强显性三元 (xyz)	/2	/2	/2	/2	/2	%		/2	%		%
中显性三元 (xy)	/2	/2	/2	/2	/2	%		/2	%		%
中显性三元 (xz)	/2	/2	/2	/2	/2	%		/2	%		%
弱显性三元 (xy/z)	/2	/2	/2	/2	/2	%		/2	%		%
三元小计	/8	/8	/8	/8	/8	%		/8	%		%
合计（一元+二元+三元）	/20	/20	/14	/8	/20	%		/20	%		%

表 O   语句启动产出计分表

序号	句型	启动句	反应内容	反应类别	小计	正确率
练习1		女人撞了男人。	男人撞了女人。			
练习2		咬小狗的小猫戴着帽子。	咬小猫的小狗戴着帽子。			
练习3		男人在指挥谁?	女人在指挥谁?			
1		小猫在追小狗。	小狗在追小猫。			
2	主动句	男人批评了女孩。	女人批评了男孩。		/4	%
3		男孩推了女孩。	女孩推了男孩。			
4		女人在埋葬男人。	男人在埋葬女人。			
5		女孩把男孩推倒了。	男孩把女孩推倒了。			
6	把字句	男人把女人埋葬了。	女人把男人埋葬了。		/4	%
7		小狗把小猫追上了。	小猫把小狗追上了。			
8		女人把男孩批评了。	男人把女孩批评了。			
9		小狗被小猫追上了。	小猫被小狗追上了。			
10	被字句	女孩被男孩推倒了。	男孩被女孩推倒了。		/4	%
11		男孩被女人批评了。	女孩被男人批评了。			
12		男人被女人埋葬了。	女人被男人埋葬了。			

序号	句型	启动句	反应内容	反应类别	小计	正确率
13	主语疑问句	谁批评了女孩？	谁批评了男孩？		/4	％
14		谁推了男孩？	谁推了女孩？			
15		谁在埋葬男人？	谁在埋葬女人？			
16		谁在追小狗？	谁在追小猫？			
17	宾语疑问句	男人在埋葬谁？	女人在埋葬谁？		/4	％
18		女人批评了谁？	男人批评了谁？			
19		男孩推了谁？	女孩推了谁？			
20		小狗在追谁？	小猫在追谁？			
21	主语从句	批评女孩的男人戴着帽子。	批评男孩的女人戴着帽子。		/4	％
22		推男孩的女孩戴着帽子。	推女孩的男孩戴着帽子。			
23		追小狗的小猫戴着帽子。	追小猫的小狗戴着帽子。			
24		埋葬男人的女人戴着帽子。	埋葬女人的男人戴着帽子。			
25	宾语从句	小猫追的小狗戴着帽子。	小狗追的小猫戴着帽子。		/4	％
26		女人批评的男孩戴着帽子。	男人批评的女孩戴着帽子。			
27		男人埋葬的女人戴着帽子。	女人埋葬的男人戴着帽子。			
28		男孩推的女孩戴着帽子。	女孩推的男孩戴着帽子。			

表 P 语句理解计分表

序号	句型	测试句	正确答案	被试反应	反应类别	小计	正确率
练习1		女人撞了男人。	①				
练习2		咬小猫的小狗戴着帽子。	②				
练习3		男人在指挥谁?	①				
1	主动句	小猫在追小狗。	①			/4	%
2		男人批评了女孩。	①				
3		女孩推了男孩。	②				
4		男人在埋葬女人。	②				
5	把字句	女孩把男孩推倒了。	①			/4	%
6		女人把男人埋葬了。	②				
7		小狗把小猫追上了。	①				
8		男人把女孩批评了。	②				
9	被字句	小猫被小狗追上了。	②			/4	%
10		女孩被男孩推倒了。	①				
11		男孩被女人批评了。	①				
12		女人被男人埋葬了。	②				
13	主语疑问句	谁批评了男孩?	②			/4	%
14		谁推了男孩?	①				
15		谁在埋葬女人?	②				
16		谁在追小狗?	①				
17	宾语疑问句	男人在埋葬谁?	①			/4	%
18		男人批评了谁?	②				
19		女孩推了谁?	②				
20		小狗在追谁?	①				
21	主语从句	批评男孩的女人戴着帽子。	②			/4	%
22		推女孩的男孩戴着帽子。	②				
23		追小狗的小猫戴着帽子。	①				
24		埋葬男人的女人戴着帽子。	①				
25	宾语从句	小狗追的小猫戴着帽子。	②			/4	%
26		女人批评的男孩戴着帽子。	①				
27		男人埋葬的女人戴着帽子。	①				
28		女孩推的男孩戴着帽子。	②				

表 V 《动词语句分量表》计分汇总表

动词语句加工能力		动词加工能力		论元结构	语法加工能力	
测验名称	计分项目	动词产出	动词理解	论元结构	词汇插入	句法结构分析及转换
动词命名	一元动词正确率					
	二元动词正确率					
	三元动词正确率					
动词理解	一元动词正确率					
	二元动词正确率					
	三元动词正确率					
论元结构产出	一元动词论元正确率					
	二元动词论元正确率					
	三元动词论元正确率					
	一元动词词汇正确率					
	二元动词词汇正确率					
	三元动词词汇正确率					
语句产出启动 — 典型语序	主动句正确率					
	主语疑问句正确率					
	宾语从句正确率					
语句产出启动 — 非典型语序	把字句正确率					
	被字句正确率					
	宾语疑问句正确率					
	宾语从句正确率					
语句理解 — 典型语序	主动句正确率					
	主语疑问句正确率					
	宾语从句正确率					
语句理解 — 非典型语序	把字句正确率					
	被字句正确率					
	宾语疑问句正确率					
	主语从句正确率					

表 W 动词语句加工能力评估表

动词语句加工能力		正确率	10%	20%	30%	40%	50%	60%	70%	80%	90%
动词	动词产出	%									
	动词理解	%									
语法加工能力	论元结构	%									
	词汇插入	%									
	句法结构分析及转换	%									

附表1　目标动词正确和错误的替代词举例

	目标词	正确的替代词	错误的替代词
1	睡觉	睡、睡眠	
2	跪	罚跪	
3	蹲	坐	发呆、静想、思过、蹲监狱
4	游泳	游	
5	醉	喝醉、喝多、喝仙儿了、晃、晕、喝酒	歪、喝
6	洗澡	淋浴、冲凉	洗（有两种意思，一种是洗澡、洗漱的省略用法，一种是二价动词，洗衣服）
7	骑	过绿灯	去向
8	表扬	夸、夸赞、鼓励、表彰、奖励、说他棒	
9	剪	铰（方言）	
10	看望	探望、问候、拜访、慰问、安慰、看（病人）	送花、看医生
11	逮捕	抓、拘捕、戴手铐	难过
12	踢	踹	
13	赠送	送、给、送给、递、送礼物、奖励	接、捧着
14	给		接受、讨要
15	奖励	奖、奖赏、给予、给他奖金	接受、开心、奖状、颁奖
16	喂		吃饭
17	泼	洒	
18	卖	叫卖、询价、买、给	挑、选、拍、敲
19	询问	问、提问、咨询、打听	疑问
20	教	讲课、讲解	上课、学习、学、写

附表2　目标名词正确和错误的替代词举例

	目标词	可接纳替代词
1	女孩	女人、女的、女同志
2	男人	男孩、男的、男同志
3	女人	女孩、女的、女同志
4	男孩	男人、男的、男同志
5	车	自行车、单车
6	礼物	盒子、包裹、书包
7	书	本子
8	西瓜	瓜
9	事情	问题
10	字母	拼音、英语、英文
11	小猫	猫、黑猫

附表 3　表 M 记录评分样本

序号	项目	参考答案论元结构 x	V	y	z	反应内容	圈出准确产出的成分、论元和词汇 x	V	y	z	论元	词汇
练习1	咬	狗	在咬	猫			×	√		z	论元	词汇
练习2	投	女人	投了	男人	票		×	√	y	z	论元	词汇
1	睡觉	女人	睡觉了			睡着了	×	⊘			论元	词汇
2	跪	男人	跪着			男人跪着女的	⊗	⊘			论元	词汇(○)
3	蹲	女孩	蹲着			女孩在地上蹲着	⊗	⊘			论元(○)	词汇(○)
4	游泳	女人	在游泳			男人在游泳	⊗	⊘			论元(○)	词汇
5	醉	男人	醉了			男的喝多了	⊗	⊘			论元(○)	词汇
6	洗澡	男孩	在洗澡			男孩洗	⊗	⊘			论元(○)	词汇(○)
一元小计						论元和词汇同时正确　3/6	5/6	6/6			4/6	5/6
7	骑	男孩	在骑	车		男孩在车	⊗	√	√(○)		论元	词汇(○)
8	表扬	女人	表扬了	男孩		女人夸男孩儿	⊗	⊘	√(○)		论元(○)	词汇(○)
9	剪	女人	在剪	纸		女人纸	⊗	√	√(○)		论元(○)	词汇(○)
10	看望	男人	在看望	女人		看望男人，不，看望女人	×	⊘	√		论元	词汇(○)
11	逮捕	男人	逮捕了	女人		警察手铐女的，不知道了	⊗	√	√		论元	词汇
12	踢	女孩	踢了	男孩		男孩踢了女孩	×	⊘	z		论元(○)	词汇
二元小计						论元和词汇同时正确　1/6	4/6	3/6	5/6	1/6	1/6	4/6
13	赠送	女人	赠送了	男孩	礼物	女人送男孩鞋……不是鞋……礼物	⊗	⊘	√(○)	⊗	论元(○)	词汇(○)
14	给	男人	在给	女孩	钱	男人给钱	⊗	⊘	√	⊗	论元	词汇
强显性三元 (xyz) 小计						论元和词汇同时正确　1/2	2/2	2/2	1/2	2/2	1/2	2/2

序号	项目	参考答案论元结构				反应内容	圈出准确产出的成分、论元和词汇						
		x	V	y	z		x	v	y	z	成分	论元	词汇
15	奖励	女人	奖励了	男孩	书		×	∨	y	z		论元	词汇
15	奖励	女人	奖励了	男孩	书		×	∨	y	z		论元	词汇
16	喂	男人	在喂	女孩			×	∨	y			论元	词汇
16	喂	男人	在喂	女孩	饭	男人在女人喂饭	⊗	Ⓥ	∨	Ⓩ		ⓛ论元	ⓒ词汇
中显性三元 (xy) 小计						论元和词汇同时正确	2/2	1/2	/2	1/2	0/2	0/2	1/2
17	泼	女人	泼了		水	泼水	×	Ⓥ		Ⓩ		论元	ⓒ词汇
17	泼	女人	泼了	男人	水		×	∨	y	z		论元	词汇
18	卖	男人	在卖		西瓜	男人在卖瓜	⊗	Ⓥ		Ⓩ		ⓛ论元	ⓒ词汇
18	卖	男人	在卖	女孩	西瓜		×	∨	y	z		论元	词汇
中显性三元 (xz) 小计						论元和词汇同时正确	1/2	2/2	0/2	2/2	1/2	1/2	2/2
19	询问	男孩	在询问	女人			×	∨	y	z		论元	词汇
19	询问	男孩	在询问		事情		×	∨	y	z		论元	词汇
19	询问	男孩	在询问	女人	事情	男的跟女的问事儿	⊗	Ⓥ	Ⓥ	z		ⓛ论元	ⓒ词汇
20	教	女人	在教	男孩			×	∨	y	Ⓩ		论元	词汇
20	教	女人	在教		字母	女人英语教	⊗	Ⓥ	y	z		论元	ⓒ词汇
20	教	女人	在教	男孩	字母		×	∨	y	z		论元	词汇
弱显性三元 (xy/z) 小计						论元和词汇同时正确	2/2	2/2	1/2	1/2	1/2	1/2	2/2

附表 4　表 M 记录评分样本的评分说明

序号	标注说明
1	睡觉和睡着了只是形态不一样，所以 V 加标；动词前没有主语论元，所以论元不能加标。只有动词，没有论元，所以不能圈注词汇
2	论元及动词都有，但是"女的"多余成分且句法位置不对，因此论元不能被标注。产出词汇中没有语言错乱现象，因此圈注词汇
3	论元和动词都有，虽然多了"在地上"，但句法位置正确，因此圈注论元。产出词汇中没有语言错乱现象，因此圈注词汇
4	论元和动词都有，因此圈注论元。产出词汇中有语言错乱现象，因此不能圈注词汇
5	论元和动词都有，虽然动词不是目标动词，但是属于同义动词，且论元位置都对，因此圈注论元。产出词汇中没有语言错乱现象，因此圈注词汇
6	论元和动词都有，动词可视为目标动词的省略式，虽然缺少时体标记，但动词论元位置正确，因此圈注论元。产出词汇中没有语言错乱现象，因此圈注词汇
7	前后论元有，但是没有动词，不能圈注论元。产出词汇中没有语言错乱现象，因此圈注词汇
8	论元和动词都有，动词用了同义动词，位置正确，因此圈注论元。产出词汇中没有语言错乱现象，因此圈注词汇
9	前后论元有，但是没有动词，不能圈注论元。产出词汇中没有语言错乱现象，因此圈注词汇
10	动词有，没有前论元，不能圈注论元。产出词汇中没有语言错乱现象，因此圈注词汇
11	没有动词，只有前后论元，不能圈注论元。产出词汇中有语言错乱现象，用名词手铐代替动词逮捕，不能圈注词汇
12	有动词，有论元，但是前后角色颠倒，不能圈注论元，也不能圈注词汇
13	有动词和论元，位置都对，圈注论元。产出词汇中没有语言错乱现象，补充更正后正确，因此圈注词汇。
14	有动词和论元，位置都对，但是没有间接宾语论元。在强制三元动词中要求所有论元出现，因此不能圈注论元。产出词汇中没有语言错乱现象，因此圈注词汇
15	仅有前论元，动词属于目标动词的同义词拼合生造词，属于语言错乱现象。不能圈注论元和词汇
16	有动词和论元，但间接宾语论元位置不对，不能圈注论元。产出词汇中没有语言错乱现象，因此圈注词汇
17	有动词和直接宾语论元，但没有主语论元，不能圈注论元。产出词汇中没有语言错乱现象，因此圈注词汇
18	有动词和论元，位置都对，圈注论元。产出词汇中没有语言错乱现象，因此圈注词汇
19	有动词和论元，虽然间接宾语论元位置和参考答案不一致，但是产出句子中加了介词，因此间接宾语处在合法的句法位置，因此圈注论元。产出词汇中没有语言错乱现象，因此圈注词汇
20	有动词和论元，但是直接宾语位置不对，不能圈注论元。产出词汇中没有语言错乱现象，因此圈注词汇

ISBN 978-7-5304-9106-5

定价: 10.00 元

中国失语症语言评估量表
（标准版）

动词语句分量表
评 分 表

高立群　〔美〕Cynthia K. Thompson　廖 敏　田 鸿◎著

被试姓名：_____

出生日期：_____　　性别：　男　　女

病因：_____　　发病日期：_____

检测人：_____　　检测日期：_____

起始时间：_____

结束时间：_____

北京科学技术出版社

病　历

姓名			性别	男 / 女	利手	左利手 / 右利手
民族			日常口语		母语方言	

施测时间	年　月　日		出生日期	年　月　日

教育程度	中学以下 / 中学 / 大学 / 大学以上	当前 / 此前职业	

是否熟练使用普通话	是 / 否	婚姻状况	单身 / 已婚 / 丧偶 / 离异

家庭住址	
手机 / 电话		电子邮箱	

临床诊断	脑梗死　脑出血　其他：			
偏瘫与否	是 / 否	偏瘫体侧	左侧 / 右侧 / 双侧	偏瘫严重程度
发病日期	年　月　日	病变部位		

并发症	癫痫	颅脑损伤	心脏病	高血压	视觉缺陷
	抑郁	助听器	酗酒*	其他	

目前用药	

听力筛查	是 / 否	筛查日期		视力筛查	是 / 否	筛查日期	
故事叙述录音	是 / 否			录音保存地			
流利度类型	流畅性	非流畅性		失语症类型			

有无以下体内人工植入物（MRI安全）	有（心脏起搏器□、内支架□、血管夹□、人工瓣膜□、静脉滤器□、内固定器□、人工关节□、义齿□、不锈钢丝□、金属节育环□、其他铁磁性物质□）；无□

西方失语症成套测验（WAB）分数	自发言语	听理解	复述	命名	AQ 失语商
联系人		与患者关系		联系电话	

*本次发病前，平均每日饮酒量超过 2 瓶啤酒 /1 两白酒；或每周至少 1 次，每次饮酒量超过 5 瓶啤酒 /3 两白酒

施测者签名		资格证书号	
联系电话		电子邮箱	

目　录

表 K　动词命名评分表　1

表 L　动词理解评分表　2

表 M　论元结构产出评分表　3

表 N　论元结构产出合计表　5

表 O　语句启动产出计分表　6

表 P　语句理解计分表　8

表 V　《动词语句分量表》计分汇总表　9

表 W　动词语句加工能力评估表　10

附表 1　目标动词正确和错误的替代词举例　11

附表 2　目标名词正确和错误的替代词举例　11

附表 3　表 M 记录评分样本　12

附表 4　表 M 记录评分样本的评分说明　14

表 K 动词命名评分表

序号	项目	反应内容（10 秒内）	反应类别			
练习 1	咬					
练习 2	发抖					
1	睡觉					
2	跪					
3	蹲					
4	游泳					
5	醉					
6	洗澡					
一元动词小计			正确次数		/6	正确率
7	骑					
8	表扬					
9	剪					
10	看望					
11	逮捕					
12	踢					
二元动词小计			正确次数		/6	正确率
13	赠送					
14	给					
强显性三元 (xyz) 小计			正确次数		/2	正确率
15	奖励					
16	喂					
中显性三元 (xy) 小计			正确次数		/2	正确率
17	泼					
18	卖					
中显性三元 (xz) 小计			正确次数		/2	正确率
19	询问					
20	教					
弱显性三元 (xy/z) 小计			正确次数		/2	正确率
一元动词合计		正确次数		/6	正确率	
二元动词合计		正确次数		/6	正确率	
三元动词合计		正确次数		/8	正确率	
总计		正确次数		/20	正确率	

表 L 动词理解评分表

序号	目标项	同类干扰项	非同类干扰项目	反应类别			
练习1	咬	推	坐	投			
练习2	发抖	跑步	搬	喝			
1	睡觉	洗澡	批评	盗窃			
2	跪	醉	背	罚			
3	蹲	跪	追	回答			
4	游泳	睡觉	埋葬	指挥			
5	醉	蹲	泼	赏			
6	洗澡	游泳	撞	回答			
一元小计				正确次数		/6	正确率	
7	骑	踢	爬	泼			
8	表扬	逮捕	起床	罚			
9	剪	骑	摔	抢			
10	看望	表扬	生病	咳嗽			
11	逮捕	看望	盗窃	赏			
12	踢	剪	抢	趴			
二元小计				正确次数		/6	正确率	
13	赠送	给	咳嗽	批评			
14	给	赠送	背	飞			
强显性三元 (xyz) 小计				正确次数		/2	正确率	
15	奖励	喂	生病	指挥			
16	喂	奖励	刷	起床			
中显性三元 (xy) 小计				正确次数		/2	正确率	
17	泼	卖	埋葬	指挥			
18	卖	泼	摔	飞			
中显性三元 (xz) 小计				正确次数		/2	正确率	
19	询问	教	追	刷			
20	教	询问	撞	爬			
弱显性三元 (xy/z) 小计				正确次数		/2	正确率	
一元动词合计				正确次数		/6	正确率	
二元动词合计				正确次数		/6	正确率	
三元动词合计				正确次数		/8	正确率	
总计				正确次数		/20	正确率	

表M 论元结构产出评分表

序号	项目	参考答案论元结构				反应内容	圈出准确产出的成分、论元和词汇					
		x	v	y	z		x	v	y	z	论元	词汇
练习1	咬	狗	在咬	猫			x	v		z	论元	词汇
练习2	投	女人	投了	男人	票		x	v	y	z	论元	词汇
1	睡觉	女人	睡觉了				x	v			论元	词汇
2	跪	男人	跪着				x	v			论元	词汇
3	蹲	女孩	蹲着				x	v			论元	词汇
4	游泳	女人	在游泳				x	v			论元	词汇
5	醉	男人	醉了				x	v			论元	词汇
6	洗澡	男孩	在洗澡				x	v			论元	词汇
一元小计						论元和词汇同时正确	/6	/6			/6	/6
7	骑	男孩	在骑		车		x	v		z	论元	词汇
8	表扬	女人	表扬了		男孩		x	v		z	论元	词汇
9	剪	女孩	在剪		纸		x	v		z	论元	词汇
10	看望	男人	在看望		女人		x	v		z	论元	词汇
11	逮捕	男人	逮捕了		女人		x	v		z	论元	词汇
12	踢	女孩	踢了		男孩		x	v		z	论元	词汇
二元小计						论元和词汇同时正确	/6	/6		/6	/6	/6
13	赠送	女人	赠送了	男孩	礼物		x	v	y	z	论元	词汇
14	给	男人	在给	女孩	钱		x	v	y	z	论元	词汇
显性三元(xyz)小计						论元和词汇同时正确	/2	/2	/2	/2	/2	/2

序号	项目	参考答案论元结构 x	v	y	z	反应内容	圈出准确产出的成分、论元和词汇 x	v	y	z	论元	词汇
15	奖励	女人	奖励了	男孩			x	√	y		论元	词汇
15	奖励	女人	奖励了	男孩	书		x	√	y	z	论元	词汇
16	喂	男人	在喂	女孩			x	√	y		论元	词汇
16	喂	男人	在喂	女孩	饭		x	√	y	z	论元	词汇
中显性三元 (xy) 小计						论元和词汇同时正确	/2	/2	/2		/2	/2
17	泼	女人	泼了		水		x	√		z	论元	词汇
17	泼	女人	泼了	男人	水		x	√	y	z	论元	词汇
18	卖	男人	在卖		西瓜		x	√		z	论元	词汇
18	卖	男人	在卖	女孩	西瓜		x	√	y	z	论元	词汇
中显性三元 (xz) 小计						论元和词汇同时正确	/2	/2	/2		/2	/2
19	询问	男孩	在询问	女人			x	√	y		论元	词汇
19	询问	男孩	在询问		事情		x	√		z	论元	词汇
19	询问	男孩	在询问	女人	事情		x	√	y	z	论元	词汇
20	教	女人	在教	男孩			x	√	y		论元	词汇
20	教	女人	在教		字母		x	√		z	论元	词汇
20	教	女人	在教	男孩	字母		x	√	y	z	论元	词汇
弱显性三元 (xy/z) 小计						论元和词汇同时正确	/2	/2	/2		/2	/2

表 N 论元结构产出合计表

	句法成分				论元完整数	论元完整%	语句			论元∩词汇数	论元∩词汇 %
	x	V	y	z			词汇准确数	词汇准确率			
一元小计	/6	/6	/6		/6	%	/6	%			%
二元小计	/6	/6	/6		/6	%	/6	%			%
强显性三元 (xyz)	/2	/2	/2	/2	/2	%	/2	%			%
中显性三元 (xy)	/2	/2	/2	/2	/2	%	/2	%			%
中显性三元 (xz)	/2	/2	/2	/2	/2	%	/2	%			%
弱显性三元 (xy/z)	/2	/2	/2	/2	/2	%	/2	%			%
三元小计	/8	/8	/8	/8	/8	%	/8	%			%
合计（一元＋二元＋三元）	/20	/20	/14	/8	/20	%	/20	%			%

表 O 语句启动产出计分表

序号	句型	启动句	反应内容	反应类别	小计	正确率
练习 1		女人撞了男人。	男人撞了女人。			
练习 2		咬小狗的小猫戴着帽子。	咬小猫的小狗戴着帽子。			
练习 3		男人在指挥谁?	女人在指挥谁?			
1	主动句	小猫在追小狗。	小狗在追小猫。		/4	%
2		男人批评了女孩。	女人批评了男孩。			
3		男孩推了女孩。	女孩推了男孩。			
4		女人在埋葬男人。	男人在埋葬女人。			
5	把字句	女孩把男孩推倒了。	男孩把女孩推倒了。		/4	%
6		男人把女人埋葬了。	女人把男人埋葬了。			
7		小狗把小猫追上了。	小猫把小狗追上了。			
8		女人把男孩批评了。	男人把女孩批评了。			
9	被字句	小狗被小猫追上了。	小猫被小狗追上了。		/4	%
10		女孩被男孩推倒了。	男孩被女孩推倒了。			
11		男孩被女人批评了。	女孩被男人批评了。			
12		男人被女人埋葬了。	女人被男人埋葬了。			

序号	句型	启动句	反应内容	反应类别	小计	正确率
13	主语疑问句	谁批评了女孩？	谁批评了男孩？		/4	％
14		谁推了男孩？	谁推了女孩？			
15		谁在埋葬男人？	谁在埋葬女人？			
16		谁在追小狗？	谁在追小猫？			
17	宾语疑问句	男人在埋葬谁？	女人在埋葬谁？		/4	％
18		女人批评了谁？	男人批评了谁？			
19		男孩推了谁？	女孩推了谁？			
20		小狗在追谁？	小猫在追谁？			
21	主语从句	批评女孩的男人戴着帽子。	批评男孩的女人戴着帽子。		/4	％
22		推男孩的女孩戴着帽子。	推女孩的男孩戴着帽子。			
23		追小狗的小猫戴着帽子。	追小猫的小狗戴着帽子。			
24		埋葬男人的女人戴着帽子。	埋葬女人的男人戴着帽子。			
25	宾语从句	小猫追的小狗戴着帽子。	小狗追的小猫戴着帽子。		/4	％
26		女人批评的男孩戴着帽子。	男人批评的女孩戴着帽子。			
27		男人埋葬的女人戴着帽子。	女人埋葬的男人戴着帽子。			
28		男孩推的女孩戴着帽子。	女孩推的男孩戴着帽子。			

表 P 语句理解计分表

序号	句型	测试句	正确答案	被试反应	反应类别	小计	正确率
练习1		女人撞了男人。	①				
练习2		咬小猫的小狗戴着帽子。	②				
练习3		男人在指挥谁？	①				
1	主动句	小猫在追小狗。	①			/4	％
2		男人批评了女孩。	①				
3		女孩推了男孩。	②				
4		男人在埋葬女人。	②				
5	把字句	女孩把男孩推倒了。	①			/4	％
6		女人把男人埋葬了。	②				
7		小狗把小猫追上了。	①				
8		男人把女孩批评了。	②				
9	被字句	小猫被小狗追上了。	②			/4	％
10		女孩被男孩推倒了。	①				
11		男孩被女人批评了。	①				
12		女人被男人埋葬了。	②				
13	主语疑问句	谁批评了男孩？	②			/4	％
14		谁推了男孩？	①				
15		谁在埋葬女人？	②				
16		谁在追小狗？	①				
17	宾语疑问句	男人在埋葬谁？	①			/4	％
18		男人批评了谁？	②				
19		女孩推了谁？	②				
20		小狗在追谁？	①				
21	主语从句	批评男孩的女人戴着帽子。	②			/4	％
22		推女孩的男孩戴着帽子。	②				
23		追小狗的小猫戴着帽子。	①				
24		埋葬男人的女人戴着帽子。	①				
25	宾语从句	小狗追的小猫戴着帽子。	②			/4	％
26		女人批评的男孩戴着帽子。	①				
27		男人埋葬的女人戴着帽子。	①				
28		女孩推的男孩戴着帽子。	②				

表 V 《动词语句分量表》计分汇总表

动词语句加工能力

测验名称	计分项目	动词加工能力		论元结构	语法加工能力	
		动词产出	动词理解		词汇插入	句法结构分析及转换
动词命名	一元动词正确率					
	二元动词正确率					
	三元动词正确率					
动词理解	一元动词正确率					
	二元动词正确率					
	三元动词正确率					
论元结构产出	一元动词论元正确率					
	二元动词论元正确率					
	三元动词论元正确率					
	一元动词词汇论元正确率					
	二元动词词汇论元正确率					
	三元动词词汇论元正确率					
语句产出启动 典型语序	主动句正确率					
	主语疑问句正确率					
	宾语疑问句正确率					
非典型语序	把字句正确率					
	被字句正确率					
	宾语从句正确率					
	主语从句正确率					
语句理解 典型语序	主动句正确率					
	主语疑问句正确率					
	宾语疑问句正确率					
非典型语序	把字句正确率					
	被字句正确率					
	宾语疑问句正确率					
	主语从句正确率					

表 W 动词词语句加工能力评估表

动词语句加工能力		正确率	10%	20%	30%	40%	50%	60%	70%	80%	90%
动词	动词产出	%									
	动词理解	%									
语法加工能力	论元结构	%									
	词汇插入	%									
	句法结构分析及转换	%									

附表 1　目标动词正确和错误的替代词举例

	目标词	正确的替代词	错误的替代词
1	睡觉	睡、睡眠	
2	跪	罚跪	
3	蹲	坐	发呆、静想、思过、蹲监狱
4	游泳	游	
5	醉	喝醉、喝多、喝仙儿了、晃、晕、喝酒	歪、喝
6	洗澡	淋浴、冲凉	洗（有两种意思，一种是洗澡、洗漱的省略用法，一种是二价动词，洗衣服）
7	骑	过绿灯	去向
8	表扬	夸、夸赞、鼓励、表彰、奖励、说他棒	
9	剪	铰（方言）	
10	看望	探望、问候、拜访、慰问、安慰、看（病人）	送花、看医生
11	逮捕	抓、拘捕、戴手铐	难过
12	踢	踹	
13	赠送	送、给、送给、递、送礼物、奖励	接、捧着
14	给		接受、讨要
15	奖励	奖、奖赏、给予、给他奖金	接受、开心、奖状、颁奖
16	喂		吃饭
17	泼	洒	
18	卖	叫卖、询价、买、给	挑、选、拍、敲
19	询问	问、提问、咨询、打听	疑问
20	教	讲课、讲解	上课、学习、学、写

附表 2　目标名词正确和错误的替代词举例

	目标词	可接纳替代词
1	女孩	女人、女的、女同志
2	男人	男孩、男的、男同志
3	女人	女孩、女的、女同志
4	男孩	男人、男的、男同志
5	车	自行车、单车
6	礼物	盒子、包裹、书包
7	书	本子
8	西瓜	瓜
9	事情	问题
10	字母	拼音、英语、英文
11	小猫	猫、黑猫

附表 3　表 M 记录评分样本

序号	项目	参考答案论元结构 x	V	y	z	反应内容	圈出准确产出的成分、论元和词汇 x	v	y	z	论元	词汇
练习 1	咬	狗	在咬	猫			×	v			论元	词汇
练习 2	投	女人	投了	男人	票		×	v	y	z	论元	词汇
1	睡觉	女人	睡觉了			睡着了	⊗	Ⓥ			(论元)	(词汇)
2	跪	男人	跪着			男人跪着女的	⊗	Ⓥ			(论元)	(词汇)
3	蹲	女孩	蹲着			女孩在地上蹲着	⊗	Ⓥ			(论元)	(词汇)
4	游泳	女人	在游泳			男人在游泳	⊗	Ⓥ			(论元)	词汇
5	醉	男人	醉了			男的喝多了	⊗	Ⓥ			(论元)	(词汇)
6	洗澡	男孩	在洗澡			男孩洗	⊗	Ⓥ			(论元)	(词汇)
一元小计							5/6	6/6	3/6		4/6	5/6
7	骑	男孩	在骑		车	男孩在车	⊗	v		Ⓩ	(论元)	(词汇)
8	表扬	女人	表扬了	男孩	男孩儿	女人夸男孩儿	⊗	Ⓥ		Ⓩ	(论元)	(词汇)
9	剪	女人	在剪		纸	女人纸	⊗	v		Ⓩ	论元	词汇
10	看望	男人	在看望	女人		看望男人，不，看望女人	×	Ⓥ	Ⓥ		论元	词汇
11	逮捕	男人	逮捕了	女人		警察手铐女的，不知道了	⊗	v	Ⓥ		论元	词汇
12	踢	女孩	踢了	男孩		男孩踢了女孩	×	Ⓥ	Ⓥ	z	论元	词汇
二元小计							4/6	3/6	1/6	5/6	1/6	4/6
13	赠送	女人	赠送了	男孩	礼物	女人送男孩鞋……不是鞋	⊗	Ⓥ	Ⓥ	Ⓩ	(论元)	(词汇)
14	给	男人	在给	女孩	钱	男人给钱	⊗	Ⓥ	y	Ⓩ	论元	词汇
强显性三元 (xyz) 小计							2/2	2/2	1/2	2/2	1/2	2/2

论元和词汇同时正确（一元）：3/6
论元和词汇同时正确（二元）：1/6
论元和词汇同时正确（三元）：1/2

序号	项目	参考答案论元结构				反应内容	圈出准确产出的成分、论元和词汇					
		x	v	y	z		x	v	y	z	论元	词汇
15	奖励	女人	奖励了	男孩	书		×	√	y	z	论元	词汇
15	奖励	女人	奖励了	男孩	书		×	√	y	z	论元	词汇
16	喂	男人	在喂	女孩			×	√	y		论元	词汇
16	喂	男人	在喂	女孩	饭	男人在女人喂饭	⊗	Ⓥ	y	Ⓩ	论元	⟨词汇⟩
中显性三元(xy)小计						论元和词汇同时正确　0/2	2/2	1/2	/2	1/2	0/2	1/2
17	泼	女人	泼了		水	泼水	×	√	√	z	论元	词汇
17	泼	女人	泼了	男人	水		×	√	y	z	论元	词汇
18	卖	男人	在卖		西瓜	男人在卖瓜	⊗	Ⓥ	√	Ⓩ	⟨论元⟩	词汇
18	卖	男人	在卖	女孩	西瓜		×	√	y	z	论元	词汇
中显性三元(xz)小计						论元和词汇同时正确　1/2	1/2	2/2	0/2	2/2	1/2	2/2
19	询问	男孩	在询问	女人			×	√	y	z	论元	词汇
19	询问	男孩	在询问		事情		×	√		z	论元	词汇
19	询问	男孩	在询问	女人	事情	男的跟女的问事儿	⊗	Ⓥ	Ⓥ	Ⓩ	⟨论元⟩	词汇
20	教	女人	在教	男孩			×	√	y		论元	词汇
20	教	女人	在教		字母	女人英语教	⊗	Ⓥ		z	论元	⟨词汇⟩
20	教	女人	在教	男孩	字母		×	√	y	z	论元	词汇
弱显性三元(xy/z)小计						论元和词汇同时正确　1/2	2/2	2/2	1/2	1/2	1/2	2/2

附表 4   表 M 记录评分样本的评分说明

序号	标注说明
1	睡觉和睡着了只是形态不一样，所以 V 加标；动词前没有主语论元，所以论元不能加标。只有动词，没有论元，所以不能圈注词汇
2	论元及动词都有，但是"女的"多余成分且句法位置不对，因此论元不能被标注。产出词汇中没有语言错乱现象，因此圈注词汇
3	论元和动词都有，虽然多了"在地上"，但句法位置正确，因此圈注论元。产出词汇中没有语言错乱现象，因此圈注词汇
4	论元和动词都有，因此圈注论元。产出词汇中有语言错乱现象，因此不能圈注词汇
5	论元和动词都有，虽然动词不是目标动词，但是属于同义动词，且论元位置都对，因此圈注论元。产出词汇中没有语言错乱现象，因此圈注词汇
6	论元和动词都有，动词可视为目标动词的省略式，虽然缺少时体标记，但动词论元位置正确，因此圈注论元。产出词汇中没有语言错乱现象，因此圈注词汇
7	前后论元有，但是没有动词，不能圈注论元。产出词汇中没有语言错乱现象，因此圈注词汇
8	论元和动词都有，动词用了同义动词，位置正确，因此圈注论元。产出词汇中没有语言错乱现象，因此圈注词汇
9	前后论元有，但是没有动词，不能圈注论元。产出词汇中没有语言错乱现象，因此圈注词汇
10	动词有，没有前论元，不能圈注论元。产出词汇中没有语言错乱现象，因此圈注词汇
11	没有动词，只有前后论元，不能圈注论元。产出词汇中有语言错乱现象，用名词手铐代替动词逮捕，不能圈注词汇
12	有动词，有论元，但是前后角色颠倒，不能圈注论元，也不能圈注词汇
13	有动词和论元，位置都对，圈注论元。产出词汇中没有语言错乱现象，补充更正后正确，因此圈注词汇。
14	有动词和论元，位置都对，但是没有间接宾语论元。在强制三元动词中要求所有论元出现，因此不能圈注论元。产出词汇中没有语言错乱现象，因此圈注词汇
15	仅有前论元，动词属于目标动词的同义词拼合生造词，属于语言错乱现象。不能圈注论元和词汇
16	有动词和论元，但间接宾语论元位置不对，不能圈注论元。产出词汇中没有语言错乱现象，因此圈注词汇
17	有动词和直接宾语论元，但没有主语论元，不能圈注论元。产出词汇中没有语言错乱现象，因此圈注词汇
18	有动词和论元，位置都对，圈注论元。产出词汇中没有语言错乱现象，因此圈注词汇
19	有动词和论元，虽然间接宾语论元位置和参考答案不一致，但是产出句子中加了介词，因此间接宾语处在合法的句法位置，因此圈注论元。产出词汇中没有语言错乱现象，因此圈注词汇
20	有动词和论元，但是直接宾语位置不对，不能圈注论元。产出词汇中没有语言错乱现象，因此圈注词汇

ISBN 978-7-5304-9106-5

9 787530 491065 >

定价：10.00 元

中国失语症语言评估量表
（标准版）

动词语句分量表
评 分 表

高立群　〔美〕Cynthia K. Thompson　廖 敏　田 鸿◎著

被试姓名：＿＿＿＿＿＿＿＿＿＿＿＿＿＿＿＿＿＿＿＿＿＿

出生日期：＿＿＿＿＿＿＿＿＿＿＿　性别：　男　　女

病因：＿＿＿＿＿＿＿＿＿＿　发病日期：＿＿＿＿＿＿＿＿＿＿

检测人：＿＿＿＿＿＿＿＿＿＿　检测日期：＿＿＿＿＿＿＿＿＿＿

起始时间：＿＿＿＿＿＿＿＿＿＿＿

结束时间：＿＿＿＿＿＿＿＿＿＿＿

北京科学技术出版社

病　历

姓名		性别	男／女	利手	左利手／右利手

民族		日常口语		母语方言	

施测时间	年　月　日	出生日期	年　月　日

教育程度	中学以下／中学／大学／大学以上	当前／此前职业	

是否熟练使用普通话	是／否	婚姻状况	单身／已婚／丧偶／离异

家庭住址	

手机／电话		电子邮箱	

临床诊断	脑梗死　脑出血　其他：		
偏瘫与否	是／否	偏瘫体侧	左侧／右侧／双侧　偏瘫严重程度
发病日期	年　月　日　病变部位		

并发症	癫痫	颅脑损伤	心脏病	高血压	视觉缺陷
	抑郁	助听器	酗酒*	其他	

目前用药	

听力筛查	是／否	筛查日期		视力筛查	是／否	筛查日期	
故事叙述录音	是／否			录音保存地			
流利度类型	流畅性		非流畅性		失语症类型		

有无以下体内人工植入物（MRI安全）	有（心脏起搏器□、内支架□、血管夹□、人工瓣膜□、静脉滤器□、内固定器□、人工关节□、义齿□、不锈钢丝□、金属节育环□、其他铁磁性物质□）；无□

西方失语症成套测验（WAB）分数	自发言语	听理解	复述	命名	AQ失语商

联系人		与患者关系		联系电话	

*本次发病前，平均每日饮酒量超过 2 瓶啤酒 ／1 两白酒；或每周至少 1 次，每次饮酒量超过 5 瓶啤酒 ／3 两白酒

施测者签名		资格证书号	
联系电话		电子邮箱	

目　录

表 K　动词命名评分表　1

表 L　动词理解评分表　2

表 M　论元结构产出评分表　3

表 N　论元结构产出合计表　5

表 O　语句启动产出计分表　6

表 P　语句理解计分表　8

表 V　《动词语句分量表》计分汇总表　9

表 W　动词语句加工能力评估表　10

附表 1　目标动词正确和错误的替代词举例　11

附表 2　目标名词正确和错误的替代词举例　11

附表 3　表 M 记录评分样本　12

附表 4　表 M 记录评分样本的评分说明　14

表 K 动词命名评分表

序号	项目	反应内容（10秒内）		反应类别			
练习1	咬						
练习2	发抖						
1	睡觉						
2	跪						
3	蹲						
4	游泳						
5	醉						
6	洗澡						
一元动词小计				正确次数	/6	正确率	
7	骑						
8	表扬						
9	剪						
10	看望						
11	逮捕						
12	踢						
二元动词小计				正确次数	/6	正确率	
13	赠送						
14	给						
强显性三元 (xyz) 小计				正确次数	/2	正确率	
15	奖励						
16	喂						
中显性三元 (xy) 小计				正确次数	/2	正确率	
17	泼						
18	卖						
中显性三元 (xz) 小计				正确次数	/2	正确率	
19	询问						
20	教						
弱显性三元 (xy/z) 小计				正确次数	/2	正确率	
一元动词合计		正确次数	/6	正确率			
二元动词合计		正确次数	/6	正确率			
三元动词合计		正确次数	/8	正确率			
总计		正确次数	/20	正确率			

表 L 动词理解评分表

序号	目标项	同类干扰项	非同类干扰项目		反应类别			
练习1	咬	推	坐	投				
练习2	发抖	跑步	搬	喝				
1	睡觉	洗澡	批评	盗窃				
2	跪	醉	背	罚				
3	蹲	跪	追	回答				
4	游泳	睡觉	埋葬	指挥				
5	醉	蹲	泼	赏				
6	洗澡	游泳	撞	回答				
一元小计					正确次数		/6	正确率	
7	骑	踢	爬	泼				
8	表扬	逮捕	起床	罚				
9	剪	骑	摔	抢				
10	看望	表扬	生病	咳嗽				
11	逮捕	看望	盗窃	赏				
12	踢	剪	抢	趴				
二元小计					正确次数		/6	正确率	
13	赠送	给	咳嗽	批评				
14	给	赠送	背	飞				
强显性三元 (xyz) 小计					正确次数		/2	正确率	
15	奖励	喂	生病	指挥				
16	喂	奖励	刷	起床				
中显性三元 (xy) 小计					正确次数		/2	正确率	
17	泼	卖	埋葬	指挥				
18	卖	泼	摔	飞				
中显性三元 (xz) 小计					正确次数		/2	正确率	
19	询问	教	追	刷				
20	教	询问	撞	爬				
弱显性三元 (xy/z) 小计					正确次数		/2	正确率	
一元动词合计					正确次数		/6	正确率	
二元动词合计					正确次数		/6	正确率	
三元动词合计					正确次数		/8	正确率	
总计					正确次数		/20	正确率	

· 2 ·

表 M 论元结构产出评分表

序号	项目	参考答案论元结构 x	V	y	z	反应内容	圈出准确产出的成分、论元和词汇 x	V	y	z	论元	词汇
练习1	咬	狗	在咬	猫			✗	✓			论元	词汇
练习2	投	女人	投了	男人	票		✗	✓	y	z	论元	词汇
1	睡觉	女人	睡觉了				✗	✓			论元	词汇
2	跪	男人	跪着				✗	✓			论元	词汇
3	蹲	女孩	蹲着				✗	✓			论元	词汇
4	游泳	女人	在游泳				✗	✓			论元	词汇
5	醉	男人	醉了				✗	✓			论元	词汇
6	洗澡	男孩	在洗澡				✗	✓			论元	词汇
一元小计						论元和词汇同时正确	/6	/6			/6	/6
7	骑	男孩	在骑		车		✗	✓		z	论元	词汇
8	表扬	女人	表扬了		男孩		✗	✓		z	论元	词汇
9	剪	女人	在剪		纸		✗	✓		z	论元	词汇
10	看望	男人	在看望		女人		✗	✓		z	论元	词汇
11	逮捕	男人	逮捕了		女人		✗	✓		z	论元	词汇
12	踢	女孩	踢了		男孩		✗	✓		z	论元	词汇
二元小计						论元和词汇同时正确	/6	/6		/6	/6	/6
13	赠送	女人	赠送了	男孩	礼物		✗	✓	y	z	论元	词汇
14	给	男人	在给	女孩	钱		✗	✓	y	z	论元	词汇
强显性三元 (xyz) 小计						论元和词汇同时正确	/2	/2	/2	/2	/2	/2

序号	项目	参考答案论元结构				反应内容	圈出准确产出的成分、论元和词汇					
		x	V	y	z		x	V	y	z	论元	词汇
15	奖励	女人	奖励了	男孩			x	√	y		论元	词汇
15	奖励	女人	奖励了	男孩	书		x	√	y	z	论元	词汇
16	喂	男人	在喂	女孩			x	√	y	z	论元	词汇
16	喂	男人	在喂	女孩	饭		x	√	y	z	论元	词汇
中显性三元 (xy) 小计						论元和词汇同时正确	/2	/2	/2	/2	/2	/2
17	泼	女人	泼了		水		x	√		z	论元	词汇
17	泼	女人	泼了	男人	水		x	√	y	z	论元	词汇
18	卖	男人	在卖		西瓜		x	√		z	论元	词汇
18	卖	男人	在卖	女孩	西瓜		x	√	y	z	论元	词汇
中显性三元 (xz) 小计						论元和词汇同时正确	/2	/2	/2	/2	/2	/2
19	询问	男孩	在询问	女人			x	√	y		论元	词汇
19	询问	男孩	在询问		事情		x	√		z	论元	词汇
19	询问	男孩	在询问	女人	事情		x	√	y	z	论元	词汇
20	教	女孩	在教	男孩			x	√	y		论元	词汇
20	教	女人	在教		字母		x	√		z	论元	词汇
20	教	女人	在教	男孩	字母		x	√	y	z	论元	词汇
弱显性三元 (xy/z) 小计						论元和词汇同时正确	/2	/2	/2	/2	/2	/2

表 N 论元结构产出合计表

	句法成分			论元完整数	论元完整%	语句			论元∩词汇数	论元∩词汇%
	x	V	y	z			词汇准确数	词汇准确率		
一元小计	/6	/6			/6	%	/6	%		%
二元小计	/6	/6	/6		/6	%	/6	%		%
强显性三元 (xyz)	/2	/2	/2	/2	/2	%	/2	%		%
中显性三元 (xy)	/2	/2	/2	/2	/2	%	/2	%		%
中显性三元 (xz)	/2	/2	/2	/2	/2	%	/2	%		%
弱显性三元 (xy/z)	/2	/2	/2	/2	/2	%	/2	%		%
三元小计	/8	/8	/8	/8	/8	%	/8	%		%
合计(一元+二元+三元)	/20	/20	/14	/8	/20	%	/20	%		%

表O 语句启动产出计分表

序号	句型	启动句	反应内容	反应类别	小计	正确率
练习1		女人撞了男人。	男人撞了女人。			
练习2		咬小狗的小猫戴着帽子。	咬小猫的小狗戴着帽子。			
练习3		男人在指挥谁？	女人在指挥谁？			
1	主动句	小猫在追小狗。	小狗在追小猫。		/4	%
2		男人批评了女孩。	女人批评了男孩。			
3		男孩推了女孩。	女孩推了男孩。			
4		女人在埋葬男人。	男人在埋葬女人。			
5	把字句	女孩把男孩推倒了。	男孩把女孩推倒了。		/4	%
6		男人把女人埋葬了。	女人把男人埋葬了。			
7		小狗把小猫追上了。	小猫把小狗追上了。			
8		女人把男孩批评了。	男人把女孩批评了。			
9	被字句	小狗被小猫追上了。	小猫被小狗追上了。		/4	%
10		女孩被男孩推倒了。	男孩被女孩推倒了。			
11		男孩被女人批评了。	女孩被男人批评了。			
12		男人被女人埋葬了。	女人被男人埋葬了。			

序号	句型	启动句	反应内容	反应类别	小计	正确率
13	主语疑问句	谁批评了女孩？	谁批评了男孩？		/4	％
14		谁推了男孩？	谁推了女孩？			
15		谁在埋葬男人？	谁在埋葬女人？			
16		谁在追小狗？	谁在追小猫？			
17	宾语疑问句	男人在埋葬谁？	女人在埋葬谁？		/4	％
18		女人批评了谁？	男人批评了谁？			
19		男孩推了谁？	女孩推了谁？			
20		小狗在追谁？	小猫在追谁？			
21	主语从句	批评女孩的男人戴着帽子。	批评男孩的女人戴着帽子。		/4	％
22		推男孩的女孩戴着帽子。	推女孩的男孩戴着帽子。			
23		追小狗的小猫戴着帽子。	追小猫的小狗戴着帽子。			
24		埋葬男人的女人戴着帽子。	埋葬女人的男人戴着帽子。			
25	宾语从句	小猫追的小狗戴着帽子。	小狗追的小猫戴着帽子。		/4	％
26		女人批评的男孩戴着帽子。	男人批评的女孩戴着帽子。			
27		男人埋葬的女人戴着帽子。	女人埋葬的男人戴着帽子。			
28		男孩推的女孩戴着帽子。	女孩推的男孩戴着帽子。			

表P 语句理解计分表

序号	句型	测试句	正确答案	被试反应	反应类别	小计	正确率
练习1		女人撞了男人。	①				
练习2		咬小猫的小狗戴着帽子。	②				
练习3		男人在指挥谁？	①				
1	主动句	小猫在追小狗。	①			/4	％
2		男人批评了女孩。	①				
3		女孩推了男孩。	②				
4		男人在埋葬女人。	②				
5	把字句	女孩把男孩推倒了。	①			/4	％
6		女人把男人埋葬了。	②				
7		小狗把小猫追上了。	①				
8		男人把女孩批评了。	②				
9	被字句	小猫被小狗追上了。	②			/4	％
10		女孩被男孩推倒了。	①				
11		男孩被女人批评了。	①				
12		女人被男人埋葬了。	②				
13	主语疑问句	谁批评了男孩？	②			/4	％
14		谁推了男孩？	①				
15		谁在埋葬女人？	②				
16		谁在追小狗？	①				
17	宾语疑问句	男人在埋葬谁？	①			/4	％
18		男人批评了谁？	②				
19		女孩推了谁？	②				
20		小狗在追谁？	①				
21	主语从句	批评男孩的女人戴着帽子。	②			/4	％
22		推女孩的男孩戴着帽子。	②				
23		追小狗的小猫戴着帽子。	①				
24		埋葬男人的女人戴着帽子。	①				
25	宾语从句	小狗追的小猫戴着帽子。	②			/4	％
26		女人批评的男孩戴着帽子。	①				
27		男人埋葬的女人戴着帽子。	①				
28		女孩推的男孩戴着帽子。	②				

表 V 《动词语句分量表》计分汇总表

动词语句加工能力			动词加工能力		论元结构	语法加工能力	
测验名称		计分项目	动词产出	动词理解	论元结构	词汇插入	句法结构分析及转换
动词命名		一元动词正确率					
		二元动词正确率					
		三元动词正确率					
动词理解		一元动词正确率					
		二元动词正确率					
		三元动词正确率					
论元结构产出		一元动词论元正确率					
		二元动词论元正确率					
		三元动词论元正确率					
		一元动词词汇论元正确率					
		二元动词词汇论元正确率					
		三元动词词汇论元正确率					
语句产出启动	典型语序	主动句正确率					
		主语疑问句正确率					
		宾语从句正确率					
	非典型语序	把字句正确率					
		被字句正确率					
		宾语疑问句正确率					
语句理解	典型语序	主动句正确率					
		主语疑问句正确率					
		宾语从句正确率					
	非典型语序	把字句正确率					
		被字句正确率					
		主语从句正确率					

表 W　动词语句加工能力评估表

动词语句加工能力		正确率	10%	20%	30%	40%	50%	60%	70%	80%	90%
动词	动词产出	％									
	动词理解	％									
语法加工能力	论元结构	％									
	词汇插入	％									
	句法结构分析及转换	％									

附表 1 目标动词正确和错误的替代词举例

	目标词	正确的替代词	错误的替代词
1	睡觉	睡、睡眠	
2	跪	罚跪	
3	蹲	坐	发呆、静想、思过、蹲监狱
4	游泳	游	
5	醉	喝醉、喝多、喝仙儿了、晃、晕、喝酒	歪、喝
6	洗澡	淋浴、冲凉	洗（有两种意思，一种是洗澡、洗漱的省略用法，一种是二价动词，洗衣服）
7	骑	过绿灯	去向
8	表扬	夸、夸赞、鼓励、表彰、奖励、说他棒	
9	剪	铰（方言）	
10	看望	探望、问候、拜访、慰问、安慰、看（病人）	送花、看医生
11	逮捕	抓、拘捕、戴手铐	难过
12	踢	踹	
13	赠送	送、给、送给、递、送礼物、奖励	接、捧着
14	给		接受、讨要
15	奖励	奖、奖赏、给予、给他奖金	接受、开心、奖状、颁奖
16	喂		吃饭
17	泼	洒	
18	卖	叫卖、询价、买、给	挑、选、拍、敲
19	询问	问、提问、咨询、打听	疑问
20	教	讲课、讲解	上课、学习、学、写

附表 2 目标名词正确和错误的替代词举例

	目标词	可接纳替代词
1	女孩	女人、女的、女同志
2	男人	男孩、男的、男同志
3	女人	女孩、女的、女同志
4	男孩	男人、男的、男同志
5	车	自行车、单车
6	礼物	盒子、包裹、书包
7	书	本子
8	西瓜	瓜
9	事情	问题
10	字母	拼音、英语、英文
11	小猫	猫、黑猫

附表 3 表 M 记录评分样本

序号	项目	参考答案论元结构 x	V	y	z	反应内容	圈出准确产出的成分、论元和词汇 x	v	y	z	论元	词汇
练习1	咬	狗	在咬	猫			×	√		z	论元	词汇
练习2	投	女人	投了	男人	票		×	√	y	z	论元	词汇
1	睡觉	女人	睡觉了			睡着了	×	(√)			论元	词汇
2	跪	男人	跪着			男人跪着女的	⊗	(√)			(论元)	(词汇)
3	蹲	女孩	蹲着			女孩在地上蹲着	⊗	(√)			(论元)	(词汇)
4	游泳	女人	在游泳			男人在游泳	⊗	(√)			论元	词汇
5	醉	男人	醉了			男的喝多了	⊗	(√)			(论元)	(词汇)
6	洗澡	男孩	在洗澡			男孩洗	⊗	(√)			(论元)	(词汇)
一元小计						论元和词汇同时正确	5/6	6/6		3/6	4/6	5/6
7	骑	男孩	在骑		车	男孩在车	⊗	√		(z)	论元	(词汇)
8	表扬	女人	表扬了		男孩	女人夸男孩儿	⊗	(√)		(z)	(论元)	(词汇)
9	剪	女人	在剪		纸	女人纸	⊗	√		(z)	论元	(词汇)
10	看望	男人	在看望		女人	看望男人，不，看望女人	×	(√)		(z)	论元	词汇
11	逮捕	男人	逮捕了		女人	警察手铐女的，不知道了	⊗	√		(z)	论元	词汇
12	踢	女孩	踢了		男孩	男孩踢了女孩	×	(√)		z	论元	词汇
二元小计						论元和词汇同时正确	4/6	3/6		5/6	1/6	4/6
13	赠送	女人	赠送了	男孩	礼物	女人送男孩鞋……不是鞋	⊗	(√)	(y)	(z)	(论元)	(词汇)
14	给	男人	在给	女孩	钱	男人给钱	⊗	(√)	y	(z)	论元	(词汇)
强显性三元(xyz)小计						论元和词汇同时正确	2/2	2/2	1/2	2/2	1/2	2/2

· 12 ·

序号	项目	参考答案论元结构				反应内容	圈出准确产出的成分、论元和词汇					
		x	v	y	z		x	v	y	z	论元	词汇
15	奖励	女人	奖励了	男孩	书		×	v	y	z	论元	词汇
15	奖励	女人	奖励了	男孩	书		×	v	y	z	论元	词汇
16	喂	男人	在喂	女孩			×	v	y		论元	词汇
16	喂	男人	在喂	女孩	饭	男人在女人喂饭	⊗	ⓥ	y	ⓩ	论元	词汇
中显性三元 (xy) 小计						论元和词汇同时正确 0/2	2/2	1/2	/2	1/2	0/2	1/2
17	泼	女人	泼了	男孩	水	泼水	×	v	y	z	论元	词汇
17	泼	女人	泼了	男人	水		×	v	y	z	论元	词汇
18	卖	男人	在卖		西瓜	男人在卖瓜	⊗	ⓥ		ⓩ	论元	词汇
18	卖	男人	在卖	女孩	西瓜		×	v	y	z	论元	词汇
中显性三元 (xz) 小计						论元和词汇同时正确 1/2	1/2	2/2	0/2	2/2	1/2	2/2
19	询问	男孩	在询问	女人			×	v	y	z	论元	词汇
19	询问	男孩	在询问		事情		×	v		z	论元	词汇
19	询问	男孩	在询问	女人	事情	男的跟女的问事儿	⊗	ⓥ	y	ⓩ	论元	词汇
20	教	女人	在教	男孩			×	v	y	z	论元	词汇
20	教	女人	在教		字母	女人英语教	⊗	ⓥ	y	z	论元	词汇
20	教	女人	在教	男孩	字母		×	v	y	z	论元	词汇
弱显性三元 (xy/z) 小计						论元和词汇同时正确 1/2	2/2	2/2	1/2	1/2	1/2	2/2

附表 4   表 M 记录评分样本的评分说明

序号	标注说明
1	睡觉和睡着了只是形态不一样，所以 V 加标；动词前没有主语论元，所以论元不能加标。只有动词，没有论元，所以不能圈注词汇
2	论元及动词都有，但是"女的"多余成分且句法位置不对，因此论元不能被标注。产出词汇中没有语言错乱现象，因此圈注词汇
3	论元和动词都有，虽然多了"在地上"，但句法位置正确，因此圈注论元。产出词汇中没有语言错乱现象，因此圈注词汇
4	论元和动词都有，因此圈注论元。产出词汇中有语言错乱现象，因此不能圈注词汇
5	论元和动词都有，虽然动词不是目标动词，但是属于同义动词，且论元位置都对，因此圈注论元。产出词汇中没有语言错乱现象，因此圈注词汇
6	论元和动词都有，动词可视为目标动词的省略式，虽然缺少时体标记，但动词论元位置正确，因此圈注论元。产出词汇中没有语言错乱现象，因此圈注词汇
7	前后论元有，但是没有动词，不能圈注论元。产出词汇中没有语言错乱现象，因此圈注词汇
8	论元和动词都有，动词用了同义动词，位置正确，因此圈注论元。产出词汇中没有语言错乱现象，因此圈注词汇
9	前后论元有，但是没有动词，不能圈注论元。产出词汇中没有语言错乱现象，因此圈注词汇
10	动词有，没有前论元，不能圈注论元。产出词汇中没有语言错乱现象，因此圈注词汇
11	没有动词，只有前后论元，不能圈注论元。产出词汇中有语言错乱现象，用名词手铐代替动词逮捕，不能圈注词汇
12	有动词，有论元，但是前后角色颠倒，不能圈注论元，也不能圈注词汇
13	有动词和论元，位置都对，圈注论元。产出词汇中没有语言错乱现象，补充更正后正确，因此圈注词汇。
14	有动词和论元，位置都对，但是没有间接宾语论元。在强制三元动词中要求所有论元出现，因此不能圈注论元。产出词汇中没有语言错乱现象，因此圈注词汇
15	仅有前论元，动词属于目标动词的同义词拼合生造词，属于语言错乱现象。不能圈注论元和词汇
16	有动词和论元，但间接宾语论元位置不对，不能圈注论元。产出词汇中没有语言错乱现象，因此圈注词汇
17	有动词和直接宾语论元，但没有主语论元，不能圈注论元。产出词汇中没有语言错乱现象，因此圈注词汇
18	有动词和论元，位置都对，圈注论元。产出词汇中没有语言错乱现象，因此圈注词汇
19	有动词和论元，虽然间接宾语论元位置和参考答案不一致，但是产出句子中加了介词，因此间接宾语处在合法的句法位置，因此圈注论元。产出词汇中没有语言错乱现象，因此圈注词汇
20	有动词和论元，但是直接宾语位置不对，不能圈注论元。产出词汇中没有语言错乱现象，因此圈注词汇

中国失语症语言评估量表
（标准版）

动词语句分量表
评 分 表

高立群 〔美〕Cynthia K. Thompson 廖敏 田鸿◎著

被试姓名：_____

出生日期：_____ 性别： 男 女

病因：_____ 发病日期：_____

检测人：_____ 检测日期：_____

起始时间：_____

结束时间：_____

北京科学技术出版社

病　历

姓名			性别	男 / 女	利手		左利手 / 右利手
民族			日常口语			母语方言	

施测时间	年　月　日		出生日期	年　月　日
教育程度	中学以下 / 中学 / 大学 / 大学以上		当前 / 此前职业	

是否熟练使用普通话	是 / 否	婚姻状况	单身 / 已婚 / 丧偶 / 离异

家庭住址	
手机 / 电话		电子邮箱	

临床诊断	脑梗死　脑出血　其他：			
偏瘫与否	是 / 否	偏瘫体侧	左侧 / 右侧 / 双侧	偏瘫严重程度	
发病日期	年　月　日	病变部位	

并发症	癫痫	颅脑损伤	心脏病	高血压	视觉缺陷
	抑郁	助听器	酗酒*	其他	

目前用药	

听力筛查	是 / 否	筛查日期		视力筛查	是 / 否	筛查日期	
故事叙述录音	是 / 否		录音保存地	
流利度类型	流畅性	非流畅性	失语症类型	

有无以下体内人工植入物（MRI安全）	有（心脏起搏器□、内支架□、血管夹□、人工瓣膜□、静脉滤器□、内固定器□、人工关节□、义齿□、不锈钢丝□、金属节育环□、其他铁磁性物质□）；无□

西方失语症成套测验（WAB）分数	自发言语	听理解	复述	命名	AQ 失语商

联系人		与患者关系		联系电话	

*本次发病前，平均每日饮酒量超过 2 瓶啤酒 /1 两白酒；或每周至少 1 次，每次饮酒量超过 5 瓶啤酒 /3 两白酒

施测者签名		资格证书号	
联系电话		电子邮箱	

目　录

表 K　动词命名评分表　1

表 L　动词理解评分表　2

表 M　论元结构产出评分表　3

表 N　论元结构产出合计表　5

表 O　语句启动产出计分表　6

表 P　语句理解计分表　8

表 V　《动词语句分量表》计分汇总表　9

表 W　动词语句加工能力评估表　10

附表 1　目标动词正确和错误的替代词举例　11

附表 2　目标名词正确和错误的替代词举例　11

附表 3　表 M 记录评分样本　12

附表 4　表 M 记录评分样本的评分说明　14

表 K 动词命名评分表

序号	项目	反应内容（10秒内）		反应类别			
练习1	咬						
练习2	发抖						
1	睡觉						
2	跪						
3	蹲						
4	游泳						
5	醉						
6	洗澡						
一元动词小计				正确次数		/6	正确率
7	骑						
8	表扬						
9	剪						
10	看望						
11	逮捕						
12	踢						
二元动词小计				正确次数		/6	正确率
13	赠送						
14	给						
强显性三元 (xyz) 小计				正确次数		/2	正确率
15	奖励						
16	喂						
中显性三元 (xy) 小计				正确次数		/2	正确率
17	泼						
18	卖						
中显性三元 (xz) 小计				正确次数		/2	正确率
19	询问						
20	教						
弱显性三元 (xy/z) 小计				正确次数		/2	正确率
一元动词合计		正确次数	/6	正确率			
二元动词合计		正确次数	/6	正确率			
三元动词合计		正确次数	/8	正确率			
总计		正确次数	/20	正确率			

表 L 动词理解评分表

序号	目标项	同类干扰项	非同类干扰项目		反应类别			
练习1	咬	推	坐	投				
练习2	发抖	跑步	搬	喝				
1	睡觉	洗澡	批评	盗窃				
2	跪	醉	背	罚				
3	蹲	跪	追	回答				
4	游泳	睡觉	埋葬	指挥				
5	醉	蹲	泼	赏				
6	洗澡	游泳	撞	回答				
一元小计					正确次数		/6	正确率	
7	骑	踢	爬	泼				
8	表扬	逮捕	起床	罚				
9	剪	骑	摔	抢				
10	看望	表扬	生病	咳嗽				
11	逮捕	看望	盗窃	赏				
12	踢	剪	抢	趴				
二元小计					正确次数		/6	正确率	
13	赠送	给	咳嗽	批评				
14	给	赠送	背	飞				
强显性三元 (xyz) 小计					正确次数		/2	正确率	
15	奖励	喂	生病	指挥				
16	喂	奖励	刷	起床				
中显性三元 (xy) 小计					正确次数		/2	正确率	
17	泼	卖	埋葬	指挥				
18	卖	泼	摔	飞				
中显性三元 (xz) 小计					正确次数		/2	正确率	
19	询问	教	追	刷				
20	教	询问	撞	爬				
弱显性三元 (xy/z) 小计					正确次数		/2	正确率	
一元动词合计					正确次数		/6	正确率	
二元动词合计					正确次数		/6	正确率	
三元动词合计					正确次数		/8	正确率	
总计					正确次数		/20	正确率	

表M 论元结构产出评分表

序号	项目	参考答案论元结构				反应内容	圈出准确产出的成分、论元和词汇					
		x	V	y	z		x	V	y	z	论元	词汇
练习1	咬	狗	在咬	猫	—		x	V			论元	词汇
练习2	投	女人	投了	男人	票		x	V	y	z	论元	词汇
1	睡觉	女人	睡觉了				x	V			论元	词汇
2	跪	男人	跪着				x	V			论元	词汇
3	蹲	女孩	蹲着				x	V			论元	词汇
4	游泳	女人	在游泳				x	V			论元	词汇
5	醉	男人	醉了				x	V			论元	词汇
6	洗澡	男孩	在洗澡				x	V			论元	词汇
一元小计						论元和词汇同时正确	/6	/6			/6	/6
7	骑	男孩	在骑		车		x	V		z	论元	词汇
8	表扬	女人	表扬了		男孩		x	V		z	论元	词汇
9	剪	女人	在剪		纸		x	V		z	论元	词汇
10	看望	男人	在看望		女人		x	V		z	论元	词汇
11	逮捕	男人	逮捕了		女人		x	V		z	论元	词汇
12	踢	女孩	踢了		男孩		x	V		z	论元	词汇
二元小计						论元和词汇同时正确	/6	/6		/6	/6	/6
13	赠送	女人	赠送了	男孩	礼物		x	V	y	z	论元	词汇
14	给	男人	在给	女孩	钱		x	V	y	z	论元	词汇
强显性三元(xyz)小计						论元和词汇同时正确	/2	/2	/2	/2	/2	/2

· 3 ·

序号	项目	参考答案论元结构				反应内容	圈出准确产出的成分、论元和词汇					
		x	V	y	z		x	V	y	z	论元	词汇
15	奖励	女人	奖励了	男孩			x	V	y		论元	词汇
15	奖励	女人	奖励了	男孩	书		x	V	y	z	论元	词汇
16	喂	男人	在喂	女孩			x	V	y		论元	词汇
16	喂	男人	在喂	女孩	饭		x	V	y	z	论元	词汇
中显性三元(xy)小计						论元和词汇同时正确	/2	/2	/2		/2	/2
17	泼	女人	泼了		水		x	V		z	论元	词汇
17	泼	女人	泼了	男人	水		x	V	y	z	论元	词汇
18	卖	男人	在卖		西瓜		x	V		z	论元	词汇
18	卖	男人	在卖	女孩	西瓜		x	V	y	z	论元	词汇
中显性三元(xz)小计						论元和词汇同时正确	/2	/2		/2	/2	/2
19	询问	男孩	在询问	女人			x	V	y		论元	词汇
19	询问	男孩	在询问	女人	事情		x	V	y	z	论元	词汇
19	询问	男孩	在询问	女人	事情		x	V	y	z	论元	词汇
20	教	女人	在教	男孩			x	V	y		论元	词汇
20	教	女人	在教		字母		x	V		z	论元	词汇
20	教	女人	在教	男孩	字母		x	V	y	z	论元	词汇
弱显性三元(xy/z)小计						论元和词汇同时正确	/2	/2	/2	/2	/2	/2

表 N　论元结构产出合计表

	句法成分				论元完整数	论元完整%	语句			
	x	V	y	z			词汇准确数	词汇准确率	论元∩词汇数	论元∩词汇%
一元小计	/6	/6	/6		/6	%	/6	%		%
二元小计	/6	/6	/6		/6	%	/6	%		%
强显性三元 (xyz)	/2	/2	/2	/2	/2	%	/2	%		%
中显性三元 (xy)	/2	/2	/2	/2	/2	%	/2	%		%
中显性三元 (xz)	/2	/2	/2	/2	/2	%	/2	%		%
弱显性三元 (xy/z)	/2	/2	/2	/2	/2	%	/2	%		%
三元小计	/8	/8	/8	/8	/8	%	/8	%		%
合计（一元＋二元＋三元）	/20	/20	/14	/8	/20	%	/20	%		%

表 O　语句启动产出计分表

序号	句型	启动句	反应内容	反应类别	小计	正确率
练习1		女人撞了男人。	男人撞了女人。			
练习2		咬小狗的小猫戴着帽子。	咬小猫的小狗戴着帽子。			
练习3		男人在指挥谁？	女人在指挥谁？			
1	主动句	小猫在追小狗。	小狗在追小猫。		/4	%
2		男人批评了女孩。	女人批评了男孩。			
3		男孩推了女孩。	女孩推了男孩。			
4		女人在埋葬男人。	男人在埋葬女人。			
5	把字句	女孩把男孩推倒了。	男孩把女孩推倒了。		/4	%
6		男人把女人埋葬了。	女人把男人埋葬了。			
7		小狗把小猫追上了。	小猫把小狗追上了。			
8		女人把男孩批评了。	男人把女孩批评了。			
9	被字句	小狗被小猫追上了。	小猫被小狗追上了。		/4	%
10		女孩被男孩推倒了。	男孩被女孩推倒了。			
11		男孩被女人批评了。	女孩被男人批评了。			
12		男人被女人埋葬了。	女人被男人埋葬了。			

序号	句型	启动句	反应内容	反应类别	小计	正确率
13	主语疑问句	谁批评了女孩？	谁批评了男孩？		/4	%
14		谁推了男孩？	谁推了女孩？			
15		谁在埋葬男人？	谁在埋葬女人？			
16		谁在追小狗？	谁在追小猫？			
17	宾语疑问句	男人在埋葬谁？	女人在埋葬谁？		/4	%
18		女人批评了谁？	男人批评了谁？			
19		男孩推了谁？	女孩推了谁？			
20		小狗在追谁？	小猫在追谁？			
21	主语从句	批评女孩的男人戴着帽子。	批评男孩的女人戴着帽子。		/4	%
22		推男孩的女孩戴着帽子。	推女孩的男孩戴着帽子。			
23		追小狗的小猫戴着帽子。	追小猫的小狗戴着帽子。			
24		埋葬男人的女人戴着帽子。	埋葬女人的男人戴着帽子。			
25	宾语从句	小猫追的小狗戴着帽子。	小狗追的小猫戴着帽子。		/4	%
26		女人批评的男孩戴着帽子。	男人批评的女孩戴着帽子。			
27		男人埋葬的女人戴着帽子。	女人埋葬的男人戴着帽子。			
28		男孩推的女孩戴着帽子。	女孩推的男孩戴着帽子。			

表P 语句理解计分表

序号	句型	测试句	正确答案	被试反应	反应类别	小计	正确率
练习1		女人撞了男人。	①				
练习2		咬小猫的小狗戴着帽子。	②				
练习3		男人在指挥谁？	①				
1	主动句	小猫在追小狗。	①			/4	％
2		男人批评了女孩。	①				
3		女孩推了男孩。	②				
4		男人在埋葬女人。	②				
5	把字句	女孩把男孩推倒了。	①			/4	％
6		女人把男人埋葬了。	②				
7		小狗把小猫追上了。	①				
8		男人把女孩批评了。	②				
9	被字句	小猫被小狗追上了。	②			/4	％
10		女孩被男孩推倒了。	①				
11		男孩被女人批评了。	①				
12		女人被男人埋葬了。	②				
13	主语疑问句	谁批评了男孩？	②			/4	％
14		谁推了男孩？	①				
15		谁在埋葬女人？	②				
16		谁在追小狗？	①				
17	宾语疑问句	男人在埋葬谁？	①			/4	％
18		男人批评了谁？	②				
19		女孩推了谁？	②				
20		小狗在追谁？	①				
21	主语从句	批评男孩的女人戴着帽子。	②			/4	％
22		推女孩的男孩戴着帽子。	②				
23		追小狗的小猫戴着帽子。	①				
24		埋葬男人的女人戴着帽子。	①				
25	宾语从句	小狗追的小猫戴着帽子。	②			/4	％
26		女人批评的男孩戴着帽子。	①				
27		男人埋葬的女人戴着帽子。	①				
28		女孩推的男孩戴着帽子。	②				

表 V 《动词语句分量表》计分汇总表

测验名称	计分项目	动词加工能力		论元结构	语法加工能力	
		动词产出	动词理解		词汇插入	句法结构分析及转换
动词命名	一元动词正确率					
	二元动词正确率					
	三元动词正确率					
动词理解	一元动词正确率					
	二元动词正确率					
	三元动词正确率					
论元结构产出	一元动词论元正确率					
	二元动词论元正确率					
	三元动词论元正确率					
	一元动词词汇正确率					
	二元动词词汇正确率					
	三元动词词汇正确率					
语句产出启动（典型语序）	主动句正确率					
	主语疑问句正确率					
	宾语从句正确率					
语句产出启动（非典型语序）	把字句正确率					
	被字句正确率					
	宾语疑问句正确率					
	主语从句正确率					
语句理解（典型语序）	主动句正确率					
	主语疑问句正确率					
	宾语从句正确率					
语句理解（非典型语序）	把字句正确率					
	被字句正确率					
	宾语疑问句正确率					
	主语从句正确率					

表 W 动词语句加工能力评估表

动词语句加工能力		正确率	10%	20%	30%	40%	50%	60%	70%	80%	90%
动词	动词产出	%									
	动词理解	%									
语法加工能力	论元结构	%									
	词汇插入	%									
	句法结构分析及转换	%									

附表 1　目标动词正确和错误的替代词举例

	目标词	正确的替代词	错误的替代词
1	睡觉	睡、睡眠	
2	跪	罚跪	
3	蹲	坐	发呆、静想、思过、蹲监狱
4	游泳	游	
5	醉	喝醉、喝多、喝仙儿了、晃、晕、喝酒	歪、喝
6	洗澡	淋浴、冲凉	洗（有两种意思，一种是洗澡、洗漱的省略用法，一种是二价动词，洗衣服）
7	骑	过绿灯	去向
8	表扬	夸、夸赞、鼓励、表彰、奖励、说他棒	
9	剪	铰（方言）	
10	看望	探望、问候、拜访、慰问、安慰、看（病人）	送花、看医生
11	逮捕	抓、拘捕、戴手铐	难过
12	踢	踹	
13	赠送	送、给、送给、递、送礼物、奖励	接、捧着
14	给		接受、讨要
15	奖励	奖、奖赏、给予、给他奖金	接受、开心、奖状、颁奖
16	喂		吃饭
17	泼	洒	
18	卖	叫卖、询价、买、给	挑、选、拍、敲
19	询问	问、提问、咨询、打听	疑问
20	教	讲课、讲解	上课、学习、学、写

附表 2　目标名词正确和错误的替代词举例

	目标词	可接纳替代词
1	女孩	女人、女的、女同志
2	男人	男孩、男的、男同志
3	女人	女孩、女的、女同志
4	男孩	男人、男的、男同志
5	车	自行车、单车
6	礼物	盒子、包裹、书包
7	书	本子
8	西瓜	瓜
9	事情	问题
10	字母	拼音、英语、英文
11	小猫	猫、黑猫

附表3　表M　记录评分样本

序号	项目	参考答案论元结构 x	v	y	z	反应内容	圈出准确产出的成分、论元和词汇 成分 x	v	y	z	论元	词汇
练习1	咬	狗	在咬	猫			×	>			论元	词汇
练习2	投	女人	投了	男人	票		×	>	y	z	论元	词汇
1	睡觉	女人	睡觉了			睡着了	×	⊗			论元	词汇
2	跪	男人	跪着			男人跪着女的	⊗	⊗			论元	词汇
3	蹲	女孩	蹲着			女孩在地上蹲着	⊗	⊗			论元	词汇
4	游泳	女人	在游泳			女人在游泳	⊗	⊗			论元	词汇
5	醉	男人	醉了			男的喝多了	⊗	⊗			论元	词汇
6	洗澡	男孩	在洗澡			男孩洗	⊗	⊗			论元	词汇
一元小计						论元和词汇同时正确	5/6	6/6		3/6	4/6	5/6
7	骑	男孩	在骑		车	男孩在车	⊗	>			论元	词汇
8	表扬	女人	表扬了	男孩		女人夸男孩儿	⊗	⊗			论元	词汇
9	剪	女人	在剪		纸	女人纸	⊗	>			论元	词汇
10	看望	男人	在看望	女人		看望男人，不，看望女人	×	⊗			论元	词汇
11	逮捕	男人	逮捕了	男孩		警察手铐女的，不知道了	⊗	>			论元	词汇
12	踢	女孩	踢了	男孩		男孩踢了女孩	×	⊗	z		论元	词汇
二元小计						论元和词汇同时正确	4/6	3/6	1/6	5/6	1/6	4/6
13	赠送	女人	赠送了	男孩	礼物	女人送男孩鞋……不是鞋……礼物	⊗	⊗	⊗	⊗	论元	词汇
14	给	男人	在给	女孩	钱	男人给钱	⊗	⊗	y	z	论元	词汇
强显性三元（xyz）小计						论元和词汇同时正确	2/2	2/2	1/2	2/2	1/2	2/2

续表

序号	项目	参考答案论元结构				反应内容	圈出准确产出的成分、论元和词汇				
---	---	x	v	y	z		x	y	z	论元	词汇
15	奖励	女人	奖励了	男孩	书		×	√	z	论元	词汇
15	奖励	女人	奖励了	男孩	书		×	√	z	论元	词汇
16	喂	男人	在喂	女孩			×	√		论元	词汇
16	喂	男人	在喂	女孩	饭	男人在女人喂饭	⊗	⊙	⊙	论元	⊙词汇
中显性三元 (xy) 小计						论元和词汇同时正确 0/2	2/2	1/2	1/2	0/2	1/2
17	泼	女人	泼了		水	泼水	×	√	⊙	论元	⊙词汇
17	泼	女人	泼了	男人	水		×	√	z	论元	词汇
18	卖	男人	在卖		西瓜	男人在卖瓜	⊗	⊙	⊙	⊙论元	⊙词汇
18	卖	男人	在卖	女孩	西瓜		×	√	z	论元	词汇
中显性三元 (xz) 小计						论元和词汇同时正确 1/2	1/2	2/2	2/2	1/2	2/2
19	询问	男孩	在询问	女人			×	√		论元	词汇
19	询问	男孩	在询问		事情		×	√	z	论元	词汇
19	询问	男孩	在询问	女人	事情	男的跟女的问事儿	⊗	⊙	⊙	⊙论元	⊙词汇
20	教	女人	在教	男孩			⊗	⊙		论元	词汇
20	教	女人	在教	男孩	字母	女人英语教	⊗	⊙	z	论元	词汇
20	教	女人	在教	男孩	字母		×	√	z	论元	词汇
弱显性三元 (xy/z) 小计						论元和词汇同时正确 1/2	2/2	2/2	1/2	1/2	2/2

· 13 ·

附表 4　表 M 记录评分样本的评分说明

序号	标注说明
1	睡觉和睡着了只是形态不一样,所以 V 加标;动词前没有主语论元,所以论元不能加标。只有动词,没有论元,所以不能圈注词汇
2	论元及动词都有,但是"女的"多余成分且句法位置不对,因此论元不能被标注。产出词汇中没有语言错乱现象,因此圈注词汇
3	论元和动词都有,虽然多了"在地上",但句法位置正确,因此圈注论元。产出词汇中没有语言错乱现象,因此圈注词汇
4	论元和动词都有,因此圈注论元。产出词汇中有语言错乱现象,因此不能圈注词汇
5	论元和动词都有,虽然动词不是目标动词,但是属于同义动词,且论元位置都对,因此圈注论元。产出词汇中没有语言错乱现象,因此圈注词汇
6	论元和动词都有,动词可视为目标动词的省略式,虽然缺少时体标记,但动词论元位置正确,因此圈注论元。产出词汇中没有语言错乱现象,因此圈注词汇
7	前后论元有,但是没有动词,不能圈注论元。产出词汇中没有语言错乱现象,因此圈注词汇
8	论元和动词都有,动词用了同义动词,位置正确,因此圈注论元。产出词汇中没有语言错乱现象,因此圈注词汇
9	前后论元有,但是没有动词,不能圈注论元。产出词汇中没有语言错乱现象,因此圈注词汇
10	动词有,没有前论元,不能圈注论元。产出词汇中没有语言错乱现象,因此圈注词汇
11	没有动词,只有前后论元,不能圈注论元。产出词汇中有语言错乱现象,用名词手铐代替动词逮捕,不能圈注词汇
12	有动词,有论元,但是前后角色颠倒,不能圈注论元,也不能圈注词汇
13	有动词和论元,位置都对,圈注论元。产出词汇中没有语言错乱现象,补充更正后正确,因此圈注词汇。
14	有动词和论元,位置都对,但是没有间接宾语论元。在强制三元动词中要求所有论元出现,因此不能圈注论元。产出词汇中没有语言错乱现象,因此圈注词汇
15	仅有前论元,动词属于目标动词的同义词拼合生造词,属于语言错乱现象。不能圈注论元和词汇
16	有动词和论元,但间接宾语论元位置不对,不能圈注论元。产出词汇中没有语言错乱现象,因此圈注词汇
17	有动词和直接宾语论元,但没有主语论元,不能圈注论元。产出词汇中没有语言错乱现象,因此圈注词汇
18	有动词和论元,位置都对,圈注论元。产出词汇中没有语言错乱现象,因此圈注词汇
19	有动词和论元,虽然间接宾语论元位置和参考答案不一致,但是产出句子中加了介词,因此间接宾语处在合法的句法位置,因此圈注论元。产出词汇中没有语言错乱现象,因此圈注词汇
20	有动词和论元,但是直接宾语位置不对,不能圈注论元。产出词汇中没有语言错乱现象,因此圈注词汇

ISBN 978-7-5304-9106-5

定价: 10.00 元

中国失语症语言评估量表
（标准版）

动词语句分量表
评 分 表

高立群　〔美〕Cynthia K. Thompson　廖 敏　田 鸿◎著

被试姓名：＿＿＿＿＿＿＿＿＿＿＿＿＿＿＿＿＿＿＿＿＿＿＿

出生日期：＿＿＿＿＿＿＿＿＿＿　　性别：　男　　女

病因：＿＿＿＿＿＿＿＿＿＿　　发病日期：＿＿＿＿＿＿＿＿＿

检测人：＿＿＿＿＿＿＿＿＿＿　　检测日期：＿＿＿＿＿＿＿＿＿

起始时间：＿＿＿＿＿＿＿＿＿＿

结束时间：＿＿＿＿＿＿＿＿＿＿

北京科学技术出版社

病　历

姓名		性别	男／女	利手	左利手／右利手
民族		日常口语		母语方言	

施测时间	年　月　日	出生日期	年　月　日

教育程度	中学以下／中学／大学／大学以上	当前／此前职业	

是否熟练使用普通话	是／否	婚姻状况	单身／已婚／丧偶／离异

家庭住址	

手机／电话		电子邮箱	

临床诊断	脑梗死　脑出血　其他：

偏瘫与否	是／否	偏瘫体侧	左侧／右侧／双侧	偏瘫严重程度	

发病日期	年　月　日	病变部位	

并发症	癫痫	颅脑损伤	心脏病	高血压	视觉缺陷
	抑郁	助听器	酗酒*	其他	

目前用药	

听力筛查	是／否	筛查日期		视力筛查	是／否	筛查日期	

故事叙述录音	是／否	录音保存地	

流利度类型	流畅性	非流畅性	失语症类型	

有无以下体内人工植入物（MRI安全）	有（心脏起搏器□、内支架□、血管夹□、人工瓣膜□、静脉滤器□、内固定器□、人工关节□、义齿□、不锈钢丝□、金属节育环□、其他铁磁性物质□）；无□

西方失语症成套测验（WAB）分数	自发言语	听理解	复述	命名	AQ失语商

联系人		与患者关系		联系电话	

*本次发病前，平均每日饮酒量超过2瓶啤酒／1两白酒；或每周至少1次，每次饮酒量超过5瓶啤酒／3两白酒

施测者签名		资格证书号	
联系电话		电子邮箱	

目　录

表 K　　动词命名评分表　1

表 L　　动词理解评分表　2

表 M　　论元结构产出评分表　3

表 N　　论元结构产出合计表　5

表 O　　语句启动产出计分表　6

表 P　　语句理解计分表　8

表 V　　《动词语句分量表》计分汇总表　9

表 W　　动词语句加工能力评估表　10

附表 1　　目标动词正确和错误的替代词举例　11

附表 2　　目标名词正确和错误的替代词举例　11

附表 3　　表 M 记录评分样本　12

附表 4　　表 M 记录评分样本的评分说明　14

表 K 动词命名评分表

序号	项目	反应内容（10秒内）	反应类别		
练习1	咬				
练习2	发抖				
1	睡觉				
2	跪				
3	蹲				
4	游泳				
5	醉				
6	洗澡				
一元动词小计			正确次数	/6	正确率
7	骑				
8	表扬				
9	剪				
10	看望				
11	逮捕				
12	踢				
二元动词小计			正确次数	/6	正确率
13	赠送				
14	给				
强显性三元 (xyz) 小计			正确次数	/2	正确率
15	奖励				
16	喂				
中显性三元 (xy) 小计			正确次数	/2	正确率
17	泼				
18	卖				
中显性三元 (xz) 小计			正确次数	/2	正确率
19	询问				
20	教				
弱显性三元 (xy/z) 小计			正确次数	/2	正确率
一元动词合计		正确次数	/6	正确率	
二元动词合计		正确次数	/6	正确率	
三元动词合计		正确次数	/8	正确率	
总计		正确次数	/20	正确率	

表L 动词理解评分表

序号	目标项	同类干扰项	非同类干扰项目		反应类别			
练习1	咬	推	坐	投				
练习2	发抖	跑步	搬	喝				
1	睡觉	洗澡	批评	盗窃				
2	跪	醉	背	罚				
3	蹲	跪	追	回答				
4	游泳	睡觉	埋葬	指挥				
5	醉	蹲	泼	赏				
6	洗澡	游泳	撞	回答				
一元小计					正确次数		/6	正确率	
7	骑	踢	爬	泼				
8	表扬	逮捕	起床	罚				
9	剪	骑	摔	抢				
10	看望	表扬	生病	咳嗽				
11	逮捕	看望	盗窃	赏				
12	踢	剪	抢	趴				
二元小计					正确次数		/6	正确率	
13	赠送	给	咳嗽	批评				
14	给	赠送	背	飞				
强显性三元 (xyz) 小计					正确次数		/2	正确率	
15	奖励	喂	生病	指挥				
16	喂	奖励	刷	起床				
中显性三元 (xy) 小计					正确次数		/2	正确率	
17	泼	卖	埋葬	指挥				
18	卖	泼	摔	飞				
中显性三元 (xz) 小计					正确次数		/2	正确率	
19	询问	教	追	刷				
20	教	询问	撞	爬				
弱显性三元 (xy/z) 小计					正确次数		/2	正确率	
一元动词合计					正确次数		/6	正确率	
二元动词合计					正确次数		/6	正确率	
三元动词合计					正确次数		/8	正确率	
总计					正确次数		/20	正确率	

表 M 论元结构产出评分表

序号	项目	参考答案论元结构				反应内容	圈出准确产出的成分、论元和词汇					
		x	V	y	z		x	V	y	z	论元	词汇
练习1	咬	狗	在咬	猫			x	V		z	论元	词汇
练习2	投	女人	投了	男人	票		x	V	y	z	论元	词汇
1	睡觉	女人	睡觉了				x	V			论元	词汇
2	跪	男人	跪着				x	V			论元	词汇
3	蹲	女孩	蹲着				x	V			论元	词汇
4	游泳	女人	在游泳				x	V			论元	词汇
5	醉	男人	醉了				x	V			论元	词汇
6	洗澡	男孩	在洗澡				x	V			论元	词汇
一元小计						论元和词汇同时正确		/6			/6	/6
7	骑	男孩	在骑		车		x	V		z	论元	词汇
8	表扬	女人	表扬了		男孩		x	V		z	论元	词汇
9	剪	女孩	在剪		纸		x	V		z	论元	词汇
10	看望	男人	在看望		女人		x	V		z	论元	词汇
11	逮捕	男人	逮捕了		女人		x	V		z	论元	词汇
12	踢	女孩	踢了		男孩		x	V		z	论元	词汇
二元小计						论元和词汇同时正确		/6		/6	/6	/6
13	赠送	女人	赠送了	男孩	礼物		x	V	y	z	论元	词汇
14	给	男人	在给	女孩	钱		x	V	y	z	论元	词汇
强显性三元(xyz)小计						论元和词汇同时正确		/2	/2	/2	/2	/2

序号	项目	参考答案论元结构 x	v	y	z	反应内容	圈出准确产出的成分、论元和词汇 x	v	y	z	论元	词汇
15	奖励	女人	奖励了	男孩			x	√	y		论元	词汇
15	奖励	女人	奖励了	男孩	书		x	√	y	z	论元	词汇
16	喂	男人	在喂	女孩			x	√	y		论元	词汇
16	喂	男人	在喂	女孩	饭		x	√	y	z	论元	词汇
中显性三元 (xy) 小计						论元和词汇同时正确	/2	/2	/2	/2	/2	/2
17	泼	女人	泼了		水		x	√		z	论元	词汇
17	泼	女人	泼了	男人	水		x	√	y	z	论元	词汇
18	卖	男人	在卖		西瓜		x	√		z	论元	词汇
18	卖	男人	在卖	女孩	西瓜		x	√	y	z	论元	词汇
中显性三元 (xz) 小计						论元和词汇同时正确	/2	/2	/2	/2	/2	/2
19	询问	男孩	在询问	女人			x	√	y			论元
19	询问	男孩	在询问		事情		x	√		z	论元	词汇
19	询问	男孩	在询问	女人	事情		x	√	y	z	论元	词汇
20	教	女人	在教	男孩			x	√	y			论元
20	教	女人	在教		字母		x	√		z	论元	词汇
20	教	女人	在教	男孩	字母		x	√	y	z	论元	词汇
弱显性三元 (xy/z) 小计						论元和词汇同时正确	/2	/2	/2	/2	/2	/2

表 N　论元结构产出合计表

	句法成分				论元完整数	论元完整%	语句			
	x	V	y	z			词汇准确数	词汇准确率	论元∩词汇数	论元∩词汇%
一元小计	/6	/6	/6		/6	%	/6	%		%
二元小计	/6	/6	/6		/6	%	/6	%		%
强显性三元 (xyz)	/2	/2	/2	/2	/2	%	/2	%		%
中显性三元 (xy)	/2	/2	/2	/2	/2	%	/2	%		%
中显性三元 (xz)	/2	/2	/2	/2	/2	%	/2	%		%
弱显性三元 (xy/z)	/2	/2	/2	/2	/2	%	/2	%		%
三元小计	/8	/8	/8	/8	/8	%	/8	%		%
合计（一元+二元+三元）	/20	/20	/14	/8	/20	%	/20	%		%

表O 语句启动产出计分表

序号	句型	启动句	反应内容	反应类别	小计	正确率
练习1		女人撞了男人。	男人撞了女人。			
练习2		咬小狗的小猫戴着帽子。	咬小猫的小狗戴着帽子。			
练习3		男人在指挥谁?	女人在指挥谁?			
1	主动句	小猫在追小狗。	小狗在追小猫。		/4	%
2		男人批评了女孩。	女人批评了男孩。			
3		男孩推了女孩。	女孩推了男孩。			
4		女人在埋葬男人。	男人在埋葬女人。			
5	把字句	女孩把男孩推倒了。	男孩把女孩推倒了。		/4	%
6		男人把女人埋葬了。	女人把男人埋葬了。			
7		小狗把小猫追上了。	小猫把小狗追上了。			
8		女人把男孩批评了。	男人把女孩批评了。			
9	被字句	小狗被小猫追上了。	小猫被小狗追上了。		/4	%
10		女孩被男孩推倒了。	男孩被女孩推倒了。			
11		男孩被女人批评了。	女孩被男人批评了。			
12		男人被女人埋葬了。	女人被男人埋葬了。			

序号	句型	启动句	反应内容	反应类别	小计	正确率
13	主语疑问句	谁批评了女孩？	谁批评了男孩？		/4	％
14		谁推了男孩？	谁推了女孩？			
15		谁在埋葬男人？	谁在埋葬女人？			
16		谁在追小狗？	谁在追小猫？			
17	宾语疑问句	男人在埋葬谁？	女人在埋葬谁？		/4	％
18		女人批评了谁？	男人批评了谁？			
19		男孩推了谁？	女孩推了谁？			
20		小狗在追谁？	小猫在追谁？			
21	主语从句	批评女孩的男人戴着帽子。	批评男孩的女人戴着帽子。		/4	％
22		推男孩的女孩戴着帽子。	推女孩的男人戴着帽子。			
23		追小狗的小猫戴着帽子。	追小猫的小狗戴着帽子。			
24		埋葬男人的女人戴着帽子。	埋葬女人的男人戴着帽子。			
25	宾语从句	小猫追的小狗戴着帽子。	小狗追的小猫戴着帽子。		/4	％
26		女人批评的男孩戴着帽子。	男人批评的女孩戴着帽子。			
27		男人埋葬的女人戴着帽子。	女人埋葬的男人戴着帽子。			
28		男孩推的女孩戴着帽子。	女孩推的男孩戴着帽子。			

表 P 语句理解计分表

序号	句型	测试句	正确答案	被试反应	反应类别	小计	正确率
练习1		女人撞了男人。	①				
练习2		咬小猫的小狗戴着帽子。	②				
练习3		男人在指挥谁？	①				
1	主动句	小猫在追小狗。	①			/4	%
2		男人批评了女孩。	①				
3		女孩推了男孩。	②				
4		男人在埋葬女人。	②				
5	把字句	女孩把男孩推倒了。	①			/4	%
6		女人把男人埋葬了。	②				
7		小狗把小猫追上了。	①				
8		男人把女孩批评了。	②				
9	被字句	小猫被小狗追上了。	②			/4	%
10		女孩被男孩推倒了。	①				
11		男孩被女人批评了。	①				
12		女人被男人埋葬了。	②				
13	主语疑问句	谁批评了男孩？	②			/4	%
14		谁推了男孩？	①				
15		谁在埋葬女人？	②				
16		谁在追小狗？	①				
17	宾语疑问句	男人在埋葬谁？	①			/4	%
18		男人批评了谁？	②				
19		女孩推了谁？	②				
20		小狗在追谁？	①				
21	主语从句	批评男孩的女人戴着帽子。	②			/4	%
22		推女孩的男孩戴着帽子。	②				
23		追小狗的小猫戴着帽子。	①				
24		埋葬男人的女人戴着帽子。	①				
25	宾语从句	小狗追的小猫戴着帽子。	②			/4	%
26		女人批评的男孩戴着帽子。	①				
27		男人埋葬的女人戴着帽子。	①				
28		女孩推的男孩戴着帽子。	②				

表V 《动词语句分量表》计分汇总表

测验名称		计分项目	动词加工能力		论元结构	语法加工能力	
			动词产出	动词理解		词汇插入	句法结构分析及转换
动词命名		一元动词正确率					
		二元动词正确率					
		三元动词正确率					
动词理解		一元动词正确率					
		二元动词正确率					
		三元动词正确率					
论元结构产出		一元动词论元正确率					
		二元动词论元正确率					
		三元动词论元正确率					
		一元动词词汇正确率					
		二元动词词汇正确率					
		三元动词词汇正确率					
语句产出启动	典型语序	主动句正确率					
		主语疑问句正确率					
	非典型语序	把字句正确率					
		被动句正确率					
		宾语疑问句正确率					
		主语从句正确率					
语句理解	典型语序	主动句正确率					
		主语疑问句正确率					
	非典型语序	把字句正确率					
		被动句正确率					
		宾语疑问句正确率					
		主语从句正确率					

表 W 动词词语句加工能力评估表

动词语句加工能力		正确率	10%	20%	30%	40%	50%	60%	70%	80%	90%
动词	动词产出	%									
	动词理解	%									
语法加工能力	论元结构	%									
	词汇插入	%									
	句法结构分析及转换	%									

附表 1　目标动词正确和错误的替代词举例

	目标词	正确的替代词	错误的替代词
1	睡觉	睡、睡眠	
2	跪	罚跪	
3	蹲	坐	发呆、静想、思过、蹲监狱
4	游泳	游	
5	醉	喝醉、喝多、喝仙儿了、晃、晕、喝酒	歪、喝
6	洗澡	淋浴、冲凉	洗（有两种意思，一种是洗澡、洗漱的省略用法，一种是二价动词，洗衣服）
7	骑	过绿灯	去向
8	表扬	夸、夸赞、鼓励、表彰、奖励、说他棒	
9	剪	铰（方言）	
10	看望	探望、问候、拜访、慰问、安慰、看（病人）	送花、看医生
11	逮捕	抓、拘捕、戴手铐	难过
12	踢	踹	
13	赠送	送、给、送给、递、送礼物、奖励	接、捧着
14	给		接受、讨要
15	奖励	奖、奖赏、给予、给他奖金	接受、开心、奖状、颁奖
16	喂		吃饭
17	泼	洒	
18	卖	叫卖、询价、买、给	挑、选、拍、敲
19	询问	问、提问、咨询、打听	疑问
20	教	讲课、讲解	上课、学习、学、写

附表 2　目标名词正确和错误的替代词举例

	目标词	可接纳替代词
1	女孩	女人、女的、女同志
2	男人	男孩、男的、男同志
3	女人	女孩、女的、女同志
4	男孩	男人、男的、男同志
5	车	自行车、单车
6	礼物	盒子、包裹、书包
7	书	本子
8	西瓜	瓜
9	事情	问题
10	字母	拼音、英语、英文
11	小猫	猫、黑猫

附表3 表M 记录评分样本

序号	项目	参考答案论元结构				反应内容	圈出准确产出的成分、论元和词汇					
		x	V	y	z		x	V	y	z	论元	词汇
练习1	咬	狗	在咬	猫			×	√			论元	词汇
练习2	投	女人	投了	男人	票		×	√	y	z	论元	词汇
1	睡觉	女人	睡觉了			睡着了	×	⊘			论元	词汇
2	跪	男人	跪着			男人跪着女的	⊗	⊘			⊘	⊘
3	蹲	女孩	蹲着			女孩在地上蹲着	⊗	⊘			⊘	⊘
4	游泳	女人	在游泳			女人在游泳	⊗	⊘			⊘	词汇
5	醉	男人	醉了			男的喝多了	⊗	⊘			⊘	词汇
6	洗澡	男孩	在洗澡			男孩洗	⊗	⊘			⊘	词汇
一元小计						论元和词汇同时正确	5/6	6/6			4/6	5/6
7	骑	男孩	在骑		车	男孩在车	⊗	√		⊘	⊘	⊘
8	表扬	女人	表扬了		男孩	女人夸男孩儿	⊗	⊘		⊘	⊘	⊘
9	剪	女人	在剪		纸	女人纸	⊗	√		⊘	⊘	词汇
10	看望	男人	在看望		女人	看望男人，不，看望女人	×	⊘		⊘	⊘	词汇
11	逮捕	男人	逮捕了		女人	警察手铐女的，不知道了	⊗	√		⊘	⊘	词汇
12	踢	女孩	踢了		男孩	男孩踢了女孩	×	⊘		z	论元	词汇
二元小计						论元和词汇同时正确	4/6	3/6		5/6	1/6	4/6
13	赠送	女人	赠送了	男孩	礼物	女人送男孩鞋……不是鞋	⊗	⊘	⊘	⊘	⊘	⊘
14	给	男人	在给	女孩	钱	男人给钱	⊗	⊘	y	⊘	⊘	⊘
强显性三元(xyz)小计						论元和词汇同时正确	2/2	2/2	1/2	2/2	1/2	2/2

序号	项目	参考答案论元结构				反应内容	圈出准确产出的成分、论元和词汇						
		x	V	y	z		x	√	y	z	论元	词汇	论元和词汇
15	奖励	女人	奖励了	男孩	书		×	√	√	z	论元	词汇	
15	奖励	女人	奖励了	男孩	书		×	√	√	z	论元	词汇	
16	喂	男人	在喂	女孩	饭		×	√	√		论元	词汇	
16	喂	男人	在喂	女孩	饭	男人在女人喂饭	⊗	Ⓥ	√	Ⓩ	论元	◯词汇	
中显性三元 (xy) 小计						论元和词汇同时正确	2/2	1/2	/2	1/2	0/2	1/2	0/2
17	泼	女人	泼了	男孩	水	泼水	×	Ⓥ			论元	词汇	
17	泼	女人	泼了	男人	水		×	√	√	z	论元	词汇	
18	卖	男人	在卖		西瓜	男人在卖瓜	⊗	Ⓥ	√	Ⓩ	◯论元	◯词汇	
18	卖	男人	在卖	女孩	西瓜		×	√	√	z	论元	词汇	
中显性三元 (xz) 小计						论元和词汇同时正确	1/2	2/2	0/2	2/2	1/2	2/2	1/2
19	询问	男孩	在询问	女人			×	√	√	z	论元	词汇	
19	询问	男孩	在询问		事情		×	√	√		论元	词汇	
19	询问	男孩	在询问	女人	事情	男的跟女的问事儿	⊗	Ⓥ	Ⓥ	Ⓩ	◯论元	词汇	
20	教	女人	在教	男孩	字母		×	√			论元	词汇	
20	教	女人	在教		字母	女人英语教	⊗	Ⓥ	√	z	论元	◯词汇	
20	教	女人	在教	男孩			×	√	y	z	论元	词汇	
弱显性三元 (xy/z) 小计						论元和词汇同时正确	2/2	2/2	1/2	1/2	1/2	2/2	1/2

· 13 ·

附表 4　表 M 记录评分样本的评分说明

序号	标注说明
1	睡觉和睡着了只是形态不一样，所以 V 加标；动词前没有主语论元，所以论元不能加标。只有动词，没有论元，所以不能圈注词汇
2	论元及动词都有，但是"女的"多余成分且句法位置不对，因此论元不能被标注。产出词汇中没有语言错乱现象，因此圈注词汇
3	论元和动词都有，虽然多了"在地上"，但句法位置正确，因此圈注论元。产出词汇中没有语言错乱现象，因此圈注词汇
4	论元和动词都有，因此圈注论元。产出词汇中有语言错乱现象，因此不能圈注词汇
5	论元和动词都有，虽然动词不是目标动词，但是属于同义动词，且论元位置都对，因此圈注论元。产出词汇中没有语言错乱现象，因此圈注词汇
6	论元和动词都有，动词可视为目标动词的省略式，虽然缺少时体标记，但动词论元位置正确，因此圈注论元。产出词汇中没有语言错乱现象，因此圈注词汇
7	前后论元有，但是没有动词，不能圈注论元。产出词汇中没有语言错乱现象，因此圈注词汇
8	论元和动词都有，动词用了同义动词，位置正确，因此圈注论元。产出词汇中没有语言错乱现象，因此圈注词汇
9	前后论元有，但是没有动词，不能圈注论元。产出词汇中没有语言错乱现象，因此圈注词汇
10	动词有，没有前论元，不能圈注论元。产出词汇中没有语言错乱现象，因此圈注词汇
11	没有动词，只有前后论元，不能圈注论元。产出词汇中有语言错乱现象，用名词手铐代替动词逮捕，不能圈注词汇
12	有动词，有论元，但是前后角色颠倒，不能圈注论元，也不能圈注词汇
13	有动词和论元，位置都对，圈注论元。产出词汇中没有语言错乱现象，补充更正后正确，因此圈注词汇。
14	有动词和论元，位置都对，但是没有间接宾语论元。在强制三元动词中要求所有论元出现，因此不能圈注论元。产出词汇中没有语言错乱现象，因此圈注词汇
15	仅有前论元，动词属于目标动词的同义词拼合生造词，属于语言错乱现象。不能圈注论元和词汇
16	有动词和论元，但间接宾语论元位置不对，不能圈注论元。产出词汇中没有语言错乱现象，因此圈注词汇
17	有动词和直接宾语论元，但没有主语论元，不能圈注论元。产出词汇中没有语言错乱现象，因此圈注词汇
18	有动词和论元，位置都对，圈注论元。产出词汇中没有语言错乱现象，因此圈注词汇
19	有动词和论元，虽然间接宾语论元位置和参考答案不一致，但是产出句子中加了介词，因此间接宾语处在合法的句法位置，因此圈注论元。产出词汇中没有语言错乱现象，因此圈注词汇
20	有动词和论元，但是直接宾语位置不对，不能圈注论元。产出词汇中没有语言错乱现象，因此圈注词汇

表K 动词命名评分表

序号	项目	反应内容（10秒内）		反应类别			
练习1	咬						
练习2	发抖						
1	睡觉						
2	跪						
3	蹲						
4	游泳						
5	醉						
6	洗澡						
一元动词小计				正确次数		/6	正确率
7	骑						
8	表扬						
9	剪						
10	看望						
11	逮捕						
12	踢						
二元动词小计				正确次数		/6	正确率
13	赠送						
14	给						
强显性三元 (xyz) 小计				正确次数		/2	正确率
15	奖励						
16	喂						
中显性三元 (xy) 小计				正确次数		/2	正确率
17	泼						
18	卖						
中显性三元 (xz) 小计				正确次数		/2	正确率
19	询问						
20	教						
弱显性三元 (xy/z) 小计				正确次数		/2	正确率
一元动词合计		正确次数	/6	正确率			
二元动词合计		正确次数	/6	正确率			
三元动词合计		正确次数	/8	正确率			
总计		正确次数	/20	正确率			

表 L 动词理解评分表

序号	目标项	同类干扰项	非同类干扰项目		反应类别			
练习1	咬	推	坐	投				
练习2	发抖	跑步	搬	喝				
1	睡觉	洗澡	批评	盗窃				
2	跪	醉	背	罚				
3	蹲	跪	追	回答				
4	游泳	睡觉	埋葬	指挥				
5	醉	蹲	泼	赏				
6	洗澡	游泳	撞	回答				
一元小计					正确次数		/6	正确率
7	骑	踢	爬	泼				
8	表扬	逮捕	起床	罚				
9	剪	骑	摔	抢				
10	看望	表扬	生病	咳嗽				
11	逮捕	看望	盗窃	赏				
12	踢	剪	抢	趴				
二元小计					正确次数		/6	正确率
13	赠送	给	咳嗽	批评				
14	给	赠送	背	飞				
强显性三元 (xyz) 小计					正确次数		/2	正确率
15	奖励	喂	生病	指挥				
16	喂	奖励	刷	起床				
中显性三元 (xy) 小计					正确次数		/2	正确率
17	泼	卖	埋葬	指挥				
18	卖	泼	摔	飞				
中显性三元 (xz) 小计					正确次数		/2	正确率
19	询问	教	追	刷				
20	教	询问	撞	爬				
弱显性三元 (xy/z) 小计					正确次数		/2	正确率
一元动词合计					正确次数		/6	正确率
二元动词合计					正确次数		/6	正确率
三元动词合计					正确次数		/8	正确率
总计					正确次数		/20	正确率

表M 论元结构产出评分表

序号	项目	参考答案论元结构 X	Y	Z	反应内容	圈出准确产出的成分、论元和词汇		
练习1	咬	狗		猫	狗 在咬 猫	x　V　z	论元	词汇
练习2	投	女人	男人	票	女人 投了 男人 票	x　V　z	论元	词汇
1	睡觉	女人			女人 睡觉了	x　V　z	论元	词汇
2	跪	男人			男人 跪着	x　V　z	论元	词汇
3	蹲	女孩			女孩 蹲着	x　V　z	论元	词汇
4	游泳	女人			女人 在游泳	x　V　z	论元	词汇
5	醉	男人			男人 醉了	x　V　z	论元	词汇
6	洗澡	男孩			男孩 在洗澡	x　V　z	论元	词汇
一元小计					论元和词汇同时正确 /6	/6	/6 论元	/6 词汇
7	骑	男孩		车	男孩 在骑 车	x　V　z	论元	词汇
8	表扬	女人		男孩	女人 表扬了 男孩	x　V　z	论元	词汇
9	剪	女人		纸	女人 在剪 纸	x　V　z	论元	词汇
10	看望	男人		女人	男人 看望 女人	x　V　z	论元	词汇
11	逮捕	男人		女人	男人 逮捕了 女人	x　V　z	论元	词汇
12	踢	女孩		男孩	女孩 踢了 男孩	x　V　z	论元	词汇
二元小计					论元和词汇同时正确 /6	/6	/6 论元	/6 词汇
13	赠送	女人	男孩	礼物	女人 赠送了 男孩 礼物	x　V　z	论元	词汇
14	给	男人	女孩	钱	男人 在给 女孩 钱	x　V　z	论元	词汇
强显性三元(xyz)小计					论元和词汇同时正确 /2	/2	/2 论元	/2 词汇

序号	项目	参考答案论元结构				反应内容	圈出准确产出的成分、论元和词汇					
		x	v	y	z		x	v	y	z	论元	词汇
15	奖励	女人	奖励了	男孩	书		x	v	y	z	论元	词汇
15	奖励	女人	奖励了	男孩	书		x	v	y	z	论元	词汇
16	喂	男人	在喂	女孩	饭		x	v	y	z	论元	词汇
16	喂	男人	在喂	女孩	饭		x	v	y	z	论元	词汇
17	发	女人	发了	男人	水		x	v	y	z	论元	词汇
中显性三元(xy)小计						论元和词汇同时正确	/2	/2	/2	/2	/2	/2
17	发	女人	发了	男人	水		x	v	y	z	论元	词汇
18	卖	男人	在卖	女人	西瓜		x	v	y	z	论元	词汇
18	卖	男人	在卖	女人	西瓜		x	v	y	z	论元	词汇
19	询问	男孩	在询问	女人	事情		x	v	y	z	论元	词汇
19	询问	男孩	在询问	女人	事情		x	v	y	z	论元	词汇
19	询问	男孩	在询问	女人	事情		x	v	y	z	论元	词汇
中显性三元(xz)小计						论元和词汇同时正确	/2	/2	/2	/2	/2	/2
20	数	女人	在数	男孩	字母		x	v	y	z	论元	词汇
20	数	女人	在数	男孩	字母		x	v	y	z	论元	词汇
20	数	女人	在数	男孩	字母		x	v	y	z	论元	词汇
弱显性三元(xy/z)小计						论元和词汇同时正确	/2	/2	/2	/2	/2	/2

表N 论元结构产出合计表

句法成分	x	v	y	z	论元完整数	论元完整%	词汇准确数	词汇准确率	论元∩词汇数	论元∩词汇%
一元小计	/6	/6	/6		/6	%	/6	%	%	%
二元小计	/6	/6	/6	/2	/6	%	/6	%	%	%
强显性三元 (xyz)	/2	/2	/2	/2	/2	%	/2	%	%	%
中显性三元 (xy)	/2	/2	/2	/2	/2	%	/2	%	%	%
中显性三元 (xz)	/2	/2	/2	/2	/2	%	/2	%	%	%
弱显性三元 (xy/z)	/2	/2	/2	/2	/2	%	/2	%	%	%
三元小计	/8	/8	/8	/8	/8	%	/8	%	/8	%
合计（一元+二元+三元）	/20	/20	/14	/8	/20	%	/20	%	/20	%

表O 语句启动产出计分表

序号	句型	启动句	反应内容	反应类别	小计	正确率
练习1		女人撞了男人。	男人撞了女人。			
练习2		咬小狗的小猫戴着帽子。	咬小猫的小狗戴着帽子。			
练习3		男人在指挥谁?	女人在指挥谁?			
1	主动句	小猫在追小狗。	小狗在追小猫。		/4	%
2		男人批评了女孩。	女人批评了男孩。			
3		男孩推了女孩。	女孩推了男孩。			
4		女人在埋葬男人。	男人在埋葬女人。			
5	把字句	女孩把男孩推倒了。	男孩把女孩推倒了。		/4	%
6		男人把女人埋葬了。	女人把男人埋葬了。			
7		小狗把小猫追上了。	小猫把小狗追上了。			
8		女人把男孩批评了。	男人把女孩批评了。			
9	被字句	小狗被小猫追上了。	小猫被小狗追上了。		/4	%
10		女孩被男孩推倒了。	男孩被女孩推倒了。			
11		男孩被女人批评了。	女孩被男人批评了。			
12		男人被女人埋葬了。	女人被男人埋葬了。			

序号	句型	启动句	反应内容	反应类别	小计	正确率
13	主语疑问句	谁批评了女孩？	谁批评了男孩？		/4	%
14		谁推了男孩？	谁推了女孩？			
15		谁在埋葬男人？	谁在埋葬女人？			
16		谁在追小狗？	谁在追小猫？			
17	宾语疑问句	男人在埋葬谁？	女人在埋葬谁？		/4	%
18		女人批评了谁？	男人批评了谁？			
19		男孩推了谁？	女孩推了谁？			
20		小狗在追谁？	小猫在追谁？			
21	主语从句	批评女孩的男人戴着帽子。	批评男孩的女人戴着帽子。		/4	%
22		推男孩的女孩戴着帽子。	推女孩的男孩戴着帽子。			
23		追小狗的小猫戴着帽子。	追小猫的小狗戴着帽子。			
24		埋葬男人的女人戴着帽子。	埋葬女人的男人戴着帽子。			
25	宾语从句	小猫追的小狗戴着帽子。	小狗追的小猫戴着帽子。		/4	%
26		女人批评的男孩戴着帽子。	男人批评的女孩戴着帽子。			
27		男人埋葬的女人戴着帽子。	女人埋葬的男人戴着帽子。			
28		男孩推的女孩戴着帽子。	女孩推的男孩戴着帽子。			

表 P 语句理解计分表

序号	句型	测试句	正确答案	被试反应	反应类别	小计	正确率
练习1		女人撞了男人。	①				
练习2		咬小猫的小狗戴着帽子。	②				
练习3		男人在指挥谁？	①				
1	主动句	小猫在追小狗。	①			/4	%
2		男人批评了女孩。	①				
3		女孩推了男孩。	②				
4		男人在埋葬女人。	②				
5	把字句	女孩把男孩推倒了。	①			/4	%
6		女人把男人埋葬了。	②				
7		小狗把小猫追上了。	①				
8		男人把女孩批评了。	②				
9	被字句	小猫被小狗追上了。	②			/4	%
10		女孩被男孩推倒了。	①				
11		男孩被女人批评了。	①				
12		女人被男人埋葬了。	②				
13	主语疑问句	谁批评了男孩？	②			/4	%
14		谁推了男孩？	①				
15		谁在埋葬女人？	②				
16		谁在追小狗？	①				
17	宾语疑问句	男人在埋葬谁？	①			/4	%
18		男人批评了谁？	②				
19		女孩推了谁？	②				
20		小狗在追谁？	①				
21	主语从句	批评男孩的女人戴着帽子。	②			/4	%
22		推女孩的男孩戴着帽子。	②				
23		追小狗的小猫戴着帽子。	①				
24		埋葬男人的女人戴着帽子。	①				
25	宾语从句	小狗追的小猫戴着帽子。	②			/4	%
26		女人批评的男孩戴着帽子。	①				
27		男人埋葬的女人戴着帽子。	①				
28		女孩推的男孩戴着帽子。	②				

表 V 《动词语句分量表》计分汇总表

测验名称		计分项目	动词语句加工能力				
			动词加工能力			语法加工能力	
			动词产出	动词理解	论元结构	词汇插入	句法结构分析及转换
动词命名		一元动词正确率					
		二元动词正确率					
		三元动词正确率					
动词理解		一元动词正确率					
		二元动词正确率					
		三元动词正确率					
论元结构产出		一元动词论元正确率					
		二元动词论元正确率					
		三元动词论元正确率					
		一元动词词汇正确率					
		二元动词词汇正确率					
		三元动词词汇正确率					
语句产出启动	典型语序	主动句正确率					
		主语疑问句正确率					
	非典型语序	宾语从句正确率					
		把字句正确率					
		被字句正确率					
		宾语疑问句正确率					
语句理解	典型语序	主语从句正确率					
		主语疑问句正确率					
	非典型语序	宾语疑问句正确率					
		被字句正确率					
		宾语从句正确率					
		主语从句正确率					

表W 动词语句加工能力评估表

动词语句加工能力			正确率	10%	20%	30%	40%	50%	60%	70%	80%	90%
动词	动词语句加工能力	动词产出	%									
		动词理解	%									
		论元结构	%									
		词汇插入	%									
语法加工能力		句法结构分析及转换	%									

附表 1 目标动词正确和错误的替代词举例

	目标词	正确的替代词	错误的替代词
1	睡觉	睡、睡眠	
2	跪	罚跪	
3	蹲	坐	发呆、静想、思过、蹲监狱
4	游泳	游	
5	醉	喝醉、喝多、喝仙儿了、晃、晕、喝酒	歪、喝
6	洗澡	淋浴、冲凉	洗（有两种意思，一种是洗澡、洗漱的省略用法，一种是二价动词，洗衣服）
7	骑	过绿灯	去向
8	表扬	夸、夸赞、鼓励、表彰、奖励、说他棒	
9	剪	铰（方言）	
10	看望	探望、问候、拜访、慰问、安慰、看（病人）	送花、看医生
11	逮捕	抓、拘捕、戴手铐	难过
12	踢	踹	
13	赠送	送、给、送给、递、送礼物、奖励	接、捧着
14	给		接受、讨要
15	奖励	奖、奖赏、给予、给他奖金	接受、开心、奖状、颁奖
16	喂		吃饭
17	泼	洒	
18	卖	叫卖、询价、买、给	挑、选、拍、敲
19	询问	问、提问、咨询、打听	疑问
20	教	讲课、讲解	上课、学习、学、写

附表 2 目标名词正确和错误的替代词举例

	目标词	可接纳替代词
1	女孩	女人、女的、女同志
2	男人	男孩、男的、男同志
3	女人	女孩、女的、女同志
4	男孩	男人、男的、男同志
5	车	自行车、单车
6	礼物	盒子、包裹、书包
7	书	本子
8	西瓜	瓜
9	事情	问题
10	字母	拼音、英语、英文
11	小猫	猫、黑猫

附表 3 表 M 记录评分样本

序号	项目	参考答案论元结构				反应内容	圈出准确产出的成分、论元和词汇					
		x 狗	v	y 猫	z 票							
练习 1	咬	狗	在咬	猫								
练习 2	投	女人	投了	男人	票							
1	睡觉	女人	睡觉了			睡着了	×	ⓥ		z	论元	词汇
2	跪	男人	跪着			男人跪着女的	⊗	ⓥ		z	论元	词汇
3	蹲	女孩	蹲着			女孩在地上蹲着	⊗	ⓥ		z	论元	词汇
4	游泳	女孩	在游泳			男的在游泳	⊗	ⓥ		z	论元	词汇
5	醉	男人	醉了			男的喝多了	⊗	ⓥ		z	论元	词汇
6	洗澡	男孩	在洗澡			男孩洗	⊗	ⓥ		z	论元	词汇
一元小计							5/6	6/6			4/6	5/6
7	骑	男孩	在骑	车		男孩在车	⊗	v	ⓨ	z	论元	词汇
8	表扬	女人	表扬了	男孩		女人夸男孩儿	⊗	v	ⓨ	z	论元	词汇
9	剪	女人	在剪	纸		女人纸	⊗	v	ⓨ	z	论元	词汇
10	看望	男人	在看望	女人		女人看着男人，不，看着女人	×	ⓥ	v	z	论元	词汇
11	逮捕	男人	逮捕了	女人		警察手铐女的，不知道了	⊗	ⓥ	v	z	论元	词汇
12	踢	女孩	踢了	男孩		男孩踢了女孩	⊗	ⓥ	ⓨ	z	论元	词汇
二元小计							3/6	5/6	3/6		5/6	4/6
13	赠送	女人	赠送了	礼物	男孩	女人送男孩鞋……不是鞋……礼物	⊗	⊗	ⓥ	ⓩ	论元	词汇
14	给	男人	在给	钱	女孩	男人给钱	⊗	⊗	ⓥ	ⓩ	论元	词汇
强显性三元 (xyz) 小计							2/2	2/2	2/2	1/2	1/2	2/2

论元和词汇同时正确：一元小计 5/6；二元小计 1/6；论元和词汇同时正确 1/2

序号	项目	参考答案论元结构 X	V	Y	Z	反应内容	圈出准确产出的成分、论元和词汇					
							成分	成分	成分	成分	论元	词汇
15	奖励	女人	奖励了	男孩	书		×	√	y	z	论元	词汇
15	奖励	女人	奖励了	男孩	书		×	√	y	z	论元	词汇
16	喂	男人	喂	女孩	饭		×	√	y	z	论元	词汇
16	喂	男人	在喂	女孩	饭	男人在女人喂饭	⊗	Ⓥ	y	Ⓩ	论元	○词汇
中显性三元 (xy) 小计						论元和词汇同时正确	2/2	1/2	/2	0/2	/2	1/2
											0/2	
17	泼	女人	泼了	男人	水		×	√	y	z	论元	词汇
17	泼	女人	泼了	男人	水	泼水	⊗	√	y	Ⓩ	论元	○词汇
18	卖	男人	在卖	女孩	西瓜	男人在卖瓜	⊗	√	y	Ⓩ	○论元	○词汇
18	卖	男人	在卖	女孩	西瓜		×	√	y	z	论元	词汇
						论元和词汇同时正确	1/2	2/2	0/2	2/2	1/2	2/2
中显性三元 (xz) 小计											1/2	
19	询问	男孩	在询问	女人	事情	事情	×	√	y	z	论元	词汇
19	询问	男孩	在询问	女人	事情	事情	×	√	y	z	论元	词汇
19	询问	男孩	在询问	女人	事情	男的跟女的问事儿	⊗	Ⓥ	y	Ⓩ	○论元	○词汇
19	询问	男孩	在询问	女人	事情		×	√	y	z	论元	词汇
20	数	女人	在数	男孩	字母	女人英语数	⊗	√	y	Ⓩ	论元	○词汇
20	数	女人	在数	男孩	字母		×	√	y	z	论元	词汇
20	数	女人	在数	男孩	字母		×	√	y	z	论元	词汇
20	数	女人	在数	男孩	字母		×	√	y	z	论元	词汇
						论元和词汇同时正确	2/2	2/2	1/2	1/2	1/2	2/2
弱显性三元 (xy/z) 小计											1/2	

附表 4　表 M 记录评分样本的评分说明

序号	标注说明
1	睡觉和睡着了只是形态不一样，所以 V 加标；动词前没有主语论元，所以论元不能加标。只有动词，没有论元，所以不能圈注词汇
2	论元及动词都有，但是"女的"多余成分且句法位置不对，因此论元不能被标注。产出词汇中没有语言错乱现象，因此圈注词汇
3	论元和动词都有，虽然多了"在地上"，但句法位置正确，因此圈注论元。产出词汇中没有语言错乱现象，因此圈注词汇
4	论元和动词都有，因此圈注论元。产出词汇中有语言错乱现象，因此不能圈注词汇
5	论元和动词都有，虽然动词不是目标动词，但是属于同义动词，且论元位置都对，因此圈注论元。产出词汇中没有语言错乱现象，因此圈注词汇
6	论元和动词都有，动词可视为目标动词的省略式，虽然缺少时体标记，但动词论元位置正确，因此圈注论元。产出词汇中没有语言错乱现象，因此圈注词汇
7	前后论元有，但是没有动词，不能圈注论元。产出词汇中没有语言错乱现象，因此圈注词汇
8	论元和动词都有，动词用了同义动词，位置正确，因此圈注论元。产出词汇中没有语言错乱现象，因此圈注词汇
9	前后论元有，但是没有动词，不能圈注论元。产出词汇中没有语言错乱现象，因此圈注词汇
10	动词有，没有前论元，不能圈注论元。产出词汇中没有语言错乱现象，因此圈注词汇
11	没有动词，只有前后论元，不能圈注论元。产出词汇中有语言错乱现象，用名词手铐代替动词逮捕，不能圈注词汇
12	有动词，有论元，但是前后角色颠倒，不能圈注论元，也不能圈注词汇
13	有动词和论元，位置都对，圈注论元。产出词汇中没有语言错乱现象，补充更正后正确，因此圈注词汇。
14	有动词和论元，位置都对，但是没有间接宾语论元。在强制三元动词中要求所有论元出现，因此不能圈注论元。产出词汇中没有语言错乱现象，因此圈注词汇
15	仅有前论元，动词属于目标动词的同义词拼合生造词，属于语言错乱现象。不能圈注论元和词汇
16	有动词和论元，但间接宾语论元位置不对，不能圈注论元。产出词汇中没有语言错乱现象，因此圈注词汇
17	有动词和直接宾语论元，但没有主语论元，不能圈注论元。产出词汇中没有语言错乱现象，因此圈注词汇
18	有动词和论元，位置都对，圈注论元。产出词汇中没有语言错乱现象，因此圈注词汇
19	有动词和论元，虽然间接宾语论元位置和参考答案不一致，但是产出句子中加了介词，因此间接宾语处在合法的句法位置，因此圈注论元。产出词汇中没有语言错乱现象，因此圈注词汇
20	有动词和论元，但是直接宾语位置不对，不能圈注论元。产出词汇中没有语言错乱现象，因此圈注词汇

ISBN 978-7-5304-9106-5

定价：10.00元

ISBN 978-7-5304-9106-5

9 787530 491065 >

定价：10.00 元

目　录

表 K　　动词命名评分表　1

表 L　　动词理解评分表　2

表 M　　论元结构产出评分表　3

表 N　　论元结构产出合计表　5

表 O　　语句启动产出计分表　6

表 P　　语句理解计分表　8

表 V　　《动词语句分量表》计分汇总表　9

表 W　　动词语句加工能力评估表　10

附表 1　　目标动词正确和错误的替代词举例　11

附表 2　　目标名词正确和错误的替代词举例　11

附表 3　　表 M 记录评分样本　12

附表 4　　表 M 记录评分样本的评分说明　14

病　历

姓名		性别	男 / 女	利手		左利手 / 右利手	
民族		日常口语			母语方言		
施测时间	年　月　日			出生日期	年　月　日		
教育程度	中学以下 / 中学 / 大学 / 大学以上			当前 / 此前职业			
是否熟练使用普通话		是 / 否	婚姻状况		单身 / 已婚 / 丧偶 / 离异		
家庭住址							
手机 / 电话				电子邮箱			
临床诊断	脑梗死　脑出血　其他：						
偏瘫与否	是 / 否	偏瘫体侧		左侧 / 右侧 / 双侧	偏瘫严重程度		
发病日期	年　月　日	病变部位					
并发症	癫痫		颅脑损伤	心脏病	高血压	视觉缺陷	
	抑郁		助听器	酗酒*	其他		
目前用药							
听力筛查	是 / 否	筛查日期		视力筛查	是 / 否	筛查日期	
故事叙述录音	是 / 否			录音保存地			
流利度类型	流畅性	非流畅性		失语症类型			
有无以下体内人工植入物（MRI安全）	有（心脏起搏器□、内支架□、血管夹□、人工瓣膜□、静脉滤器□、内固定器□、人工关节□、义齿□、不锈钢丝□、金属节育环□、其他铁磁性物质□）；无□						
西方失语症成套测验（WAB）分数	自发言语	听理解		复述	命名	AQ 失语商	
联系人		与患者关系			联系电话		

*本次发病前，平均每日饮酒量超过 2 瓶啤酒 /1 两白酒；或每周至少 1 次，每次饮酒量超过 5 瓶啤酒 /3 两白酒

施测者签名		资格证书号	
联系电话		电子邮箱	

北京科学技术出版社

中国本土语言康复评估书系

（标准版）

BK.JY

语句库

动词短语分句书系

席文静　〔美〕Cynthia K. Thompson　董越　田玫◎著

测试姓名：＿＿＿＿＿＿＿＿＿＿

出生日期：＿＿＿＿＿　性别：　男　女

病区：＿＿＿＿＿　　评估日期：＿＿＿＿＿

检测人：＿＿＿＿＿　检测日期：＿＿＿＿＿

起始时间：＿＿＿＿＿＿＿＿＿＿

结束时间：＿＿＿＿＿＿＿＿＿＿

中国失语症语言评估量表

（标准版）

动词语句分量表
评 分 表

高立群 〔美〕Cynthia K. Thompson 廖 敏 田 鸿◎著

被试姓名：_____

出生日期：_____ 性别： 男 女

病因：_____ 发病日期：_____

检测人：_____ 检测日期：_____

起始时间：_____

结束时间：_____

北京科学技术出版社

病 历

姓名			性别	男 / 女	利手		左利手 / 右利手
民族			日常口语			母语方言	

施测时间	年 月 日		出生日期	年 月 日

教育程度	中学以下 / 中学 / 大学 / 大学以上	当前 / 此前职业	

是否熟练使用普通话	是 / 否	婚姻状况	单身 / 已婚 / 丧偶 / 离异

家庭住址	
手机 / 电话		电子邮箱	

临床诊断	脑梗死 脑出血 其他：			
偏瘫与否	是 / 否	偏瘫体侧	左侧 / 右侧 / 双侧	偏瘫严重程度
发病日期	年 月 日	病变部位		

并发症	癫痫	颅脑损伤	心脏病	高血压	视觉缺陷
	抑郁	助听器	酗酒*	其他	

目前用药	

听力筛查	是 / 否	筛查日期		视力筛查	是 / 否	筛查日期	
故事叙述录音	是 / 否			录音保存地			
流利度类型	流畅性		非流畅性	失语症类型			

有无以下体内人工植入物（MRI安全）	有（心脏起搏器□、内支架□、血管夹□、人工瓣膜□、静脉滤器□、内固定器□、人工关节□、义齿□、不锈钢丝□、金属节育环□、其他铁磁性物质□）；无□

西方失语症成套测验（WAB）分数	自发言语	听理解	复述	命名	AQ 失语商

联系人		与患者关系		联系电话	

*本次发病前，平均每日饮酒量超过 2 瓶啤酒 /1 两白酒；或每周至少 1 次，每次饮酒量超过 5 瓶啤酒 /3 两白酒

施测者签名		资格证书号	
联系电话		电子邮箱	

目　录

表 K　　动词命名评分表　1

表 L　　动词理解评分表　2

表 M　　论元结构产出评分表　3

表 N　　论元结构产出合计表　5

表 O　　语句启动产出计分表　6

表 P　　语句理解计分表　8

表 V　　《动词语句分量表》计分汇总表　9

表 W　　动词语句加工能力评估表　10

附表 1　目标动词正确和错误的替代词举例　11

附表 2　目标名词正确和错误的替代词举例　11

附表 3　表 M 记录评分样本　12

附表 4　表 M 记录评分样本的评分说明　14

表 K 动词命名评分表

序号	项目	反应内容（10秒内）		反应类别			
练习1	咬						
练习2	发抖						
1	睡觉						
2	跪						
3	蹲						
4	游泳						
5	醉						
6	洗澡						
一元动词小计				正确次数		/6	正确率
7	骑						
8	表扬						
9	剪						
10	看望						
11	逮捕						
12	踢						
二元动词小计				正确次数		/6	正确率
13	赠送						
14	给						
强显性三元 (xyz) 小计				正确次数		/2	正确率
15	奖励						
16	喂						
中显性三元 (xy) 小计				正确次数		/2	正确率
17	泼						
18	卖						
中显性三元 (xz) 小计				正确次数		/2	正确率
19	询问						
20	教						
弱显性三元 (xy/z) 小计				正确次数		/2	正确率
一元动词合计		正确次数	/6	正确率			
二元动词合计		正确次数	/6	正确率			
三元动词合计		正确次数	/8	正确率			
总计		正确次数	/20	正确率			

表 L　动词理解评分表

序号	目标项	同类干扰项	非同类干扰项目		反应类别			
练习1	咬	推	坐	投				
练习2	发抖	跑步	搬	喝				
1	睡觉	洗澡	批评	盗窃				
2	跪	醉	背	罚				
3	蹲	跪	追	回答				
4	游泳	睡觉	埋葬	指挥				
5	醉	蹲	泼	赏				
6	洗澡	游泳	撞	回答				
一元小计					正确次数	/6	正确率	
7	骑	踢	爬	泼				
8	表扬	逮捕	起床	罚				
9	剪	骑	摔	抢				
10	看望	表扬	生病	咳嗽				
11	逮捕	看望	盗窃	赏				
12	踢	剪	抢	趴				
二元小计					正确次数	/6	正确率	
13	赠送	给	咳嗽	批评				
14	给	赠送	背	飞				
强显性三元 (xyz) 小计					正确次数	/2	正确率	
15	奖励	喂	生病	指挥				
16	喂	奖励	刷	起床				
中显性三元 (xy) 小计					正确次数	/2	正确率	
17	泼	卖	埋葬	指挥				
18	卖	泼	摔	飞				
中显性三元 (xz) 小计					正确次数	/2	正确率	
19	询问	教	追	刷				
20	教	询问	撞	爬				
弱显性三元 (xy/z) 小计					正确次数	/2	正确率	
一元动词合计					正确次数	/6	正确率	
二元动词合计					正确次数	/6	正确率	
三元动词合计					正确次数	/8	正确率	
总计					正确次数	/20	正确率	

表 M 论元结构产出评分表

序号	项目	参考答案论元结构				反应内容	圈出准确产出的成分、论元和词汇					
		x	V	y	z		x	V	y	z	论元	词汇
练习1	咬	狗	在咬	猫			x	V		z	论元	词汇
练习2	投	女人	投了	男人	票		x	V	y	z	论元	词汇
1	睡觉	女人	睡觉了				x	V			论元	词汇
2	跪	男人	跪着				x	V			论元	词汇
3	蹲	女孩	蹲着				x	V			论元	词汇
4	游泳	女人	在游泳				x	V			论元	词汇
5	醉	男人	醉了				x	V			论元	词汇
6	洗澡	男孩	在洗澡				x	V			论元	词汇
一元小计						论元和词汇同时正确	/6	/6			/6	/6
7	骑	男孩	在骑		车		x	V		z	论元	词汇
8	表扬	女人	表扬了		男孩		x	V		z	论元	词汇
9	剪	女人	在剪		纸		x	V		z	论元	词汇
10	看望	男人	在看望		女人		x	V		z	论元	词汇
11	逮捕	男人	逮捕了		女人		x	V		z	论元	词汇
12	踢	女孩	踢了		男孩		x	V		z	论元	词汇
二元小计						论元和词汇同时正确	/6	/6		/6	/6	/6
13	赠送	女人	赠送了	男孩	礼物		x	V	y	z	论元	词汇
14	给	男人	在给	女孩	钱		x	V	y	z	论元	词汇
强显性三元 (xyz) 小计						论元和词汇同时正确	/2	/2	/2	/2	/2	/2

· 3 ·

序号	项目	参考答案论元结构				反应内容	圈出准确产出的成分、论元和词汇					
		x	V	y	z		x	V	y	z	论元	词汇
15	奖励	女人	奖励了	男孩			x	√	y		论元	词汇
15	奖励	女人	奖励了	男孩	书		x	√	y	z	论元	词汇
16	喂	男人	在喂	女孩			x	√	y		论元	词汇
16	喂	男人	在喂	女孩	饭		x	√	y	z	论元	词汇
中显性三元 (xy) 小计						论元和词汇同时正确	/2	/2	/2	/2	/2	/2
17	泼	女人	泼了		水		x	√		z	论元	词汇
17	泼	女人	泼了	男人	水		x	√	y	z	论元	词汇
18	卖	男人	在卖		西瓜		x	√		z	论元	词汇
18	卖	男人	在卖	女孩	西瓜		x	√	y	z	论元	词汇
中显性三元 (xz) 小计						论元和词汇同时正确	/2	/2	/2	/2	/2	/2
19	询问	男孩	在询问	女人			x	√	y		论元	词汇
19	询问	男孩	在询问	女人	事情		x	√	y	z	论元	词汇
19	询问	男孩	在询问	女人	事情		x	√	y	z	论元	词汇
20	教	女人	在教	男孩			x	√	y		论元	词汇
20	教	女人	在教		字母		x	√		z	论元	词汇
20	教	女人	在教	男孩	字母		x	√	y	z	论元	词汇
弱显性三元 (xy/z) 小计						论元和词汇同时正确	/2	/2	/2	/2	/2	/2

表 N 论元结构产出合计表

	句法成分				论元完整数	论元完整%	语句			
	x	V	y	z			词汇准确数	词汇准确率	论元∩词汇数	论元∩词汇%
一元小计	/6	/6			/6	%	/6	%		%
二元小计	/6	/6	/6		/6	%	/6	%		%
强显性三元 (xyz)	/2	/2	/2	/2	/2	%	/2	%		%
中显性三元 (xy)	/2	/2	/2	/2	/2	%	/2	%		%
中显性三元 (xz)	/2	/2	/2	/2	/2	%	/2	%		%
弱显性三元 (xy/z)	/2	/2	/2	/2	/2	%	/2	%		%
三元小计	/8	/8	/8	/8	/8	%	/8	%		%
合计（一元＋二元＋三元）	/20	/20	/14	/8	/20	%	/20	%		%

表O 语句启动产出计分表

序号	句型	启动句	反应内容	反应类别	小计	正确率
练习1		女人撞了男人。	男人撞了女人。			
练习2		咬小狗的小猫戴着帽子。	咬小猫的小狗戴着帽子。			
练习3		男人在指挥谁？	女人在指挥谁？			
1	主动句	小猫在追小狗。	小狗在追小猫。		/4	％
2		男人批评了女孩。	女人批评了男孩。			
3		男孩推了女孩。	女孩推了男孩。			
4		女人在埋葬男人。	男人在埋葬女人。			
5	把字句	女孩把男孩推倒了。	男孩把女孩推倒了。		/4	％
6		男人把女人埋葬了。	女人把男人埋葬了。			
7		小狗把小猫追上了。	小猫把小狗追上了。			
8		女人把男孩批评了。	男人把女孩批评了。			
9	被字句	小狗被小猫追上了。	小猫被小狗追上了。		/4	％
10		女孩被男孩推倒了。	男孩被女孩推倒了。			
11		男孩被女人批评了。	女孩被男人批评了。			
12		男人被女人埋葬了。	女人被男人埋葬了。			

序号	句型	启动句	反应内容	反应类别	小计	正确率
13	主语疑问句	谁批评了女孩？	谁批评了男孩？		/4	%
14		谁推了男孩？	谁推了女孩？			
15		谁在埋葬男人？	谁在埋葬女人？			
16		谁在追小狗？	谁在追小猫？			
17	宾语疑问句	男人在埋葬谁？	女人在埋葬谁？		/4	%
18		女人批评了谁？	男人批评了谁？			
19		男孩推了谁？	女孩推了谁？			
20		小狗在追谁？	小猫在追谁？			
21	主语从句	批评女孩的男人戴着帽子。	批评男孩的女人戴着帽子。		/4	%
22		推男孩的女孩戴着帽子。	推女孩的男孩戴着帽子。			
23		追小狗的小猫戴着帽子。	追小猫的小狗戴着帽子。			
24		埋葬男人的女人戴着帽子。	埋葬女人的男人戴着帽子。			
25	宾语从句	小猫追的小狗戴着帽子。	小狗追的小猫戴着帽子。		/4	%
26		女人批评的男孩戴着帽子。	男人批评的女孩戴着帽子。			
27		男人埋葬的女人戴着帽子。	女人埋葬的男人戴着帽子。			
28		男孩推的女孩戴着帽子。	女孩推的男孩戴着帽子。			

表 P　语句理解计分表

序号	句型	测试句	正确答案	被试反应	反应类别	小计	正确率
练习 1		女人撞了男人。	①				
练习 2		咬小猫的小狗戴着帽子。	②				
练习 3		男人在指挥谁？	①				
1	主动句	小猫在追小狗。	①			/4	%
2		男人批评了女孩。	①				
3		女孩推了男孩。	②				
4		男人在埋葬女人。	②				
5	把字句	女孩把男孩推倒了。	①			/4	%
6		女人把男人埋葬了。	②				
7		小狗把小猫追上了。	①				
8		男人把女孩批评了。	②				
9	被字句	小猫被小狗追上了。	②			/4	%
10		女孩被男孩推倒了。	①				
11		男孩被女人批评了。	①				
12		女人被男人埋葬了。	②				
13	主语疑问句	谁批评了男孩？	②			/4	%
14		谁推了男孩？	①				
15		谁在埋葬女人？	②				
16		谁在追小狗？	①				
17	宾语疑问句	男人在埋葬谁？	①			/4	%
18		男人批评了谁？	②				
19		女孩推了谁？	②				
20		小狗在追谁？	①				
21	主语从句	批评男孩的女人戴着帽子。	②			/4	%
22		推女孩的男孩戴着帽子。	②				
23		追小狗的小猫戴着帽子。	①				
24		埋葬男人的女人戴着帽子。	①				
25	宾语从句	小狗追的小猫戴着帽子。	②			/4	%
26		女人批评的男孩戴着帽子。	①				
27		男人埋葬的女人戴着帽子。	①				
28		女孩推的男孩戴着帽子。	②				

表 Ⅴ 《动词语句分量表》计分汇总表

动词语句加工能力		动词加工能力		论元结构	语法加工能力	
测验名称	计分项目	动词产出	动词理解	论元结构	词汇插入	句法结构分析及转换
动词命名	一元动词正确率					
	二元动词正确率					
	三元动词正确率					
动词理解	一元动词正确率					
	二元动词正确率					
	三元动词正确率					
论元结构产出	一元动词论元正确率					
	二元动词论元正确率					
	三元动词论元正确率					
	一元动词词汇正确率					
	二元动词词汇正确率					
	三元动词词汇正确率					
语句产出启动 典型语序	主动句正确率					
	主语疑问句正确率					
	宾语疑问句正确率					
非典型语序	把字句正确率					
	被字句正确率					
	宾语句正确率					
	主语从句正确率					
语句理解 典型语序	主动句正确率					
	主语疑问句正确率					
	宾语疑问句正确率					
非典型语序	把字句正确率					
	被字句正确率					
	宾语疑问句正确率					
	主语从句正确率					

表W 动词语句加工能力评估表

动词语句加工能力		正确率	10%	20%	30%	40%	50%	60%	70%	80%	90%	
动词	动词产出	%										
	动词理解	%										
	论元结构	%										
	词汇插入	%										
语法加工能力	句法结构分析及转换	%										

附表 1　目标动词正确和错误的替代词举例

	目标词	正确的替代词	错误的替代词
1	睡觉	睡、睡眠	
2	跪	罚跪	
3	蹲	坐	发呆、静想、思过、蹲监狱
4	游泳	游	
5	醉	喝醉、喝多、喝仙儿了、晃、晕、喝酒	歪、喝
6	洗澡	淋浴、冲凉	洗（有两种意思，一种是洗澡、洗漱的省略用法，一种是二价动词，洗衣服）
7	骑	过绿灯	去向
8	表扬	夸、夸赞、鼓励、表彰、奖励、说他棒	
9	剪	铰（方言）	
10	看望	探望、问候、拜访、慰问、安慰、看（病人）	送花、看医生
11	逮捕	抓、拘捕、戴手铐	难过
12	踢	踹	
13	赠送	送、给、送给、递、送礼物、奖励	接、捧着
14	给		接受、讨要
15	奖励	奖、奖赏、给予、给他奖金	接受、开心、奖状、颁奖
16	喂		吃饭
17	泼	洒	
18	卖	叫卖、询价、买、给	挑、选、拍、敲
19	询问	问、提问、咨询、打听	疑问
20	教	讲课、讲解	上课、学习、学、写

附表 2　目标名词正确和错误的替代词举例

	目标词	可接纳替代词
1	女孩	女人、女的、女同志
2	男人	男孩、男的、男同志
3	女人	女孩、女的、女同志
4	男孩	男人、男的、男同志
5	车	自行车、单车
6	礼物	盒子、包裹、书包
7	书	本子
8	西瓜	瓜
9	事情	问题
10	字母	拼音、英语、英文
11	小猫	猫、黑猫

附表3 表M 记录评分样本

序号	项目	参考答案论元结构 x	v	y	z	反应内容	圈出准确产出的成分、论元和词汇				论元	词汇
练习1	咬	狗	在咬	猫			×	√		z	论元	词汇
练习2	投	女人	投了	男人	票		×	√	y		论元	词汇
1	睡觉	女人	睡觉了			睡着了	×	√			论元	词汇
2	跪	男人	跪着			男人跪着女的	⊗	Ⓥ			⟨论元⟩	⟨词汇⟩
3	蹲	女孩	蹲着			女孩在地上蹲着	⊗	Ⓥ			⟨论元⟩	词汇
4	游泳	女人	在游泳			女人在游泳	⊗	Ⓥ			⟨论元⟩	⟨词汇⟩
5	醉	男人	醉了			男人喝酒多了	⊗	Ⓥ			⟨论元⟩	词汇
6	洗澡	男孩	在洗澡			男孩洗	⊗	Ⓥ			⟨论元⟩	⟨词汇⟩
一元小计						论元和词汇同时正确	5/6	6/6		3/6	4/6	5/6
7	骑	男孩	在骑		车	男孩在车	⊗	√		Ⓩ	论元	⟨词汇⟩
8	表扬	女人	表扬了		男孩儿	女人夸男孩儿	⊗	Ⓥ		Ⓩ	⟨论元⟩	⟨词汇⟩
9	剪	女人	在剪		纸	女人纸	⊗	√		Ⓩ	论元	⟨词汇⟩
10	看望	男人	在看望		女人	看望男人，不，看望女人	⊗	Ⓥ		Ⓩ	⟨论元⟩	⟨词汇⟩
11	逮捕	男人	逮捕了		女人	警察手铐女的，不知道了	×	√		Ⓩ	论元	词汇
12	踢	女孩	踢了		男孩	男孩踢了女孩	×	Ⓥ		z	⟨论元⟩	⟨词汇⟩
二元小计						论元和词汇同时正确	4/6	3/6	1/6	5/6	1/6	4/6
13	赠送	女人	赠送了	男孩	礼物	女人送男孩鞋……不是鞋	⊗	Ⓥ	Ⓨ	Ⓩ	⟨论元⟩	⟨词汇⟩
14	给	男人	在给	女孩	钱	男人给钱	⊗	Ⓥ	y	Ⓩ	论元	⟨词汇⟩
强显性三元 (xyz) 小计						论元和词汇同时正确	2/2	2/2	1/2	2/2	1/2	2/2
										1/2		

序号	项目	参考答案论元结构				反应内容	圈出准确产出的成分、论元和词汇					
		x	V	y	z		×	√	y	z	论元	词汇
15	奖励	女人	奖励了	男孩	书		×	√	y	z	论元	词汇
15	奖励	女人	奖励了	男孩	书		×	√	y	z	论元	词汇
16	喂	男人	在喂	女孩			×	√	y		论元	词汇
16	喂	男人	在喂	女孩	饭	男人在女人喂饭	⊗	Ⓥ	ⓨ	Ⓩ	论元	(词汇)
中显性三元 (xy) 小计						论元和词汇同时正确 0/2	2/2	1/2	/2	1/2	0/2	1/2
17	泼	女人	泼了	男孩	水	泼水	×	(√)	y	(z)	(论元)	(词汇)
17	泼	女人	泼了	男人	水		×	√	y	z	论元	词汇
18	卖	男人	在卖	女孩	西瓜	男人在卖瓜	⊗	(√)	y	(z)	(论元)	(词汇)
18	卖	男人	在卖	女孩	西瓜		×	√	y	z	论元	词汇
中显性三元 (xz) 小计						论元和词汇同时正确 1/2	1/2	2/2	0/2	2/2	1/2	2/2
19	询问	男孩	在询问	女人		男孩	×	√	y		论元	词汇
19	询问	男孩	在询问	女人	事情		×	√	y	z	论元	词汇
19	询问	男孩	在询问	女人	事情	男的跟女的问事儿	⊗	(√)	(ⓨ)	(Ⓩ)	(论元)	(词汇)
20	教	女人	在教	男孩		女人	×	(√)	y		论元	词汇
20	教	女人	在教	男孩	字母	女人英语教	⊗	(√)	y	z	论元	(词汇)
20	教	女人	在教	男孩	字母		×	√	y	z	论元	词汇
弱显性三元 (xy/z) 小计						论元和词汇同时正确 1/2	2/2	2/2	1/2	1/2	1/2	2/2

附表 4 表 M 记录评分样本的评分说明

序号	标注说明
1	睡觉和睡着了只是形态不一样，所以 V 加标；动词前没有主语论元，所以论元不能加标。只有动词，没有论元，所以不能圈注词汇
2	论元及动词都有，但是"女的"多余成分且句法位置不对，因此论元不能被标注。产出词汇中没有语言错乱现象，因此圈注词汇
3	论元和动词都有，虽然多了"在地上"，但句法位置正确，因此圈注论元。产出词汇中没有语言错乱现象，因此圈注词汇
4	论元和动词都有，因此圈注论元。产出词汇中有语言错乱现象，因此不能圈注词汇
5	论元和动词都有，虽然动词不是目标动词，但是属于同义动词，且论元位置都对，因此圈注论元。产出词汇中没有语言错乱现象，因此圈注词汇
6	论元和动词都有，动词可视为目标动词的省略式，虽然缺少时体标记，但动词论元位置正确，因此圈注论元。产出词汇中没有语言错乱现象，因此圈注词汇
7	前后论元有，但是没有动词，不能圈注论元。产出词汇中没有语言错乱现象，因此圈注词汇
8	论元和动词都有，动词用了同义动词，位置正确，因此圈注论元。产出词汇中没有语言错乱现象，因此圈注词汇
9	前后论元有，但是没有动词，不能圈注论元。产出词汇中没有语言错乱现象，因此圈注词汇
10	动词有，没有前论元，不能圈注论元。产出词汇中没有语言错乱现象，因此圈注词汇
11	没有动词，只有前后论元，不能圈注论元。产出词汇中有语言错乱现象，用名词手铐代替动词逮捕，不能圈注词汇
12	有动词，有论元，但是前后角色颠倒，不能圈注论元，也不能圈注词汇
13	有动词和论元，位置都对，圈注论元。产出词汇中没有语言错乱现象，补充更正后正确，因此圈注词汇。
14	有动词和论元，位置都对，但是没有间接宾语论元。在强制三元动词中要求所有论元出现，因此不能圈注论元。产出词汇中没有语言错乱现象，因此圈注词汇
15	仅有前论元，动词属于目标动词的同义词拼合生造词，属于语言错乱现象。不能圈注论元和词汇
16	有动词和论元，但间接宾语论元位置不对，不能圈注论元。产出词汇中没有语言错乱现象，因此圈注词汇
17	有动词和直接宾语论元，但没有主语论元，不能圈注论元。产出词汇中没有语言错乱现象，因此圈注词汇
18	有动词和论元，位置都对，圈注论元。产出词汇中没有语言错乱现象，因此圈注词汇
19	有动词和论元，虽然间接宾语论元位置和参考答案不一致，但是产出句子中加了介词，因此间接宾语处在合法的句法位置，因此圈注论元。产出词汇中没有语言错乱现象，因此圈注词汇
20	有动词和论元，但是直接宾语位置不对，不能圈注论元。产出词汇中没有语言错乱现象，因此圈注词汇

定价：10.00 元

中国失语症语言评估量表
（标准版）

动词语句分量表
评 分 表

高立群　〔美〕Cynthia K. Thompson　廖敏　田鸿◎著

被试姓名：＿＿＿＿＿＿＿＿＿＿＿＿＿＿＿＿＿＿＿＿＿＿＿＿＿＿

出生日期：＿＿＿＿＿＿＿＿＿＿＿＿＿　　性别：　男　　女

病因：＿＿＿＿＿＿＿＿＿＿＿＿＿　　发病日期：＿＿＿＿＿＿＿＿＿＿＿

检测人：＿＿＿＿＿＿＿＿＿＿＿＿　　检测日期：＿＿＿＿＿＿＿＿＿＿＿

起始时间：＿＿＿＿＿＿＿＿＿＿＿＿

结束时间：＿＿＿＿＿＿＿＿＿＿＿＿

北京科学技术出版社

病　历

姓名			性别	男 / 女	利手		左利手 / 右利手
民族			日常口语			母语方言	
施测时间		年　月　日		出生日期		年　月　日	
教育程度		中学以下 / 中学 / 大学 / 大学以上			当前 / 此前职业		
是否熟练使用普通话			是 / 否	婚姻状况		单身 / 已婚 / 丧偶 / 离异	
家庭住址							
手机 / 电话				电子邮箱			
临床诊断		脑梗死　脑出血　其他：					

偏瘫与否	是 / 否	偏瘫体侧	左侧 / 右侧 / 双侧	偏瘫严重程度	
发病日期		年　月　日	病变部位		

并发症	癫痫		颅脑损伤	心脏病	高血压	视觉缺陷
	抑郁		助听器	酗酒*	其他	

目前用药	

听力筛查	是 / 否	筛查日期		视力筛查	是 / 否	筛查日期	
故事叙述录音		是 / 否		录音保存地			
流利度类型	流畅性		非流畅性		失语症类型		

有无以下体内人工植入物（MRI安全）	有（心脏起搏器□、内支架□、血管夹□、人工瓣膜□、静脉滤器□、内固定器□、人工关节□、义齿□、不锈钢丝□、金属节育环□、其他铁磁性物质□）；无□

西方失语症成套测验（WAB）分数	自发言语	听理解	复述	命名	AQ 失语商

联系人		与患者关系		联系电话	

*本次发病前，平均每日饮酒量超过 2 瓶啤酒 /1 两白酒；或每周至少 1 次，每次饮酒量超过 5 瓶啤酒 /3 两白酒

施测者签名		资格证书号	
联系电话		电子邮箱	

目　录

表 K　动词命名评分表　1

表 L　动词理解评分表　2

表 M　论元结构产出评分表　3

表 N　论元结构产出合计表　5

表 O　语句启动产出计分表　6

表 P　语句理解计分表　8

表 V　《动词语句分量表》计分汇总表　9

表 W　动词语句加工能力评估表　10

附表 1　目标动词正确和错误的替代词举例　11

附表 2　目标名词正确和错误的替代词举例　11

附表 3　表 M 记录评分样本　12

附表 4　表 M 记录评分样本的评分说明　14

表 K　动词命名评分表

序号	项目	反应内容（10秒内）	反应类别		
练习1	咬				
练习2	发抖				
1	睡觉				
2	跪				
3	蹲				
4	游泳				
5	醉				
6	洗澡				
一元动词小计			正确次数	/6	正确率
7	骑				
8	表扬				
9	剪				
10	看望				
11	逮捕				
12	踢				
二元动词小计			正确次数	/6	正确率
13	赠送				
14	给				
强显性三元 (xyz) 小计			正确次数	/2	正确率
15	奖励				
16	喂				
中显性三元 (xy) 小计			正确次数	/2	正确率
17	泼				
18	卖				
中显性三元 (xz) 小计			正确次数	/2	正确率
19	询问				
20	教				
弱显性三元 (xy/z) 小计			正确次数	/2	正确率
一元动词合计	正确次数		/6	正确率	
二元动词合计	正确次数		/6	正确率	
三元动词合计	正确次数		/8	正确率	
总计	正确次数		/20	正确率	

表 L 动词理解评分表

序号	目标项	同类干扰项	非同类干扰项目		反应类别			
练习 1	咬	推	坐	投				
练习 2	发抖	跑步	搬	喝				
1	睡觉	洗澡	批评	盗窃				
2	跪	醉	背	罚				
3	蹲	跪	追	回答				
4	游泳	睡觉	埋葬	指挥				
5	醉	蹲	泼	赏				
6	洗澡	游泳	撞	回答				
一元小计					正确次数		/6	正确率	
7	骑	踢	爬	泼				
8	表扬	逮捕	起床	罚				
9	剪	骑	摔	抢				
10	看望	表扬	生病	咳嗽				
11	逮捕	看望	盗窃	赏				
12	踢	剪	抢	趴				
二元小计					正确次数		/6	正确率	
13	赠送	给	咳嗽	批评				
14	给	赠送	背	飞				
强显性三元 (xyz) 小计					正确次数		/2	正确率	
15	奖励	喂	生病	指挥				
16	喂	奖励	刷	起床				
中显性三元 (xy) 小计					正确次数		/2	正确率	
17	泼	卖	埋葬	指挥				
18	卖	泼	摔	飞				
中显性三元 (xz) 小计					正确次数		/2	正确率	
19	询问	教	追	刷				
20	教	询问	撞	爬				
弱显性三元 (xy/z) 小计					正确次数		/2	正确率	
一元动词合计					正确次数		/6	正确率	
二元动词合计					正确次数		/6	正确率	
三元动词合计					正确次数		/8	正确率	
总计					正确次数		/20	正确率	

表M 论元结构产出评分表

序号	项目	参考答案论元结构				反应内容	圈出准确产出的成分、论元和词汇					
		x	V	y	z		x	V	y	z	论元	词汇
练习1	咬	狗	在咬	猫			x	V		z	论元	词汇
练习2	投	女人	投了	男人	票		x	V	y	z	论元	词汇
1	睡觉	女人	睡觉了				x	V			论元	词汇
2	跪	男人	跪着				x	V			论元	词汇
3	蹲	女孩	蹲着				x	V			论元	词汇
4	游泳	女人	在游泳				x	V			论元	词汇
5	醉	男人	醉了				x	V			论元	词汇
6	洗澡	男孩	在洗澡				x	V			论元	词汇
一元小计						论元和词汇同时正确	/6	/6			/6	/6
7	骑	男孩	在骑		车		x	V		z	论元	词汇
8	表扬	女人	表扬了		男孩		x	V		z	论元	词汇
9	剪	女人	在剪		纸		x	V		z	论元	词汇
10	看望	男人	在看望		女人		x	V		z	论元	词汇
11	逮捕	男人	逮捕了		女人		x	V		z	论元	词汇
12	踢	女孩	踢了		男孩		x	V		z	论元	词汇
二元小计						论元和词汇同时正确	/6	/6		/6	/6	/6
13	赠送	女人	赠送了	男孩	礼物		x	V	y	z	论元	词汇
14	给	男人	在给	女孩	钱		x	V	y	z	论元	词汇
强显性三元(xyz)小计						论元和词汇同时正确	/2	/2	/2	/2	/2	/2

续表

序号	项目	参考答案论元结构				反应内容	圈出准确产出的成分、论元和词汇					
		x	V	y	z		x	V	y	z	论元	词汇
15	奖励	女人	奖励了	男孩			x	V	y		论元	词汇
15	奖励	女人	奖励了	男孩	书		x	V	y	z	论元	词汇
16	喂	男人	在喂	女孩			x	V	y	z	论元	词汇
16	喂	男人	在喂	女孩	饭		x	V	y	z	论元	词汇
中显性三元 (xy) 小计						论元和词汇同时正确	/2	/2	/2	/2	/2	/2
17	泼	女人	泼了		水		x	V		z	论元	词汇
17	泼	女人	泼了	男人	水		x	V	y	z	论元	词汇
18	卖	男人	在卖		西瓜		x	V		z	论元	词汇
18	卖	男人	在卖	女孩	西瓜		x	V	y	z	论元	词汇
中显性三元 (xz) 小计						论元和词汇同时正确	/2	/2	/2	/2	/2	/2
19	询问	男孩	在询问	女人			x	V	y		论元	词汇
19	询问	男孩	在询问		事情		x	V		z	论元	词汇
19	询问	男孩	在询问	女人	事情		x	V	y	z	论元	词汇
20	教	女人	在教	男孩			x	V	y		论元	词汇
20	教	女人	在教		字母		x	V		z	论元	词汇
20	教	女人	在教	男孩	字母		x	V	y	z	论元	词汇
弱显性三元 (xy/z) 小计						论元和词汇同时正确	/2	/2	/2	/2	/2	/2

表 N 论元结构产出合计表

	句法成分			论元完整数	论元完整%	语句				
	x	V	y	z			词汇准确数	词汇准确率	论元∩词汇数	论元∩词汇%
一元小计	/6	/6			/6	%		/6	%		%
二元小计	/6	/6	/6		/6	%		/6	%		%
强显性三元 (xyz)	/2	/2	/2	/2	/2	%		/2	%		%
中显性三元 (xy)	/2	/2	/2	/2	/2	%		/2	%		%
中显性三元 (xz)	/2	/2	/2	/2	/2	%		/2	%		%
弱显性三元 (xy/z)	/2	/2	/2	/2	/2	%		/2	%		%
三元小计	/8	/8	/8	/8	/8	%		/8	%		%
合计（一元+二元+三元）	/20	/20	/14	/8	/20	%		/20	%		%

表 O 语句启动产出计分表

序号	句型	启动句	反应内容	反应类别	小计	正确率
练习1		女人撞了男人。	男人撞了女人。			
练习2		咬小狗的小猫戴着帽子。	咬小猫的小狗戴着帽子。			
练习3		男人在指挥谁？	女人在指挥谁？			
1	主动句	小猫在追小狗。	小狗在追小猫。		/4	%
2		男人批评了女孩。	女人批评了男孩。			
3		男孩推了女孩。	女孩推了男孩。			
4		女人在埋葬男人。	男人在埋葬女人。			
5	把字句	女孩把男孩推倒了。	男孩把女孩推倒了。		/4	%
6		男人把女人埋葬了。	女人把男人埋葬了。			
7		小狗把小猫追上了。	小猫把小狗追上了。			
8		女人把男孩批评了。	男人把女孩批评了。			
9	被字句	小狗被小猫追上了。	小猫被小狗追上了。		/4	%
10		女孩被男孩推倒了。	男孩被女孩推倒了。			
11		男孩被女人批评了。	女孩被男人批评了。			
12		男人被女人埋葬了。	女人被男人埋葬了。			

序号	句型	启动句	反应内容	反应类别	小计	正确率
13	主语疑问句	谁批评了女孩？	谁批评了男孩？		/4	%
14		谁推了男孩？	谁推了女孩？			
15		谁在埋葬男人？	谁在埋葬女人？			
16		谁在追小狗？	谁在追小猫？			
17	宾语疑问句	男人在埋葬谁？	女人在埋葬谁？		/4	%
18		女人批评了谁？	男人批评了谁？			
19		男孩推了谁？	女孩推了谁？			
20		小狗在追谁？	小猫在追谁？			
21	主语从句	批评女孩的男人戴着帽子。	批评男孩的女人戴着帽子。		/4	%
22		推男孩的女孩戴着帽子。	推女孩的男孩戴着帽子。			
23		追小狗的小猫戴着帽子。	追小猫的小狗戴着帽子。			
24		埋葬男人的女人戴着帽子。	埋葬女人的男人戴着帽子。			
25	宾语从句	小猫追的小狗戴着帽子。	小狗追的小猫戴着帽子。		/4	%
26		女人批评的男孩戴着帽子。	男人批评的女孩戴着帽子。			
27		男人埋葬的女人戴着帽子。	女人埋葬的男人戴着帽子。			
28		男孩推的女孩戴着帽子。	女孩推的男孩戴着帽子。			

表 P　语句理解计分表

序号	句型	测试句	正确答案	被试反应	反应类别	小计	正确率
练习1		女人撞了男人。	①				
练习2		咬小猫的小狗戴着帽子。	②				
练习3		男人在指挥谁？	①				
1	主动句	小猫在追小狗。	①			/4	％
2		男人批评了女孩。	①				
3		女孩推了男孩。	②				
4		男人在埋葬女人。	②				
5	把字句	女孩把男孩推倒了。	①			/4	％
6		女人把男人埋葬了。	②				
7		小狗把小猫追上了。	①				
8		男人把女孩批评了。	②				
9	被字句	小猫被小狗追上了。	②			/4	％
10		女孩被男孩推倒了。	①				
11		男孩被女人批评了。	①				
12		女人被男人埋葬了。	②				
13	主语疑问句	谁批评了男孩？	②			/4	％
14		谁推了男孩？	①				
15		谁在埋葬女人？	②				
16		谁在追小狗？	①				
17	宾语疑问句	男人在埋葬谁？	①			/4	％
18		男人批评了谁？	②				
19		女孩推了谁？	②				
20		小狗在追谁？	①				
21	主语从句	批评男孩的女人戴着帽子。	②			/4	％
22		推女孩的男孩戴着帽子。	②				
23		追小狗的小猫戴着帽子。	①				
24		埋葬男人的女人戴着帽子。	①				
25	宾语从句	小狗追的小猫戴着帽子。	②			/4	％
26		女人批评的男孩戴着帽子。	①				
27		男人埋葬的女人戴着帽子。	①				
28		女孩推的男孩戴着帽子。	②				

表Ⅴ 《动词语句分量表》计分汇总表

测验名称		计分项目	动词加工能力			语法加工能力	
			动词产出	动词理解	论元结构	词汇插入	句法结构分析及转换
动词命名		一元动词正确率					
		二元动词正确率					
		三元动词正确率					
动词理解		一元动词正确率					
		二元动词正确率					
		三元动词正确率					
论元结构产出		一元动词论元正确率					
		二元动词论元正确率					
		三元动词论元正确率					
		一元动词词汇正确率					
		二元动词词汇正确率					
		三元动词词汇正确率					
语句产出启动	典型语序	主动句正确率					
		主语疑问句正确率					
		宾语疑问句正确率					
	非典型语序	把字句正确率					
		被字句正确率					
		宾语从句正确率					
		主语从句正确率					
语句理解	典型语序	主动句正确率					
		主语疑问句正确率					
		宾语疑问句正确率					
	非典型语序	把字句正确率					
		被字句正确率					
		宾语疑问句正确率					
		主语从句正确率					

表 W 动词语句加工能力评估表

动词语句加工能力		正确率	10%	20%	30%	40%	50%	60%	70%	80%	90%
动词	动词产出	%									
	动词理解	%									
	论元结构	%									
语法加工能力	词汇插入	%									
	句法结构分析及转换	%									

附表 1 目标动词正确和错误的替代词举例

	目标词	正确的替代词	错误的替代词
1	睡觉	睡、睡眠	
2	跪	罚跪	
3	蹲	坐	发呆、静想、思过、蹲监狱
4	游泳	游	
5	醉	喝醉、喝多、喝仙儿了、晃、晕、喝酒	歪、喝
6	洗澡	淋浴、冲凉	洗（有两种意思，一种是洗澡、洗漱的省略用法，一种是二价动词，洗衣服）
7	骑	过绿灯	去向
8	表扬	夸、夸赞、鼓励、表彰、奖励、说他棒	
9	剪	铰（方言）	
10	看望	探望、问候、拜访、慰问、安慰、看（病人）	送花、看医生
11	逮捕	抓、拘捕、戴手铐	难过
12	踢	踹	
13	赠送	送、给、送给、递、送礼物、奖励	接、捧着
14	给		接受、讨要
15	奖励	奖、奖赏、给予、给他奖金	接受、开心、奖状、颁奖
16	喂		吃饭
17	泼	洒	
18	卖	叫卖、询价、买、给	挑、选、拍、敲
19	询问	问、提问、咨询、打听	疑问
20	教	讲课、讲解	上课、学习、学、写

附表 2 目标名词正确和错误的替代词举例

	目标词	可接纳替代词
1	女孩	女人、女的、女同志
2	男人	男孩、男的、男同志
3	女人	女孩、女的、女同志
4	男孩	男人、男的、男同志
5	车	自行车、单车
6	礼物	盒子、包裹、书包
7	书	本子
8	西瓜	瓜
9	事情	问题
10	字母	拼音、英语、英文
11	小猫	猫、黑猫

附表 3　表 M　记录评分样本

序号	项目	参考答案论元结构				反应内容	圈出准确产出的成分、论元和词汇					
		x	V	y	z		x	v	y	z	论元	词汇
练习1	咬	狗	在咬	猫			×	√		z	论元	词汇
练习2	投	女人	投了	男人	票		×	√	y	z	论元	词汇
1	睡觉	女人	睡觉了			睡着了	×	Ⓥ			论元	词汇
2	跪	男人	跪着			男人跪着女的	⊗	Ⓥ			ⓛ论元	ⓛ词汇
3	蹲	女孩	蹲着			女孩在地上蹲着	⊗	Ⓥ			ⓛ论元	词汇
4	游泳	女人	在游泳			男人在游泳	⊗	Ⓥ			ⓛ论元	ⓛ词汇
5	醉	男人	醉了			男的喝多了	⊗	Ⓥ			ⓛ论元	词汇
6	洗澡	男孩	在洗澡			男孩洗	⊗	Ⓥ			ⓛ论元	ⓛ词汇
一元小计						论元和词汇同时正确	5/6	6/6		3/6	4/6	5/6
7	骑	男孩	在骑		车	男孩在车	⊗	√		Ⓩ	论元	词汇
8	表扬	女人	表扬了		男孩	女人夸男孩儿	⊗	Ⓥ		Ⓩ	ⓛ论元	ⓛ词汇
9	剪	女人	在剪		纸	女人纸	⊗	√		Ⓩ	论元	词汇
10	看望	男人	在看望		女人	看望男人，不，看望女人	×	Ⓥ		Ⓩ	论元	ⓛ词汇
11	逮捕	男人	逮捕了		女人	警察手铐女的，不知道了	⊗	√		Ⓩ	论元	词汇
12	踢	女孩	踢了		男孩	男孩踢了女孩	×	Ⓥ		z	论元	词汇
二元小计						论元和词汇同时正确	4/6	3/6	1/6	5/6	1/6	4/6
13	赠送	女人	赠送了	男孩	礼物	女人送男孩鞋……不是鞋……礼物	⊗	Ⓥ	Ⓥ	Ⓩ	ⓛ论元	ⓛ词汇
14	给	男人	在给	女孩	钱	男人给钱	⊗	Ⓥ	y	Ⓩ	论元	ⓛ词汇
强显性三元 (xyz) 小计						论元和词汇同时正确	2/2	2/2	1/2	2/2	1/2	2/2

序号	项目	参考答案论元结构				反应内容	圈出准确产出的成分、论元和词汇					
		x	V	y	z		x	v	y	z	论元	词汇
15	奖励	女人	奖励了	男孩	书		×	∨	y	z	论元	词汇
15	奖励	女人	奖励了	男孩	书		×	∨	y	z	论元	词汇
16	喂	男人	在喂	女孩			×	∨	y	z	论元	(词汇)
16	喂	男人	在喂	女孩	饭	男人在女人喂饭	⊗	Ⓥ	y	Ⓩ	(论元)	(词汇)
中显性三元 (xy) 小计						论元和词汇同时正确 0/2	2/2	1/2	/2	1/2	0/2	1/2
17	泼	女人	泼了		水	泼水	×	Ⓥ	y	Ⓩ	(论元)	词汇
17	泼	女人	泼了	男人	水		×	∨	y	z	论元	词汇
18	卖	男人	在卖		西瓜	男人在卖瓜	⊗	Ⓥ	y	Ⓩ	(论元)	(词汇)
18	卖	男人	在卖	女孩	西瓜		×	∨	y	z	论元	词汇
中显性三元 (xz) 小计						论元和词汇同时正确 1/2	1/2	2/2	0/2	2/2	1/2	2/2
19	询问	男孩	在询问	女人			×	∨	y	z	论元	词汇
19	询问	男孩	在询问	女人	事情		×	∨	y	z	论元	词汇
19	询问	男孩	在询问	女人	事情	男的跟女的问事儿	⊗	Ⓥ	Ⓨ	Ⓩ	(论元)	(词汇)
20	教	女人	在教	男孩			×	∨	y	z	论元	词汇
20	教	女人	在教	男孩	字母	女人英语教	⊗	Ⓥ	y	z	(论元)	(词汇)
20	教	女人	在教	男孩	字母		×	∨	y	z	论元	词汇
弱显性三元 (xy/z) 小计						论元和词汇同时正确 1/2	2/2	2/2	1/2	1/2	1/2	2/2

附表4 表M记录评分样本的评分说明

序号	标注说明
1	睡觉和睡着了只是形态不一样，所以V加标；动词前没有主语论元，所以论元不能加标。只有动词，没有论元，所以不能圈注词汇
2	论元及动词都有，但是"女的"多余成分且句法位置不对，因此论元不能被标注。产出词汇中没有语言错乱现象，因此圈注词汇
3	论元和动词都有，虽然多了"在地上"，但句法位置正确，因此圈注论元。产出词汇中没有语言错乱现象，因此圈注词汇
4	论元和动词都有，因此圈注论元。产出词汇中有语言错乱现象，因此不能圈注词汇
5	论元和动词都有，虽然动词不是目标动词，但是属于同义动词，且论元位置都对，因此圈注论元。产出词汇中没有语言错乱现象，因此圈注词汇
6	论元和动词都有，动词可视为目标动词的省略式，虽然缺少时体标记，但动词论元位置正确，因此圈注论元。产出词汇中没有语言错乱现象，因此圈注词汇
7	前后论元有，但是没有动词，不能圈注论元。产出词汇中没有语言错乱现象，因此圈注词汇
8	论元和动词都有，动词用了同义动词，位置正确，因此圈注论元。产出词汇中没有语言错乱现象，因此圈注词汇
9	前后论元有，但是没有动词，不能圈注论元。产出词汇中没有语言错乱现象，因此圈注词汇
10	动词有，没有前论元，不能圈注论元。产出词汇中没有语言错乱现象，因此圈注词汇
11	没有动词，只有前后论元，不能圈注论元。产出词汇中有语言错乱现象，用名词手铐代替动词逮捕，不能圈注词汇
12	有动词，有论元，但是前后角色颠倒，不能圈注论元，也不能圈注词汇
13	有动词和论元，位置都对，圈注论元。产出词汇中没有语言错乱现象，补充更正后正确，因此圈注词汇。
14	有动词和论元，位置都对，但是没有间接宾语论元。在强制三元动词中要求所有论元出现，因此不能圈注论元。产出词汇中没有语言错乱现象，因此圈注词汇
15	仅有前论元，动词属于目标动词的同义词拼合生造词，属于语言错乱现象。不能圈注论元和词汇
16	有动词和论元，但间接宾语论元位置不对，不能圈注论元。产出词汇中没有语言错乱现象，因此圈注词汇
17	有动词和直接宾语论元，但没有主语论元，不能圈注论元。产出词汇中没有语言错乱现象，因此圈注词汇
18	有动词和论元，位置都对，圈注论元。产出词汇中没有语言错乱现象，因此圈注词汇
19	有动词和论元，虽然间接宾语论元位置和参考答案不一致，但是产出句子中加了介词，因此间接宾语处在合法的句法位置，因此圈注论元。产出词汇中没有语言错乱现象，因此圈注词汇
20	有动词和论元，但是直接宾语位置不对，不能圈注论元。产出词汇中没有语言错乱现象，因此圈注词汇

中国失语症语言评估量表
（标准版）

动词语句分量表
评 分 表

高立群 〔美〕Cynthia K. Thompson 廖敏 田鸿◎著

被试姓名：_____

出生日期：_____ 性别： 男 女

病因：_____ 发病日期：_____

检测人：_____ 检测日期：_____

起始时间：_____

结束时间：_____

北京科学技术出版社

病 历

姓名		性别	男 / 女	利手	左利手 / 右利手
民族		日常口语		母语方言	

施测时间	年 月 日	出生日期	年 月 日

教育程度	中学以下 / 中学 / 大学 / 大学以上	当前 / 此前职业	

是否熟练使用普通话	是 / 否	婚姻状况	单身 / 已婚 / 丧偶 / 离异

家庭住址	

手机 / 电话		电子邮箱	

临床诊断	脑梗死　脑出血　其他：

偏瘫与否	是 / 否	偏瘫体侧	左侧 / 右侧 / 双侧	偏瘫严重程度

发病日期	年 月 日	病变部位	

| 并发症 | 癫痫 | 颅脑损伤 | 心脏病 | 高血压 | 视觉缺陷 |
| | 抑郁 | 助听器 | 酗酒* | 其他 | |

目前用药	

听力筛查	是 / 否	筛查日期		视力筛查	是 / 否	筛查日期	

故事叙述录音	是 / 否	录音保存地	

流利度类型	流畅性	非流畅性	失语症类型	

有无以下体内人工植入物（MRI安全）	有（心脏起搏器□、内支架□、血管夹□、人工瓣膜□、静脉滤器□、内固定器□、人工关节□、义齿□、不锈钢丝□、金属节育环□、其他铁磁性物质□）；无□

西方失语症成套测验（WAB）分数	自发言语	听理解	复述	命名	AQ 失语商

联系人		与患者关系		联系电话	

*本次发病前，平均每日饮酒量超过 2 瓶啤酒 /1 两白酒；或每周至少 1 次，每次饮酒量超过 5 瓶啤酒 /3 两白酒

施测者签名		资格证书号	
联系电话		电子邮箱	

目　录

表 K　动词命名评分表　1

表 L　动词理解评分表　2

表 M　论元结构产出评分表　3

表 N　论元结构产出合计表　5

表 O　语句启动产出计分表　6

表 P　语句理解计分表　8

表 V　《动词语句分量表》计分汇总表　9

表 W　动词语句加工能力评估表　10

附表 1　目标动词正确和错误的替代词举例　11

附表 2　目标名词正确和错误的替代词举例　11

附表 3　表 M 记录评分样本　12

附表 4　表 M 记录评分样本的评分说明　14

表 K 动词命名评分表

序号	项目	反应内容（10 秒内）	反应类别			
练习 1	咬					
练习 2	发抖					
1	睡觉					
2	跪					
3	蹲					
4	游泳					
5	醉					
6	洗澡					
一元动词小计			正确次数		/6	正确率
7	骑					
8	表扬					
9	剪					
10	看望					
11	逮捕					
12	踢					
二元动词小计			正确次数		/6	正确率
13	赠送					
14	给					
强显性三元 (xyz) 小计			正确次数		/2	正确率
15	奖励					
16	喂					
中显性三元 (xy) 小计			正确次数		/2	正确率
17	泼					
18	卖					
中显性三元 (xz) 小计			正确次数		/2	正确率
19	询问					
20	教					
弱显性三元 (xy/z) 小计			正确次数		/2	正确率
一元动词合计		正确次数	/6	正确率		
二元动词合计		正确次数	/6	正确率		
三元动词合计		正确次数	/8	正确率		
总计		正确次数	/20	正确率		

表 L 动词理解评分表

序号	目标项	同类干扰项	非同类干扰项目		反应类别			
练习1	咬	推	坐	投				
练习2	发抖	跑步	搬	喝				
1	睡觉	洗澡	批评	盗窃				
2	跪	醉	背	罚				
3	蹲	跪	追	回答				
4	游泳	睡觉	埋葬	指挥				
5	醉	蹲	泼	赏				
6	洗澡	游泳	撞	回答				
一元小计					正确次数		/6	正确率	
7	骑	踢	爬	泼				
8	表扬	逮捕	起床	罚				
9	剪	骑	摔	抢				
10	看望	表扬	生病	咳嗽				
11	逮捕	看望	盗窃	赏				
12	踢	剪	抢	趴				
二元小计					正确次数		/6	正确率	
13	赠送	给	咳嗽	批评				
14	给	赠送	背	飞				
强显性三元 (xyz) 小计					正确次数		/2	正确率	
15	奖励	喂	生病	指挥				
16	喂	奖励	刷	起床				
中显性三元 (xy) 小计					正确次数		/2	正确率	
17	泼	卖	埋葬	指挥				
18	卖	泼	摔	飞				
中显性三元 (xz) 小计					正确次数		/2	正确率	
19	询问	教	追	刷				
20	教	询问	撞	爬				
弱显性三元 (xy/z) 小计					正确次数		/2	正确率	
一元动词合计					正确次数		/6	正确率	
二元动词合计					正确次数		/6	正确率	
三元动词合计					正确次数		/8	正确率	
总计					正确次数		/20	正确率	

表 M 论元结构产出评分表

序号	项目	参考答案论元结构				反应内容	圈出准确产出的成分、论元和词汇					
		x	V	y	z		x	V	y	z	论元	词汇
练习1	咬	狗	在咬	猫			x	V		z	论元	词汇
练习2	投	女人	投了	男人	票		x	V	y	z	论元	词汇
1	睡觉	女人	睡觉了				x	V			论元	词汇
2	跪	男人	跪着				x	V			论元	词汇
3	蹲	女孩	蹲着				x	V			论元	词汇
4	游泳	女人	在游泳				x	V			论元	词汇
5	醉	男人	醉了				x	V			论元	词汇
6	洗澡	男孩	在洗澡				x	V			论元	词汇
一元小计						论元和词汇同时正确	/6	/6			/6	/6
7	骑	男孩	在骑		车		x	V		z	论元	词汇
8	表扬	女人	表扬了		男孩		x	V		z	论元	词汇
9	剪	女孩	在剪		纸		x	V		z	论元	词汇
10	看望	男人	在看望		女人		x	V		z	论元	词汇
11	逮捕	男人	逮捕了		女人		x	V		z	论元	词汇
12	踢	女孩	踢了		男孩		x	V		z	论元	词汇
二元小计						论元和词汇同时正确	/6	/6		/6	/6	/6
13	赠送	女人	赠送了	男孩	礼物		x	V	y	z	论元	词汇
14	给	男人	在给	女孩	钱		x	V	y	z	论元	词汇
强显性三元(xyz)小计						论元和词汇同时正确	/2	/2	/2	/2	/2	/2

· 3 ·

序号	项目	参考答案论元结构				反应内容	圈出准确产出的成分、论元和词汇					
		x	V	y	z		x	∨	y	z	论元	词汇
15	奖励	女人	奖励了	男孩			x	∨	y		论元	词汇
15	奖励	女人	奖励了	男孩	书		x	∨	y	z	论元	词汇
16	喂	男人	在喂	女孩			x	∨	y		论元	词汇
16	喂	男人	在喂	女孩	饭		x	∨	y	z	论元	词汇
中显性三元 (xy) 小计						论元和词汇同时正确	/2	/2	/2	/2	/2	/2
17	泼	女人	泼了		水		x	∨		z	论元	词汇
17	泼	女人	泼了	男人	水		x	∨	y	z	论元	词汇
18	卖	男人	在卖		西瓜		x	∨	y	z	论元	词汇
18	卖	男人	在卖	女孩	西瓜		x	∨	y	z	论元	词汇
中显性三元 (xz) 小计						论元和词汇同时正确	/2	/2	/2	/2	/2	/2
19	询问	男孩	在询问	女人			x	∨	y		论元	词汇
19	询问	男孩	在询问	女人	事情		x	∨	y	z	论元	词汇
19	询问	男孩	在询问	女人	事情		x	∨	y	z	论元	词汇
20	教	女人	在教	男孩	字母		x	∨	y	z	论元	词汇
20	教	女人	在教		字母		x	∨		z	论元	词汇
20	教	女人	在教	男孩	字母		x	∨	y	z	论元	词汇
弱显性三元 (xy/z) 小计						论元和词汇同时正确	/2	/2	/2	/2	/2	/2

表 N 论元结构产出合计表

	句法成分			论元完整数	论元完整%	语句			论元∩词汇数	论元∩词汇 %
	x	V	z			词汇准确数	词汇准确率			
		y								
一元小计	/6	/6	/6	/6	%	/6	%			%
二元小计	/6	/6	/6	/6	%	/6	%			%
强显性三元 (xyz)	/2	/2	/2	/2	%	/2	%			%
中显性三元 (xy)	/2	/2	/2	/2	%	/2	%			%
中显性三元 (xz)	/2	/2	/2	/2	%	/2	%			%
弱显性三元 (xy/z)	/2	/2	/2	/2	%	/2	%			%
三元小计	/8	/8	/8	/8	%	/8	%			%
合计（一元＋二元＋三元）	/20	/14	/8	/20	%	/20	%			%

表O 语句启动产出计分表

序号	句型	启动句	反应内容	反应类别	小计	正确率
练习1		女人撞了男人。	男人撞了女人。			
练习2		咬小狗的小猫戴着帽子。	咬小猫的小狗戴着帽子。			
练习3		男人在指挥谁？	女人在指挥谁？			
1	主动句	小猫在追小狗。	小狗在追小猫。		/4	%
2		男人批评了女孩。	女人批评了男孩。			
3		男孩推了女孩。	女孩推了男孩。			
4		女人在埋葬男人。	男人在埋葬女人。			
5	把字句	女孩把男孩推倒了。	男孩把女孩推倒了。		/4	%
6		男人把女人埋葬了。	女人把男人埋葬了。			
7		小狗把小猫追上了。	小猫把小狗追上了。			
8		女人把男孩批评了。	男人把女孩批评了。			
9	被字句	小狗被小猫追上了。	小猫被小狗追上了。		/4	%
10		女孩被男孩推倒了。	男孩被女孩推倒了。			
11		男孩被女人批评了。	女孩被男人批评了。			
12		男人被女人埋葬了。	女人被男人埋葬了。			

序号	句型	启动句	反应内容	反应类别	小计	正确率
13	主语疑问句	谁批评了女孩？	谁批评了男孩？		/4	％
14		谁推了男孩？	谁推了女孩？			
15		谁在埋葬男人？	谁在埋葬女人？			
16		谁在追小狗？	谁在追小猫？			
17	宾语疑问句	男人在埋葬谁？	女人在埋葬谁？		/4	％
18		女人批评了谁？	男人批评了谁？			
19		男孩推了谁？	女孩推了谁？			
20		小狗在追谁？	小猫在追谁？			
21	主语从句	批评女孩的男人戴着帽子。	批评男孩的女人戴着帽子。		/4	％
22		推男孩的女孩戴着帽子。	推女孩的男孩戴着帽子。			
23		追小狗的小猫戴着帽子。	追小猫的小狗戴着帽子。			
24		埋葬男人的女人戴着帽子。	埋葬女人的男人戴着帽子。			
25	宾语从句	小猫追的小狗戴着帽子。	小狗追的小猫戴着帽子。		/4	％
26		女人批评的男孩戴着帽子。	男人批评的女孩戴着帽子。			
27		男人埋葬的女人戴着帽子。	女人埋葬的男人戴着帽子。			
28		男孩推的女孩戴着帽子。	女孩推的男孩戴着帽子。			

表 P　语句理解计分表

序号	句型	测试句	正确答案	被试反应	反应类别	小计	正确率
练习 1		女人撞了男人。	①				
练习 2		咬小猫的小狗戴着帽子。	②				
练习 3		男人在指挥谁？	①				
1	主动句	小猫在追小狗。	①			/4	％
2		男人批评了女孩。	①				
3		女孩推了男孩。	②				
4		男人在埋葬女人。	②				
5	把字句	女孩把男孩推倒了。	①			/4	％
6		女人把男人埋葬了。	②				
7		小狗把小猫追上了。	①				
8		男人把女孩批评了。	②				
9	被字句	小猫被小狗追上了。	②			/4	％
10		女孩被男孩推倒了。	①				
11		男孩被女人批评了。	①				
12		女人被男人埋葬了。	②				
13	主语疑问句	谁批评了男孩？	②			/4	％
14		谁推了男孩？	①				
15		谁在埋葬女人？	②				
16		谁在追小狗？	①				
17	宾语疑问句	男人在埋葬谁？	①			/4	％
18		男人批评了谁？	②				
19		女孩推了谁？	②				
20		小狗在追谁？	①				
21	主语从句	批评男孩的女人戴着帽子。	②			/4	％
22		推女孩的男孩戴着帽子。	②				
23		追小狗的小猫戴着帽子。	①				
24		埋葬男人的女人戴着帽子。	①				
25	宾语从句	小狗追的小猫戴着帽子。	②			/4	％
26		女人批评的男孩戴着帽子。	①				
27		男人埋葬的女人戴着帽子。	①				
28		女孩推的男孩戴着帽子。	②				

表 V 《动词语句分量表》计分汇总表

动词语句加工能力			动词加工能力		论元结构	语法加工能力	
测验名称		计分项目	动词产出	动词理解	论元结构	词汇插入	句法结构分析及转换
动词命名		一元动词正确率					
		二元动词正确率					
		三元动词正确率					
动词理解		一元动词正确率					
		二元动词正确率					
		三元动词正确率					
论元结构产出		一元动词论元正确率					
		二元动词论元正确率					
		三元动词论元正确率					
		一元动词词汇正确率					
		二元动词词汇正确率					
		三元动词词汇正确率					
语句产出启动	典型语序	主动句正确率					
		主语疑问句正确率					
		宾语疑问句正确率					
	非典型语序	把字句正确率					
		被字句正确率					
		宾语从句正确率					
语句理解	典型语序	主动句正确率					
		主语疑问句正确率					
		宾语疑问句正确率					
	非典型语序	把字句正确率					
		被字句正确率					
		宾语从句正确率					

表 W 动词语句加工能力评估表

动词语句加工能力		正确率	10%	20%	30%	40%	50%	60%	70%	80%	90%
动词	动词产出	%									
	动词理解	%									
语法加工能力	论元结构	%									
	词汇插入	%									
	句法结构分析及转换	%									

附表 1　目标动词正确和错误的替代词举例

	目标词	正确的替代词	错误的替代词
1	睡觉	睡、睡眠	
2	跪	罚跪	
3	蹲	坐	发呆、静想、思过、蹲监狱
4	游泳	游	
5	醉	喝醉、喝多、喝仙儿了、晃、晕、喝酒	歪、喝
6	洗澡	淋浴、冲凉	洗（有两种意思，一种是洗澡、洗漱的省略用法，一种是二价动词，洗衣服）
7	骑	过绿灯	去向
8	表扬	夸、夸赞、鼓励、表彰、奖励、说他棒	
9	剪	铰（方言）	
10	看望	探望、问候、拜访、慰问、安慰、看（病人）	送花、看医生
11	逮捕	抓、拘捕、戴手铐	难过
12	踢	踹	
13	赠送	送、给、送给、递、送礼物、奖励	接、捧着
14	给		接受、讨要
15	奖励	奖、奖赏、给予、给他奖金	接受、开心、奖状、颁奖
16	喂		吃饭
17	泼	洒	
18	卖	叫卖、询价、买、给	挑、选、拍、敲
19	询问	问、提问、咨询、打听	疑问
20	教	讲课、讲解	上课、学习、学、写

附表 2　目标名词正确和错误的替代词举例

	目标词	可接纳替代词
1	女孩	女人、女的、女同志
2	男人	男孩、男的、男同志
3	女人	女孩、女的、女同志
4	男孩	男人、男的、男同志
5	车	自行车、单车
6	礼物	盒子、包裹、书包
7	书	本子
8	西瓜	瓜
9	事情	问题
10	字母	拼音、英语、英文
11	小猫	猫、黑猫

附表 3 表 M 记录评分样本

序号	项目	x	v	y	z	反应内容	圈x	圈v	圈y	圈z	论元	词汇	论元和词汇同时正确
练习1	咬	狗	在咬	猫			×	∨		z	论元	词汇	
练习2	投	女人	投了	男人	票		×	∨	y	z	论元	词汇	
1	睡觉	女人	睡觉了			睡着了	×	ⓥ			论元	词汇	
2	跪	男人	跪着			男人跪着女的	⊗	ⓥ			(论元)	词汇	
3	蹲	女孩	蹲着			女孩在地上蹲着	⊗	ⓥ			(论元)	(词汇)	
4	游泳	女人	在游泳			男人在游泳	⊗	ⓥ			(论元)	(词汇)	
5	醉	男人	醉了			男的喝多了	⊗	ⓥ			(论元)	词汇	
6	洗澡	男孩	在洗澡			男孩洗	⊗	ⓥ			(论元)	(词汇)	
一元小计						论元和词汇同时正确	5/6	6/6			4/6	5/6	3/6
7	骑	男孩	在骑		车	男孩在车	⊗	∨		ⓩ	(论元)	词汇	
8	表扬	女人	表扬了		男孩儿	女人夸了男孩儿	⊗	ⓥ		ⓩ	论元	词汇	
9	剪	女人	在剪		纸	女人纸	⊗	∨		ⓩ	(论元)	(词汇)	
10	看望	男人	在看望		女人	看望男人，不，看望女人	×	ⓥ		ⓩ	论元	词汇	
11	逮捕	男人	逮捕了		女人	警察手铐女的，不知道了	⊗	∨		ⓩ	论元	词汇	
12	踢	女孩	踢了		男孩	男孩踢了女孩	×	ⓥ		ⓩ	(论元)	词汇	
二元小计						论元和词汇同时正确	4/6	3/6		5/6	1/6	4/6	1/6
13	赠送	女人	赠送了	男孩	礼物	女人送男孩鞋……不是鞋	⊗	ⓥ	ⓨ	ⓩ	(论元)	(词汇)	
14	给	男人	在给	女孩	钱	男人给钱	⊗	ⓥ	y	ⓩ	论元	(词汇)	
强显性三元 (xyz) 小计						论元和词汇同时正确	2/2	2/2	1/2	2/2	1/2	2/2	1/2

（表头：参考答案论元结构；圈出准确产出的成分、论元和词汇）

序号	项目	参考答案论元结构				反应内容	圈出准确产出的成分、论元和词汇					
		x	V	y	z		x	V	y	z	论元	词汇
15	奖励	女人	奖励了	男孩	书		×	∨	y	z	论元	词汇
15	奖励	女人	奖励了	男孩	书		×	∨	y	z	论元	词汇
16	喂	男人	在喂	女孩			×	∨	y	z	论元	词汇
16	喂	男人	在喂	女孩	饭	男人在女人喂饭	⊗	Ⓥ	y	Ⓩ	论元	ⓦ词汇
中显性三元 (xy) 小计						论元和词汇同时正确 0/2	2/2	1/2	/2	1/2	0/2	1/2
17	泼	女人	泼了		水		×	Ⓥ		z	论元	词汇
17	泼	女人	泼了	男人	水	泼水	×	∨	y	z	论元	词汇
18	卖	男人	在卖		西瓜	男人在卖瓜	⊗	Ⓥ		Ⓩ	Ⓛ论元	ⓦ词汇
18	卖	男人	在卖	女孩	西瓜		×	∨	y	z	论元	词汇
中显性三元 (xz) 小计						论元和词汇同时正确 1/2	1/2	2/2	0/2	2/2	1/2	2/2
19	询问	男孩	在询问	女人			×	∨	y	z	论元	词汇
19	询问	男孩	在询问	女人	事情		×	∨	y	z	论元	词汇
19	询问	男孩	在询问	女人	事情	男的跟女的问事儿	⊗	Ⓥ	Ⓨ	Ⓩ	Ⓛ论元	ⓦ词汇
20	教	女人	在教	男孩			×	∨	y	z	论元	词汇
20	教	女人	在教	男孩	字母	女人英语教	⊗	Ⓥ	y	z	论元	ⓦ词汇
20	教	女人	在教	男孩	字母		×	∨	y	z	论元	词汇
弱显性三元 (xy/z) 小计						论元和词汇同时正确 1/2	2/2	2/2	1/2	1/2	1/2	2/2

附表 4　表 M 记录评分样本的评分说明

序号	标注说明
1	睡觉和睡着了只是形态不一样，所以 V 加标；动词前没有主语论元，所以论元不能加标。只有动词，没有论元，所以不能圈注词汇
2	论元及动词都有，但是"女的"多余成分且句法位置不对，因此论元不能被标注。产出词汇中没有语言错乱现象，因此圈注词汇
3	论元和动词都有，虽然多了"在地上"，但句法位置正确，因此圈注论元。产出词汇中没有语言错乱现象，因此圈注词汇
4	论元和动词都有，因此圈注论元。产出词汇中有语言错乱现象，因此不能圈注词汇
5	论元和动词都有，虽然动词不是目标动词，但是属于同义动词，且论元位置都对，因此圈注论元。产出词汇中没有语言错乱现象，因此圈注词汇
6	论元和动词都有，动词可视为目标动词的省略式，虽然缺少时体标记，但动词论元位置正确，因此圈注论元。产出词汇中没有语言错乱现象，因此圈注词汇
7	前后论元有，但是没有动词，不能圈注论元。产出词汇中没有语言错乱现象，因此圈注词汇
8	论元和动词都有，动词用了同义动词，位置正确，因此圈注论元。产出词汇中没有语言错乱现象，因此圈注词汇
9	前后论元有，但是没有动词，不能圈注论元。产出词汇中没有语言错乱现象，因此圈注词汇
10	动词有，没有前论元，不能圈注论元。产出词汇中没有语言错乱现象，因此圈注词汇
11	没有动词，只有前后论元，不能圈注论元。产出词汇中有语言错乱现象，用名词手铐代替动词逮捕，不能圈注词汇
12	有动词，有论元，但是前后角色颠倒，不能圈注论元，也不能圈注词汇
13	有动词和论元，位置都对，圈注论元。产出词汇中没有语言错乱现象，补充更正后正确，因此圈注词汇。
14	有动词和论元，位置都对，但是没有间接宾语论元。在强制三元动词中要求所有论元出现，因此不能圈注论元。产出词汇中没有语言错乱现象，因此圈注词汇
15	仅有前论元，动词属于目标动词的同义词拼合生造词，属于语言错乱现象。不能圈注论元和词汇
16	有动词和论元，但间接宾语论元位置不对，不能圈注论元。产出词汇中没有语言错乱现象，因此圈注词汇
17	有动词和直接宾语论元，但没有主语论元，不能圈注论元。产出词汇中没有语言错乱现象，因此圈注词汇
18	有动词和论元，位置都对，圈注论元。产出词汇中没有语言错乱现象，因此圈注词汇
19	有动词和论元，虽然间接宾语论元位置和参考答案不一致，但是产出句子中加了介词，因此间接宾语处在合法的句法位置，因此圈注论元。产出词汇中没有语言错乱现象，因此圈注词汇
20	有动词和论元，但是直接宾语位置不对，不能圈注论元。产出词汇中没有语言错乱现象，因此圈注词汇

中国失语症语言评估量表
（标准版）

动词语句分量表
评 分 表

高立群 〔美〕Cynthia K. Thompson 廖 敏 田 鸿◎著

被试姓名：_____

出生日期：_____ 性别： 男 女

病因：_____ 发病日期：_____

检测人：_____ 检测日期：_____

起始时间：_____

结束时间：_____

北京科学技术出版社

病 历

姓名			性别	男 / 女	利手		左利手 / 右利手
民族			日常口语			母语方言	

施测时间	年 月 日		出生日期	年 月 日

教育程度	中学以下 / 中学 / 大学 / 大学以上	当前 / 此前职业	

是否熟练使用普通话	是 / 否	婚姻状况	单身 / 已婚 / 丧偶 / 离异

家庭住址	

手机 / 电话		电子邮箱	

临床诊断	脑梗死 脑出血 其他：			
偏瘫与否	是 / 否	偏瘫体侧	左侧 / 右侧 / 双侧	偏瘫严重程度
发病日期	年 月 日	病变部位		

并发症	癫痫	颅脑损伤	心脏病	高血压	视觉缺陷
	抑郁	助听器	酗酒*	其他	

目前用药	

听力筛查	是 / 否	筛查日期		视力筛查	是 / 否	筛查日期	
故事叙述录音	是 / 否			录音保存地			
流利度类型	流畅性	非流畅性		失语症类型			

有无以下体内人工植入物（MRI安全）	有（心脏起搏器□、内支架□、血管夹□、人工瓣膜□、静脉滤器□、内固定器□、人工关节□、义齿□、不锈钢丝□、金属节育环□、其他铁磁性物质□）；无□

西方失语症成套测验（WAB）分数	自发言语	听理解	复述	命名	AQ 失语商

联系人		与患者关系		联系电话	

*本次发病前，平均每日饮酒量超过 2 瓶啤酒 /1 两白酒；或每周至少 1 次，每次饮酒量超过 5 瓶啤酒 /3 两白酒

施测者签名		资格证书号	
联系电话		电子邮箱	

目　录

表K　动词命名评分表　1

表L　动词理解评分表　2

表M　论元结构产出评分表　3

表N　论元结构产出合计表　5

表O　语句启动产出计分表　6

表P　语句理解计分表　8

表V　《动词语句分量表》计分汇总表　9

表W　动词语句加工能力评估表　10

附表1　目标动词正确和错误的替代词举例　11

附表2　目标名词正确和错误的替代词举例　11

附表3　表M记录评分样本　12

附表4　表M记录评分样本的评分说明　14

表 K　动词命名评分表

序号	项目	反应内容（10 秒内）	反应类别			
练习 1	咬					
练习 2	发抖					
1	睡觉					
2	跪					
3	蹲					
4	游泳					
5	醉					
6	洗澡					
一元动词小计			正确次数		/6	正确率
7	骑					
8	表扬					
9	剪					
10	看望					
11	逮捕					
12	踢					
二元动词小计			正确次数		/6	正确率
13	赠送					
14	给					
强显性三元 (xyz) 小计			正确次数		/2	正确率
15	奖励					
16	喂					
中显性三元 (xy) 小计			正确次数		/2	正确率
17	泼					
18	卖					
中显性三元 (xz) 小计			正确次数		/2	正确率
19	询问					
20	教					
弱显性三元 (xy/z) 小计			正确次数		/2	正确率
一元动词合计		正确次数	/6	正确率		
二元动词合计		正确次数	/6	正确率		
三元动词合计		正确次数	/8	正确率		
总计		正确次数	/20	正确率		

表 L 动词理解评分表

序号	目标项	同类干扰项	非同类干扰项目	反应类别		
练习1	咬	推	坐	投		
练习2	发抖	跑步	搬	喝		
1	睡觉	洗澡	批评	盗窃		
2	跪	醉	背	罚		
3	蹲	跪	追	回答		
4	游泳	睡觉	埋葬	指挥		
5	醉	蹲	泼	赏		
6	洗澡	游泳	撞	回答		
一元小计				正确次数	/6	正确率
7	骑	踢	爬	泼		
8	表扬	逮捕	起床	罚		
9	剪	骑	摔	抢		
10	看望	表扬	生病	咳嗽		
11	逮捕	看望	盗窃	赏		
12	踢	剪	抢	趴		
二元小计				正确次数	/6	正确率
13	赠送	给	咳嗽	批评		
14	给	赠送	背	飞		
强显性三元 (xyz) 小计				正确次数	/2	正确率
15	奖励	喂	生病	指挥		
16	喂	奖励	刷	起床		
中显性三元 (xy) 小计				正确次数	/2	正确率
17	泼	卖	埋葬	指挥		
18	卖	泼	摔	飞		
中显性三元 (xz) 小计				正确次数	/2	正确率
19	询问	教	追	刷		
20	教	询问	撞	爬		
弱显性三元 (xy/z) 小计				正确次数	/2	正确率
一元动词合计				正确次数	/6	正确率
二元动词合计				正确次数	/6	正确率
三元动词合计				正确次数	/8	正确率
总计				正确次数	/20	正确率

表M 论元结构产出评分表

序号	项目	参考答案论元结构 x	V	y	z	反应内容	圈出准确产出的成分、论元和词汇 x	V	y	z	论元	词汇
练习1	咬	狗	在咬	猫			x	V		z	论元	词汇
练习2	投	女人	投了	男人	票		x	V	y	z	论元	词汇
1	睡觉	女人	睡觉了				x	V			论元	词汇
2	跪	男人	跪着				x	V			论元	词汇
3	蹲	女孩	蹲着				x	V			论元	词汇
4	游泳	女人	在游泳				x	V			论元	词汇
5	醉	男人	醉了				x	V			论元	词汇
6	洗澡	男孩	在洗澡				x	V			论元	词汇
一元小计						论元和词汇同时正确	/6	/6			/6	/6
7	骑	男孩	在骑		车		x	V		z	论元	词汇
8	表扬	女人	表扬了		男孩		x	V		z	论元	词汇
9	剪	女人	在剪		纸		x	V		z	论元	词汇
10	看望	男人	在看望		女人		x	V		z	论元	词汇
11	逮捕	男人	逮捕了		女人		x	V		z	论元	词汇
12	踢	女孩	踢了		男孩		x	V		z	论元	词汇
二元小计						论元和词汇同时正确	/6	/6		/6	/6	/6
13	赠送	女人	赠送了	男孩	礼物		x	V	y	z	论元	词汇
14	给	男人	在给	女孩	钱		x	V	y	z	论元	词汇
强显性三元 (xyz) 小计						论元和词汇同时正确	/2	/2	/2	/2	/2	/2

序号	项目	参考答案论元结构				反应内容	圈出准确产出的成分、论元和词汇					
		x	v	y	z		x	v	y	z	论元	词汇
15	奖励	女人	奖励了	男孩			x	√	y		论元	词汇
15	奖励	女人	奖励了	男孩	书		x	√	y	z	论元	词汇
16	喂	男人	在喂	女孩			x	√	y		论元	词汇
16	喂	男人	在喂	女孩	饭		x	√	y	z	论元	词汇
中显性三元 (xy) 小计						论元和词汇同时正确	/2	/2	/2	/2	/2	/2
17	泼	女人	泼		水		x	√		z	论元	词汇
17	泼	女人	泼	男人	水		x	√	y	z	论元	词汇
18	卖	男人	在卖		西瓜		x	√		z	论元	词汇
18	卖	男人	在卖	女孩	西瓜		x	√	y	z	论元	词汇
中显性三元 (xz) 小计						论元和词汇同时正确	/2	/2	/2	/2	/2	/2
19	询问	男孩	在询问	女人			x	√	y		论元	词汇
19	询问	男孩	在询问		事情		x	√		z	论元	词汇
19	询问	男孩	在询问	女人	事情		x	√	y	z	论元	词汇
20	教	女人	在教	男孩			x	√	y		论元	词汇
20	教	女人	在教		字母		x	√		z	论元	词汇
20	教	女人	在教	男孩	字母		x	√	y	z	论元	词汇
弱显性三元 (xy/z) 小计						论元和词汇同时正确	/2	/2	/2	/2	/2	/2

表 N 论元结构产出合计表

	句法成分				论元完整数	论元完整%	语句			
	x	V	y	z			词汇准确数	词汇准确率	论元∩词汇数	论元∩词汇%
一元小计	/6	/6			/6	%	/6	%		%
二元小计	/6	/6	/6		/6	%	/6	%		%
强显性三元 (xyz)	/2	/2	/2	/2	/2	%	/2	%		%
中显性三元 (xy)	/2	/2	/2	/2	/2	%	/2	%		%
中显性三元 (xz)	/2	/2	/2	/2	/2	%	/2	%		%
弱显性三元 (xy/z)	/2	/2	/2	/2	/2	%	/2	%		%
三元小计	/8	/8	/8	/8	/8	%	/8	%		%
合计（一元＋二元＋三元）	/20	/20	/14	/8	/20	%	/20	%		%

表O 语句启动产出计分表

序号	句型	启动句	反应内容	反应类别	小计	正确率
练习1		女人撞了男人。	男人撞了女人。			
练习2		咬小狗的小猫戴着帽子。	咬小猫的小狗戴着帽子。			
练习3		男人在指挥谁？	女人在指挥谁？			
1	主动句	小猫在追小狗。	小狗在追小猫。		/4	％
2		男人批评了女孩。	女人批评了男孩。			
3		男孩推了女孩。	女孩推了男孩。			
4		女人在埋葬男人。	男人在埋葬女人。			
5	把字句	女孩把男孩推倒了。	男孩把女孩推倒了。		/4	％
6		男人把女人埋葬了。	女人把男人埋葬了。			
7		小狗把小猫追上了。	小猫把小狗追上了。			
8		女人把男孩批评了。	男人把女孩批评了。			
9	被字句	小狗被小猫追上了。	小猫被小狗追上了。		/4	％
10		女孩被男孩推倒了。	男孩被女孩推倒了。			
11		男孩被女人批评了。	女孩被男人批评了。			
12		男人被女人埋葬了。	女人被男人埋葬了。			

序号	句型	启动句	反应内容	反应类别	小计	正确率
13	主语疑问句	谁批评了女孩？	谁批评了男孩？		/4	％
14		谁推了男孩？	谁推了女孩？			
15		谁在埋葬男人？	谁在埋葬女人？			
16		谁在追小狗？	谁在追小猫？			
17	宾语疑问句	男人在埋葬谁？	女人在埋葬谁？		/4	％
18		女人批评了谁？	男人批评了谁？			
19		男孩推了谁？	女孩推了谁？			
20		小狗在追谁？	小猫在追谁？			
21	主语从句	批评女孩的男人戴着帽子。	批评男孩的女人戴着帽子。		/4	％
22		推男孩的女孩戴着帽子。	推女孩的男孩戴着帽子。			
23		追小狗的小猫戴着帽子。	追小猫的小狗戴着帽子。			
24		埋葬男人的女人戴着帽子。	埋葬女人的男人戴着帽子。			
25	宾语从句	小猫追的小狗戴着帽子。	小狗追的小猫戴着帽子。		/4	％
26		女人批评的男孩戴着帽子。	男人批评的女孩戴着帽子。			
27		男人埋葬的女人戴着帽子。	女人埋葬的男人戴着帽子。			
28		男孩推的女孩戴着帽子。	女孩推的男孩戴着帽子。			

表 P 语句理解计分表

序号	句型	测试句	正确答案	被试反应	反应类别	小计	正确率
练习1		女人撞了男人。	①				
练习2		咬小猫的小狗戴着帽子。	②				
练习3		男人在指挥谁?	①				
1	主动句	小猫在追小狗。	①			/4	%
2		男人批评了女孩。	①				
3		女孩推了男孩。	②				
4		男人在埋葬女人。	②				
5	把字句	女孩把男孩推倒了。	①			/4	%
6		女人把男人埋葬了。	②				
7		小狗把小猫追上了。	①				
8		男人把女孩批评了。	②				
9	被字句	小猫被小狗追上了。	②			/4	%
10		女孩被男孩推倒了。	①				
11		男孩被女人批评了。	①				
12		女人被男人埋葬了。	②				
13	主语疑问句	谁批评了男孩?	②			/4	%
14		谁推了男孩?	①				
15		谁在埋葬女人?	②				
16		谁在追小狗?	①				
17	宾语疑问句	男人在埋葬谁?	①			/4	%
18		男人批评了谁?	②				
19		女孩推了谁?	②				
20		小狗在追谁?	①				
21	主语从句	批评男孩的女人戴着帽子。	②			/4	%
22		推女孩的男孩戴着帽子。	②				
23		追小狗的小猫戴着帽子。	①				
24		埋葬男人的女人戴着帽子。	①				
25	宾语从句	小狗追的小猫戴着帽子。	②			/4	%
26		女人批评的男孩戴着帽子。	①				
27		男人埋葬的女人戴着帽子。	①				
28		女孩推的男孩戴着帽子。	②				

表 V 《动词语句分量表》计分汇总表

<table>
<tr><th rowspan="3">测验名称</th><th rowspan="3">计分项目</th><th colspan="5">动词语句加工能力</th></tr>
<tr><th colspan="2">动词加工能力</th><th rowspan="2">论元结构</th><th colspan="2">语法加工能力</th></tr>
<tr><th>动词产出</th><th>动词理解</th><th>词汇插入</th><th>句法结构分析及转换</th></tr>

<tr><td rowspan="3">动词命名</td><td>一元动词正确率</td><td></td><td></td><td></td><td></td><td></td></tr>
<tr><td>二元动词正确率</td><td></td><td></td><td></td><td></td><td></td></tr>
<tr><td>三元动词正确率</td><td></td><td></td><td></td><td></td><td></td></tr>

<tr><td rowspan="3">动词理解</td><td>一元动词正确率</td><td></td><td></td><td></td><td></td><td></td></tr>
<tr><td>二元动词正确率</td><td></td><td></td><td></td><td></td><td></td></tr>
<tr><td>三元动词正确率</td><td></td><td></td><td></td><td></td><td></td></tr>

<tr><td rowspan="6">论元结构产出</td><td>一元动词论元正确率</td><td></td><td></td><td></td><td></td><td></td></tr>
<tr><td>二元动词论元正确率</td><td></td><td></td><td></td><td></td><td></td></tr>
<tr><td>三元动词论元正确率</td><td></td><td></td><td></td><td></td><td></td></tr>
<tr><td>一元动词词汇论元正确率</td><td></td><td></td><td></td><td></td><td></td></tr>
<tr><td>二元动词词汇论元正确率</td><td></td><td></td><td></td><td></td><td></td></tr>
<tr><td>三元动词词汇论元正确率</td><td></td><td></td><td></td><td></td><td></td></tr>

<tr><td rowspan="7">语句产出启动</td><td>主动句正确率（典型语序）</td><td></td><td></td><td></td><td></td><td></td></tr>
<tr><td>主语疑问句正确率（典型语序）</td><td></td><td></td><td></td><td></td><td></td></tr>
<tr><td>宾语从句正确率（典型语序）</td><td></td><td></td><td></td><td></td><td></td></tr>
<tr><td>把字句正确率（非典型语序）</td><td></td><td></td><td></td><td></td><td></td></tr>
<tr><td>被字句正确率（非典型语序）</td><td></td><td></td><td></td><td></td><td></td></tr>
<tr><td>宾语疑问句正确率（非典型语序）</td><td></td><td></td><td></td><td></td><td></td></tr>
<tr><td>主语从句正确率（非典型语序）</td><td></td><td></td><td></td><td></td><td></td></tr>

<tr><td rowspan="7">语句理解</td><td>主动句正确率（典型语序）</td><td></td><td></td><td></td><td></td><td></td></tr>
<tr><td>主语疑问句正确率（典型语序）</td><td></td><td></td><td></td><td></td><td></td></tr>
<tr><td>宾语从句正确率（典型语序）</td><td></td><td></td><td></td><td></td><td></td></tr>
<tr><td>把字句正确率（非典型语序）</td><td></td><td></td><td></td><td></td><td></td></tr>
<tr><td>被字句正确率（非典型语序）</td><td></td><td></td><td></td><td></td><td></td></tr>
<tr><td>宾语疑问句正确率（非典型语序）</td><td></td><td></td><td></td><td></td><td></td></tr>
<tr><td>主语从句正确率（非典型语序）</td><td></td><td></td><td></td><td></td><td></td></tr>
</table>

表 W 动词语句加工能力评估表

动词语句加工能力		正确率	10%	20%	30%	40%	50%	60%	70%	80%	90%
动词	动词产出	%									
	动词理解	%									
语法加工能力	论元结构	%									
	词汇插入	%									
	句法结构分析及转换	%									

附表 1　目标动词正确和错误的替代词举例

	目标词	正确的替代词	错误的替代词
1	睡觉	睡、睡眠	
2	跪	罚跪	
3	蹲	坐	发呆、静想、思过、蹲监狱
4	游泳	游	
5	醉	喝醉、喝多、喝仙儿了、晃、晕、喝酒	歪、喝
6	洗澡	淋浴、冲凉	洗（有两种意思，一种是洗澡、洗漱的省略用法，一种是二价动词，洗衣服）
7	骑	过绿灯	去向
8	表扬	夸、夸赞、鼓励、表彰、奖励、说他棒	
9	剪	铰（方言）	
10	看望	探望、问候、拜访、慰问、安慰、看（病人）	送花、看医生
11	逮捕	抓、拘捕、戴手铐	难过
12	踢	踹	
13	赠送	送、给、送给、递、送礼物、奖励	接、捧着
14	给		接受、讨要
15	奖励	奖、奖赏、给予、给他奖金	接受、开心、奖状、颁奖
16	喂		吃饭
17	泼	洒	
18	卖	叫卖、询价、买、给	挑、选、拍、敲
19	询问	问、提问、咨询、打听	疑问
20	教	讲课、讲解	上课、学习、学、写

附表 2　目标名词正确和错误的替代词举例

	目标词	可接纳替代词
1	女孩	女人、女的、女同志
2	男人	男孩、男的、男同志
3	女人	女孩、女的、女同志
4	男孩	男人、男的、男同志
5	车	自行车、单车
6	礼物	盒子、包裹、书包
7	书	本子
8	西瓜	瓜
9	事情	问题
10	字母	拼音、英语、英文
11	小猫	猫、黑猫

附表3 表M 记录评分样本

序号	项目	参考答案论元结构 x	v	y	z	反应内容	圈出准确产出的成分 x	v	y	z	论元	词汇
练习1	咬	狗	在咬	猫			×	v		z	论元	词汇
练习2	投	女人	投了	男人	票		×	v	y	z	论元	词汇
1	睡觉	女人	睡觉了			睡着了	×	Ⓥ			(论元)	(词汇)
2	跪	男人	跪着			男人跪着女的	⊗	Ⓥ			论元	(词汇)
3	蹲	女孩	蹲着			女孩在地上蹲着	⊗	Ⓥ			(论元)	(词汇)
4	游泳	女人	在游泳			男人在游泳	⊗	Ⓥ			(论元)	词汇
5	醉	男人	醉了			男的喝多了	⊗	Ⓥ			(论元)	(词汇)
6	洗澡	男孩	在洗澡			男孩洗	⊗	Ⓥ			(论元)	(词汇)
一元小计						论元和词汇同时正确	5/6	6/6			4/6	5/6
7	骑	男孩	在骑		车	男孩在车	⊗	v		Ⓩ	(论元)	(词汇)
8	表扬	女人	表扬了		男孩	女人夸男孩儿	⊗	Ⓥ		Ⓩ	(论元)	(词汇)
9	剪	女人	在剪		纸	女人纸	⊗	v		Ⓩ	论元	(词汇)
10	看望	男人	在看望		女人	看望男人，不，看望女人	×	Ⓥ		Ⓩ	论元	(词汇)
11	逮捕	男人	逮捕了		女人	警察手铐女的，不知道了	⊗	v		Ⓩ	论元	词汇
12	踢	女孩	踢了		男孩	男孩踢了女孩	×	Ⓥ		z	论元	词汇
二元小计						论元和词汇同时正确	4/6	3/6		5/6	1/6	4/6
13	赠送	女人	赠送了	男孩	礼物	女人送男孩鞋……不是鞋	⊗	Ⓥ	Ⓨ	Ⓩ	(论元)	(词汇)
14	给	男人	在给	女孩	钱	男人给钱	⊗	Ⓥ	y	Ⓩ	论元	(词汇)
强显性三元(xyz)小计						论元和词汇同时正确	2/2	2/2	1/2	2/2	1/2	2/2

· 12 ·

序号	项目	x	V	y	z	反应内容	x	V	y	z	论元	词汇
15	奖励	女人	奖励了	男孩	书		×	√	y	z	论元	词汇
15	奖励	女人	奖励了	男孩	书		×	√	y	z	论元	词汇
16	喂	男人	在喂	女孩			×	√	y		论元	词汇
16	喂	男人	在喂	女孩	饭	男人在女人喂饭	⊗	ⓥ	y	ⓩ	论元	ⓦ
中显性三元 (xy) 小计						论元和词汇同时正确　0/2	2/2	1/2	/2	1/2	0/2	1/2
17	泼	女人	泼了		水	泼水	×	√	y	z	论元	词汇
17	泼	女人	泼了	男人	水		×	√	y	z	论元	词汇
18	卖	男人	在卖		西瓜	男人在卖瓜	⊗	ⓥ	y	z	ⓞ论元	ⓦ
18	卖	男人	在卖	女孩	西瓜		×	√	y	z	论元	词汇
中显性三元 (xz) 小计						论元和词汇同时正确　1/2	1/2	2/2	0/2	2/2	1/2	2/2
19	询问	男孩	在询问	女人		询问	×	√	y	z	论元	词汇
19	询问	男孩	在询问		事情		×	√	y	z	论元	词汇
19	询问	男孩	在询问	女人	事情	男的跟女的问事儿	⊗	ⓥ	ⓨ	ⓩ	ⓞ论元	ⓦ
20	教	女人	在教	男孩			×	√	y	z	论元	词汇
20	教	女人	在教		字母	女人英语教	⊗	ⓥ	y	z	ⓞ论元	ⓦ
20	教	女人	在教	男孩	字母		×	√	y	z	论元	词汇
弱显性三元 (xy/z) 小计						论元和词汇同时正确　1/2	2/2	2/2	1/2	1/2	1/2	2/2

· 13 ·

附表 4　表 M 记录评分样本的评分说明

序号	标注说明
1	睡觉和睡着了只是形态不一样，所以 V 加标；动词前没有主语论元，所以论元不能加标。只有动词，没有论元，所以不能圈注词汇
2	论元及动词都有，但是"女的"多余成分且句法位置不对，因此论元不能被标注。产出词汇中没有语言错乱现象，因此圈注词汇
3	论元和动词都有，虽然多了"在地上"，但句法位置正确，因此圈注论元。产出词汇中没有语言错乱现象，因此圈注词汇
4	论元和动词都有，因此圈注论元。产出词汇中有语言错乱现象，因此不能圈注词汇
5	论元和动词都有，虽然动词不是目标动词，但是属于同义动词，且论元位置都对，因此圈注论元。产出词汇中没有语言错乱现象，因此圈注词汇
6	论元和动词都有，动词可视为目标动词的省略式，虽然缺少时体标记，但动词论元位置正确，因此圈注论元。产出词汇中没有语言错乱现象，因此圈注词汇
7	前后论元有，但是没有动词，不能圈注论元。产出词汇中没有语言错乱现象，因此圈注词汇
8	论元和动词都有，动词用了同义动词，位置正确，因此圈注论元。产出词汇中没有语言错乱现象，因此圈注词汇
9	前后论元有，但是没有动词，不能圈注论元。产出词汇中没有语言错乱现象，因此圈注词汇
10	动词有，没有前论元，不能圈注论元。产出词汇中没有语言错乱现象，因此圈注词汇
11	没有动词，只有前后论元，不能圈注论元。产出词汇中有语言错乱现象，用名词手铐代替动词逮捕，不能圈注词汇
12	有动词，有论元，但是前后角色颠倒，不能圈注论元，也不能圈注词汇
13	有动词和论元，位置都对，圈注论元。产出词汇中没有语言错乱现象，补充更正后正确，因此圈注词汇。
14	有动词和论元，位置都对，但是没有间接宾语论元。在强制三元动词中要求所有论元出现，因此不能圈注论元。产出词汇中没有语言错乱现象，因此圈注词汇
15	仅有前论元，动词属于目标动词的同义词拼合生造词，属于语言错乱现象。不能圈注论元和词汇
16	有动词和论元，但间接宾语论元位置不对，不能圈注论元。产出词汇中没有语言错乱现象，因此圈注词汇
17	有动词和直接宾语论元，但没有主语论元，不能圈注论元。产出词汇中没有语言错乱现象，因此圈注词汇
18	有动词和论元，位置都对，圈注论元。产出词汇中没有语言错乱现象，因此圈注词汇
19	有动词和论元，虽然间接宾语论元位置和参考答案不一致，但是产出句子中加了介词，因此间接宾语处在合法的句法位置，因此圈注论元。产出词汇中没有语言错乱现象，因此圈注词汇
20	有动词和论元，但是直接宾语位置不对，不能圈注论元。产出词汇中没有语言错乱现象，因此圈注词汇

中国失语症语言评估量表
（标准版）

命名分量表
评 分 表

高立群　〔美〕Cynthia K. Thompson　廖 敏　田 鸿◎著

姓名：＿＿＿＿＿＿＿＿＿＿＿＿＿＿＿＿＿＿＿＿＿＿＿＿＿＿＿＿

出生日期：＿＿＿＿＿＿＿＿＿＿＿＿＿＿　　性别：　　男　　女

病因：＿＿＿＿＿＿＿＿＿＿＿＿＿＿　　发病日期：＿＿＿＿＿＿＿＿＿＿＿＿＿＿

施测者：＿＿＿＿＿＿＿＿＿＿＿＿＿　　检测日期：＿＿＿＿＿＿＿＿＿＿＿＿＿＿

起始时间：＿＿＿＿＿＿＿＿＿＿＿＿＿＿

结束时间：＿＿＿＿＿＿＿＿＿＿＿＿＿＿

北京科学技术出版社

病　历

姓名		性别	男 / 女	利手	左利手 / 右利手
民族		日常口语		母语方言	

施测时间	年　月　日	出生日期	年　月　日

教育程度	中学以下 / 中学 / 大学 / 大学以上	当前 / 此前职业	

是否熟练使用普通话	是 / 否	婚姻状况	单身 / 已婚 / 丧偶 / 离异

家庭住址	

手机 / 电话		电子邮箱	

临床诊断	脑梗死　脑出血　其他：			
偏瘫与否	是 / 否	偏瘫体侧	左侧 / 右侧 / 双侧	偏瘫严重程度	
发病日期	年　月　日	病变部位			

并发症	癫痫	颅脑损伤	心脏病	高血压	视觉缺陷
	抑郁	助听器	酗酒*	其他	

目前用药	

听力筛查	是 / 否	筛查日期		视力筛查	是 / 否	筛查日期	
故事叙述录音	是 / 否			录音保存地			
流利度类型	流畅性	非流畅性		失语症类型			

有无以下体内人工植入物（MRI 安全）	有（心脏起搏器□、内支架□、血管夹□、人工瓣膜□、静脉滤器□、内固定器□、人工关节□、义齿□、不锈钢丝□、金属节育环□、其他铁磁性物质□）；无□

西方失语症成套测验（WAB）分数	自发言语	听理解	复述	命名	AQ 失语商

联系人		与患者关系		联系电话	

*本次发病前，平均每日饮酒量超过 2 瓶啤酒 /1 两白酒；或每周至少 1 次，每次饮酒量超过 5 瓶啤酒 /3 两白酒

施测者签名		资格证书号	
联系电话		电子邮箱	

目　录

表 A　听觉辨识评分表　1

表 B　声调理解评分表　1

表 C　听觉词汇判断评分表　1

表 D　对证命名评分表　2

表 E　对证命名错误分析表　5

表 F　听觉理解评分表　8

表 G　语义关联评分表　9

表 I　真词复述评分表　10

表 H　假词复述评分表　10

表 X　《命名分量表》计分汇总表　11

表 Z　语言认知能力评估表　12

附表1　名词和动词命名错误类型说明　13

附表2　目标词正确和错误的替代词举例　14

表 A　听觉辨识评分表

序号	项目	被试反应	标准答案	反应类别
练习 1	xī / xǐ		—	
练习 2	ké / ké		+	
练习 3	zuì / tuì		—	
1	bó / bó		+	
2	kā / hā		—	
3	tóu / tòu		—	
4	cā / cā		+	
5	mēn / mén		—	
6	pí / dí		—	
7	hé / hú		—	
8	yóu / yóu		+	
9	duī / diū		—	
10	wāi / wài		—	
11	tiě / tiě		+	
12	niǎo / niǔ		—	
13	kuò / ruò		—	
14	gǔ / gǔ		+	
15	jiā / jiǎ		—	
16	zhuā / zhuā		+	
17	bò / bì		—	
18	jǔ / xǔ		—	
19	yuǎn / yuàn		—	
20	sì / sì		+	
21	shú / shǔ		—	
22	luè / luè		+	
正确反应小计	相同		/ 8	
	声调不同		/ 6	
	声母不同		/ 4	
	韵母不同		/ 4	
合计			/ 22	

表 B　声调理解评分表

序号	被试反应		标准答案	反应类别
练习 1	狗	钩	钩	
练习 2	米	蜜	米	
1	竹	猪	猪	
2	马	妈	马	
3	笔	鼻	鼻	
4	猫	帽	帽	
5	炉	鹿	炉	
6	鸭	牙	牙	
7	鼠	树	鼠	
8	花	画	花	
9	眼	烟	烟	
10	兔	土	兔	
11	河	鹤	鹤	
12	虎	湖	虎	
正确反应合计			/ 12	

表 C　听觉词汇判断评分表

序号	项目	被试反应	标准答案	反应类别
练习 1	地 / 点		+	
练习 2	祛 / 候		—	
1	铁 / 日		—	
2	蝴 / 蝶		+	
3	过 / 开		—	
4	蚂 / 蟥		+	
5	菊 / 花		+	
6	合 / 眯		—	
7	清 / 朵		—	
8	樟 / 木		+	
9	啤 / 然		—	
10	手 / 工		+	
11	白 / 水		+	
12	倭 / 见		—	
13	海 / 湾		+	
14	沮 / 骈		—	
15	礁 / 氓		—	
16	马 / 驹		+	
假词正确小计			/ 8	
真词正确小计			/ 8	
正确反应合计			/ 16	

表 D 对证命名评分表

序号	项目	反应内容	反应类别	听觉确认项目			听觉确认反应类别
练习1	刀			切	猫	刀	
1	青蛙			池塘	青蛙	惊讶	
2	骆驼			骆驼	萝卜	沙漠	
3	大象			家乡	蚂蚁	大象	
4	熊			桶	熊	笨	
5	兔子			胡子	狼	兔子	
6	蛇			绳子	沙	蛇	
7	老虎			老虎	来回	恐怖	
8	松鼠			从属	松鼠	狮子	
动物小计		/8		正确率 =	正确确认数（ ）/需确认数（ ）		
9	帽子			贸易	帽子	头顶	
10	手套			手套	外套	上头	
11	裤子			父子	上衣	裤子	
12	鞋			走路	星	鞋	
13	衬衫			大衣	衬衫	人参	
14	裙子			裙子	西装	君子	
15	袜子			袜子	袖子	鸭子	
16	腰带			绑	朝代	腰带	
服装小计		/8		正确率 =	正确确认数（ ）/需确认数（ ）		
17	下巴			指甲	加压	下巴	
18	膝盖			膝盖	手腕	衣袋	
19	耳朵			花朵	鼻子	耳朵	
20	眉毛			额头	眉毛	肥皂	
21	舌头			舌头	味道	渗透	
22	脖子			嘴唇	桌子	脖子	
23	牙齿			牙齿	咬	架子	
24	肩膀			胳膊	肩膀	连忙	
身体小计		/8		正确率 =	正确确认数（ ）/需确认数（ ）		
25	苹果			后果	饥饿	苹果	
26	玉米			聚集	玉米	小麦	
27	葡萄			无效	水果	葡萄	
28	辣椒			辣椒	发酵	萝卜	
29	西瓜			依法	西瓜	桃	
30	白菜			外在	萝卜	白菜	
31	梨			桃	梨	席	
32	花生			花生	发疯	大豆	
果蔬小计		/8		正确率 =	正确确认数（ ）/需确认数（ ）		

序号	项目	反应内容	反应类别	听觉确认项目			听觉确认反应类别
33	手表			钟头	吼叫	手表	
34	眼镜			前景	眼镜	镜头	
35	筷子			筷子	牌子	棍子	
36	被子			枕头	杯子	被子	
37	毛巾			瓶子	毛巾	脑筋	
38	锅			锅	炒	窝	
39	钥匙			架子	好似	钥匙	
40	桶			涌	桶	瓶子	
工具小计		/ 8		正确率 = 正确确认数（ ）/ 需确认数（ ）			
41	红			重	红	白	
42	绿			灰	具	绿	
43	黄			黄	王	黑	
44	粉红			蔚蓝	门洞	粉红	
45	白			红	白	台	
46	蓝			蓝	弹	紫	
47	黑			白	黑	飞	
48	紫			紫	蓝	止	
颜色小计		/ 8		正确率 = 正确确认数（ ）/ 需确认数（ ）			
49	熨斗			干洗	群殴	熨斗	
50	积木			祈福	积木	陀螺	
51	拖把			拖把	婆妈	洒扫	
52	古筝			武圣	古筝	弹拨	
53	掸子			拂尘	甘孜	掸子	
54	飞镖			北漂	飞镖	弩箭	
55	高跷			高跷	旱船	浩渺	
56	滑板			挂毯	滑板	溜冰	
57	窗花			春联	光华	窗花	
58	浴缸			浴缸	铝厂	泡澡	
低频名词小计		/ 10		正确率 = 正确确认数（ ）/ 需确认数（ ）			

序号	项目	反应内容	反应类别	听觉确认项目			听觉确认反应类别
练习2	推			举	吹	推	
59	摔			摔	税	滑	
60	睡觉			清醒	数据	睡觉	
61	醉			浸	醉	脆	
62	洗澡			洗澡	起草	清洁	
63	跪			卧	跪	挥	
64	游泳			沟通	体操	游泳	
不及物动词小计		/ 6		正确率 = 正确确认数（ ）/需确认数（ ）			
65	剪			粘	叠	剪	
66	看望			赶忙	看望	礼物	
67	逮捕			地板	罪犯	逮捕	
68	骑			骑	轮	秋	
69	踢			扔	踢	兔	
70	表扬			表扬	祝贺	消亡	
71	奖励			剧烈	惩罚	奖励	
72	喂			喂	费	菜	
73	泼			撒	泼	趴	
74	询问			询问	信任	答案	
及物动词小计		/ 10		正确率 = 正确确认数（ ）/需确认数（ ）			

表 E 对证命名错误分析表

序号	项目	词汇						讲解			其他			合计
		语义相关	语义无关	音近假词	音近真词	假词	词类转换	语义关联	语法混乱/假词	无用语	视觉识别	不知	不可分类	
练习1	刀													
1	青蛙													
2	骆驼													
3	大象													
4	熊													
5	兔子													
6	蛇													
7	老虎													
8	松鼠													
动物小计														
9	帽子													
10	手套													
11	裤子													
12	鞋													
13	衬衫													
14	裙子													
15	袜子													
16	腰带													
服装小计														
17	下巴													
18	膝盖													
19	耳朵													
20	眉毛													
21	舌头													
22	脖子													
23	牙齿													
24	肩膀													
身体小计														
25	苹果													
26	玉米													
27	葡萄													
28	辣椒													
29	西瓜													
30	白菜													
31	梨													
32	花生													
果蔬小计														
总计														

序号	项目	词汇						讲解			其他			合计
		语义相关	语义无关	音近假词	音近真词	假词	词类转换	语义关联	语法混乱/假词	无用语	视觉识别	不知	不可分类	
33	手表													
34	眼镜													
35	筷子													
36	被子													
37	毛巾													
38	锅													
39	钥匙													
40	桶													
工具小计														
41	红													
42	绿													
43	黄													
44	粉红													
45	白													
46	蓝													
47	黑													
48	紫													
颜色小计														
49	熨斗													
50	积木													
51	拖把													
52	古筝													
53	掸子													
54	飞镖													
55	高跷													
56	滑板													
57	窗花													
58	浴缸													
低频名词小计														
总计														

序号	项目	词汇						讲解			其他			合计
		语义相关	语义无关	音近假词	音近真词	假词	词类转换	语义关联	语法混乱/假词	无用语	视觉识别	不知	不可分类	
练习2	推													
59	摔													
60	睡觉													
61	醉													
62	洗澡													
63	跪													
64	游泳													
不及物动词小计														
65	剪													
66	看望													
67	逮捕													
68	骑													
69	踢													
70	表扬													
71	奖励													
72	喂													
73	泼													
74	询问													
及物动词小计														
总计														

表 F 听觉理解评分表

序号	项目	反应类别
练习 1	老鼠	
1	兔子	
2	蛇	
3	青蛙	
4	大象	
5	骆驼	
动物小计		/ 5
6	鞋	
7	裙子	
8	裤子	
9	袜子	
10	帽子	
服装小计		/ 5
11	下巴	
12	肩膀	
13	舌头	
14	耳朵	
15	眉毛	
身体小计		/ 5
16	葡萄	
17	玉米	
18	西瓜	
19	梨	
20	白菜	
果蔬小计		/ 5
21	锅	
22	钥匙	
23	桶	
24	眼镜	
25	筷子	
工具小计		/ 5

序号	项目	反应类别
26	红色	
27	黄色	
28	蓝色	
29	绿色	
30	黑色	
颜色小计		/ 5
31	高跷	
32	滑板	
33	熨斗	
34	窗花	
35	浴缸	
低频名词小计		/ 5
练习 2	坐	
36	睡觉	
37	跪	
38	洗澡	
39	醉	
40	游泳	
不及物动词小计		/ 5
41	剪	
42	看望	
43	逮捕	
44	踢	
45	表扬	
46	骑	
47	喂	
48	奖励	
49	泼	
50	询问	
及物动词小计		/ 10

表 G　语义关联评分表

序号	项目		标准答案	反应类别
练习 1	毛衣 / 毯子	毛衣 / 枕头	毛衣 / 毯子	
练习 2	毛衣 / 柜子	毛衣 / 书架	毛衣 / 柜子	
练习 3	毛衣 / 磁铁	毛衣 / 裙子	毛衣 / 裙子	
1	骆驼 / 书桌	骆驼 / 三轮车	骆驼 / 三轮车	
2	兔子 / 萝卜	兔子 / 肉	兔子 / 萝卜	
3	老鼠 / 钉子	老鼠 / 花生	老鼠 / 花生	
4	碗 / 锅	碗 / 铅笔	碗 / 锅	
5	松鼠 / 鸡蛋	松鼠 / 核桃	松鼠 / 核桃	
6	骆驼 / 金字塔	骆驼 / 东方明珠塔	骆驼 / 金字塔	
7	剪刀 / 纸	剪刀 / 木头	剪刀 / 纸	
8	碗 / 水槽	碗 / 床	碗 / 水槽	
9	眼镜 / 铅笔盒	眼镜 / 眼镜盒	眼镜 / 眼镜盒	
10	老鼠 / 垃圾箱	老鼠 / 鸟笼	老鼠 / 垃圾箱	
11	锯子 / 木头	锯子 / 面包	锯子 / 木头	
12	松鼠 / 树	松鼠 / 氢气球	松鼠 / 树	
13	剪刀 / 保险箱	剪刀 / 桌子	剪刀 / 桌子	
14	眼镜 / 耳朵	眼镜 / 眼睛	眼镜 / 眼睛	
15	锯子 / 锅	锯子 / 斧头	锯子 / 斧头	
16	兔子 / 兔窝	兔子 / 鸟笼	兔子 / 兔窝	
动物小计		/ 8	合计	/ 16
工具小计		/ 8		

表 I 真词复述评分表

序号	项目	转写错误反应	反应类别
练习	地 / 点		
1	蝴 / 蝶		
2	蚂 / 蟥		
3	咳 / 嗽		
4	撺 / 掇		
5	菊 / 花		
6	樟 / 木		
7	孵 / 化		
8	捧 / 场		
9	手 / 工		
10	白 / 水		
11	转 / 动		
12	风 / 干		
13	海 / 湾		
14	马 / 驹		
15	分 / 泌		
16	打 / 嗝		
合计			/ 16

表 H 假词复述评分表

序号	项目	转写错误反应	反应类别
练习	祛 / 候		
1	铁 / 日		
2	过 / 开		
3	合 / 眯		
4	清 / 朵		
5	啤 / 然		
6	倭 / 见		
7	沮 / 骈		
8	礁 / 氓		
合计			/ 8

表X 《命名分量表》计分汇总表

语言认知能力		语音分析能力			词汇加工能力			语义加工能力					认知能力	
测验名称	计分项目	语音解码	声调解码	语音输入输出（语音词汇理解）	听觉词汇理解	语音词汇产出	低频词	名词分类	生命度	名动比	语义关联	动词论元	视觉	短记
听觉辨识（表A）	相同	/8	/8											
	声调不同	/6	/6											
	声母不同	/4	/4											
	韵母不同	/4	/4											
声调理解（表B）	正确合计		/12	/12										
听觉词汇判断（表C）	假词小计	/8		/8										
	真词小计	/8		/8										
对证命名（表D）	动物小计					/8		/8	/8	/8				
	果蔬小计					/8		/8	/8	/8				
	服装小计					/8		/8	/8	/8				
	工具小计					/8		/8	/8	/8				
	身体小计					/8		/8	/8					
	颜色小计					/8		/8						
	低频小计					/10	/10							
	不及物小计					/6				/6		/6		
	及物小计					/10				/10		/10		
	听觉确认正确率													
听觉理解（表F）	动物小计				/5			/5	/5	/5				
	果蔬小计				/5			/5	/5	/5				
	服装小计				/5			/5	/5	/5				
	工具小计				/5			/5	/5	/5				
	身体小计				/5			/5	/5					
	颜色小计				/5			/5						
	低频小计				/5		/5							
	不及物小计				/5					/5		/5		
	及物小计				/10					/10		/10		
语义关联（表G）	动物小计										/8			
	工具小计										/8			
假词复述（表H）	合计			/8										/8
真词复述（表I）	合计			/16										/16

表 2 语言认知能力评估表

语言加工能力		原始得分	正确率	10%	20%	30%	40%	50%	60%	70%	80%	90%
语音分析能力	语音解码	/46	%									
	声调解码	/26	%									
	听觉输入到语音输出	/40	%									
词汇加工能力	听觉词汇理解	/70	%									
	语音词汇产出	/74	%									
	低频词提取	/15	%									
语义加工能力	名词范畴分类	/78	%									
	名词生命度	/52	%									
	名词动词范畴分离	/26 : /31										
	语义关联	/16	%									
	动词论元结构	/16	%									
认知能力	视觉感知物体能力		%									
	听觉短时记忆	/24	%									

附表 1　名词和动词命名错误类型说明

	目标名词：拖把	目标动词：游泳
错误类型：词汇		
语义相关	扫帚	跳水
语义无关	鞋	洗
音近假词	挪怕	某空
音近真词（至少和测试词 50% 相似）	捉拿	留用
假词（与测试词低于 50% 的重合）	捅久	
词类转换	拖地	运动员
错误类型：讲解		
语义关联，如描述性和情景化	它是用来打扫房间的	有个人在水里，玩得很开心
语法混乱或假词	它地扫（不成句子）	
无用语	我知道它。我喜欢它。家里我有一个	
错误类型：其他		
视觉识别	我不知道这是什么。 它看起来像是裙子	我觉得，他正在向某人挥手
不知	被试坚持不知道这个词，过去也没有学过	
不可分类	其他反应（如没有反应或持续反应）	

附表 2　目标词正确和错误的替代词举例

序号	目标词	正确的替代词	错误的替代词
1	青蛙	蛤蟆、田鸡、田嘎、癞蛤蟆、蛤蚧	
2	骆驼		
3	大象	象	
4	熊	狗熊	
5	兔子	兔	
6	蛇	长虫	
7	老虎	虎、大虫	
8	松鼠		狐狸、袋鼠、老鼠
9	帽子	礼帽	
10	手套		
11	裤子		
12	鞋	皮鞋	
13	衬衫	上衣、衣服、衬衣	外套、棉袄
14	裙子	连衣裙、布拉吉	围裙
15	袜子		
16	腰带	皮带、裤（子）带	
17	下巴	下颌、下巴颏	头
18	膝盖	波棱盖、波凌盖	腿
19	耳朵	耳	
20	眉毛	眼眉	睫毛
21	舌头	舌	
22	脖子	脖颈、颈部、颈、脖颈（geng）子、颈椎	
23	牙齿	牙	
24	肩膀	膀子、肩、肩膀头子	
25	苹果	果儿	
26	玉米	棒子、苞米	
27	葡萄		
28	辣椒	尖椒、青椒	
29	西瓜	瓜	
30	白菜		油菜
31	梨		
32	花生		
33	手表	表	
34	眼镜	镜子	
35	筷子		
36	被子	被	行李
37	毛巾	手巾	
38	锅	蒸锅	饼铛

序号	目标词	正确的替代词	错误的替代词
39	钥匙		
40	桶	水桶	
41	红	红色	
42	绿	绿色	
43	黄	黄色	
44	粉红	粉色	
45	白	白色	
46	蓝	蓝色	
47	黑	黑色	
48	紫	紫色	
49	熨斗	（里）烙铁	
50	积木		
51	拖把	墩布、拖布	扫帚
52	古筝	琴、古琴、扬琴	电子琴
53	掸子	鸡毛掸子	
54	飞镖	镖、箭	
55	高跷		梯子
56	滑板	滑车	
57	窗花	剪纸	
58	浴缸	浴盆、澡盆、洗澡池、浴池	
59	摔	跌、跌倒、滑倒、倒、栽倒、掉	
60	睡觉	睡、睡眠、打呼噜	
61	醉	喝醉、喝多、喝高了、喝仙儿了、晃、晕、喝酒	歪、喝
62	洗澡	淋浴、冲凉	洗（有两种意思：一种是洗澡、洗漱的省略用法；一种是二价动词，洗衣服）
63	跪	罚跪	
64	游泳	游、浮水、洗澡	
65	剪	铰（方言）	
66	看望	探望、问候、拜访、慰问、安慰、看（病人）	送花、看医生
67	逮捕	抓、拘捕、戴手铐	难过
68	骑	骑车、过绿灯	去向
69	踢	踹、旭蹶子	
70	表扬	夸、夸赞、鼓励、表彰、奖励、说他棒	
71	奖励	奖、奖赏、给予、给他奖品	接受、开心、奖状、颁奖
72	喂	喂饭	吃饭
73	泼	洒	
74	询问	问、提问、咨询、打听	疑问

定价：10.00 元

ISBN 978-7-5304-9105-8

9 787530 491058 >

中国失语症语言评估量表
（标准版）

命名分量表

评 分 表

高立群　〔美〕Cynthia K. Thompson　廖 敏　田 鸿◎著

姓名：_____

出生日期：_____　性别：　男　　女

病因：_____　发病日期：_____

施测者：_____　检测日期：_____

起始时间：_____

结束时间：_____

北京科学技术出版社

病 历

姓名			性别	男 / 女	利手		左利手 / 右利手	
民族			日常口语			母语方言		

施测时间	年 月 日	出生日期	年 月 日

教育程度	中学以下 / 中学 / 大学 / 大学以上	当前 / 此前职业	

是否熟练使用普通话	是 / 否	婚姻状况	单身 / 已婚 / 丧偶 / 离异

家庭住址	

手机 / 电话		电子邮箱	

临床诊断	脑梗死 脑出血 其他：			
偏瘫与否	是 / 否	偏瘫体侧	左侧 / 右侧 / 双侧	偏瘫严重程度	

发病日期	年 月 日	病变部位	

并发症	癫痫	颅脑损伤	心脏病	高血压	视觉缺陷
	抑郁	助听器	酗酒*	其他	

目前用药	

听力筛查	是 / 否	筛查日期		视力筛查	是 / 否	筛查日期	

故事叙述录音	是 / 否	录音保存地	

流利度类型	流畅性	非流畅性	失语症类型	

有无以下体内人工植入物（MRI安全）	有（心脏起搏器□、内支架□、血管夹□、人工瓣膜□、静脉滤器□、内固定器□、人工关节□、义齿□、不锈钢丝□、金属节育环□、其他铁磁性物质□）；无□

西方失语症成套测验（WAB）分数	自发言语	听理解	复述	命名	AQ 失语商

联系人		与患者关系		联系电话	

*本次发病前，平均每日饮酒量超过 2 瓶啤酒 /1 两白酒；或每周至少 1 次，每次饮酒量超过 5 瓶啤酒 /3 两白酒

施测者签名		资格证书号	
联系电话		电子邮箱	

目　录

表 A　听觉辨识评分表　1

表 B　声调理解评分表　1

表 C　听觉词汇判断评分表　1

表 D　对证命名评分表　2

表 E　对证命名错误分析表　5

表 F　听觉理解评分表　8

表 G　语义关联评分表　9

表 I　真词复述评分表　10

表 H　假词复述评分表　10

表 X　《命名分量表》计分汇总表　11

表 Z　语言认知能力评估表　12

附表 1　名词和动词命名错误类型说明　13

附表 2　目标词正确和错误的替代词举例　14

表 A 听觉辨识评分表

序号	项目	被试反应	标准答案	反应类别
练习1	xī / xǐ		一	
练习2	ké / ké		＋	
练习3	zuì / tuì		一	
1	bó / bó		＋	
2	kā / hā		一	
3	tóu / tòu		一	
4	cā / cā		＋	
5	mēn / mén		一	
6	pí / dí		一	
7	hé / hú		一	
8	yóu / yóu		＋	
9	duī / diū		一	
10	wāi / wài		一	
11	tiě / tiě		＋	
12	niǎo / niǔ		一	
13	kuò / ruò		一	
14	gǔ / gǔ		＋	
15	jiā / jiǎ		一	
16	zhuā / zhuā		＋	
17	bò / bì		一	
18	jǔ / xǔ		一	
19	yuǎn / yuàn		一	
20	sì / sì		＋	
21	shú / shǔ		一	
22	luè / luè		＋	
正确反应小计	相同		/8	
	声调不同		/6	
	声母不同		/4	
	韵母不同		/4	
合计			/22	

表 B 声调理解评分表

序号	被试反应		标准答案	反应类别
练习1	狗	钩	钩	
练习2	米	蜜	米	
1	竹	猪	猪	
2	马	妈	马	
3	笔	鼻	鼻	
4	猫	帽	帽	
5	炉	鹿	炉	
6	鸭	牙	牙	
7	鼠	树	鼠	
8	花	画	花	
9	眼	烟	烟	
10	兔	土	兔	
11	河	鹤	鹤	
12	虎	湖	虎	
正确反应合计			/12	

表 C 听觉词汇判断评分表

序号	项目	被试反应	标准答案	反应类别
练习1	地 / 点		＋	
练习2	祛 / 候		一	
1	铁 / 日		一	
2	蝴 / 蝶		＋	
3	过 / 开		一	
4	蚂 / 蟥		＋	
5	菊 / 花		＋	
6	合 / 眯		一	
7	清 / 朵		一	
8	樟 / 木		＋	
9	啤 / 然		一	
10	手 / 工		＋	
11	白 / 水		＋	
12	倭 / 见		一	
13	海 / 湾		＋	
14	沮 / 骈		一	
15	礁 / 氓		一	
16	马 / 驹		＋	
假词正确小计			/8	
真词正确小计			/8	
正确反应合计			/16	

表 D 对证命名评分表

序号	项目	反应内容	反应类别	听觉确认项目			听觉确认反应类别
练习1	刀			切	猫	刀	
1	青蛙			池塘	青蛙	惊讶	
2	骆驼			骆驼	萝卜	沙漠	
3	大象			家乡	蚂蚁	大象	
4	熊			桶	熊	笨	
5	兔子			胡子	狼	兔子	
6	蛇			绳子	沙	蛇	
7	老虎			老虎	来回	恐怖	
8	松鼠			从属	松鼠	狮子	
动物小计		/8		正确率= 正确确认数（ ）/需确认数（ ）			
9	帽子			贸易	帽子	头顶	
10	手套			手套	外套	上头	
11	裤子			父子	上衣	裤子	
12	鞋			走路	星	鞋	
13	衬衫			大衣	衬衫	人参	
14	裙子			裙子	西装	君子	
15	袜子			袜子	袖子	鸭子	
16	腰带			绑	朝代	腰带	
服装小计		/8		正确率= 正确确认数（ ）/需确认数（ ）			
17	下巴			指甲	加压	下巴	
18	膝盖			膝盖	手腕	衣袋	
19	耳朵			花朵	鼻子	耳朵	
20	眉毛			额头	眉毛	肥皂	
21	舌头			舌头	味道	渗透	
22	脖子			嘴唇	桌子	脖子	
23	牙齿			牙齿	咬	架子	
24	肩膀			胳膊	肩膀	连忙	
身体小计		/8		正确率= 正确确认数（ ）/需确认数（ ）			
25	苹果			后果	饥饿	苹果	
26	玉米			聚集	玉米	小麦	
27	葡萄			无效	水果	葡萄	
28	辣椒			辣椒	发酵	萝卜	
29	西瓜			依法	西瓜	桃	
30	白菜			外在	萝卜	白菜	
31	梨			桃	梨	席	
32	花生			花生	发疯	大豆	
果蔬小计		/8		正确率= 正确确认数（ ）/需确认数（ ）			

序号	项目	反应内容	反应类别	听觉确认项目			听觉确认反应类别
33	手表			钟头	吼叫	手表	
34	眼镜			前景	眼镜	镜头	
35	筷子			筷子	牌子	棍子	
36	被子			枕头	杯子	被子	
37	毛巾			瓶子	毛巾	脑筋	
38	锅			锅	炒	窝	
39	钥匙			架子	好似	钥匙	
40	桶			涌	桶	瓶子	
工具小计		/8		正确率 = 正确确认数（ ）/ 需确认数（ ）			
41	红			重	红	白	
42	绿			灰	具	绿	
43	黄			黄	王	黑	
44	粉红			蔚蓝	门洞	粉红	
45	白			红	白	台	
46	蓝			蓝	弹	紫	
47	黑			白	黑	飞	
48	紫			紫	蓝	止	
颜色小计		/8		正确率 = 正确确认数（ ）/ 需确认数（ ）			
49	熨斗			干洗	群殴	熨斗	
50	积木			祈福	积木	陀螺	
51	拖把			拖把	婆妈	洒扫	
52	古筝			武圣	古筝	弹拨	
53	掸子			拂尘	甘孜	掸子	
54	飞镖			北漂	飞镖	弩箭	
55	高跷			高跷	旱船	浩渺	
56	滑板			挂毯	滑板	溜冰	
57	窗花			春联	光华	窗花	
58	浴缸			浴缸	铝厂	泡澡	
低频名词小计		/ 10		正确率 = 正确确认数（ ）/ 需确认数（ ）			

序号	项目	反应内容	反应类别	听觉确认项目			听觉确认反应类别
练习2	推			举	吹	推	
59	摔			摔	税	滑	
60	睡觉			清醒	数据	睡觉	
61	醉			浸	醉	脆	
62	洗澡			洗澡	起草	清洁	
63	跪			卧	跪	挥	
64	游泳			沟通	体操	游泳	
不及物动词小计		/6		正确率＝ 正确确认数（ ）/需确认数（ ）			
65	剪			粘	叠	剪	
66	看望			赶忙	看望	礼物	
67	逮捕			地板	罪犯	逮捕	
68	骑			骑	轮	秋	
69	踢			扔	踢	兔	
70	表扬			表扬	祝贺	消亡	
71	奖励			剧烈	惩罚	奖励	
72	喂			喂	费	菜	
73	泼			撒	泼	趴	
74	询问			询问	信任	答案	
及物动词小计		/10		正确率＝ 正确确认数（ ）/需确认数（ ）			

表E 对证命名错误分析表

序号	项目	词汇						讲解			其他			合计
		语义相关	语义无关	音近假词	音近真词	假词	词类转换	语义关联	语法混乱/假词	无用语	视觉识别	不知	不可分类	
练习1	刀													
1	青蛙													
2	骆驼													
3	大象													
4	熊													
5	兔子													
6	蛇													
7	老虎													
8	松鼠													
动物小计														
9	帽子													
10	手套													
11	裤子													
12	鞋													
13	衬衫													
14	裙子													
15	袜子													
16	腰带													
服装小计														
17	下巴													
18	膝盖													
19	耳朵													
20	眉毛													
21	舌头													
22	脖子													
23	牙齿													
24	肩膀													
身体小计														
25	苹果													
26	玉米													
27	葡萄													
28	辣椒													
29	西瓜													
30	白菜													
31	梨													
32	花生													
果蔬小计														
总计														

序号	项目	词汇						讲解			其他			合计
		语义相关	语义无关	音近假词	音近真词	假词	词类转换	语义关联	语法混乱/假词	无用语	视觉识别	不知	不可分类	
33	手表													
34	眼镜													
35	筷子													
36	被子													
37	毛巾													
38	锅													
39	钥匙													
40	桶													
工具小计														
41	红													
42	绿													
43	黄													
44	粉红													
45	白													
46	蓝													
47	黑													
48	紫													
颜色小计														
49	熨斗													
50	积木													
51	拖把													
52	古筝													
53	掸子													
54	飞镖													
55	高跷													
56	滑板													
57	窗花													
58	浴缸													
低频名词小计														
总计														

序号	项目	词汇						讲解			其他			合计
		语义相关	语义无关	音近假词	音近真词	假词	词类转换	语义关联	语法混乱/假词	无用语	视觉识别	不知	不可分类	
练习2	推													
59	摔													
60	睡觉													
61	醉													
62	洗澡													
63	跪													
64	游泳													
不及物动词小计														
65	剪													
66	看望													
67	逮捕													
68	骑													
69	踢													
70	表扬													
71	奖励													
72	喂													
73	泼													
74	询问													
及物动词小计														
总计														

表 F　听觉理解评分表

序号	项目	反应类别	序号	项目	反应类别
练习 1	老鼠		26	红色	
			27	黄色	
1	兔子		28	蓝色	
2	蛇		29	绿色	
3	青蛙		30	黑色	
4	大象		颜色小计		/ 5
5	骆驼		31	高跷	
动物小计		/ 5	32	滑板	
6	鞋		33	熨斗	
7	裙子		34	窗花	
8	裤子		35	浴缸	
9	袜子		低频名词小计		/ 5
10	帽子		练习 2	坐	
服装小计		/ 5			
11	下巴		36	睡觉	
12	肩膀		37	跪	
13	舌头		38	洗澡	
14	耳朵		39	醉	
15	眉毛		40	游泳	
身体小计		/ 5	不及物动词小计		/ 5
16	葡萄		41	剪	
17	玉米		42	看望	
18	西瓜		43	逮捕	
19	梨		44	踢	
20	白菜		45	表扬	
果蔬小计		/ 5	46	骑	
21	锅		47	喂	
22	钥匙		48	奖励	
23	桶		49	泼	
24	眼镜		50	询问	
25	筷子				
工具小计		/ 5	及物动词小计		/ 10

表 G 语义关联评分表

序号	项目		标准答案	反应类别
练习 1	毛衣 / 毯子	毛衣 / 枕头	毛衣 / 毯子	
练习 2	毛衣 / 柜子	毛衣 / 书架	毛衣 / 柜子	
练习 3	毛衣 / 磁铁	毛衣 / 裙子	毛衣 / 裙子	
1	骆驼 / 书桌	骆驼 / 三轮车	骆驼 / 三轮车	
2	兔子 / 萝卜	兔子 / 肉	兔子 / 萝卜	
3	老鼠 / 钉子	老鼠 / 花生	老鼠 / 花生	
4	碗 / 锅	碗 / 铅笔	碗 / 锅	
5	松鼠 / 鸡蛋	松鼠 / 核桃	松鼠 / 核桃	
6	骆驼 / 金字塔	骆驼 / 东方明珠塔	骆驼 / 金字塔	
7	剪刀 / 纸	剪刀 / 木头	剪刀 / 纸	
8	碗 / 水槽	碗 / 床	碗 / 水槽	
9	眼镜 / 铅笔盒	眼镜 / 眼镜盒	眼镜 / 眼镜盒	
10	老鼠 / 垃圾箱	老鼠 / 鸟笼	老鼠 / 垃圾箱	
11	锯子 / 木头	锯子 / 面包	锯子 / 木头	
12	松鼠 / 树	松鼠 / 氢气球	松鼠 / 树	
13	剪刀 / 保险箱	剪刀 / 桌子	剪刀 / 桌子	
14	眼镜 / 耳朵	眼镜 / 眼睛	眼镜 / 眼睛	
15	锯子 / 锅	锯子 / 斧头	锯子 / 斧头	
16	兔子 / 兔窝	兔子 / 鸟笼	兔子 / 兔窝	
动物小计		/ 8	合计	/ 16
工具小计		/ 8		

表 I 真词复述评分表

序号	项目	转写错误反应	反应类别
练习	地/点		
1	蝴/蝶		
2	蚂/蟥		
3	咳/嗽		
4	撺/掇		
5	菊/花		
6	樟/木		
7	孵/化		
8	捧/场		
9	手/工		
10	白/水		
11	转/动		
12	风/干		
13	海/湾		
14	马/驹		
15	分/泌		
16	打/嗝		
合计			/ 16

表 H 假词复述评分表

序号	项目	转写错误反应	反应类别
练习	祛/候		
1	铁/日		
2	过/开		
3	合/眯		
4	清/朵		
5	啤/然		
6	倭/见		
7	沮/骈		
8	礁/氓		
合计			/ 8

表 X 《命名分量表》计分汇总表

测验名称	计分项目	语音分析能力 语音解码	语音分析能力 声调解码	语音输入输出	词汇加工能力 听觉词汇理解	词汇加工能力 语音词汇产出	词汇加工能力 低频词	语义加工能力 名词分类	语义加工能力 生命度	语义加工能力 名动比	语义加工能力 语义关联	语义加工能力 动词论元	认知能力 视觉	认知能力 短记
听觉辨识（表 A）	相同	/8												
	声调不同	/6	/6											
	声母不同	/4												
	韵母不同	/4												
声调理解（表 B）	正确合计		/12		/12									
听觉词汇判断（表 C）	假词小计	/8		/8										
	真词小计	/8		/8										
对证命名（表 D）	动物小计					/8		/8	/8	/8				
	果蔬小计					/8		/8	/8	/8				
	服装小计					/8		/8	/8	/8				
	工具小计					/8		/8	/8	/8				
	身体小计					/8		/8						
	颜色小计							/8						
	低频小计					/10	/10							
	不及动小计					/6				/6		/6		
	反动小计					/10				/10		/10		
	听觉确认正确率													
听觉理解（表 F）	动物小计				/5			/5	/5	/5				
	果蔬小计				/5			/5	/5	/5				
	服装小计				/5			/5	/5	/5				
	工具小计				/5			/5	/5	/5				
	身体小计				/5			/5		/5				
	颜色小计				/5			/5						
	低频小计				/5		/5							
	不及动小计				/5									
	反动小计				/10									
语义关联（表 G）	动物小计									/5	/8	/5		
	工具小计									/10	/8	/10		
假词复述（表 H）	合计	/8		/8										/8
真词复述（表 I）	合计			/16										/16

表 2　语言认知能力评估表

语言加工能力		原始得分	正确率	10%	20%	30%	40%	50%	60%	70%	80%	90%
语音分析能力	语音解码	/46	%									
	声调解码	/26	%									
	听觉输入到语音输出	/40	%									
词汇加工能力	听觉词汇理解	/70	%									
	语音词汇产出	/74	%									
	低频词提取	/15	%									
语义加工能力	名词范畴分类	/78	%									
	名词生命度	/52	%									
	名词动词范畴暂分离	/26：	/31									
	语义关联	/16	%									
	动词论元结构	/16	%									
认知能力	视觉感知物体能力		%									
	听觉短时记忆	/24	%									

附表 1 名词和动词命名错误类型说明

	目标名词：拖把	目标动词：游泳
错误类型：词汇		
语义相关	扫帚	跳水
语义无关	鞋	洗
音近假词	挪怕	某空
音近真词（至少和测试词 50%相似）	捉拿	留用
假词（与测试词低于 50%的重合）	捅久	
词类转换	拖地	运动员
错误类型：讲解		
语义关联，如描述性和情景化	它是用来打扫房间的	有个人在水里，玩得很开心
语法混乱或假词	它地扫（不成句子）	
无用语	我知道它。我喜欢它。家里我有一个	
错误类型：其他		
视觉识别	我不知道这是什么。它看起来像是裙子	我觉得，他正在向某人挥手
不知	被试坚持不知道这个词，过去也没有学过	
不可分类	其他反应（如没有反应或持续反应）	

附表 2　目标词正确和错误的替代词举例

序号	目标词	正确的替代词	错误的替代词
1	青蛙	蛤蟆、田鸡、田嘎、癞蛤蟆、蛤蚪	
2	骆驼		
3	大象	象	
4	熊	狗熊	
5	兔子	兔	
6	蛇	长虫	
7	老虎	虎、大虫	
8	松鼠		狐狸、袋鼠、老鼠
9	帽子	礼帽	
10	手套		
11	裤子		
12	鞋	皮鞋	
13	衬衫	上衣、衣服、衬衣	外套、棉袄
14	裙子	连衣裙、布拉吉	围裙
15	袜子		
16	腰带	皮带、裤（子）带	
17	下巴	下颌、下巴颏	头
18	膝盖	波棱盖、波凌盖	腿
19	耳朵	耳	
20	眉毛	眼眉	睫毛
21	舌头	舌	
22	脖子	脖颈、颈部、颈、脖颈（geng）子、颈椎	
23	牙齿	牙	
24	肩膀	膀子、肩、肩膀头子	
25	苹果	果儿	
26	玉米	棒子、苞米	
27	葡萄		
28	辣椒	尖椒、青椒	
29	西瓜	瓜	
30	白菜		油菜
31	梨		
32	花生		
33	手表	表	
34	眼镜	镜子	
35	筷子		
36	被子	被	行李
37	毛巾	手巾	
38	锅	蒸锅	饼铛

序号	目标词	正确的替代词	错误的替代词
39	钥匙		
40	桶	水桶	
41	红	红色	
42	绿	绿色	
43	黄	黄色	
44	粉红	粉色	
45	白	白色	
46	蓝	蓝色	
47	黑	黑色	
48	紫	紫色	
49	熨斗	（里）烙铁	
50	积木		
51	拖把	墩布、拖布	扫帚
52	古筝	琴、古琴、扬琴	电子琴
53	掸子	鸡毛掸子	
54	飞镖	镖、箭	
55	高跷		梯子
56	滑板	滑车	
57	窗花	剪纸	
58	浴缸	浴盆、澡盆、洗澡池、浴池	
59	摔	跸、跌倒、滑倒、倒、栽倒、掉	
60	睡觉	睡、睡眠、打呼噜	
61	醉	喝醉、喝多、喝高了、喝仙儿了、晃、晕、喝酒	歪、喝
62	洗澡	淋浴、冲凉	洗（有两种意思：一种是洗澡、洗漱的省略用法；一种是二价动词，洗衣服）
63	跪	罚跪	
64	游泳	游、浮水、洗澡	
65	剪	铰（方言）	
66	看望	探望、问候、拜访、慰问、安慰、看（病人）	送花、看医生
67	逮捕	抓、拘捕、戴手铐	难过
68	骑	骑车、过绿灯	去向
69	踢	踹、旭蹶子	
70	表扬	夸、夸赞、鼓励、表彰、奖励、说他棒	
71	奖励	奖、奖赏、给予、给他奖品	接受、开心、奖状、颁奖
72	喂	喂饭	吃饭
73	泼	洒	
74	询问	问、提问、咨询、打听	疑问

ISBN 978-7-5304-9105-8

9 787530 491058 >

定价: 10.00 元

中国失语症语言评估量表
（标准版）

命名分量表
评 分 表

高立群　〔美〕Cynthia K. Thompson　廖 敏　田 鸿◎著

姓名:＿＿＿＿＿＿＿＿＿＿＿＿＿＿＿＿＿＿＿＿＿＿＿＿＿＿＿＿＿

出生日期:＿＿＿＿＿＿＿＿＿＿＿＿　　性别:　　男　　女

病因:＿＿＿＿＿＿＿＿＿＿＿＿＿　　发病日期:＿＿＿＿＿＿＿＿＿＿＿＿

施测者:＿＿＿＿＿＿＿＿＿＿＿＿　　检测日期:＿＿＿＿＿＿＿＿＿＿＿＿

起始时间:＿＿＿＿＿＿＿＿＿＿＿＿

结束时间:＿＿＿＿＿＿＿＿＿＿＿＿

北京科学技术出版社

病 历

姓名			性别	男 / 女	利手		左利手 / 右利手
民族			日常口语			母语方言	

施测时间	年 月 日	出生日期	年 月 日

教育程度	中学以下 / 中学 / 大学 / 大学以上	当前 / 此前职业	

是否熟练使用普通话	是 / 否	婚姻状况	单身 / 已婚 / 丧偶 / 离异

家庭住址	

手机 / 电话		电子邮箱	

临床诊断	脑梗死 脑出血 其他:

偏瘫与否	是 / 否	偏瘫体侧	左侧 / 右侧 / 双侧	偏瘫严重程度	

发病日期	年 月 日	病变部位	

并发症	癫痫	颅脑损伤	心脏病	高血压	视觉缺陷
	抑郁	助听器	酗酒*	其他	

目前用药	

听力筛查	是 / 否	筛查日期		视力筛查	是 / 否	筛查日期	

故事叙述录音	是 / 否	录音保存地	

流利度类型	流畅性	非流畅性	失语症类型	

有无以下体内人工植入物（MRI安全）	有（心脏起搏器□、内支架□、血管夹□、人工瓣膜□、静脉滤器□、内固定器□、人工关节□、义齿□、不锈钢丝□、金属节育环□、其他铁磁性物质□）；无□

西方失语症成套测验（WAB）分数	自发言语	听理解	复述	命名	AQ 失语商

联系人		与患者关系		联系电话	

*本次发病前，平均每日饮酒量超过 2 瓶啤酒 /1 两白酒；或每周至少 1 次，每次饮酒量超过 5 瓶啤酒 /3 两白酒

施测者签名		资格证书号	
联系电话		电子邮箱	

目　录

表 A　听觉辨识评分表　1

表 B　声调理解评分表　1

表 C　听觉词汇判断评分表　1

表 D　对证命名评分表　2

表 E　对证命名错误分析表　5

表 F　听觉理解评分表　8

表 G　语义关联评分表　9

表 I　真词复述评分表　10

表 H　假词复述评分表　10

表 X　《命名分量表》计分汇总表　11

表 Z　语言认知能力评估表　12

附表 1　名词和动词命名错误类型说明　13

附表 2　目标词正确和错误的替代词举例　14

表 A 听觉辨识评分表

序号	项目	被试反应	标准答案	反应类别
练习 1	xī / xǐ		一	
练习 2	ké / ké		＋	
练习 3	zuì / tuì		一	
1	bó / bó		＋	
2	kā / hā		一	
3	tóu / tòu		一	
4	cā / cā		＋	
5	mēn / mén		一	
6	pí / dí		一	
7	hé / hú		一	
8	yóu / yóu		＋	
9	duī / diū		一	
10	wāi / wài		一	
11	tiě / tiě		＋	
12	niǎo / niǔ		一	
13	kuò / ruò		一	
14	gǔ / gǔ		＋	
15	jiā / jiǎ		一	
16	zhuā / zhuā		＋	
17	bò / bì		一	
18	jǔ / xǔ		一	
19	yuǎn / yuàn		一	
20	sì / sì		＋	
21	shú / shǔ		一	
22	luè / luè		＋	
正确反应小计	相同		/ 8	
	声调不同		/ 6	
	声母不同		/ 4	
	韵母不同		/ 4	
合计			/ 22	

表 B 声调理解评分表

序号	被试反应		标准答案	反应类别
练习 1	狗	钩	钩	
练习 2	米	蜜	米	
1	竹	猪	猪	
2	马	妈	马	
3	笔	鼻	鼻	
4	猫	帽	帽	
5	炉	鹿	炉	
6	鸭	牙	牙	
7	鼠	树	鼠	
8	花	画	花	
9	眼	烟	烟	
10	兔	土	兔	
11	河	鹤	鹤	
12	虎	湖	虎	
正确反应合计			/ 12	

表 C 听觉词汇判断评分表

序号	项目	被试反应	标准答案	反应类别
练习 1	地 / 点		＋	
练习 2	祛 / 候		一	
1	铁 / 日		一	
2	蝴 / 蝶		＋	
3	过 / 开		一	
4	蚂 / 蟥		＋	
5	菊 / 花		＋	
6	合 / 眯		一	
7	清 / 朵		一	
8	樟 / 木		＋	
9	啤 / 然		一	
10	手 / 工		＋	
11	白 / 水		＋	
12	倭 / 见		一	
13	海 / 湾		＋	
14	沮 / 骈		一	
15	礁 / 氓		一	
16	马 / 驹		＋	
假词正确小计			/ 8	
真词正确小计			/ 8	
正确反应合计			/ 16	

表 D 对证命名评分表

序号	项目	反应内容	反应类别	听觉确认项目			听觉确认反应类别
练习1	刀			切	猫	刀	
1	青蛙			池塘	青蛙	惊讶	
2	骆驼			骆驼	萝卜	沙漠	
3	大象			家乡	蚂蚁	大象	
4	熊			桶	熊	笨	
5	兔子			胡子	狼	兔子	
6	蛇			绳子	沙	蛇	
7	老虎			老虎	来回	恐怖	
8	松鼠			从属	松鼠	狮子	
动物小计		/8		正确率 = 正确确认数（ ）/需确认数（ ）			
9	帽子			贸易	帽子	头顶	
10	手套			手套	外套	上头	
11	裤子			父子	上衣	裤子	
12	鞋			走路	星	鞋	
13	衬衫			大衣	衬衫	人参	
14	裙子			裙子	西装	君子	
15	袜子			袜子	袖子	鸭子	
16	腰带			绑	朝代	腰带	
服装小计		/8		正确率 = 正确确认数（ ）/需确认数（ ）			
17	下巴			指甲	加压	下巴	
18	膝盖			膝盖	手腕	衣袋	
19	耳朵			花朵	鼻子	耳朵	
20	眉毛			额头	眉毛	肥皂	
21	舌头			舌头	味道	渗透	
22	脖子			嘴唇	桌子	脖子	
23	牙齿			牙齿	咬	架子	
24	肩膀			胳膊	肩膀	连忙	
身体小计		/8		正确率 = 正确确认数（ ）/需确认数（ ）			
25	苹果			后果	饥饿	苹果	
26	玉米			聚集	玉米	小麦	
27	葡萄			无效	水果	葡萄	
28	辣椒			辣椒	发酵	萝卜	
29	西瓜			依法	西瓜	桃	
30	白菜			外在	萝卜	白菜	
31	梨			桃	梨	席	
32	花生			花生	发疯	大豆	
果蔬小计		/8		正确率 = 正确确认数（ ）/需确认数（ ）			

序号	项目	反应内容	反应类别	听觉确认项目			听觉确认反应类别
33	手表			钟头	吼叫	手表	
34	眼镜			前景	眼镜	镜头	
35	筷子			筷子	牌子	棍子	
36	被子			枕头	杯子	被子	
37	毛巾			瓶子	毛巾	脑筋	
38	锅			锅	炒	窝	
39	钥匙			架子	好似	钥匙	
40	桶			涌	桶	瓶子	
工具小计		/ 8		正确率 = 　正确确认数（　）/需确认数（　）			
41	红			重	红	白	
42	绿			灰	具	绿	
43	黄			黄	王	黑	
44	粉红			蔚蓝	门洞	粉红	
45	白			红	白	台	
46	蓝			蓝	弹	紫	
47	黑			白	黑	飞	
48	紫			紫	蓝	止	
颜色小计		/ 8		正确率 = 　正确确认数（　）/需确认数（　）			
49	熨斗			干洗	群殴	熨斗	
50	积木			祈福	积木	陀螺	
51	拖把			拖把	婆妈	洒扫	
52	古筝			武圣	古筝	弹拨	
53	掸子			拂尘	甘孜	掸子	
54	飞镖			北漂	飞镖	弩箭	
55	高跷			高跷	旱船	浩渺	
56	滑板			挂毯	滑板	溜冰	
57	窗花			春联	光华	窗花	
58	浴缸			浴缸	铝厂	泡澡	
低频名词小计		/ 10		正确率 = 　正确确认数（　）/需确认数（　）			

序号	项目	反应内容	反应类别	听觉确认项目			听觉确认反应类别
练习2	推			举	吹	推	
59	摔			摔	税	滑	
60	睡觉			清醒	数据	睡觉	
61	醉			浸	醉	脆	
62	洗澡			洗澡	起草	清洁	
63	跪			卧	跪	挥	
64	游泳			沟通	体操	游泳	
不及物动词小计		/6		正确率 = 正确确认数（ ）/ 需确认数（ ）			
65	剪			粘	叠	剪	
66	看望			赶忙	看望	礼物	
67	逮捕			地板	罪犯	逮捕	
68	骑			骑	轮	秋	
69	踢			扔	踢	兔	
70	表扬			表扬	祝贺	消亡	
71	奖励			剧烈	惩罚	奖励	
72	喂			喂	费	菜	
73	泼			撒	泼	趴	
74	询问			询问	信任	答案	
及物动词小计		/10		正确率 = 正确确认数（ ）/ 需确认数（ ）			

表 E 对证命名错误分析表

序号	项目	词汇						讲解			其他			合计
		语义相关	语义无关	音近假词	音近真词	假词	词类转换	语义关联	语法混乱/假词	无用语	视觉识别	不知	不可分类	
练习1	刀													
1	青蛙													
2	骆驼													
3	大象													
4	熊													
5	兔子													
6	蛇													
7	老虎													
8	松鼠													
动物小计														
9	帽子													
10	手套													
11	裤子													
12	鞋													
13	衬衫													
14	裙子													
15	袜子													
16	腰带													
服装小计														
17	下巴													
18	膝盖													
19	耳朵													
20	眉毛													
21	舌头													
22	脖子													
23	牙齿													
24	肩膀													
身体小计														
25	苹果													
26	玉米													
27	葡萄													
28	辣椒													
29	西瓜													
30	白菜													
31	梨													
32	花生													
果蔬小计														
总计														

序号	项目	词汇						讲解			其他			合计
		语义相关	语义无关	音近假词	音近真词	假词	词类转换	语义关联	语法混乱/假词	无用语	视觉识别	不知	不可分类	
33	手表													
34	眼镜													
35	筷子													
36	被子													
37	毛巾													
38	锅													
39	钥匙													
40	桶													
工具小计														
41	红													
42	绿													
43	黄													
44	粉红													
45	白													
46	蓝													
47	黑													
48	紫													
颜色小计														
49	熨斗													
50	积木													
51	拖把													
52	古筝													
53	掸子													
54	飞镖													
55	高跷													
56	滑板													
57	窗花													
58	浴缸													
低频名词小计														
总计														

序号	项目	词汇						讲解			其他			合计
		语义相关	语义无关	音近假词	音近真词	假词	词类转换	语义关联	语法混乱/假词	无用语	视觉识别	不知	不可分类	
练习2	推													
59	摔													
60	睡觉													
61	醉													
62	洗澡													
63	跪													
64	游泳													
不及物动词小计														
65	剪													
66	看望													
67	逮捕													
68	骑													
69	踢													
70	表扬													
71	奖励													
72	喂													
73	泼													
74	询问													
及物动词小计														
总计														

表 F 听觉理解评分表

序号	项目	反应类别
练习 1	老鼠	
1	兔子	
2	蛇	
3	青蛙	
4	大象	
5	骆驼	
动物小计		/ 5
6	鞋	
7	裙子	
8	裤子	
9	袜子	
10	帽子	
服装小计		/ 5
11	下巴	
12	肩膀	
13	舌头	
14	耳朵	
15	眉毛	
身体小计		/ 5
16	葡萄	
17	玉米	
18	西瓜	
19	梨	
20	白菜	
果蔬小计		/ 5
21	锅	
22	钥匙	
23	桶	
24	眼镜	
25	筷子	
工具小计		/ 5

序号	项目	反应类别
26	红色	
27	黄色	
28	蓝色	
29	绿色	
30	黑色	
颜色小计		/ 5
31	高跷	
32	滑板	
33	熨斗	
34	窗花	
35	浴缸	
低频名词小计		/ 5
练习 2	坐	
36	睡觉	
37	跪	
38	洗澡	
39	醉	
40	游泳	
不及物动词小计		/ 5
41	剪	
42	看望	
43	逮捕	
44	踢	
45	表扬	
46	骑	
47	喂	
48	奖励	
49	泼	
50	询问	
及物动词小计		/ 10

表 G 语义关联评分表

序号	项目		标准答案	反应类别
练习 1	毛衣 / 毯子	毛衣 / 枕头	毛衣 / 毯子	
练习 2	毛衣 / 柜子	毛衣 / 书架	毛衣 / 柜子	
练习 3	毛衣 / 磁铁	毛衣 / 裙子	毛衣 / 裙子	
1	骆驼 / 书桌	骆驼 / 三轮车	骆驼 / 三轮车	
2	兔子 / 萝卜	兔子 / 肉	兔子 / 萝卜	
3	老鼠 / 钉子	老鼠 / 花生	老鼠 / 花生	
4	碗 / 锅	碗 / 铅笔	碗 / 锅	
5	松鼠 / 鸡蛋	松鼠 / 核桃	松鼠 / 核桃	
6	骆驼 / 金字塔	骆驼 / 东方明珠塔	骆驼 / 金字塔	
7	剪刀 / 纸	剪刀 / 木头	剪刀 / 纸	
8	碗 / 水槽	碗 / 床	碗 / 水槽	
9	眼镜 / 铅笔盒	眼镜 / 眼镜盒	眼镜 / 眼镜盒	
10	老鼠 / 垃圾箱	老鼠 / 鸟笼	老鼠 / 垃圾箱	
11	锯子 / 木头	锯子 / 面包	锯子 / 木头	
12	松鼠 / 树	松鼠 / 氢气球	松鼠 / 树	
13	剪刀 / 保险箱	剪刀 / 桌子	剪刀 / 桌子	
14	眼镜 / 耳朵	眼镜 / 眼睛	眼镜 / 眼睛	
15	锯子 / 锅	锯子 / 斧头	锯子 / 斧头	
16	兔子 / 兔窝	兔子 / 鸟笼	兔子 / 兔窝	
动物小计		/ 8	合计	/ 16
工具小计		/ 8		

表 I 真词复述评分表

序号	项目	转写错误反应	反应类别
练习	地／点		
1	蝴／蝶		
2	蚂／蟥		
3	咳／嗽		
4	撺／掇		
5	菊／花		
6	樟／木		
7	孵／化		
8	捧／场		
9	手／工		
10	白／水		
11	转／动		
12	风／干		
13	海／湾		
14	马／驹		
15	分／泌		
16	打／嗝		
合计			／16

表 H 假词复述评分表

序号	项目	转写错误反应	反应类别
练习	祛／候		
1	铁／日		
2	过／开		
3	合／眜		
4	清／朵		
5	啤／然		
6	倭／见		
7	沮／骈		
8	礁／氓		
合计			／8

表X 《命名分量表》计分汇总表

测验名称	计分项目	语音解码	声调解码	语音输入输出	听觉词汇理解	语音词汇产出	低频词	名词分类	生命度	名动比	语义关联	动词论元	视觉	短记
（语音分析能力）		语音解码	声调解码	语音输入输出	听觉词汇理解	语音词汇产出	低频词	名词分类	生命度	名动比	语义关联	动词论元	视觉	短记
听觉辨识（表A）	相同	/8	/8											
	声调不同	/6	/6											
	声母不同	/4	/4											
	韵母不同	/4	/4											
声调理解（表B）	正确合计		/12		/12									
听觉词汇判断（表C）	假词小计			/8	/8									
	真词小计			/8	/8									
对证命名（表D）	动物小计					/8		/8	/8	/8				
	果蔬小计					/8		/8	/8	/8				
	服装小计					/8		/8	/8	/8				
	工具小计					/8		/8	/8	/8				
	身体小计					/8		/8	/8	/8				
	颜色小计					/8		/8						
	低频小计					/10	/10							
	不及小计					/6				/6		/6		
	反动小计					/10				/10		/10		
	听觉确认正确率													
听觉理解（表F）	动物小计				/5			/5	/5	/5				
	果蔬小计				/5			/5	/5	/5				
	服装小计				/5			/5	/5	/5				
	工具小计				/5			/5	/5	/5				
	身体小计				/5			/5	/5	/5				
	颜色小计				/5			/5						
	低频小计				/5		/5							
	不及小计				/5					/5		/5		
	反动小计				/10					/10		/10		
语义关联（表G）	动物小计										/8			
	工具小计										/8			
假词复述（表H）	合计	/8												/8
真词复述（表I）	合计	/16												/16

· 11 ·

表 2　语言认知能力评估表

语言加工能力		原始得分	正确率	10%	20%	30%	40%	50%	60%	70%	80%	90%
语音分析能力	语音解码	/46	%									
	声调解码	/26	%									
	听觉输入到语音输出	/40	%									
词汇加工能力	听觉词汇理解	/70	%									
	语音词词汇产出	/74	%									
	低频词提取	/15	%									
语义加工能力	名词范畴分类	/78	%									
	名词生命度	/52	%									
	名词动词范畴分离	/26：/31										
	语义关联	/16	%									
	动词论元结构	/16	%									
认知能力	视觉感知物体能力		%									
	听觉短时记忆	/24	%									

· 12 ·

附表 1　名词和动词命名错误类型说明

	目标名词: 拖把	目标动词: 游泳
错误类型: 词汇		
语义相关	扫帚	跳水
语义无关	鞋	洗
音近假词	挪怕	某空
音近真词（至少和测试词 50% 相似）	捉拿	留用
假词（与测试词低于 50% 的重合）	捅久	
词类转换	拖地	运动员
错误类型: 讲解		
语义关联，如描述性和情景化	它是用来打扫房间的	有个人在水里，玩得很开心
语法混乱或假词	它地扫（不成句子）	
无用语	我知道它。我喜欢它。家里我有一个	
错误类型: 其他		
视觉识别	我不知道这是什么。它看起来像是裙子	我觉得，他正在向某人挥手
不知	被试坚持不知道这个词，过去也没有学过	
不可分类	其他反应（如没有反应或持续反应）	

附表 2　目标词正确和错误的替代词举例

序号	目标词	正确的替代词	错误的替代词
1	青蛙	蛤蟆、田鸡、田嘎、癞蛤蟆、蛤蚂	
2	骆驼		
3	大象	象	
4	熊	狗熊	
5	兔子	兔	
6	蛇	长虫	
7	老虎	虎、大虫	
8	松鼠		狐狸、袋鼠、老鼠
9	帽子	礼帽	
10	手套		
11	裤子		
12	鞋	皮鞋	
13	衬衫	上衣、衣服、衬衣	外套、棉袄
14	裙子	连衣裙、布拉吉	围裙
15	袜子		
16	腰带	皮带、裤（子）带	
17	下巴	下颌、下巴颏	头
18	膝盖	波棱盖、波凌盖	腿
19	耳朵	耳	
20	眉毛	眼眉	睫毛
21	舌头	舌	
22	脖子	脖颈、颈部、颈、脖颈（geng）子、颈椎	
23	牙齿	牙	
24	肩膀	膀子、肩、肩膀头子	
25	苹果	果儿	
26	玉米	棒子、苞米	
27	葡萄		
28	辣椒	尖椒、青椒	
29	西瓜	瓜	
30	白菜		油菜
31	梨		
32	花生		
33	手表	表	
34	眼镜	镜子	
35	筷子		
36	被子	被	行李
37	毛巾	手巾	
38	锅	蒸锅	饼铛

序号	目标词	正确的替代词	错误的替代词
39	钥匙		
40	桶	水桶	
41	红	红色	
42	绿	绿色	
43	黄	黄色	
44	粉红	粉色	
45	白	白色	
46	蓝	蓝色	
47	黑	黑色	
48	紫	紫色	
49	熨斗	（里）烙铁	
50	积木		
51	拖把	墩布、拖布	扫帚
52	古筝	琴、古琴、扬琴	电子琴
53	掸子	鸡毛掸子	
54	飞镖	镖、箭	
55	高跷		梯子
56	滑板	滑车	
57	窗花	剪纸	
58	浴缸	浴盆、澡盆、洗澡池、浴池	
59	摔	跩、跌倒、滑倒、倒、栽倒、掉	
60	睡觉	睡、睡眠、打呼噜	
61	醉	喝醉、喝多、喝高了、喝仙儿了、晃、晕、喝酒	歪、喝
62	洗澡	淋浴、冲凉	洗（有两种意思：一种是洗澡、洗漱的省略用法；一种是二价动词，洗衣服）
63	跪	罚跪	
64	游泳	游、浮水、洗澡	
65	剪	铰（方言）	
66	看望	探望、问候、拜访、慰问、安慰、看（病人）	送花、看医生
67	逮捕	抓、拘捕、戴手铐	难过
68	骑	骑车、过绿灯	去向
69	踢	踹、尥蹶子	
70	表扬	夸、夸赞、鼓励、表彰、奖励、说他棒	
71	奖励	奖、奖赏、给予、给他奖品	接受、开心、奖状、颁奖
72	喂	喂饭	吃饭
73	泼	洒	
74	询问	问、提问、咨询、打听	疑问

定价：10.00 元

中国失语症语言评估量表
（标准版）

命名分量表
评 分 表

高立群　〔美〕Cynthia K. Thompson　廖 敏　田 鸿◎著

姓名：_____

出生日期：_____　性别：　男　　女

病因：_____　发病日期：_____

施测者：_____　检测日期：_____

起始时间：_____

结束时间：_____

北京科学技术出版社

病　历

姓名			性别	男 / 女	利手		左利手 / 右利手
民族			日常口语			母语方言	

施测时间	年　月　日		出生日期	年　月　日

教育程度	中学以下 / 中学 / 大学 / 大学以上	当前 / 此前职业	

是否熟练使用普通话	是 / 否	婚姻状况	单身 / 已婚 / 丧偶 / 离异

家庭住址	
手机 / 电话		电子邮箱	

临床诊断	脑梗死　脑出血　其他：			
偏瘫与否	是 / 否	偏瘫体侧	左侧 / 右侧 / 双侧	偏瘫严重程度	
发病日期	年　月　日	病变部位		

并发症	癫痫	颅脑损伤	心脏病	高血压	视觉缺陷
	抑郁	助听器	酗酒*	其他	

目前用药	

听力筛查	是 / 否	筛查日期		视力筛查	是 / 否	筛查日期	
故事叙述录音	是 / 否			录音保存地			
流利度类型	流畅性	非流畅性		失语症类型			

有无以下体内人工植入物（MRI安全）	有（心脏起搏器□、内支架□、血管夹□、人工瓣膜□、静脉滤器□、内固定器□、人工关节□、义齿□、不锈钢丝□、金属节育环□、其他铁磁性物质□）；无□

西方失语症成套测验（WAB）分数	自发言语	听理解	复述	命名	AQ 失语商

联系人		与患者关系		联系电话	

*本次发病前，平均每日饮酒量超过 2 瓶啤酒 /1 两白酒；或每周至少 1 次，每次饮酒量超过 5 瓶啤酒 /3 两白酒

施测者签名		资格证书号	
联系电话		电子邮箱	

目　录

表 A　听觉辨识评分表　1

表 B　声调理解评分表　1

表 C　听觉词汇判断评分表　1

表 D　对证命名评分表　2

表 E　对证命名错误分析表　5

表 F　听觉理解评分表　8

表 G　语义关联评分表　9

表 I　真词复述评分表　10

表 H　假词复述评分表　10

表 X　《命名分量表》计分汇总表　11

表 Z　语言认知能力评估表　12

附表 1　名词和动词命名错误类型说明　13

附表 2　目标词正确和错误的替代词举例　14

表 A 听觉辨识评分表

序号	项目	被试反应	标准答案	反应类别
练习1	xī / xǐ		—	
练习2	ké / ké		+	
练习3	zuì / tuì		—	
1	bó / bó		+	
2	kā / hā		—	
3	tóu / tòu		—	
4	cā / cā		+	
5	mēn / mén		—	
6	pí / dí		—	
7	hé / hú		—	
8	yóu / yóu		+	
9	duī / diū		—	
10	wāi / wài		—	
11	tiě / tiě		+	
12	niǎo / niǔ		—	
13	kuò / ruò		—	
14	gǔ / gǔ		+	
15	jiā / jiǎ		—	
16	zhuā / zhuā		+	
17	bò / bì		—	
18	jǔ / xǔ		—	
19	yuǎn / yuàn		—	
20	sì / sì		+	
21	shú / shǔ		—	
22	luè / luè		+	
正确反应小计	相同		/8	
	声调不同		/6	
	声母不同		/4	
	韵母不同		/4	
合计			/22	

表 B 声调理解评分表

序号	被试反应		标准答案	反应类别
练习1	狗	钩	钩	
练习2	米	蜜	米	
1	竹	猪	猪	
2	马	妈	马	
3	笔	鼻	鼻	
4	猫	帽	帽	
5	炉	鹿	炉	
6	鸭	牙	牙	
7	鼠	树	鼠	
8	花	画	花	
9	眼	烟	烟	
10	兔	土	兔	
11	河	鹤	鹤	
12	虎	湖	虎	
正确反应合计			/12	

表 C 听觉词汇判断评分表

序号	项目	被试反应	标准答案	反应类别
练习1	地 / 点		+	
练习2	祛 / 候		—	
1	铁 / 日		—	
2	蝴 / 蝶		+	
3	过 / 开		—	
4	蚂 / 蟥		+	
5	菊 / 花		+	
6	合 / 眯		—	
7	清 / 朵		—	
8	樟 / 木		+	
9	啤 / 然		—	
10	手 / 工		+	
11	白 / 水		+	
12	倭 / 见		—	
13	海 / 湾		+	
14	沮 / 骈		—	
15	礁 / 氓		—	
16	马 / 驹		+	
假词正确小计			/8	
真词正确小计			/8	
正确反应合计			/16	

表 D 对证命名评分表

序号	项目	反应内容	反应类别	听觉确认项目			听觉确认反应类别
练习1	刀			切	猫	刀	
1	青蛙			池塘	青蛙	惊讶	
2	骆驼			骆驼	萝卜	沙漠	
3	大象			家乡	蚂蚁	大象	
4	熊			桶	熊	笨	
5	兔子			胡子	狼	兔子	
6	蛇			绳子	沙	蛇	
7	老虎			老虎	来回	恐怖	
8	松鼠			从属	松鼠	狮子	
动物小计		/8		正确率= 正确确认数（ ）/需确认数（ ）			
9	帽子			贸易	帽子	头顶	
10	手套			手套	外套	上头	
11	裤子			父子	上衣	裤子	
12	鞋			走路	星	鞋	
13	衬衫			大衣	衬衫	人参	
14	裙子			裙子	西装	君子	
15	袜子			袜子	袖子	鸭子	
16	腰带			绑	朝代	腰带	
服装小计		/8		正确率= 正确确认数（ ）/需确认数（ ）			
17	下巴			指甲	加压	下巴	
18	膝盖			膝盖	手腕	衣袋	
19	耳朵			花朵	鼻子	耳朵	
20	眉毛			额头	眉毛	肥皂	
21	舌头			舌头	味道	渗透	
22	脖子			嘴唇	桌子	脖子	
23	牙齿			牙齿	咬	架子	
24	肩膀			胳膊	肩膀	连忙	
身体小计		/8		正确率= 正确确认数（ ）/需确认数（ ）			
25	苹果			后果	饥饿	苹果	
26	玉米			聚集	玉米	小麦	
27	葡萄			无效	水果	葡萄	
28	辣椒			辣椒	发酵	萝卜	
29	西瓜			依法	西瓜	桃	
30	白菜			外在	萝卜	白菜	
31	梨			桃	梨	席	
32	花生			花生	发疯	大豆	
果蔬小计		/8		正确率= 正确确认数（ ）/需确认数（ ）			

序号	项目	反应内容	反应类别	听觉确认项目			听觉确认反应类别
33	手表			钟头	吼叫	手表	
34	眼镜			前景	眼镜	镜头	
35	筷子			筷子	牌子	棍子	
36	被子			枕头	杯子	被子	
37	毛巾			瓶子	毛巾	脑筋	
38	锅			锅	炒	窝	
39	钥匙			架子	好似	钥匙	
40	桶			涌	桶	瓶子	
工具小计		/ 8		正确率 =　　正确确认数（　）/ 需确认数（　）			
41	红			重	红	白	
42	绿			灰	具	绿	
43	黄			黄	王	黑	
44	粉红			蔚蓝	门洞	粉红	
45	白			红	白	台	
46	蓝			蓝	弹	紫	
47	黑			白	黑	飞	
48	紫			紫	蓝	止	
颜色小计		/ 8		正确率 =　　正确确认数（　）/ 需确认数（　）			
49	熨斗			干洗	群殴	熨斗	
50	积木			祈福	积木	陀螺	
51	拖把			拖把	婆妈	洒扫	
52	古筝			武圣	古筝	弹拨	
53	掸子			拂尘	甘孜	掸子	
54	飞镖			北漂	飞镖	弩箭	
55	高跷			高跷	旱船	浩渺	
56	滑板			挂毯	滑板	溜冰	
57	窗花			春联	光华	窗花	
58	浴缸			浴缸	铝厂	泡澡	
低频名词小计		/ 10		正确率 =　　正确确认数（　）/ 需确认数（　）			

序号	项目	反应内容	反应类别	听觉确认项目			听觉确认反应类别
练习2	推			举	吹	推	
59	摔			摔	税	滑	
60	睡觉			清醒	数据	睡觉	
61	醉			浸	醉	脆	
62	洗澡			洗澡	起草	清洁	
63	跪			卧	跪	挥	
64	游泳			沟通	体操	游泳	
不及物动词小计		/6		正确率 = 正确确认数（ ）/需确认数（ ）			
65	剪			粘	叠	剪	
66	看望			赶忙	看望	礼物	
67	逮捕			地板	罪犯	逮捕	
68	骑			骑	轮	秋	
69	踢			扔	踢	兔	
70	表扬			表扬	祝贺	消亡	
71	奖励			剧烈	惩罚	奖励	
72	喂			喂	费	菜	
73	泼			撒	泼	趴	
74	询问			询问	信任	答案	
及物动词小计		/10		正确率 = 正确确认数（ ）/需确认数（ ）			

表 E　对证命名错误分析表

序号	项目	词汇						讲解			其他			合计
		语义相关	语义无关	音近假词	音近真词	假词	词类转换	语义关联	语法混乱/假词	无用语	视觉识别	不知	不可分类	
练习1	刀													
1	青蛙													
2	骆驼													
3	大象													
4	熊													
5	兔子													
6	蛇													
7	老虎													
8	松鼠													
动物小计														
9	帽子													
10	手套													
11	裤子													
12	鞋													
13	衬衫													
14	裙子													
15	袜子													
16	腰带													
服装小计														
17	下巴													
18	膝盖													
19	耳朵													
20	眉毛													
21	舌头													
22	脖子													
23	牙齿													
24	肩膀													
身体小计														
25	苹果													
26	玉米													
27	葡萄													
28	辣椒													
29	西瓜													
30	白菜													
31	梨													
32	花生													
果蔬小计														
总计														

序号	项目	词汇						讲解			其他			合计
		语义相关	语义无关	音近假词	音近真词	假词	词类转换	语义关联	语法混乱/假词	无用语	视觉识别	不知	不可分类	
33	手表													
34	眼镜													
35	筷子													
36	被子													
37	毛巾													
38	锅													
39	钥匙													
40	桶													
工具小计														
41	红													
42	绿													
43	黄													
44	粉红													
45	白													
46	蓝													
47	黑													
48	紫													
颜色小计														
49	熨斗													
50	积木													
51	拖把													
52	古筝													
53	掸子													
54	飞镖													
55	高跷													
56	滑板													
57	窗花													
58	浴缸													
低频名词小计														
总计														

序号	项目	词汇						讲解			其他			合计
		语义相关	语义无关	音近假词	音近真词	假词	词类转换	语义关联	语法混乱/假词	无用语	视觉识别	不知	不可分类	
练习2	推													
59	摔													
60	睡觉													
61	醉													
62	洗澡													
63	跪													
64	游泳													
不及物动词小计														
65	剪													
66	看望													
67	逮捕													
68	骑													
69	踢													
70	表扬													
71	奖励													
72	喂													
73	泼													
74	询问													
及物动词小计														
总计														

表 F 听觉理解评分表

序号	项目	反应类别		序号	项目	反应类别
练习1	老鼠			26	红色	
				27	黄色	
1	兔子			28	蓝色	
2	蛇			29	绿色	
3	青蛙			30	黑色	
4	大象			颜色小计		/5
5	骆驼			31	高跷	
动物小计		/5		32	滑板	
6	鞋			33	熨斗	
7	裙子			34	窗花	
8	裤子			35	浴缸	
9	袜子			低频名词小计		/5
10	帽子			练习2	坐	
服装小计		/5				
11	下巴			36	睡觉	
12	肩膀			37	跪	
13	舌头			38	洗澡	
14	耳朵			39	醉	
15	眉毛			40	游泳	
身体小计		/5		不及物动词小计		/5
16	葡萄			41	剪	
17	玉米			42	看望	
18	西瓜			43	逮捕	
19	梨			44	踢	
20	白菜			45	表扬	
果蔬小计		/5		46	骑	
21	锅			47	喂	
22	钥匙			48	奖励	
23	桶			49	泼	
24	眼镜			50	询问	
25	筷子			及物动词小计		/10
工具小计		/5				

表 G 语义关联评分表

序号	项目		标准答案	反应类别
练习1	毛衣/毯子	毛衣/枕头	毛衣/毯子	
练习2	毛衣/柜子	毛衣/书架	毛衣/柜子	
练习3	毛衣/磁铁	毛衣/裙子	毛衣/裙子	
1	骆驼/书桌	骆驼/三轮车	骆驼/三轮车	
2	兔子/萝卜	兔子/肉	兔子/萝卜	
3	老鼠/钉子	老鼠/花生	老鼠/花生	
4	碗/锅	碗/铅笔	碗/锅	
5	松鼠/鸡蛋	松鼠/核桃	松鼠/核桃	
6	骆驼/金字塔	骆驼/东方明珠塔	骆驼/金字塔	
7	剪刀/纸	剪刀/木头	剪刀/纸	
8	碗/水槽	碗/床	碗/水槽	
9	眼镜/铅笔盒	眼镜/眼镜盒	眼镜/眼镜盒	
10	老鼠/垃圾箱	老鼠/鸟笼	老鼠/垃圾箱	
11	锯子/木头	锯子/面包	锯子/木头	
12	松鼠/树	松鼠/氢气球	松鼠/树	
13	剪刀/保险箱	剪刀/桌子	剪刀/桌子	
14	眼镜/耳朵	眼镜/眼睛	眼镜/眼睛	
15	锯子/锅	锯子/斧头	锯子/斧头	
16	兔子/兔窝	兔子/鸟笼	兔子/兔窝	
动物小计		/8	合计	/16
工具小计		/8		

表 I 真词复述评分表

序号	项目	转写错误反应	反应类别
练习	地 / 点		
1	蝴 / 蝶		
2	蚂 / 蟥		
3	咳 / 嗽		
4	撺 / 掇		
5	菊 / 花		
6	樟 / 木		
7	孵 / 化		
8	捧 / 场		
9	手 / 工		
10	白 / 水		
11	转 / 动		
12	风 / 干		
13	海 / 湾		
14	马 / 驹		
15	分 / 泌		
16	打 / 嗝		
合计			/ 16

表 H 假词复述评分表

序号	项目	转写错误反应	反应类别
练习	祛 / 候		
1	铁 / 日		
2	过 / 开		
3	合 / 眜		
4	清 / 朵		
5	啤 / 然		
6	倭 / 见		
7	沮 / 骈		
8	礁 / 氓		
合计			/ 8

表 X 《命名分量表》计分汇总表

语言认知能力		语音分析能力		词汇加工能力				语义加工能力					认知能力	
测验名称	计分项目	语音解码	声调解码	语音输入输出	听觉词汇理解	语音词汇产出	低频词	名词分类	生命度	名动比	语义关联	动词论元	视觉	短记
听觉辨识（表A）	相同	/8	/8											
	声调不同	/6	/6											
	声母不同	/4												
	韵母不同	/4												
声调理解（表B）	正确合计		/12	/12										
听觉词汇判断（表C）	假词小计				/8									
	真词小计				/8									
对证命名（表D）	动物小计					/8		/8	/8					
	果蔬小计					/8		/8	/8	/8				
	服装小计					/8		/8	/8	/8				
	工具小计					/8		/8	/8					
	身体小计					/8		/8	/8					
	颜色小计					/8		/8						
	低频小计					/8	/10							
	不及动小计					/6				/6		/6		
	及动小计					/10				/10		/10		
	听觉确认正确率													
听觉理解（表F）	动物小计				/5			/5	/5					
	果蔬小计				/5			/5	/5	/5				
	服装小计				/5			/5	/5	/5				
	工具小计				/5			/5	/5					
	身体小计				/5			/5	/5					
	颜色小计				/5			/5						
	低频小计				/5		/5							
	不及动小计				/5					/5		/5		
	及动小计				/10					/10		/10		
语义关联（表G）	动物小计										/8			
	工具小计										/8			
假词复述（表H）	合计			/8										/8
真词复述（表I）	合计			/16										/16

表 2　语言认知能力评估表

语言加工能力		原始得分	正确率	10%	20%	30%	40%	50%	60%	70%	80%	90%
语音分析能力	语音解码	/46	%									
	声调解码	/26	%									
	听觉输入到语音输出	/40	%									
词汇加工能力	听觉词汇理解	/70	%									
	语音词汇产出	/74	%									
	低频词提取	/15	%									
	名词范畴分类	/78	%									
	名词生命度	/52	%									
语义加工能力	名词动词范畴分离	/26：	/31									
	语义关联	/16	%									
	动词论元结构	/16	%									
认知能力	视觉感知物体能力		%									
	听觉短时记忆	/24	%									

附表 1　名词和动词命名错误类型说明

	目标名词: 拖把	目标动词: 游泳
错误类型: 词汇		
语义相关	扫帚	跳水
语义无关	鞋	洗
音近假词	挪怕	某空
音近真词（至少和测试词 50%相似）	捉拿	留用
假词（与测试词低于 50%的重合）	捅久	
词类转换	拖地	运动员
错误类型: 讲解		
语义关联，如描述性和情景化	它是用来打扫房间的	有个人在水里，玩得很开心
语法混乱或假词	它地扫（不成句子）	
无用语	我知道它。我喜欢它。家里我有一个	
错误类型: 其他		
视觉识别	我不知道这是什么。 它看起来像是裙子	我觉得，他正在向某人挥手
不知	被试坚持不知道这个词，过去也没有学过	
不可分类	其他反应（如没有反应或持续反应）	

附表 2 目标词正确和错误的替代词举例

序号	目标词	正确的替代词	错误的替代词
1	青蛙	蛤蟆、田鸡、田嘎、癞蛤蟆、蛤蛄	
2	骆驼		
3	大象	象	
4	熊	狗熊	
5	兔子	兔	
6	蛇	长虫	
7	老虎	虎、大虫	
8	松鼠		狐狸、袋鼠、老鼠
9	帽子	礼帽	
10	手套		
11	裤子		
12	鞋	皮鞋	
13	衬衫	上衣、衣服、衬衣	外套、棉袄
14	裙子	连衣裙、布拉吉	围裙
15	袜子		
16	腰带	皮带、裤（子）带	
17	下巴	下颌、下巴颏	头
18	膝盖	波棱盖、波凌盖	腿
19	耳朵	耳	
20	眉毛	眼眉	睫毛
21	舌头	舌	
22	脖子	脖颈、颈部、颈、脖颈（geng）子、颈椎	
23	牙齿	牙	
24	肩膀	膀子、肩、肩膀头子	
25	苹果	果儿	
26	玉米	棒子、苞米	
27	葡萄		
28	辣椒	尖椒、青椒	
29	西瓜	瓜	
30	白菜		油菜
31	梨		
32	花生		
33	手表	表	
34	眼镜	镜子	
35	筷子		
36	被子	被	行李
37	毛巾	手巾	
38	锅	蒸锅	饼铛

序号	目标词	正确的替代词	错误的替代词
39	钥匙		
40	桶	水桶	
41	红	红色	
42	绿	绿色	
43	黄	黄色	
44	粉红	粉色	
45	白	白色	
46	蓝	蓝色	
47	黑	黑色	
48	紫	紫色	
49	熨斗	（里）烙铁	
50	积木		
51	拖把	墩布、拖布	扫帚
52	古筝	琴、古琴、扬琴	电子琴
53	掸子	鸡毛掸子	
54	飞镖	镖、箭	
55	高跷		梯子
56	滑板	滑车	
57	窗花	剪纸	
58	浴缸	浴盆、澡盆、洗澡池、浴池	
59	摔	踓、跌倒、滑倒、倒、栽倒、掉	
60	睡觉	睡、睡眠、打呼噜	
61	醉	喝醉、喝多、喝高了、喝仙儿了、晃、晕、喝酒	歪、喝
62	洗澡	淋浴、冲凉	洗（有两种意思：一种是洗澡、洗漱的省略用法；一种是二价动词，洗衣服）
63	跪	罚跪	
64	游泳	游、浮水、洗澡	
65	剪	铰（方言）	
66	看望	探望、问候、拜访、慰问、安慰、看（病人）	送花、看医生
67	逮捕	抓、拘捕、戴手铐	难过
68	骑	骑车、过绿灯	去向
69	踢	踹、旭蹶子	
70	表扬	夸、夸赞、鼓励、表彰、奖励、说他棒	
71	奖励	奖、奖赏、给予、给他奖品	接受、开心、奖状、颁奖
72	喂	喂饭	吃饭
73	泼	洒	
74	询问	问、提问、咨询、打听	疑问

定价: 10.00 元

ISBN 978-7-5304-9105-8

9 787530 491058 >

中国失语症语言评估量表
（标准版）

命名分量表
评 分 表

高立群　〔美〕Cynthia K. Thompson　廖 敏　田 鸿◎著

姓名：＿＿＿＿＿＿＿＿＿＿＿＿＿＿＿＿＿＿＿＿＿＿＿＿＿＿＿＿＿＿

出生日期：＿＿＿＿＿＿＿＿＿＿＿　　性别：　男　　女

病因：＿＿＿＿＿＿＿＿＿＿＿　　发病日期：＿＿＿＿＿＿＿＿＿＿＿

施测者：＿＿＿＿＿＿＿＿＿＿＿　　检测日期：＿＿＿＿＿＿＿＿＿＿＿

起始时间：＿＿＿＿＿＿＿＿＿＿＿

结束时间：＿＿＿＿＿＿＿＿＿＿＿

北京科学技术出版社

病 历

姓名			性别	男 / 女	利手	左利手 / 右利手
民族			日常口语		母语方言	

施测时间	年 月 日		出生日期	年 月 日

教育程度	中学以下 / 中学 / 大学 / 大学以上	当前 / 此前职业	

是否熟练使用普通话	是 / 否	婚姻状况	单身 / 已婚 / 丧偶 / 离异

家庭住址	

手机 / 电话		电子邮箱	

临床诊断	脑梗死 脑出血 其他:			
偏瘫与否	是 / 否	偏瘫体侧	左侧 / 右侧 / 双侧	偏瘫严重程度	
发病日期	年 月 日	病变部位		

并发症	癫痫	颅脑损伤	心脏病	高血压	视觉缺陷
	抑郁	助听器	酗酒[*]	其他	

目前用药	

听力筛查	是 / 否	筛查日期		视力筛查	是 / 否	筛查日期	

故事叙述录音	是 / 否	录音保存地	

流利度类型	流畅性	非流畅性	失语症类型	

有无以下体内人工植入物（MRI安全）	有（心脏起搏器□、内支架□、血管夹□、人工瓣膜□、静脉滤器□、内固定器□、人工关节□、义齿□、不锈钢丝□、金属节育环□、其他铁磁性物质□）；无□

西方失语症成套测验（WAB）分数	自发言语	听理解	复述	命名	AQ 失语商

联系人		与患者关系		联系电话	

[*]本次发病前，平均每日饮酒量超过2瓶啤酒 /1 两白酒；或每周至少 1 次，每次饮酒量超过 5 瓶啤酒 /3 两白酒

施测者签名		资格证书号	
联系电话		电子邮箱	

目　录

表 A　听觉辨识评分表　1

表 B　声调理解评分表　1

表 C　听觉词汇判断评分表　1

表 D　对证命名评分表　2

表 E　对证命名错误分析表　5

表 F　听觉理解评分表　8

表 G　语义关联评分表　9

表 I　真词复述评分表　10

表 H　假词复述评分表　10

表 X　《命名分量表》计分汇总表　11

表 Z　语言认知能力评估表　12

附表 1　名词和动词命名错误类型说明　13

附表 2　目标词正确和错误的替代词举例　14

表 A 听觉辨识评分表

序号	项目	被试反应	标准答案	反应类别
练习1	xī / xǐ		−	
练习2	ké / ké		+	
练习3	zuì / tuì		−	
1	bó / bó		+	
2	kā / hā		−	
3	tóu / tòu		−	
4	cā / cā		+	
5	mēn / mén		−	
6	pí / dí		−	
7	hé / hú		−	
8	yóu / yóu		+	
9	duī / diū		−	
10	wāi / wài		−	
11	tiě / tiě		+	
12	niǎo / niǔ		−	
13	kuò / ruò		−	
14	gǔ / gǔ		+	
15	jiā / jiǎ		−	
16	zhuā / zhuā		+	
17	bò / bì		−	
18	jǔ / xǔ		−	
19	yuǎn / yuàn		−	
20	sì / sì		+	
21	shú / shǔ		−	
22	luè / luè		+	
正确反应小计	相同		/8	
	声调不同		/6	
	声母不同		/4	
	韵母不同		/4	
合计			/22	

表 B 声调理解评分表

序号	被试反应		标准答案	反应类别
练习1	狗	钩	钩	
练习2	米	蜜	米	
1	竹	猪	猪	
2	马	妈	马	
3	笔	鼻	鼻	
4	猫	帽	帽	
5	炉	鹿	炉	
6	鸭	牙	牙	
7	鼠	树	鼠	
8	花	画	花	
9	眼	烟	烟	
10	兔	土	兔	
11	河	鹤	鹤	
12	虎	湖	虎	
正确反应合计		/12		

表 C 听觉词汇判断评分表

序号	项目	被试反应	标准答案	反应类别
练习1	地/点		+	
练习2	祛/候		−	
1	铁/日		−	
2	蝴/蝶		+	
3	过/开		−	
4	蚂/蟥		+	
5	菊/花		+	
6	合/眯		−	
7	清/朵		−	
8	樟/木		+	
9	啤/然		−	
10	手/工		+	
11	白/水		+	
12	倭/见		−	
13	海/湾		+	
14	沮/骈		−	
15	礁/氓		−	
16	马/驹		+	
假词正确小计		/8		
真词正确小计		/8		
正确反应合计		/16		

表 D 对证命名评分表

序号	项目	反应内容	反应类别	听觉确认项目			听觉确认反应类别
练习1	刀			切	猫	刀	
1	青蛙			池塘	青蛙	惊讶	
2	骆驼			骆驼	萝卜	沙漠	
3	大象			家乡	蚂蚁	大象	
4	熊			桶	熊	笨	
5	兔子			胡子	狼	兔子	
6	蛇			绳子	沙	蛇	
7	老虎			老虎	来回	恐怖	
8	松鼠			从属	松鼠	狮子	
动物小计		/8		正确率 =	正确确认数（ ）/需确认数（ ）		
9	帽子			贸易	帽子	头顶	
10	手套			手套	外套	上头	
11	裤子			父子	上衣	裤子	
12	鞋			走路	星	鞋	
13	衬衫			大衣	衬衫	人参	
14	裙子			裙子	西装	君子	
15	袜子			袜子	袖子	鸭子	
16	腰带			绑	朝代	腰带	
服装小计		/8		正确率 =	正确确认数（ ）/需确认数（ ）		
17	下巴			指甲	加压	下巴	
18	膝盖			膝盖	手腕	衣袋	
19	耳朵			花朵	鼻子	耳朵	
20	眉毛			额头	眉毛	肥皂	
21	舌头			舌头	味道	渗透	
22	脖子			嘴唇	桌子	脖子	
23	牙齿			牙齿	咬	架子	
24	肩膀			胳膊	肩膀	连忙	
身体小计		/8		正确率 =	正确确认数（ ）/需确认数（ ）		
25	苹果			后果	饥饿	苹果	
26	玉米			聚集	玉米	小麦	
27	葡萄			无效	水果	葡萄	
28	辣椒			辣椒	发酵	萝卜	
29	西瓜			依法	西瓜	桃	
30	白菜			外在	萝卜	白菜	
31	梨			桃	梨	席	
32	花生			花生	发疯	大豆	
果蔬小计		/8		正确率 =	正确确认数（ ）/需确认数（ ）		

序号	项目	反应内容	反应类别	听觉确认项目			听觉确认反应类别
33	手表			钟头	吼叫	手表	
34	眼镜			前景	眼镜	镜头	
35	筷子			筷子	牌子	棍子	
36	被子			枕头	杯子	被子	
37	毛巾			瓶子	毛巾	脑筋	
38	锅			锅	炒	窝	
39	钥匙			架子	好似	钥匙	
40	桶			涌	桶	瓶子	
工具小计		/ 8		正确率 =	正确确认数（ ）/ 需确认数（ ）		
41	红			重	红	白	
42	绿			灰	具	绿	
43	黄			黄	王	黑	
44	粉红			蔚蓝	门洞	粉红	
45	白			红	白	台	
46	蓝			蓝	弹	紫	
47	黑			白	黑	飞	
48	紫			紫	蓝	止	
颜色小计		/ 8		正确率 =	正确确认数（ ）/ 需确认数（ ）		
49	熨斗			干洗	群殴	熨斗	
50	积木			祈福	积木	陀螺	
51	拖把			拖把	婆妈	洒扫	
52	古筝			武圣	古筝	弹拨	
53	掸子			拂尘	甘孜	掸子	
54	飞镖			北漂	飞镖	弩箭	
55	高跷			高跷	旱船	浩渺	
56	滑板			挂毯	滑板	溜冰	
57	窗花			春联	光华	窗花	
58	浴缸			浴缸	铝厂	泡澡	
低频名词小计		/ 10		正确率 =	正确确认数（ ）/ 需确认数（ ）		

序号	项目	反应内容	反应类别	听觉确认项目			听觉确认反应类别
练习2	推			举	吹	推	
59	摔			摔	税	滑	
60	睡觉			清醒	数据	睡觉	
61	醉			浸	醉	脆	
62	洗澡			洗澡	起草	清洁	
63	跪			卧	跪	挥	
64	游泳			沟通	体操	游泳	
不及物动词小计		/6		正确率＝ 正确确认数（ ）/需确认数（ ）			
65	剪			粘	叠	剪	
66	看望			赶忙	看望	礼物	
67	逮捕			地板	罪犯	逮捕	
68	骑			骑	轮	秋	
69	踢			扔	踢	兔	
70	表扬			表扬	祝贺	消亡	
71	奖励			剧烈	惩罚	奖励	
72	喂			喂	费	菜	
73	泼			撒	泼	趴	
74	询问			询问	信任	答案	
及物动词小计		/10		正确率＝ 正确确认数（ ）/需确认数（ ）			

表 E 对证命名错误分析表

序号	项目	词汇						讲解			其他			合计
		语义相关	语义无关	音近假词	音近真词	假词	词类转换	语义关联	语法混乱/假词	无用语	视觉识别	不知	不可分类	
练习1	刀													
1	青蛙													
2	骆驼													
3	大象													
4	熊													
5	兔子													
6	蛇													
7	老虎													
8	松鼠													
动物小计														
9	帽子													
10	手套													
11	裤子													
12	鞋													
13	衬衫													
14	裙子													
15	袜子													
16	腰带													
服装小计														
17	下巴													
18	膝盖													
19	耳朵													
20	眉毛													
21	舌头													
22	脖子													
23	牙齿													
24	肩膀													
身体小计														
25	苹果													
26	玉米													
27	葡萄													
28	辣椒													
29	西瓜													
30	白菜													
31	梨													
32	花生													
果蔬小计														
总计														

序号	项目	词汇						讲解			其他			合计
		语义相关	语义无关	音近假词	音近真词	假词	词类转换	语义关联	语法混乱/假词	无用语	视觉识别	不知	不可分类	
33	手表													
34	眼镜													
35	筷子													
36	被子													
37	毛巾													
38	锅													
39	钥匙													
40	桶													
	工具小计													
41	红													
42	绿													
43	黄													
44	粉红													
45	白													
46	蓝													
47	黑													
48	紫													
	颜色小计													
49	熨斗													
50	积木													
51	拖把													
52	古筝													
53	掸子													
54	飞镖													
55	高跷													
56	滑板													
57	窗花													
58	浴缸													
	低频名词小计													
	总计													

序号	项目	词汇						讲解			其他			合计
		语义相关	语义无关	音近假词	音近真词	假词	词类转换	语义关联	语法混乱/假词	无用语	视觉识别	不知	不可分类	
练习2	推													
59	摔													
60	睡觉													
61	醉													
62	洗澡													
63	跪													
64	游泳													
不及物动词小计														
65	剪													
66	看望													
67	逮捕													
68	骑													
69	踢													
70	表扬													
71	奖励													
72	喂													
73	泼													
74	询问													
及物动词小计														
总计														

表 F　听觉理解评分表

序号	项目	反应类别
练习 1	老鼠	
1	兔子	
2	蛇	
3	青蛙	
4	大象	
5	骆驼	
动物小计		/ 5
6	鞋	
7	裙子	
8	裤子	
9	袜子	
10	帽子	
服装小计		/ 5
11	下巴	
12	肩膀	
13	舌头	
14	耳朵	
15	眉毛	
身体小计		/ 5
16	葡萄	
17	玉米	
18	西瓜	
19	梨	
20	白菜	
果蔬小计		/ 5
21	锅	
22	钥匙	
23	桶	
24	眼镜	
25	筷子	
工具小计		/ 5

序号	项目	反应类别
26	红色	
27	黄色	
28	蓝色	
29	绿色	
30	黑色	
颜色小计		/ 5
31	高跷	
32	滑板	
33	熨斗	
34	窗花	
35	浴缸	
低频名词小计		/ 5
练习 2	坐	
36	睡觉	
37	跪	
38	洗澡	
39	醉	
40	游泳	
不及物动词小计		/ 5
41	剪	
42	看望	
43	逮捕	
44	踢	
45	表扬	
46	骑	
47	喂	
48	奖励	
49	泼	
50	询问	
及物动词小计		/ 10

表 G 语义关联评分表

序号	项目		标准答案	反应类别
练习1	毛衣/毯子	毛衣/枕头	毛衣/毯子	
练习2	毛衣/柜子	毛衣/书架	毛衣/柜子	
练习3	毛衣/磁铁	毛衣/裙子	毛衣/裙子	
1	骆驼/书桌	骆驼/三轮车	骆驼/三轮车	
2	兔子/萝卜	兔子/肉	兔子/萝卜	
3	老鼠/钉子	老鼠/花生	老鼠/花生	
4	碗/锅	碗/铅笔	碗/锅	
5	松鼠/鸡蛋	松鼠/核桃	松鼠/核桃	
6	骆驼/金字塔	骆驼/东方明珠塔	骆驼/金字塔	
7	剪刀/纸	剪刀/木头	剪刀/纸	
8	碗/水槽	碗/床	碗/水槽	
9	眼镜/铅笔盒	眼镜/眼镜盒	眼镜/眼镜盒	
10	老鼠/垃圾箱	老鼠/鸟笼	老鼠/垃圾箱	
11	锯子/木头	锯子/面包	锯子/木头	
12	松鼠/树	松鼠/氢气球	松鼠/树	
13	剪刀/保险箱	剪刀/桌子	剪刀/桌子	
14	眼镜/耳朵	眼镜/眼睛	眼镜/眼睛	
15	锯子/锅	锯子/斧头	锯子/斧头	
16	兔子/兔窝	兔子/鸟笼	兔子/兔窝	
动物小计		/8	合计	/16
工具小计		/8		

表 I 真词复述评分表

序号	项目	转写错误反应	反应类别
练习	地 / 点		
1	蝴 / 蝶		
2	蚂 / 蟥		
3	咳 / 嗽		
4	撺 / 掇		
5	菊 / 花		
6	樟 / 木		
7	孵 / 化		
8	捧 / 场		
9	手 / 工		
10	白 / 水		
11	转 / 动		
12	风 / 干		
13	海 / 湾		
14	马 / 驹		
15	分 / 泌		
16	打 / 嗝		
合计			/ 16

表 H 假词复述评分表

序号	项目	转写错误反应	反应类别
练习	祛 / 候		
1	铁 / 日		
2	过 / 开		
3	合 / 睬		
4	清 / 朵		
5	啤 / 然		
6	倭 / 见		
7	沮 / 骈		
8	礁 / 氓		
合计			/ 8

表 X 《命名分量表》计分汇总表

测验名称	计分项目	语音解码	声调解码	语音输入输出	听觉词汇理解	语音词汇产出	低频词	名词分类	生命度	名动比	语义关联	动词论元	视觉	短记
听觉辨识（表A）	相同	/8	/8											
	声调不同	/6	/6											
	声母不同	/4												
	韵母不同	/4												
声调理解（表B）	正确合计	/12	/12		/12									
听觉词汇判断（表C）	假词小计	/8		/8										
	真词小计	/8		/8	/8									
对证命名（表D）	动物小计					/8		/8	/8	/8				
	果蔬小计					/8		/8	/8	/8				
	服装小计					/8		/8	/8					
	工具小计					/8		/8	/8					
	身体小计					/8		/8						
	颜色小计					/8		/8	/8					
	低频小计					/10	/10							
	不及小计					/6				/6		/6		
	反动小计					/10				/10		/10		
	听觉确认正确率													
听觉理解（表F）	动物小计				/5			/5	/5	/5				
	果蔬小计				/5			/5	/5	/5				
	服装小计				/5			/5	/5					
	工具小计				/5			/5	/5					
	身体小计				/5			/5						
	颜色小计				/5		/5	/5						
	低频小计				/5					/5				
	反动小计				/10					/10		/10		
语义关联（表G）	动物小计										/8			
	工具小计										/8			
假词复述（表H）	合计	/8		/8										/8
真词复述（表I）	合计	/16		/16										/16

语言认知能力 — 语音分析能力 · 词汇加工能力 · 语义加工能力 · 认知能力（视觉／短记）

表 2　语言认知能力评估表

语言加工能力		原始得分	正确率	10%	20%	30%	40%	50%	60%	70%	80%	90%
语音分析能力	语音解码	/46	%									
	声调解码	/26	%									
	听觉输入到语音输出	/40	%									
词汇加工能力	听觉词汇理解	/70	%									
	语音词词汇产出	/74	%									
	低频词提取	/15	%									
	名词范畴分类	/78	%									
	名词生命度	/52	%									
语义加工能力	名词动词范畴晦分离	/26 :	/31									
	语义关联	/16	%									
	动词论元结构	/16	%									
认知能力	视觉感知物体能力		%									
	听觉短时记忆	/24	%									

附表 1 名词和动词命名错误类型说明

	目标名词：拖把	目标动词：游泳
错误类型：词汇		
语义相关	扫帚	跳水
语义无关	鞋	洗
音近假词	挪怕	某空
音近真词（至少和测试词50%相似）	捉拿	留用
假词（与测试词低于50%的重合）	捅久	
词类转换	拖地	运动员
错误类型：讲解		
语义关联，如描述性和情景化	它是用来打扫房间的	有个人在水里，玩得很开心
语法混乱或假词	它地扫（不成句子）	
无用语	我知道它。我喜欢它。家里我有一个	
错误类型：其他		
视觉识别	我不知道这是什么。它看起来像是裙子	我觉得，他正在向某人挥手
不知	被试坚持不知道这个词，过去也没有学过	
不可分类	其他反应（如没有反应或持续反应）	

附表 2 目标词正确和错误的替代词举例

序号	目标词	正确的替代词	错误的替代词
1	青蛙	蛤蟆、田鸡、田嘎、癞蛤蟆、蛤蛄	
2	骆驼		
3	大象	象	
4	熊	狗熊	
5	兔子	兔	
6	蛇	长虫	
7	老虎	虎、大虫	
8	松鼠		狐狸、袋鼠、老鼠
9	帽子	礼帽	
10	手套		
11	裤子		
12	鞋	皮鞋	
13	衬衫	上衣、衣服、衬衣	外套、棉袄
14	裙子	连衣裙、布拉吉	围裙
15	袜子		
16	腰带	皮带、裤（子）带	
17	下巴	下颌、下巴颏	头
18	膝盖	波棱盖、波凌盖	腿
19	耳朵	耳	
20	眉毛	眼眉	睫毛
21	舌头	舌	
22	脖子	脖颈、颈部、颈、脖颈（geng）子、颈椎	
23	牙齿	牙	
24	肩膀	膀子、肩、肩膀头子	
25	苹果	果儿	
26	玉米	棒子、苞米	
27	葡萄		
28	辣椒	尖椒、青椒	
29	西瓜	瓜	
30	白菜		油菜
31	梨		
32	花生		
33	手表	表	
34	眼镜	镜子	
35	筷子		
36	被子	被	行李
37	毛巾	手巾	
38	锅	蒸锅	饼铛

序号	目标词	正确的替代词	错误的替代词
39	钥匙		
40	桶	水桶	
41	红	红色	
42	绿	绿色	
43	黄	黄色	
44	粉红	粉色	
45	白	白色	
46	蓝	蓝色	
47	黑	黑色	
48	紫	紫色	
49	熨斗	（里）烙铁	
50	积木		
51	拖把	墩布、拖布	扫帚
52	古筝	琴、古琴、扬琴	电子琴
53	掸子	鸡毛掸子	
54	飞镖	镖、箭	
55	高跷		梯子
56	滑板	滑车	
57	窗花	剪纸	
58	浴缸	浴盆、澡盆、洗澡池、浴池	
59	摔	跩、跌倒、滑倒、倒、栽倒、掉	
60	睡觉	睡、睡眠、打呼噜	
61	醉	喝醉、喝多、喝高了、喝仙儿了、晃、晕、喝酒	歪、喝
62	洗澡	淋浴、冲凉	洗（有两种意思：一种是洗澡、洗漱的省略用法；一种是二价动词，洗衣服）
63	跪	罚跪	
64	游泳	游、浮水、洗澡	
65	剪	铰（方言）	
66	看望	探望、问候、拜访、慰问、安慰、看（病人）	送花、看医生
67	逮捕	抓、拘捕、戴手铐	难过
68	骑	骑车、过绿灯	去向
69	踢	踹、尥蹶子	
70	表扬	夸、夸赞、鼓励、表彰、奖励、说他棒	
71	奖励	奖、奖赏、给予、给他奖品	接受、开心、奖状、颁奖
72	喂	喂饭	吃饭
73	泼	洒	
74	询问	问、提问、咨询、打听	疑问

ISBN 978-7-5304-9105-8

定价: 10.00 元

中国失语症语言评估量表
（标准版）

命名分量表
评 分 表

高立群 〔美〕Cynthia K. Thompson 廖敏 田 鸿◎著

姓名:＿＿＿＿＿＿＿＿＿＿＿＿＿＿＿＿＿＿＿＿＿＿＿＿＿＿＿＿＿＿＿

出生日期:＿＿＿＿＿＿＿＿＿＿＿＿ 性别: 男 女

病因:＿＿＿＿＿＿＿＿＿＿＿＿ 发病日期:＿＿＿＿＿＿＿＿＿＿＿＿

施测者:＿＿＿＿＿＿＿＿＿＿＿＿ 检测日期:＿＿＿＿＿＿＿＿＿＿＿＿

起始时间:＿＿＿＿＿＿＿＿＿＿＿＿

结束时间:＿＿＿＿＿＿＿＿＿＿＿＿

北京科学技术出版社

病　历

姓名			性别	男 / 女	利手		左利手 / 右利手
民族			日常口语			母语方言	

施测时间	年　月　日		出生日期	年　月　日

教育程度	中学以下 / 中学 / 大学 / 大学以上	当前 / 此前职业	

是否熟练使用普通话	是 / 否	婚姻状况	单身 / 已婚 / 丧偶 / 离异

家庭住址	

手机 / 电话		电子邮箱	

临床诊断	脑梗死　脑出血　其他：			
偏瘫与否	是 / 否	偏瘫体侧	左侧 / 右侧 / 双侧	偏瘫严重程度	
发病日期	年　月　日	病变部位		

并发症	癫痫	颅脑损伤	心脏病	高血压	视觉缺陷
	抑郁	助听器	酗酒*	其他	

目前用药	

听力筛查	是 / 否	筛查日期		视力筛查	是 / 否	筛查日期	
故事叙述录音	是 / 否			录音保存地			
流利度类型	流畅性	非流畅性		失语症类型			

有无以下体内人工植入物（MRI安全）	有（心脏起搏器□、内支架□、血管夹□、人工瓣膜□、静脉滤器□、内固定器□、人工关节□、义齿□、不锈钢丝□、金属节育环□、其他铁磁性物质□）；无□

西方失语症成套测验（WAB）分数	自发言语	听理解	复述	命名	AQ 失语商

联系人		与患者关系		联系电话	

*本次发病前，平均每日饮酒量超过 2 瓶啤酒 /1 两白酒；或每周至少 1 次，每次饮酒量超过 5 瓶啤酒 /3 两白酒

施测者签名		资格证书号	
联系电话		电子邮箱	

目　录

表 A　听觉辨识评分表　1

表 B　声调理解评分表　1

表 C　听觉词汇判断评分表　1

表 D　对证命名评分表　2

表 E　对证命名错误分析表　5

表 F　听觉理解评分表　8

表 G　语义关联评分表　9

表 I　真词复述评分表　10

表 H　假词复述评分表　10

表 X　《命名分量表》计分汇总表　11

表 Z　语言认知能力评估表　12

附表 1　名词和动词命名错误类型说明　13

附表 2　目标词正确和错误的替代词举例　14

表 A　听觉辨识评分表

序号	项目	被试反应	标准答案	反应类别
练习 1	xī / xǐ		一	
练习 2	ké / ké		＋	
练习 3	zuì / tuì		一	
1	bó / bó		＋	
2	kā / hā		一	
3	tóu / tòu		一	
4	cā / cā		＋	
5	mēn / mén		一	
6	pí / dí		一	
7	hé / hú		一	
8	yóu / yóu		＋	
9	duī / diū		一	
10	wāi / wài		一	
11	tiě / tiě		＋	
12	niǎo / niǔ		一	
13	kuò / ruò		一	
14	gǔ / gǔ		＋	
15	jiā / jiǎ		一	
16	zhuā / zhuā		＋	
17	bò / bì		一	
18	jǔ / xǔ		一	
19	yuǎn / yuàn		一	
20	sì / sì		＋	
21	shú / shǔ		一	
22	luè / luè		＋	
正确反应小计	相同		/ 8	
	声调不同		/ 6	
	声母不同		/ 4	
	韵母不同		/ 4	
合计			/ 22	

表 B　声调理解评分表

序号	被试反应		标准答案	反应类别
练习 1	狗	钩	钩	
练习 2	米	蜜	米	
1	竹	猪	猪	
2	马	妈	马	
3	笔	鼻	鼻	
4	猫	帽	帽	
5	炉	鹿	炉	
6	鸭	牙	牙	
7	鼠	树	鼠	
8	花	画	花	
9	眼	烟	烟	
10	兔	土	兔	
11	河	鹤	鹤	
12	虎	湖	虎	
正确反应合计			/ 12	

表 C　听觉词汇判断评分表

序号	项目	被试反应	标准答案	反应类别
练习 1	地 / 点		＋	
练习 2	祛 / 候		一	
1	铁 / 日		一	
2	蝴 / 蝶		＋	
3	过 / 开		一	
4	蚂 / 蟥		＋	
5	菊 / 花		＋	
6	合 / 眯		一	
7	清 / 朵		一	
8	樟 / 木		＋	
9	啤 / 然		一	
10	手 / 工		＋	
11	白 / 水		＋	
12	倭 / 见		一	
13	海 / 湾		＋	
14	沮 / 骈		一	
15	礁 / 氓		一	
16	马 / 驹		＋	
假词正确小计			/ 8	
真词正确小计			/ 8	
正确反应合计			/ 16	

表 D 对证命名评分表

序号	项目	反应内容	反应类别	听觉确认项目			听觉确认反应类别
练习1	刀			切	猫	刀	
1	青蛙			池塘	青蛙	惊讶	
2	骆驼			骆驼	萝卜	沙漠	
3	大象			家乡	蚂蚁	大象	
4	熊			桶	熊	笨	
5	兔子			胡子	狼	兔子	
6	蛇			绳子	沙	蛇	
7	老虎			老虎	来回	恐怖	
8	松鼠			从属	松鼠	狮子	
动物小计		/8		正确率 =	正确确认数（ ）/需确认数（ ）		
9	帽子			贸易	帽子	头顶	
10	手套			手套	外套	上头	
11	裤子			父子	上衣	裤子	
12	鞋			走路	星	鞋	
13	衬衫			大衣	衬衫	人参	
14	裙子			裙子	西装	君子	
15	袜子			袜子	袖子	鸭子	
16	腰带			绑	朝代	腰带	
服装小计		/8		正确率 =	正确确认数（ ）/需确认数（ ）		
17	下巴			指甲	加压	下巴	
18	膝盖			膝盖	手腕	衣袋	
19	耳朵			花朵	鼻子	耳朵	
20	眉毛			额头	眉毛	肥皂	
21	舌头			舌头	味道	渗透	
22	脖子			嘴唇	桌子	脖子	
23	牙齿			牙齿	咬	架子	
24	肩膀			胳膊	肩膀	连忙	
身体小计		/8		正确率 =	正确确认数（ ）/需确认数（ ）		
25	苹果			后果	饥饿	苹果	
26	玉米			聚集	玉米	小麦	
27	葡萄			无效	水果	葡萄	
28	辣椒			辣椒	发酵	萝卜	
29	西瓜			依法	西瓜	桃	
30	白菜			外在	萝卜	白菜	
31	梨			桃	梨	席	
32	花生			花生	发疯	大豆	
果蔬小计		/8		正确率 =	正确确认数（ ）/需确认数（ ）		

序号	项目	反应内容	反应类别	听觉确认项目			听觉确认反应类别
33	手表			钟头	吼叫	手表	
34	眼镜			前景	眼镜	镜头	
35	筷子			筷子	牌子	棍子	
36	被子			枕头	杯子	被子	
37	毛巾			瓶子	毛巾	脑筋	
38	锅			锅	炒	窝	
39	钥匙			架子	好似	钥匙	
40	桶			涌	桶	瓶子	
工具小计		/ 8		正确率 = 正确确认数（ ）/ 需确认数（ ）			
41	红			重	红	白	
42	绿			灰	具	绿	
43	黄			黄	王	黑	
44	粉红			蔚蓝	门洞	粉红	
45	白			红	白	台	
46	蓝			蓝	弹	紫	
47	黑			白	黑	飞	
48	紫			紫	蓝	止	
颜色小计		/ 8		正确率 = 正确确认数（ ）/ 需确认数（ ）			
49	熨斗			干洗	群殴	熨斗	
50	积木			祈福	积木	陀螺	
51	拖把			拖把	婆妈	洒扫	
52	古筝			武圣	古筝	弹拨	
53	掸子			拂尘	甘孜	掸子	
54	飞镖			北漂	飞镖	弩箭	
55	高跷			高跷	旱船	浩渺	
56	滑板			挂毯	滑板	溜冰	
57	窗花			春联	光华	窗花	
58	浴缸			浴缸	铝厂	泡澡	
低频名词小计		/ 10		正确率 = 正确确认数（ ）/ 需确认数（ ）			

序号	项目	反应内容	反应类别	听觉确认项目			听觉确认反应类别
练习2	推			举	吹	推	
59	摔			摔	税	滑	
60	睡觉			清醒	数据	睡觉	
61	醉			浸	醉	脆	
62	洗澡			洗澡	起草	清洁	
63	跪			卧	跪	挥	
64	游泳			沟通	体操	游泳	
不及物动词小计		/6		正确率 = 正确确认数（ ）/需确认数（ ）			
65	剪			粘	叠	剪	
66	看望			赶忙	看望	礼物	
67	逮捕			地板	罪犯	逮捕	
68	骑			骑	轮	秋	
69	踢			扔	踢	兔	
70	表扬			表扬	祝贺	消亡	
71	奖励			剧烈	惩罚	奖励	
72	喂			喂	费	菜	
73	泼			撇	泼	趴	
74	询问			询问	信任	答案	
及物动词小计		/10		正确率 = 正确确认数（ ）/需确认数（ ）			

表 E 对证命名错误分析表

序号	项目	词汇						讲解			其他			合计
		语义相关	语义无关	音近假词	音近真词	假词	词类转换	语义关联	语法混乱/假词	无用语	视觉识别	不知	不可分类	
练习1	刀													
1	青蛙													
2	骆驼													
3	大象													
4	熊													
5	兔子													
6	蛇													
7	老虎													
8	松鼠													
动物小计														
9	帽子													
10	手套													
11	裤子													
12	鞋													
13	衬衫													
14	裙子													
15	袜子													
16	腰带													
服装小计														
17	下巴													
18	膝盖													
19	耳朵													
20	眉毛													
21	舌头													
22	脖子													
23	牙齿													
24	肩膀													
身体小计														
25	苹果													
26	玉米													
27	葡萄													
28	辣椒													
29	西瓜													
30	白菜													
31	梨													
32	花生													
果蔬小计														
总计														

序号	项目	词汇						讲解			其他			合计
		语义相关	语义无关	音近假词	音近真词	假词	词类转换	语义关联	语法混乱/假词	无用语	视觉识别	不知	不可分类	
33	手表													
34	眼镜													
35	筷子													
36	被子													
37	毛巾													
38	锅													
39	钥匙													
40	桶													
工具小计														
41	红													
42	绿													
43	黄													
44	粉红													
45	白													
46	蓝													
47	黑													
48	紫													
颜色小计														
49	熨斗													
50	积木													
51	拖把													
52	古筝													
53	掸子													
54	飞镖													
55	高跷													
56	滑板													
57	窗花													
58	浴缸													
低频名词小计														
总计														

序号	项目	词汇						讲解			其他			合计
		语义相关	语义无关	音近假词	音近真词	假词	词类转换	语义关联	语法混乱/假词	无用语	视觉识别	不知	不可分类	
练习2	推													
59	摔													
60	睡觉													
61	醉													
62	洗澡													
63	跪													
64	游泳													
不及物动词小计														
65	剪													
66	看望													
67	逮捕													
68	骑													
69	踢													
70	表扬													
71	奖励													
72	喂													
73	泼													
74	询问													
及物动词小计														
总计														

表 F 听觉理解评分表

序号	项目	反应类别
练习 1	老鼠	
1	兔子	
2	蛇	
3	青蛙	
4	大象	
5	骆驼	
动物小计		/ 5
6	鞋	
7	裙子	
8	裤子	
9	袜子	
10	帽子	
服装小计		/ 5
11	下巴	
12	肩膀	
13	舌头	
14	耳朵	
15	眉毛	
身体小计		/ 5
16	葡萄	
17	玉米	
18	西瓜	
19	梨	
20	白菜	
果蔬小计		/ 5
21	锅	
22	钥匙	
23	桶	
24	眼镜	
25	筷子	
工具小计		/ 5

序号	项目	反应类别
26	红色	
27	黄色	
28	蓝色	
29	绿色	
30	黑色	
颜色小计		/ 5
31	高跷	
32	滑板	
33	熨斗	
34	窗花	
35	浴缸	
低频名词小计		/ 5
练习 2	坐	
36	睡觉	
37	跪	
38	洗澡	
39	醉	
40	游泳	
不及物动词小计		/ 5
41	剪	
42	看望	
43	逮捕	
44	踢	
45	表扬	
46	骑	
47	喂	
48	奖励	
49	泼	
50	询问	
及物动词小计		/ 10

表 G 语义关联评分表

序号	项目		标准答案	反应类别
练习1	毛衣/毯子	毛衣/枕头	毛衣/毯子	
练习2	毛衣/柜子	毛衣/书架	毛衣/柜子	
练习3	毛衣/磁铁	毛衣/裙子	毛衣/裙子	
1	骆驼/书桌	骆驼/三轮车	骆驼/三轮车	
2	兔子/萝卜	兔子/肉	兔子/萝卜	
3	老鼠/钉子	老鼠/花生	老鼠/花生	
4	碗/锅	碗/铅笔	碗/锅	
5	松鼠/鸡蛋	松鼠/核桃	松鼠/核桃	
6	骆驼/金字塔	骆驼/东方明珠塔	骆驼/金字塔	
7	剪刀/纸	剪刀/木头	剪刀/纸	
8	碗/水槽	碗/床	碗/水槽	
9	眼镜/铅笔盒	眼镜/眼镜盒	眼镜/眼镜盒	
10	老鼠/垃圾箱	老鼠/鸟笼	老鼠/垃圾箱	
11	锯子/木头	锯子/面包	锯子/木头	
12	松鼠/树	松鼠/氢气球	松鼠/树	
13	剪刀/保险箱	剪刀/桌子	剪刀/桌子	
14	眼镜/耳朵	眼镜/眼睛	眼镜/眼睛	
15	锯子/锅	锯子/斧头	锯子/斧头	
16	兔子/兔窝	兔子/鸟笼	兔子/兔窝	
动物小计		/8	合计	/16
工具小计		/8		

表 I   真词复述评分表

序号	项目	转写错误反应	反应类别
练习	地 / 点		
1	蝴 / 蝶		
2	蚂 / 蟥		
3	咳 / 嗽		
4	撺 / 掇		
5	菊 / 花		
6	樟 / 木		
7	孵 / 化		
8	捧 / 场		
9	手 / 工		
10	白 / 水		
11	转 / 动		
12	风 / 干		
13	海 / 湾		
14	马 / 驹		
15	分 / 泌		
16	打 / 嗝		
合计			/ 16

表 H   假词复述评分表

序号	项目	转写错误反应	反应类别
练习	祛 / 候		
1	铁 / 日		
2	过 / 开		
3	合 / 眯		
4	清 / 朵		
5	啤 / 然		
6	倭 / 见		
7	沮 / 骈		
8	礁 / 氓		
合计			/ 8

表 X 《命名分量表》计分汇总表

语言认知能力		语音分析能力		语音输入输出	词汇加工能力						语义加工能力		认知能力	
测验名称	计分项目	语音解码	声调解码	语音输入输出	听觉词汇理解	语音词汇产出	低频词	名词分类	生命度	名动比	语义关联	动词论元	视觉	短记
听觉辨识（表 A）	相同	/8												
	声调不同	/6	/8											
	声母不同	/4												
	韵母不同	/4												
声调理解（表 B）	正确合计	/12	/12											
听觉词汇判断（表 C）	假词小计	/8	/8	/8	/8									
	真词小计	/8	/8	/8	/8									
对证命名（表 D）	动物小计					/8		/8	/8					
	果蔬小计					/8		/8	/8	/8				
	服装小计					/8		/8	/8	/8				
	工具小计					/8		/8	/8					
	身体小计					/8		/8	/8					
	颜色小计					/8		/8	/8					
	低频小计					/8	/10							
	不及小计					/6	/10			/6		/6		
	及动小计					/10				/10		/10		
	听觉确认正确率													
听觉理解（表 F）	动物小计				/5			/5	/5					
	果蔬小计				/5			/5	/5	/5				
	服装小计				/5			/5	/5	/5				
	工具小计				/5			/5	/5					
	身体小计				/5			/5	/5					
	颜色小计				/5		/5	/5						
	低频小计				/5									
	不及小计				/5					/5		/5		
	及动小计				/10					/10		/10		
语义关联（表 G）	动物小计										/8			
	工具小计										/8			
假词复述（表 H）	合计	/8		/8										/8
真词复述（表 I）	合计	/16		/16										/16

· 11 ·

表 2　语言认知能力评估表

语言加工能力		原始得分	正确率	10%	20%	30%	40%	50%	60%	70%	80%	90%
语音分析能力	语音解码	/46	%									
	声调解码	/26	%									
	听觉输入到语音输出	/40	%									
词汇加工能力	听觉词汇理解	/70	%									
	语音词汇产出	/74	%									
	低频词提取	/15	%									
语义加工能力	名词范畴分类	/78	%									
	名词生命度	/52	%									
	名词动词范畴分离	/26：/31	%									
	语义关联	/16	%									
	动词论元结构	/16	%									
认知能力	视觉感知物体能力		%									
	听觉短时记忆	/24	%									

· 12 ·

附表 1　名词和动词命名错误类型说明

	目标名词：拖把	目标动词：游泳
错误类型：词汇		
语义相关	扫帚	跳水
语义无关	鞋	洗
音近假词	挪怕	某空
音近真词（至少和测试词 50% 相似）	捉拿	留用
假词（与测试词低于 50% 的重合）	捅久	
词类转换	拖地	运动员
错误类型：讲解		
语义关联，如描述性和情景化	它是用来打扫房间的	有个人在水里，玩得很开心
语法混乱或假词	它地扫（不成句子）	
无用语	我知道它。我喜欢它。家里我有一个	
错误类型：其他		
视觉识别	我不知道这是什么。它看起来像是裙子	我觉得，他正在向某人挥手
不知	被试坚持不知道这个词，过去也没有学过	
不可分类	其他反应（如没有反应或持续反应）	

附表 2　目标词正确和错误的替代词举例

序号	目标词	正确的替代词	错误的替代词
1	青蛙	蛤蟆、田鸡、田嘎、癞蛤蟆、蛤蛄	
2	骆驼		
3	大象	象	
4	熊	狗熊	
5	兔子	兔	
6	蛇	长虫	
7	老虎	虎、大虫	
8	松鼠		狐狸、袋鼠、老鼠
9	帽子	礼帽	
10	手套		
11	裤子		
12	鞋	皮鞋	
13	衬衫	上衣、衣服、衬衣	外套、棉袄
14	裙子	连衣裙、布拉吉	围裙
15	袜子		
16	腰带	皮带、裤（子）带	
17	下巴	下颌、下巴颏	头
18	膝盖	波棱盖、波凌盖	腿
19	耳朵	耳	
20	眉毛	眼眉	睫毛
21	舌头	舌	
22	脖子	脖颈、颈部、颈、脖颈（geng）子、颈椎	
23	牙齿	牙	
24	肩膀	膀子、肩、肩膀头子	
25	苹果	果儿	
26	玉米	棒子、苞米	
27	葡萄		
28	辣椒	尖椒、青椒	
29	西瓜	瓜	
30	白菜		油菜
31	梨		
32	花生		
33	手表	表	
34	眼镜	镜子	
35	筷子		
36	被子	被	行李
37	毛巾	手巾	
38	锅	蒸锅	饼铛

序号	目标词	正确的替代词	错误的替代词
39	钥匙		
40	桶	水桶	
41	红	红色	
42	绿	绿色	
43	黄	黄色	
44	粉红	粉色	
45	白	白色	
46	蓝	蓝色	
47	黑	黑色	
48	紫	紫色	
49	熨斗	（里）烙铁	
50	积木		
51	拖把	墩布、拖布	扫帚
52	古筝	琴、古琴、扬琴	电子琴
53	掸子	鸡毛掸子	
54	飞镖	镖、箭	
55	高跷		梯子
56	滑板	滑车	
57	窗花	剪纸	
58	浴缸	浴盆、澡盆、洗澡池、浴池	
59	摔	跐、跌倒、滑倒、倒、栽倒、掉	
60	睡觉	睡、睡眠、打呼噜	
61	醉	喝醉、喝多、喝高了、喝仙儿了、晃、晕、喝酒	歪、喝
62	洗澡	淋浴、冲凉	洗（有两种意思：一种是洗澡、洗漱的省略用法；一种是二价动词，洗衣服）
63	跪	罚跪	
64	游泳	游、浮水、洗澡	
65	剪	铰（方言）	
66	看望	探望、问候、拜访、慰问、安慰、看（病人）	送花、看医生
67	逮捕	抓、拘捕、戴手铐	难过
68	骑	骑车、过绿灯	去向
69	踢	踹、尥蹶子	
70	表扬	夸、夸赞、鼓励、表彰、奖励、说他棒	
71	奖励	奖、奖赏、给予、给他奖品	接受、开心、奖状、颁奖
72	喂	喂饭	吃饭
73	泼	洒	
74	询问	问、提问、咨询、打听	疑问

ISBN 978-7-5304-9105-8

定价: 10.00 元

中国失语症语言评估量表
（标准版）

命名分量表
评 分 表

高立群　〔美〕Cynthia K. Thompson　廖敏　田鸿◎著

姓名:＿＿＿＿＿＿＿＿＿＿＿＿＿＿＿＿＿＿＿＿＿＿＿＿＿＿

出生日期:＿＿＿＿＿＿＿＿＿＿　　性别:　男　女

病因:＿＿＿＿＿＿＿＿＿＿＿＿　　发病日期:＿＿＿＿＿＿＿＿＿

施测者:＿＿＿＿＿＿＿＿＿＿＿　　检测日期:＿＿＿＿＿＿＿＿＿

起始时间:＿＿＿＿＿＿＿＿＿＿

结束时间:＿＿＿＿＿＿＿＿＿＿

北京科学技术出版社

病　历

姓名			性别	男 / 女	利手		左利手 / 右利手
民族			日常口语			母语方言	

施测时间		年　月　日		出生日期		年　月　日

教育程度	中学以下 / 中学 / 大学 / 大学以上		当前 / 此前职业	

是否熟练使用普通话	是 / 否	婚姻状况	单身 / 已婚 / 丧偶 / 离异

家庭住址	

手机 / 电话		电子邮箱	

临床诊断	脑梗死　脑出血　其他：				
偏瘫与否	是 / 否	偏瘫体侧	左侧 / 右侧 / 双侧	偏瘫严重程度	
发病日期	年　月　日	病变部位			

并发症	癫痫	颅脑损伤	心脏病	高血压	视觉缺陷
	抑郁	助听器	酗酒*	其他	

目前用药	

听力筛查	是 / 否	筛查日期		视力筛查	是 / 否	筛查日期	

故事叙述录音	是 / 否	录音保存地	

流利度类型	流畅性	非流畅性	失语症类型	

有无以下体内人工植入物（MRI安全）	有（心脏起搏器□、内支架□、血管夹□、人工瓣膜□、静脉滤器□、内固定器□、人工关节□、义齿□、不锈钢丝□、金属节育环□、其他铁磁性物质□）；无□

西方失语症成套测验（WAB）分数	自发言语	听理解	复述	命名	AQ 失语商

联系人		与患者关系		联系电话	

*本次发病前，平均每日饮酒量超过 2 瓶啤酒 /1 两白酒；或每周至少 1 次，每次饮酒量超过 5 瓶啤酒 /3 两白酒

施测者签名		资格证书号	
联系电话		电子邮箱	

目　录

表 A　听觉辨识评分表　1

表 B　声调理解评分表　1

表 C　听觉词汇判断评分表　1

表 D　对证命名评分表　2

表 E　对证命名错误分析表　5

表 F　听觉理解评分表　8

表 G　语义关联评分表　9

表 I　真词复述评分表　10

表 H　假词复述评分表　10

表 X　《命名分量表》计分汇总表　11

表 Z　语言认知能力评估表　12

附表 1　名词和动词命名错误类型说明　13

附表 2　目标词正确和错误的替代词举例　14

表 A 听觉辨识评分表

序号	项目	被试反应	标准答案	反应类别
练习 1	xī / xǐ		—	
练习 2	ké / ké		＋	
练习 3	zuì / tuì		—	
1	bó / bó		＋	
2	kā / hā		—	
3	tóu / tòu		—	
4	cā / cā		＋	
5	mēn / mén		—	
6	pí / dí		—	
7	hé / hú		—	
8	yóu / yóu		＋	
9	duī / diū		—	
10	wāi / wài		—	
11	tiě / tiě		＋	
12	niǎo / niǔ		—	
13	kuò / ruò		—	
14	gǔ / gǔ		＋	
15	jiā / jiǎ		—	
16	zhuā / zhuā		＋	
17	bò / bì		—	
18	jǔ / xǔ		—	
19	yuǎn / yuàn		—	
20	sì / sì		＋	
21	shú / shǔ		—	
22	luè / luè		＋	
正确反应小计	相同		/ 8	
	声调不同		/ 6	
	声母不同		/ 4	
	韵母不同		/ 4	
合计			/ 22	

表 B 声调理解评分表

序号	被试反应		标准答案	反应类别
练习 1	狗	钩	钩	
练习 2	米	蜜	米	
1	竹	猪	猪	
2	马	妈	马	
3	笔	鼻	鼻	
4	猫	帽	帽	
5	炉	鹿	炉	
6	鸭	牙	牙	
7	鼠	树	鼠	
8	花	画	花	
9	眼	烟	烟	
10	兔	土	兔	
11	河	鹤	鹤	
12	虎	湖	虎	
正确反应合计			/ 12	

表 C 听觉词汇判断评分表

序号	项目	被试反应	标准答案	反应类别
练习 1	地 / 点		＋	
练习 2	祛 / 候		—	
1	铁 / 日		—	
2	蝴 / 蝶		＋	
3	过 / 开		—	
4	蚂 / 蟥		＋	
5	菊 / 花		＋	
6	合 / 眯		—	
7	清 / 朵		—	
8	樟 / 木		＋	
9	啤 / 然		—	
10	手 / 工		＋	
11	白 / 水		＋	
12	倭 / 见		—	
13	海 / 湾		＋	
14	沮 / 骈		—	
15	礁 / 垠		—	
16	马 / 驹		＋	
假词正确小计			/ 8	
真词正确小计			/ 8	
正确反应合计			/ 16	

表 D　对证命名评分表

序号	项目	反应内容	反应类别	听觉确认项目			听觉确认反应类别
练习1	刀			切	猫	刀	
1	青蛙			池塘	青蛙	惊讶	
2	骆驼			骆驼	萝卜	沙漠	
3	大象			家乡	蚂蚁	大象	
4	熊			桶	熊	笨	
5	兔子			胡子	狼	兔子	
6	蛇			绳子	沙	蛇	
7	老虎			老虎	来回	恐怖	
8	松鼠			从属	松鼠	狮子	
动物小计		/8		正确率＝	正确确认数（　）/ 需确认数（　）		
9	帽子			贸易	帽子	头顶	
10	手套			手套	外套	上头	
11	裤子			父子	上衣	裤子	
12	鞋			走路	星	鞋	
13	衬衫			大衣	衬衫	人参	
14	裙子			裙子	西装	君子	
15	袜子			袜子	袖子	鸭子	
16	腰带			绑	朝代	腰带	
服装小计		/8		正确率＝	正确确认数（　）/ 需确认数（　）		
17	下巴			指甲	加压	下巴	
18	膝盖			膝盖	手腕	衣袋	
19	耳朵			花朵	鼻子	耳朵	
20	眉毛			额头	眉毛	肥皂	
21	舌头			舌头	味道	渗透	
22	脖子			嘴唇	桌子	脖子	
23	牙齿			牙齿	咬	架子	
24	肩膀			胳膊	肩膀	连忙	
身体小计		/8		正确率＝	正确确认数（　）/ 需确认数（　）		
25	苹果			后果	饥饿	苹果	
26	玉米			聚集	玉米	小麦	
27	葡萄			无效	水果	葡萄	
28	辣椒			辣椒	发酵	萝卜	
29	西瓜			依法	西瓜	桃	
30	白菜			外在	萝卜	白菜	
31	梨			桃	梨	席	
32	花生			花生	发疯	大豆	
果蔬小计		/8		正确率＝	正确确认数（　）/ 需确认数（　）		

序号	项目	反应内容	反应类别	听觉确认项目			听觉确认反应类别
33	手表			钟头	吼叫	手表	
34	眼镜			前景	眼镜	镜头	
35	筷子			筷子	牌子	棍子	
36	被子			枕头	杯子	被子	
37	毛巾			瓶子	毛巾	脑筋	
38	锅			锅	炒	窝	
39	钥匙			架子	好似	钥匙	
40	桶			涌	桶	瓶子	
工具小计		/ 8		正确率 = 正确确认数（ ）/ 需确认数（ ）			
41	红			重	红	白	
42	绿			灰	具	绿	
43	黄			黄	王	黑	
44	粉红			蔚蓝	门洞	粉红	
45	白			红	白	台	
46	蓝			蓝	弹	紫	
47	黑			白	黑	飞	
48	紫			紫	蓝	止	
颜色小计		/ 8		正确率 = 正确确认数（ ）/ 需确认数（ ）			
49	熨斗			干洗	群殴	熨斗	
50	积木			祈福	积木	陀螺	
51	拖把			拖把	婆妈	洒扫	
52	古筝			武圣	古筝	弹拨	
53	掸子			拂尘	甘孜	掸子	
54	飞镖			北漂	飞镖	弩箭	
55	高跷			高跷	旱船	浩渺	
56	滑板			挂毯	滑板	溜冰	
57	窗花			春联	光华	窗花	
58	浴缸			浴缸	铝厂	泡澡	
低频名词小计		/ 10		正确率 = 正确确认数（ ）/ 需确认数（ ）			

序号	项目	反应内容	反应类别	听觉确认项目			听觉确认反应类别
练习2	推			举	吹	推	
59	摔			摔	税	滑	
60	睡觉			清醒	数据	睡觉	
61	醉			浸	醉	脆	
62	洗澡			洗澡	起草	清洁	
63	跪			卧	跪	挥	
64	游泳			沟通	体操	游泳	
不及物动词小计		/ 6		正确率 = 正确确认数（ ）/ 需确认数（ ）			
65	剪			粘	叠	剪	
66	看望			赶忙	看望	礼物	
67	逮捕			地板	罪犯	逮捕	
68	骑			骑	轮	秋	
69	踢			扔	踢	兔	
70	表扬			表扬	祝贺	消亡	
71	奖励			剧烈	惩罚	奖励	
72	喂			喂	费	菜	
73	泼			撒	泼	趴	
74	询问			询问	信任	答案	
及物动词小计		/ 10		正确率 = 正确确认数（ ）/ 需确认数（ ）			

表 E 对证命名错误分析表

序号	项目	词汇						讲解			其他			合计
		语义相关	语义无关	音近假词	音近真词	假词	词类转换	语义关联	语法混乱/假词	无用语	视觉识别	不知	不可分类	
练习1	刀													
1	青蛙													
2	骆驼													
3	大象													
4	熊													
5	兔子													
6	蛇													
7	老虎													
8	松鼠													
动物小计														
9	帽子													
10	手套													
11	裤子													
12	鞋													
13	衬衫													
14	裙子													
15	袜子													
16	腰带													
服装小计														
17	下巴													
18	膝盖													
19	耳朵													
20	眉毛													
21	舌头													
22	脖子													
23	牙齿													
24	肩膀													
身体小计														
25	苹果													
26	玉米													
27	葡萄													
28	辣椒													
29	西瓜													
30	白菜													
31	梨													
32	花生													
果蔬小计														
总计														

序号	项目	词汇						讲解			其他			合计
		语义相关	语义无关	音近假词	音近真词	假词	词类转换	语义关联	语法混乱/假词	无用语	视觉识别	不知	不可分类	
33	手表													
34	眼镜													
35	筷子													
36	被子													
37	毛巾													
38	锅													
39	钥匙													
40	桶													
工具小计														
41	红													
42	绿													
43	黄													
44	粉红													
45	白													
46	蓝													
47	黑													
48	紫													
颜色小计														
49	熨斗													
50	积木													
51	拖把													
52	古筝													
53	掸子													
54	飞镖													
55	高跷													
56	滑板													
57	窗花													
58	浴缸													
低频名词小计														
总计														

序号	项目	词汇						讲解			其他			合计
		语义相关	语义无关	音近假词	音近真词	假词	词类转换	语义关联	语法混乱/假词	无用语	视觉识别	不知	不可分类	
练习2	推													
59	摔													
60	睡觉													
61	醉													
62	洗澡													
63	跪													
64	游泳													
不及物动词小计														
65	剪													
66	看望													
67	逮捕													
68	骑													
69	踢													
70	表扬													
71	奖励													
72	喂													
73	泼													
74	询问													
及物动词小计														
总计														

表 F 听觉理解评分表

序号	项目	反应类别	序号	项目	反应类别
练习1	老鼠		26	红色	
			27	黄色	
1	兔子		28	蓝色	
2	蛇		29	绿色	
3	青蛙		30	黑色	
4	大象		颜色小计		/ 5
5	骆驼		31	高跷	
动物小计		/ 5	32	滑板	
6	鞋		33	熨斗	
7	裙子		34	窗花	
8	裤子		35	浴缸	
9	袜子		低频名词小计		/ 5
10	帽子		练习2	坐	
服装小计		/ 5			
11	下巴		36	睡觉	
12	肩膀		37	跪	
13	舌头		38	洗澡	
14	耳朵		39	醉	
15	眉毛		40	游泳	
身体小计		/ 5	不及物动词小计		/ 5
16	葡萄		41	剪	
17	玉米		42	看望	
18	西瓜		43	逮捕	
19	梨		44	踢	
20	白菜		45	表扬	
果蔬小计		/ 5	46	骑	
21	锅		47	喂	
22	钥匙		48	奖励	
23	桶		49	泼	
24	眼镜		50	询问	
25	筷子				
工具小计		/ 5	及物动词小计		/ 10

表 G   语义关联评分表

序号	项目		标准答案	反应类别
练习 1	毛衣 / 毯子	毛衣 / 枕头	毛衣 / 毯子	
练习 2	毛衣 / 柜子	毛衣 / 书架	毛衣 / 柜子	
练习 3	毛衣 / 磁铁	毛衣 / 裙子	毛衣 / 裙子	
1	骆驼 / 书桌	骆驼 / 三轮车	骆驼 / 三轮车	
2	兔子 / 萝卜	兔子 / 肉	兔子 / 萝卜	
3	老鼠 / 钉子	老鼠 / 花生	老鼠 / 花生	
4	碗 / 锅	碗 / 铅笔	碗 / 锅	
5	松鼠 / 鸡蛋	松鼠 / 核桃	松鼠 / 核桃	
6	骆驼 / 金字塔	骆驼 / 东方明珠塔	骆驼 / 金字塔	
7	剪刀 / 纸	剪刀 / 木头	剪刀 / 纸	
8	碗 / 水槽	碗 / 床	碗 / 水槽	
9	眼镜 / 铅笔盒	眼镜 / 眼镜盒	眼镜 / 眼镜盒	
10	老鼠 / 垃圾箱	老鼠 / 鸟笼	老鼠 / 垃圾箱	
11	锯子 / 木头	锯子 / 面包	锯子 / 木头	
12	松鼠 / 树	松鼠 / 氢气球	松鼠 / 树	
13	剪刀 / 保险箱	剪刀 / 桌子	剪刀 / 桌子	
14	眼镜 / 耳朵	眼镜 / 眼睛	眼镜 / 眼睛	
15	锯子 / 锅	锯子 / 斧头	锯子 / 斧头	
16	兔子 / 兔窝	兔子 / 鸟笼	兔子 / 兔窝	
动物小计		/ 8	合计	/ 16
工具小计		/ 8		

表 I   真词复述评分表

序号	项目	转写错误反应	反应类别
练习	地 / 点		
1	蝴 / 蝶		
2	蚂 / 蟥		
3	咳 / 嗽		
4	撺 / 掇		
5	菊 / 花		
6	樟 / 木		
7	孵 / 化		
8	捧 / 场		
9	手 / 工		
10	白 / 水		
11	转 / 动		
12	风 / 干		
13	海 / 湾		
14	马 / 驹		
15	分 / 泌		
16	打 / 嗝		
合计			/ 16

表 H   假词复述评分表

序号	项目	转写错误反应	反应类别
练习	祛 / 候		
1	铁 / 日		
2	过 / 开		
3	合 / 眯		
4	清 / 朵		
5	啤 / 然		
6	倭 / 见		
7	沮 / 骈		
8	礁 / 氓		
合计			/ 8

表 X 《命名分量表》计分汇总表

语言认知能力		语音分析能力			词汇加工能力				语义加工能力				认知能力	
测验名称	计分项目	语音解码	声调解码	语音输入输出	听觉词汇理解	语音词汇产出	低频词	名词分类	生命度	名动比	语义关联	动词论元	视觉	短记
听觉辨识（表A）	相同	/8												
	声调不同	/6	/6											
	声母不同	/4												
	韵母不同	/4												
声调理解（表B）	正确合计		/12		/12									
听觉词汇判断（表C）	假词小计			/8										
	真词小计			/8	/8									
对证命名（表D）	动物小计					/8		/8	/8	/8				
	果蔬小计					/8		/8	/8	/8				
	服装小计					/8		/8	/8					
	工具小计					/8		/8	/8					
	身体小计					/8		/8						
	颜色小计							/8						
	低频小计					/8	/10							
	不及小计					/6				/6		/6		
	及动小计					/10				/10		/10		
	听觉确认正确率													
听觉理解（表F）	动物小计				/5			/5	/5	/5				
	果蔬小计				/5			/5	/5	/5				
	服装小计				/5			/5	/5	/5				
	工具小计				/5			/5	/5	/5				
	身体小计				/5			/5		/5				
	颜色小计				/5			/5						
	低频小计				/5		/5							
	不及小计				/5							/5		
	及动小计				/10					/10		/10		
语义关联（表G）	动词小计										/8			
	工具小计										/8			
假词复述（表H）	合计			/8										/8
真词复述（表I）	合计			/16										/16

表2 语言认知能力评估表

语言加工能力		原始得分	正确率	10%	20%	30%	40%	50%	60%	70%	80%	90%
语音分析能力	语音解码	/46	%									
	声调解码	/26	%									
	听觉输入到语音输出	/40	%									
词汇加工能力	听觉词汇理解	/70	%									
	语音词汇产出	/74	%									
	低频词提取	/15	%									
语义加工能力	名词范畴分类	/78	%									
	名词生命度	/52	%									
	名词动词范畴分离	/26：/31										
	语义关联	/16	%									
	动词论元结构	/16	%									
认知能力	视觉感知物体能力		%									
	听觉短时记忆	/24	%									

附表 1 名词和动词命名错误类型说明

	目标名词:拖把	目标动词:游泳
错误类型:词汇		
语义相关	扫帚	跳水
语义无关	鞋	洗
音近假词	挪怕	某空
音近真词(至少和测试词 50%相似)	捉拿	留用
假词(与测试词低于 50%的重合)	捅久	
词类转换	拖地	运动员
错误类型:讲解		
语义关联,如描述性和情景化	它是用来打扫房间的	有个人在水里,玩得很开心
语法混乱或假词	它地扫(不成句子)	
无用语	我知道它。我喜欢它。家里我有一个	
错误类型:其他		
视觉识别	我不知道这是什么。它看起来像是裙子	我觉得,他正在向某人挥手
不知	被试坚持不知道这个词,过去也没有学过	
不可分类	其他反应(如没有反应或持续反应)	

附表 2　目标词正确和错误的替代词举例

序号	目标词	正确的替代词	错误的替代词
1	青蛙	蛤蟆、田鸡、田嘎、癞蛤蟆、蛤蛄	
2	骆驼		
3	大象	象	
4	熊	狗熊	
5	兔子	兔	
6	蛇	长虫	
7	老虎	虎、大虫	
8	松鼠		狐狸、袋鼠、老鼠
9	帽子	礼帽	
10	手套		
11	裤子		
12	鞋	皮鞋	
13	衬衫	上衣、衣服、衬衣	外套、棉袄
14	裙子	连衣裙、布拉吉	围裙
15	袜子		
16	腰带	皮带、裤（子）带	
17	下巴	下颌、下巴颏	头
18	膝盖	波棱盖、波凌盖	腿
19	耳朵	耳	
20	眉毛	眼眉	睫毛
21	舌头	舌	
22	脖子	脖颈、颈部、颈、脖颈（geng）子、颈椎	
23	牙齿	牙	
24	肩膀	膀子、肩、肩膀头子	
25	苹果	果儿	
26	玉米	棒子、苞米	
27	葡萄		
28	辣椒	尖椒、青椒	
29	西瓜	瓜	
30	白菜		油菜
31	梨		
32	花生		
33	手表	表	
34	眼镜	镜子	
35	筷子		
36	被子	被	行李
37	毛巾	手巾	
38	锅	蒸锅	饼铛

序号	目标词	正确的替代词	错误的替代词
39	钥匙		
40	桶	水桶	
41	红	红色	
42	绿	绿色	
43	黄	黄色	
44	粉红	粉色	
45	白	白色	
46	蓝	蓝色	
47	黑	黑色	
48	紫	紫色	
49	熨斗	（里）烙铁	
50	积木		
51	拖把	墩布、拖布	扫帚
52	古筝	琴、古琴、扬琴	电子琴
53	掸子	鸡毛掸子	
54	飞镖	镖、箭	
55	高跷		梯子
56	滑板	滑车	
57	窗花	剪纸	
58	浴缸	浴盆、澡盆、洗澡池、浴池	
59	摔	跬、跌倒、滑倒、倒、栽倒、掉	
60	睡觉	睡、睡眠、打呼噜	
61	醉	喝醉、喝多、喝高了、喝仙儿了、晃、晕、喝酒	歪、喝
62	洗澡	淋浴、冲凉	洗（有两种意思：一种是洗澡、洗漱的省略用法；一种是二价动词，洗衣服）
63	跪	罚跪	
64	游泳	游、浮水、洗澡	
65	剪	铰（方言）	
66	看望	探望、问候、拜访、慰问、安慰、看（病人）	送花、看医生
67	逮捕	抓、拘捕、戴手铐	难过
68	骑	骑车、过绿灯	去向
69	踢	踹、尥蹶子	
70	表扬	夸、夸赞、鼓励、表彰、奖励、说他棒	
71	奖励	奖、奖赏、给予、给他奖品	接受、开心、奖状、颁奖
72	喂	喂饭	吃饭
73	泼	洒	
74	询问	问、提问、咨询、打听	疑问

ISBN 978-7-5304-9105-8

9 787530 491058 >

定价: 10.00 元

中国失语症语言评估量表
（标准版）

命名分量表
评 分 表

高立群　〔美〕Cynthia K. Thompson　廖敏　田鸿◎著

姓名:＿＿＿＿＿＿＿＿＿＿＿＿＿＿＿＿＿＿＿＿＿＿＿＿＿＿＿＿＿＿＿＿

出生日期:＿＿＿＿＿＿＿＿＿＿＿　　性别:　　男　　女

病因:＿＿＿＿＿＿＿＿＿＿＿　　发病日期:＿＿＿＿＿＿＿＿＿＿＿

施测者:＿＿＿＿＿＿＿＿＿＿＿　　检测日期:＿＿＿＿＿＿＿＿＿＿＿

起始时间:＿＿＿＿＿＿＿＿＿＿＿

结束时间:＿＿＿＿＿＿＿＿＿＿＿

北京科学技术出版社

病 历

姓名			性别	男 / 女	利手		左利手 / 右利手
民族			日常口语			母语方言	

施测时间	年 月 日		出生日期	年 月 日

教育程度	中学以下 / 中学 / 大学 / 大学以上	当前 / 此前职业	

是否熟练使用普通话	是 / 否	婚姻状况	单身 / 已婚 / 丧偶 / 离异

家庭住址	

手机 / 电话		电子邮箱	

临床诊断	脑梗死　脑出血　其他：			
偏瘫与否	是 / 否	偏瘫体侧	左侧 / 右侧 / 双侧	偏瘫严重程度
发病日期	年 月 日	病变部位		

并发症	癫痫	颅脑损伤	心脏病	高血压	视觉缺陷
	抑郁	助听器	酗酒*	其他	

目前用药	

听力筛查	是 / 否	筛查日期		视力筛查	是 / 否	筛查日期	
故事叙述录音	是 / 否			录音保存地			
流利度类型	流畅性		非流畅性		失语症类型		

有无以下体内人工植入物（MRI安全）	有（心脏起搏器□、内支架□、血管夹□、人工瓣膜□、静脉滤器□、内固定器□、人工关节□、义齿□、不锈钢丝□、金属节育环□、其他铁磁性物质□）；无□

西方失语症成套测验（WAB）分数	自发言语	听理解	复述	命名	AQ 失语商

联系人		与患者关系		联系电话	

*本次发病前，平均每日饮酒量超过 2 瓶啤酒 /1 两白酒；或每周至少 1 次，每次饮酒量超过 5 瓶啤酒 /3 两白酒

施测者签名		资格证书号	
联系电话		电子邮箱	

目　录

表 A　听觉辨识评分表　1

表 B　声调理解评分表　1

表 C　听觉词汇判断评分表　1

表 D　对证命名评分表　2

表 E　对证命名错误分析表　5

表 F　听觉理解评分表　8

表 G　语义关联评分表　9

表 I　真词复述评分表　10

表 H　假词复述评分表　10

表 X　《命名分量表》计分汇总表　11

表 Z　语言认知能力评估表　12

附表 1　名词和动词命名错误类型说明　13

附表 2　目标词正确和错误的替代词举例　14

表 A　听觉辨识评分表

序号	项目	被试反应	标准答案	反应类别
练习1	xī / xǐ		—	
练习2	ké / ké		＋	
练习3	zuì / tuì		—	
1	bó / bó		＋	
2	kā / hā		—	
3	tóu / tòu		—	
4	cā / cā		＋	
5	mēn / mén		—	
6	pí / dí		—	
7	hé / hú		—	
8	yóu / yóu		＋	
9	duī / diū		—	
10	wāi / wài		—	
11	tiě / tiě		＋	
12	niǎo / niǔ		—	
13	kuò / ruò		—	
14	gǔ / gǔ		＋	
15	jiā / jiǎ		—	
16	zhuā / zhuā		＋	
17	bò / bì		—	
18	jǔ / xǔ		—	
19	yuǎn / yuàn		—	
20	sì / sì		＋	
21	shú / shǔ		—	
22	luè / luè		＋	
正确反应小计	相同		/8	
	声调不同		/6	
	声母不同		/4	
	韵母不同		/4	
合计			/22	

表 B　声调理解评分表

序号	被试反应		标准答案	反应类别
练习1	狗	钩	钩	
练习2	米	蜜	米	
1	竹	猪	猪	
2	马	妈	马	
3	笔	鼻	鼻	
4	猫	帽	帽	
5	炉	鹿	炉	
6	鸭	牙	牙	
7	鼠	树	鼠	
8	花	画	花	
9	眼	烟	烟	
10	兔	土	兔	
11	河	鹤	鹤	
12	虎	湖	虎	
正确反应合计			/12	

表 C　听觉词汇判断评分表

序号	项目	被试反应	标准答案	反应类别
练习1	地 / 点		＋	
练习2	祛 / 候		—	
1	铁 / 日		—	
2	蝴 / 蝶		＋	
3	过 / 开		—	
4	蚂 / 蟥		＋	
5	菊 / 花		＋	
6	合 / 眯		—	
7	清 / 朵		—	
8	樟 / 木		＋	
9	啤 / 然		—	
10	手 / 工		＋	
11	白 / 水		＋	
12	倭 / 见		—	
13	海 / 湾		＋	
14	沮 / 骈		—	
15	礁 / 氓		—	
16	马 / 驹		＋	
假词正确小计			/8	
真词正确小计			/8	
正确反应合计			/16	

表 D 对证命名评分表

序号	项目	反应内容	反应类别	听觉确认项目			听觉确认反应类别
练习1	刀			切	猫	刀	
1	青蛙			池塘	青蛙	惊讶	
2	骆驼			骆驼	萝卜	沙漠	
3	大象			家乡	蚂蚁	大象	
4	熊			桶	熊	笨	
5	兔子			胡子	狼	兔子	
6	蛇			绳子	沙	蛇	
7	老虎			老虎	来回	恐怖	
8	松鼠			从属	松鼠	狮子	
动物小计		/8		正确率 = 正确确认数（ ）/ 需确认数（ ）			
9	帽子			贸易	帽子	头顶	
10	手套			手套	外套	上头	
11	裤子			父子	上衣	裤子	
12	鞋			走路	星	鞋	
13	衬衫			大衣	衬衫	人参	
14	裙子			裙子	西装	君子	
15	袜子			袜子	袖子	鸭子	
16	腰带			绑	朝代	腰带	
服装小计		/8		正确率 = 正确确认数（ ）/ 需确认数（ ）			
17	下巴			指甲	加压	下巴	
18	膝盖			膝盖	手腕	衣袋	
19	耳朵			花朵	鼻子	耳朵	
20	眉毛			额头	眉毛	肥皂	
21	舌头			舌头	味道	渗透	
22	脖子			嘴唇	桌子	脖子	
23	牙齿			牙齿	咬	架子	
24	肩膀			胳膊	肩膀	连忙	
身体小计		/8		正确率 = 正确确认数（ ）/ 需确认数（ ）			
25	苹果			后果	饥饿	苹果	
26	玉米			聚集	玉米	小麦	
27	葡萄			无效	水果	葡萄	
28	辣椒			辣椒	发酵	萝卜	
29	西瓜			依法	西瓜	桃	
30	白菜			外在	萝卜	白菜	
31	梨			桃	梨	席	
32	花生			花生	发疯	大豆	
果蔬小计		/8		正确率 = 正确确认数（ ）/ 需确认数（ ）			

序号	项目	反应内容	反应类别	听觉确认项目			听觉确认反应类别
33	手表			钟头	吼叫	手表	
34	眼镜			前景	眼镜	镜头	
35	筷子			筷子	牌子	棍子	
36	被子			枕头	杯子	被子	
37	毛巾			瓶子	毛巾	脑筋	
38	锅			锅	炒	窝	
39	钥匙			架子	好似	钥匙	
40	桶			涌	桶	瓶子	
工具小计		/ 8		正确率 = 正确确认数（ ）/ 需确认数（ ）			
41	红			重	红	白	
42	绿			灰	具	绿	
43	黄			黄	王	黑	
44	粉红			蔚蓝	门洞	粉红	
45	白			红	白	台	
46	蓝			蓝	弹	紫	
47	黑			白	黑	飞	
48	紫			紫	蓝	止	
颜色小计		/ 8		正确率 = 正确确认数（ ）/ 需确认数（ ）			
49	熨斗			干洗	群殴	熨斗	
50	积木			祈福	积木	陀螺	
51	拖把			拖把	婆妈	洒扫	
52	古筝			武圣	古筝	弹拨	
53	掸子			拂尘	甘孜	掸子	
54	飞镖			北漂	飞镖	弩箭	
55	高跷			高跷	旱船	浩渺	
56	滑板			挂毯	滑板	溜冰	
57	窗花			春联	光华	窗花	
58	浴缸			浴缸	铝厂	泡澡	
低频名词小计		/ 10		正确率 = 正确确认数（ ）/ 需确认数（ ）			

序号	项目	反应内容	反应类别	听觉确认项目			听觉确认反应类别
练习2	推			举	吹	推	
59	摔			摔	税	滑	
60	睡觉			清醒	数据	睡觉	
61	醉			浸	醉	脆	
62	洗澡			洗澡	起草	清洁	
63	跪			卧	跪	挥	
64	游泳			沟通	体操	游泳	
不及物动词小计		/6		正确率 = 正确确认数（ ）/需确认数（ ）			
65	剪			粘	叠	剪	
66	看望			赶忙	看望	礼物	
67	逮捕			地板	罪犯	逮捕	
68	骑			骑	轮	秋	
69	踢			扔	踢	兔	
70	表扬			表扬	祝贺	消亡	
71	奖励			剧烈	惩罚	奖励	
72	喂			喂	费	菜	
73	泼			撒	泼	趴	
74	询问			询问	信任	答案	
及物动词小计		/10		正确率 = 正确确认数（ ）/需确认数（ ）			

表 E 对证命名错误分析表

序号	项目	词汇						讲解			其他			合计
		语义相关	语义无关	音近假词	音近真词	假词	词类转换	语义关联	语法混乱/假词	无用语	视觉识别	不知	不可分类	
练习1	刀													
1	青蛙													
2	骆驼													
3	大象													
4	熊													
5	兔子													
6	蛇													
7	老虎													
8	松鼠													
动物小计														
9	帽子													
10	手套													
11	裤子													
12	鞋													
13	衬衫													
14	裙子													
15	袜子													
16	腰带													
服装小计														
17	下巴													
18	膝盖													
19	耳朵													
20	眉毛													
21	舌头													
22	脖子													
23	牙齿													
24	肩膀													
身体小计														
25	苹果													
26	玉米													
27	葡萄													
28	辣椒													
29	西瓜													
30	白菜													
31	梨													
32	花生													
果蔬小计														
总计														

序号	项目	词汇						讲解			其他			合计
		语义相关	语义无关	音近假词	音近真词	假词	词类转换	语义关联	语法混乱/假词	无用语	视觉识别	不知	不可分类	
33	手表													
34	眼镜													
35	筷子													
36	被子													
37	毛巾													
38	锅													
39	钥匙													
40	桶													
工具小计														
41	红													
42	绿													
43	黄													
44	粉红													
45	白													
46	蓝													
47	黑													
48	紫													
颜色小计														
49	熨斗													
50	积木													
51	拖把													
52	古筝													
53	掸子													
54	飞镖													
55	高跷													
56	滑板													
57	窗花													
58	浴缸													
低频名词小计														
总计														

序号	项目	词汇						讲解			其他			合计
		语义相关	语义无关	音近假词	音近真词	假词	词类转换	语义关联	语法混乱/假词	无用语	视觉识别	不知	不可分类	
练习2	推													
59	摔													
60	睡觉													
61	醉													
62	洗澡													
63	跪													
64	游泳													
不及物动词小计														
65	剪													
66	看望													
67	逮捕													
68	骑													
69	踢													
70	表扬													
71	奖励													
72	喂													
73	泼													
74	询问													
及物动词小计														
总计														

表 F 听觉理解评分表

序号	项目	反应类别		序号	项目	反应类别
练习1	老鼠			26	红色	
				27	黄色	
1	兔子			28	蓝色	
2	蛇			29	绿色	
3	青蛙			30	黑色	
4	大象			颜色小计		/ 5
5	骆驼			31	高跷	
动物小计		/ 5		32	滑板	
6	鞋			33	熨斗	
7	裙子			34	窗花	
8	裤子			35	浴缸	
9	袜子			低频名词小计		/ 5
10	帽子			练习2	坐	
服装小计		/ 5				
11	下巴			36	睡觉	
12	肩膀			37	跪	
13	舌头			38	洗澡	
14	耳朵			39	醉	
15	眉毛			40	游泳	
身体小计		/ 5		不及物动词小计		/ 5
16	葡萄			41	剪	
17	玉米			42	看望	
18	西瓜			43	逮捕	
19	梨			44	踢	
20	白菜			45	表扬	
果蔬小计		/ 5		46	骑	
21	锅			47	喂	
22	钥匙			48	奖励	
23	桶			49	泼	
24	眼镜			50	询问	
25	筷子			及物动词小计		/ 10
工具小计		/ 5				

表 G　语义关联评分表

序号	项目		标准答案	反应类别
练习 1	毛衣 / 毯子	毛衣 / 枕头	毛衣 / 毯子	
练习 2	毛衣 / 柜子	毛衣 / 书架	毛衣 / 柜子	
练习 3	毛衣 / 磁铁	毛衣 / 裙子	毛衣 / 裙子	
1	骆驼 / 书桌	骆驼 / 三轮车	骆驼 / 三轮车	
2	兔子 / 萝卜	兔子 / 肉	兔子 / 萝卜	
3	老鼠 / 钉子	老鼠 / 花生	老鼠 / 花生	
4	碗 / 锅	碗 / 铅笔	碗 / 锅	
5	松鼠 / 鸡蛋	松鼠 / 核桃	松鼠 / 核桃	
6	骆驼 / 金字塔	骆驼 / 东方明珠塔	骆驼 / 金字塔	
7	剪刀 / 纸	剪刀 / 木头	剪刀 / 纸	
8	碗 / 水槽	碗 / 床	碗 / 水槽	
9	眼镜 / 铅笔盒	眼镜 / 眼镜盒	眼镜 / 眼镜盒	
10	老鼠 / 垃圾箱	老鼠 / 鸟笼	老鼠 / 垃圾箱	
11	锯子 / 木头	锯子 / 面包	锯子 / 木头	
12	松鼠 / 树	松鼠 / 氢气球	松鼠 / 树	
13	剪刀 / 保险箱	剪刀 / 桌子	剪刀 / 桌子	
14	眼镜 / 耳朵	眼镜 / 眼睛	眼镜 / 眼睛	
15	锯子 / 锅	锯子 / 斧头	锯子 / 斧头	
16	兔子 / 兔窝	兔子 / 鸟笼	兔子 / 兔窝	
动物小计		/ 8	合计	/ 16
工具小计		/ 8		

表 I 真词复述评分表

序号	项目	转写错误反应	反应类别
练习	地／点		
1	蝴／蝶		
2	蚂／蟥		
3	咳／嗽		
4	撺／掇		
5	菊／花		
6	樟／木		
7	孵／化		
8	捧／场		
9	手／工		
10	白／水		
11	转／动		
12	风／干		
13	海／湾		
14	马／驹		
15	分／泌		
16	打／嗝		
合计			／16

表 H 假词复述评分表

序号	项目	转写错误反应	反应类别
练习	祛／候		
1	铁／日		
2	过／开		
3	合／眜		
4	清／朵		
5	啤／然		
6	倭／见		
7	沮／骈		
8	礁／氓		
合计			／8

表 X 《命名分量表》计分汇总表

语言认知能力		语音分析能力		词汇加工能力				语义加工能力					认知能力	
测验名称	计分项目	语音解码	声调解码	语音输入输出	听觉词汇理解	语音词汇产出	低频词	名词分类	生命度	名动比	语义关联	动词论元	视觉	短记
听觉辨识（表A）	相同	/8	/8											
	声调不同	/6	/6											
	声母不同	/4	/4											
	韵母不同	/4	/4											
声调理解（表B）	正确合计	/12	/12											
听觉词汇理解（表C）	假词小计			/8	/8									
	真词小计			/8	/12									
对证命名（表D）	动物小计					/8		/8	/8					
	果蔬小计					/8		/8	/8	/8				
	服装小计					/8		/8	/8	/8				
	工具小计					/8		/8	/8	/8				
	身体小计					/8		/8	/8	/8				
	颜色小计					/8		/8						
	低频小计					/8	/10							
	不及小计					/6				/6		/6		
	及动小计					/10	/10			/10		/10		
	听觉确认正确率													
听觉理解（表F）	动物小计				/5			/5	/5					
	果蔬小计				/5			/5	/5	/5				
	服装小计				/5			/5	/5	/5				
	工具小计				/5			/5	/5	/5				
	身体小计				/5			/5	/5	/5				
	颜色小计				/5			/5						
	低频小计				/5		/5							
	不及小计				/5					/5		/5		
	及动小计				/10					/10		/10		
语义关联（表G）	动物小计										/8			
	工具小计										/8			
假词复述（表H）	合计	/8		/8										/8
真词复述（表I）	合计	/16		/16										/16

· 11 ·

表 2 语言认知能力评估表

语言加工能力		原始得分	正确率	10%	20%	30%	40%	50%	60%	70%	80%	90%
语音分析能力	语音解码	/46	%									
	声调解码	/26	%									
	听觉输入到语音输出	/40	%									
词汇加工能力	听觉词汇理解	/70	%									
	语音词汇产出	/74	%									
	低频词提取	/15	%									
语义加工能力	名词范畴分类	/78	%									
	名词生命度	/52	%									
	名词动词范畴分离	/26：/31	%									
	语义关联	/16	%									
	动词论元结构	/16	%									
认知能力	视觉感知物体能力		%									
	听觉短时记忆	/24	%									

· 12 ·

附表 1 名词和动词命名错误类型说明

	目标名词：拖把	目标动词：游泳
错误类型：词汇		
语义相关	扫帚	跳水
语义无关	鞋	洗
音近假词	挪怕	某空
音近真词（至少和测试词 50% 相似）	捉拿	留用
假词（与测试词低于 50% 的重合）	捅久	
词类转换	拖地	运动员
错误类型：讲解		
语义关联，如描述性和情景化	它是用来打扫房间的	有个人在水里，玩得很开心
语法混乱或假词	它地扫（不成句子）	
无用语	我知道它。我喜欢它。家里我有一个	
错误类型：其他		
视觉识别	我不知道这是什么。它看起来像是裙子	我觉得，他正在向某人挥手
不知	被试坚持不知道这个词，过去也没有学过	
不可分类	其他反应（如没有反应或持续反应）	

附表 2　目标词正确和错误的替代词举例

序号	目标词	正确的替代词	错误的替代词
1	青蛙	蛤蟆、田鸡、田嘎、癞蛤蟆、蛤蛄	
2	骆驼		
3	大象	象	
4	熊	狗熊	
5	兔子	兔	
6	蛇	长虫	
7	老虎	虎、大虫	
8	松鼠		狐狸、袋鼠、老鼠
9	帽子	礼帽	
10	手套		
11	裤子		
12	鞋	皮鞋	
13	衬衫	上衣、衣服、衬衣	外套、棉袄
14	裙子	连衣裙、布拉吉	围裙
15	袜子		
16	腰带	皮带、裤（子）带	
17	下巴	下颌、下巴颏	头
18	膝盖	波棱盖、波凌盖	腿
19	耳朵	耳	
20	眉毛	眼眉	睫毛
21	舌头	舌	
22	脖子	脖颈、颈部、颈、脖颈（geng）子、颈椎	
23	牙齿	牙	
24	肩膀	膀子、肩、肩膀头子	
25	苹果	果儿	
26	玉米	棒子、苞米	
27	葡萄		
28	辣椒	尖椒、青椒	
29	西瓜	瓜	
30	白菜		油菜
31	梨		
32	花生		
33	手表	表	
34	眼镜	镜子	
35	筷子		
36	被子	被	行李
37	毛巾	手巾	
38	锅	蒸锅	饼铛

序号	目标词	正确的替代词	错误的替代词
39	钥匙		
40	桶	水桶	
41	红	红色	
42	绿	绿色	
43	黄	黄色	
44	粉红	粉色	
45	白	白色	
46	蓝	蓝色	
47	黑	黑色	
48	紫	紫色	
49	熨斗	（里）烙铁	
50	积木		
51	拖把	墩布、拖布	扫帚
52	古筝	琴、古琴、扬琴	电子琴
53	掸子	鸡毛掸子	
54	飞镖	镖、箭	
55	高跷		梯子
56	滑板	滑车	
57	窗花	剪纸	
58	浴缸	浴盆、澡盆、洗澡池、浴池	
59	摔	跩、跌倒、滑倒、倒、栽倒、掉	
60	睡觉	睡、睡眠、打呼噜	
61	醉	喝醉、喝多、喝高了、喝仙儿了、晃、晕、喝酒	歪、喝
62	洗澡	淋浴、冲凉	洗（有两种意思：一种是洗澡、洗漱的省略用法；一种是二价动词，洗衣服）
63	跪	罚跪	
64	游泳	游、浮水、洗澡	
65	剪	铰（方言）	
66	看望	探望、问候、拜访、慰问、安慰、看（病人）	送花、看医生
67	逮捕	抓、拘捕、戴手铐	难过
68	骑	骑车、过绿灯	去向
69	踢	踹、尥蹶子	
70	表扬	夸、夸赞、鼓励、表彰、奖励、说他棒	
71	奖励	奖、奖赏、给予、给他奖品	接受、开心、奖状、颁奖
72	喂	喂饭	吃饭
73	泼	洒	
74	询问	问、提问、咨询、打听	疑问

ISBN 978-7-5304-9105-8

定价: 10.00 元

中国失语症语言评估量表
（标准版）

命名分量表
评 分 表

高立群　〔美〕Cynthia K. Thompson　廖敏　田鸿◎著

姓名：_____

出生日期：_____　性别：　男　女

病因：_____　发病日期：_____

施测者：_____　检测日期：_____

起始时间：_____

结束时间：_____

北京科学技术出版社

病　历

姓名			性别	男 / 女	利手		左利手 / 右利手	
民族			日常口语			母语方言		

施测时间	年　月　日	出生日期	年　月　日

教育程度	中学以下 / 中学 / 大学 / 大学以上	当前 / 此前职业	

是否熟练使用普通话	是 / 否	婚姻状况	单身 / 已婚 / 丧偶 / 离异

家庭住址	

手机 / 电话		电子邮箱	

临床诊断	脑梗死　脑出血　其他：			
偏瘫与否	是 / 否	偏瘫体侧	左侧 / 右侧 / 双侧	偏瘫严重程度
发病日期	年　月　日	病变部位		

并发症	癫痫	颅脑损伤	心脏病	高血压	视觉缺陷
	抑郁	助听器	酗酒*	其他	

目前用药	

听力筛查	是 / 否	筛查日期		视力筛查	是 / 否	筛查日期	

故事叙述录音	是 / 否	录音保存地	

流利度类型	流畅性	非流畅性	失语症类型	

有无以下体内人工植入物（MRI安全）	有（心脏起搏器□、内支架□、血管夹□、人工瓣膜□、静脉滤器□、内固定器□、人工关节□、义齿□、不锈钢丝□、金属节育环□、其他铁磁性物质□）；无□

西方失语症成套测验（WAB）分数	自发言语	听理解	复述	命名	AQ 失语商

联系人		与患者关系		联系电话	

*本次发病前，平均每日饮酒量超过 2 瓶啤酒 /1 两白酒；或每周至少 1 次，每次饮酒量超过 5 瓶啤酒 /3 两白酒

施测者签名		资格证书号	
联系电话		电子邮箱	

目　录

表 A　听觉辨识评分表　1

表 B　声调理解评分表　1

表 C　听觉词汇判断评分表　1

表 D　对证命名评分表　2

表 E　对证命名错误分析表　5

表 F　听觉理解评分表　8

表 G　语义关联评分表　9

表 I　真词复述评分表　10

表 H　假词复述评分表　10

表 X　《命名分量表》计分汇总表　11

表 Z　语言认知能力评估表　12

附表 1　名词和动词命名错误类型说明　13

附表 2　目标词正确和错误的替代词举例　14

表 A 听觉辨识评分表

序号	项目	被试反应	标准答案	反应类别
练习 1	xī / xǐ		一	
练习 2	ké / ké		+	
练习 3	zuì / tuì		一	
1	bó / bó		+	
2	kā / hā		一	
3	tóu / tòu		一	
4	cā / cā		+	
5	mēn / mén		一	
6	pí / dí		一	
7	hé / hú		一	
8	yóu / yóu		+	
9	duī / diū		一	
10	wāi / wài		一	
11	tiě / tiě		+	
12	niǎo / niǔ		一	
13	kuò / ruò		一	
14	gǔ / gǔ		+	
15	jiā / jiǎ		一	
16	zhuā / zhuā		+	
17	bò / bì		一	
18	jǔ / xǔ		一	
19	yuǎn / yuàn		一	
20	sì / sì		+	
21	shú / shǔ		一	
22	luè / luè		+	
正确反应小计	相同		/8	
	声调不同		/6	
	声母不同		/4	
	韵母不同		/4	
合计			/22	

表 B 声调理解评分表

序号	被试反应		标准答案	反应类别
练习 1	狗	钩	钩	
练习 2	米	蜜	米	
1	竹	猪	猪	
2	马	妈	马	
3	笔	鼻	鼻	
4	猫	帽	帽	
5	炉	鹿	炉	
6	鸭	牙	牙	
7	鼠	树	鼠	
8	花	画	花	
9	眼	烟	烟	
10	兔	土	兔	
11	河	鹤	鹤	
12	虎	湖	虎	
正确反应合计			/12	

表 C 听觉词汇判断评分表

序号	项目	被试反应	标准答案	反应类别
练习 1	地 / 点		+	
练习 2	祛 / 候		一	
1	铁 / 日		一	
2	蝴 / 蝶		+	
3	过 / 开		一	
4	蚂 / 蟥		+	
5	菊 / 花		+	
6	合 / 眜		一	
7	清 / 朵		一	
8	樟 / 木		+	
9	啤 / 然		一	
10	手 / 工		+	
11	白 / 水		+	
12	倭 / 见		一	
13	海 / 湾		+	
14	沮 / 骈		一	
15	礁 / 氓		一	
16	马 / 驹		+	
假词正确小计			/8	
真词正确小计			/8	
正确反应合计			/16	

表 D 对证命名评分表

序号	项目	反应内容	反应类别	听觉确认项目			听觉确认反应类别
练习1	刀			切	猫	刀	
1	青蛙			池塘	青蛙	惊讶	
2	骆驼			骆驼	萝卜	沙漠	
3	大象			家乡	蚂蚁	大象	
4	熊			桶	熊	笨	
5	兔子			胡子	狼	兔子	
6	蛇			绳子	沙	蛇	
7	老虎			老虎	来回	恐怖	
8	松鼠			从属	松鼠	狮子	
动物小计		/8		正确率 =	正确确认数（ ）/ 需确认数（ ）		
9	帽子			贸易	帽子	头顶	
10	手套			手套	外套	上头	
11	裤子			父子	上衣	裤子	
12	鞋			走路	星	鞋	
13	衬衫			大衣	衬衫	人参	
14	裙子			裙子	西装	君子	
15	袜子			袜子	袖子	鸭子	
16	腰带			绑	朝代	腰带	
服装小计		/8		正确率 =	正确确认数（ ）/ 需确认数（ ）		
17	下巴			指甲	加压	下巴	
18	膝盖			膝盖	手腕	衣袋	
19	耳朵			花朵	鼻子	耳朵	
20	眉毛			额头	眉毛	肥皂	
21	舌头			舌头	味道	渗透	
22	脖子			嘴唇	桌子	脖子	
23	牙齿			牙齿	咬	架子	
24	肩膀			胳膊	肩膀	连忙	
身体小计		/8		正确率 =	正确确认数（ ）/ 需确认数（ ）		
25	苹果			后果	饥饿	苹果	
26	玉米			聚集	玉米	小麦	
27	葡萄			无效	水果	葡萄	
28	辣椒			辣椒	发酵	萝卜	
29	西瓜			依法	西瓜	桃	
30	白菜			外在	萝卜	白菜	
31	梨			桃	梨	席	
32	花生			花生	发疯	大豆	
果蔬小计		/8		正确率 =	正确确认数（ ）/ 需确认数（ ）		

序号	项目	反应内容	反应类别	听觉确认项目			听觉确认反应类别
33	手表			钟头	吼叫	手表	
34	眼镜			前景	眼镜	镜头	
35	筷子			筷子	牌子	棍子	
36	被子			枕头	杯子	被子	
37	毛巾			瓶子	毛巾	脑筋	
38	锅			锅	炒	窝	
39	钥匙			架子	好似	钥匙	
40	桶			涌	桶	瓶子	
工具小计		/ 8		正确率 = 正确确认数（ ）/ 需确认数（ ）			
41	红			重	红	白	
42	绿			灰	具	绿	
43	黄			黄	王	黑	
44	粉红			蔚蓝	门洞	粉红	
45	白			红	白	台	
46	蓝			蓝	弹	紫	
47	黑			白	黑	飞	
48	紫			紫	蓝	止	
颜色小计		/ 8		正确率 = 正确确认数（ ）/ 需确认数（ ）			
49	熨斗			干洗	群殴	熨斗	
50	积木			祈福	积木	陀螺	
51	拖把			拖把	婆妈	洒扫	
52	古筝			武圣	古筝	弹拨	
53	掸子			拂尘	甘孜	掸子	
54	飞镖			北漂	飞镖	弩箭	
55	高跷			高跷	旱船	浩渺	
56	滑板			挂毯	滑板	溜冰	
57	窗花			春联	光华	窗花	
58	浴缸			浴缸	铝厂	泡澡	
低频名词小计		/ 10		正确率 = 正确确认数（ ）/ 需确认数（ ）			

序号	项目	反应内容	反应类别	听觉确认项目			听觉确认反应类别
练习2	推			举	吹	推	
59	摔			摔	税	滑	
60	睡觉			清醒	数据	睡觉	
61	醉			浸	醉	脆	
62	洗澡			洗澡	起草	清洁	
63	跪			卧	跪	挥	
64	游泳			沟通	体操	游泳	
不及物动词小计		/6		正确率＝ 正确确认数（ ）/需确认数（ ）			
65	剪			粘	叠	剪	
66	看望			赶忙	看望	礼物	
67	逮捕			地板	罪犯	逮捕	
68	骑			骑	轮	秋	
69	踢			扔	踢	兔	
70	表扬			表扬	祝贺	消亡	
71	奖励			剧烈	惩罚	奖励	
72	喂			喂	费	菜	
73	泼			撒	泼	趴	
74	询问			询问	信任	答案	
及物动词小计		/10		正确率＝ 正确确认数（ ）/需确认数（ ）			

表E 对证命名错误分析表

序号	项目	词汇						讲解			其他			合计
		语义相关	语义无关	音近假词	音近真词	假词	词类转换	语义关联	语法混乱/假词	无用语	视觉识别	不知	不可分类	
练习1	刀													
1	青蛙													
2	骆驼													
3	大象													
4	熊													
5	兔子													
6	蛇													
7	老虎													
8	松鼠													
动物小计														
9	帽子													
10	手套													
11	裤子													
12	鞋													
13	衬衫													
14	裙子													
15	袜子													
16	腰带													
服装小计														
17	下巴													
18	膝盖													
19	耳朵													
20	眉毛													
21	舌头													
22	脖子													
23	牙齿													
24	肩膀													
身体小计														
25	苹果													
26	玉米													
27	葡萄													
28	辣椒													
29	西瓜													
30	白菜													
31	梨													
32	花生													
果蔬小计														
总计														

序号	项目	词汇						讲解			其他			合计
		语义相关	语义无关	音近假词	音近真词	假词	词类转换	语义关联	语法混乱/假词	无用语	视觉识别	不知	不可分类	
33	手表													
34	眼镜													
35	筷子													
36	被子													
37	毛巾													
38	锅													
39	钥匙													
40	桶													
工具小计														
41	红													
42	绿													
43	黄													
44	粉红													
45	白													
46	蓝													
47	黑													
48	紫													
颜色小计														
49	熨斗													
50	积木													
51	拖把													
52	古筝													
53	掸子													
54	飞镖													
55	高跷													
56	滑板													
57	窗花													
58	浴缸													
低频名词小计														
总计														

序号	项目	词汇						讲解			其他			合计
		语义相关	语义无关	音近假词	音近真词	假词	词类转换	语义关联	语法混乱/假词	无用语	视觉识别	不知	不可分类	
练习2	推													
59	摔													
60	睡觉													
61	醉													
62	洗澡													
63	跪													
64	游泳													
不及物动词小计														
65	剪													
66	看望													
67	逮捕													
68	骑													
69	踢													
70	表扬													
71	奖励													
72	喂													
73	泼													
74	询问													
及物动词小计														
总计														

表 F 听觉理解评分表

序号	项目	反应类别	序号	项目	反应类别
练习1	老鼠		26	红色	
			27	黄色	
1	兔子		28	蓝色	
2	蛇		29	绿色	
3	青蛙		30	黑色	
4	大象		颜色小计		/ 5
5	骆驼		31	高跷	
动物小计		/ 5	32	滑板	
6	鞋		33	熨斗	
7	裙子		34	窗花	
8	裤子		35	浴缸	
9	袜子		低频名词小计		/ 5
10	帽子		练习2	坐	
服装小计		/ 5			
11	下巴		36	睡觉	
12	肩膀		37	跪	
13	舌头		38	洗澡	
14	耳朵		39	醉	
15	眉毛		40	游泳	
身体小计		/ 5	不及物动词小计		/ 5
16	葡萄		41	剪	
17	玉米		42	看望	
18	西瓜		43	逮捕	
19	梨		44	踢	
20	白菜		45	表扬	
果蔬小计		/ 5	46	骑	
21	锅		47	喂	
22	钥匙		48	奖励	
23	桶		49	泼	
24	眼镜		50	询问	
25	筷子		及物动词小计		/ 10
工具小计		/ 5			

表 G　语义关联评分表

序号	项目		标准答案	反应类别
练习 1	毛衣 / 毯子	毛衣 / 枕头	毛衣 / 毯子	
练习 2	毛衣 / 柜子	毛衣 / 书架	毛衣 / 柜子	
练习 3	毛衣 / 磁铁	毛衣 / 裙子	毛衣 / 裙子	
1	骆驼 / 书桌	骆驼 / 三轮车	骆驼 / 三轮车	
2	兔子 / 萝卜	兔子 / 肉	兔子 / 萝卜	
3	老鼠 / 钉子	老鼠 / 花生	老鼠 / 花生	
4	碗 / 锅	碗 / 铅笔	碗 / 锅	
5	松鼠 / 鸡蛋	松鼠 / 核桃	松鼠 / 核桃	
6	骆驼 / 金字塔	骆驼 / 东方明珠塔	骆驼 / 金字塔	
7	剪刀 / 纸	剪刀 / 木头	剪刀 / 纸	
8	碗 / 水槽	碗 / 床	碗 / 水槽	
9	眼镜 / 铅笔盒	眼镜 / 眼镜盒	眼镜 / 眼镜盒	
10	老鼠 / 垃圾箱	老鼠 / 鸟笼	老鼠 / 垃圾箱	
11	锯子 / 木头	锯子 / 面包	锯子 / 木头	
12	松鼠 / 树	松鼠 / 氢气球	松鼠 / 树	
13	剪刀 / 保险箱	剪刀 / 桌子	剪刀 / 桌子	
14	眼镜 / 耳朵	眼镜 / 眼睛	眼镜 / 眼睛	
15	锯子 / 锅	锯子 / 斧头	锯子 / 斧头	
16	兔子 / 兔窝	兔子 / 鸟笼	兔子 / 兔窝	
动物小计	/8		合计	/16
工具小计	/8			

表 I 真词复述评分表

序号	项目	转写错误反应	反应类别
练习	地 / 点		
1	蝴 / 蝶		
2	蚂 / 蟥		
3	咳 / 嗽		
4	撺 / 掇		
5	菊 / 花		
6	樟 / 木		
7	孵 / 化		
8	捧 / 场		
9	手 / 工		
10	白 / 水		
11	转 / 动		
12	风 / 干		
13	海 / 湾		
14	马 / 驹		
15	分 / 泌		
16	打 / 嗝		
合计			/ 16

表 H 假词复述评分表

序号	项目	转写错误反应	反应类别
练习	祛 / 候		
1	铁 / 日		
2	过 / 开		
3	合 / 眯		
4	清 / 朵		
5	啤 / 然		
6	倭 / 见		
7	沮 / 骈		
8	礁 / 氓		
合计			/ 8

表 X 《命名分量表》计分汇总表

能力分类	测验名称	计分项目	语音分析能力			词汇加工能力			语义加工能力					认知能力	
			语音解码	声调解码	语音输入输出	听觉词汇理解	语音词汇产出	低频词	名词分类	生命度	名动比	语义关联	动词论元	视觉	短记
语言认知能力	听觉辨识（表A）	相同	/8												
		声调不同	/6	/6											
		声母不同	/4	/4											
		韵母不同	/4	/4											
	声调理解（表B）	正确合计	/12	/12		/12									
	听觉词汇判断（表C）	假词小计			/8										
		真词小计			/8	/8									
	对证命名（表D）	动物小计					/8		/8	/8					
		果蔬小计					/8		/8	/8	/8				
		服装小计					/8		/8	/8	/8				
		工具小计					/8		/8	/8	/8				
		身体小计					/8		/8						
		颜色小计					/8		/8						
		低频小计					/10	/10	/8						
		不及动小计					/6				/6		/6		
		及动小计					/10				/10		/10		
		听觉确认正确率													
	听觉理解（表F）	动物小计				/5			/5	/5					
		果蔬小计				/5			/5	/5	/5				
		服装小计				/5			/5	/5	/5				
		工具小计				/5			/5	/5	/5				
		身体小计				/5			/5						
		颜色小计				/5			/5						
		低频小计				/5		/5	/5						
		不及动小计				/5					/5		/5		
		及动小计				/10					/10		/10		
	语义关联（表G）	动物小计										/8			
		工具小计										/8			
	假词复述（表H）	合计	/8		/8										/8
	真词复述（表I）	合计			/16										/16

· 11 ·

表 2 语言认知能力评估表

语言加工能力		原始得分	正确率	10%	20%	30%	40%	50%	60%	70%	80%	90%
语音分析能力	语音解码	/46	%									
	声调解码	/26	%									
	听觉输入到语音输出	/40	%									
词汇加工能力	听觉词汇理解	/70	%									
	语音词汇产出	/74	%									
	低频词提取	/15	%									
语义加工能力	名词范畴分类	/78	%									
	名词生命度	/52	%									
	名词动词范畴分离	/26 :	/31									
	语义关联	/16	%									
	动词论元结构	/16	%									
认知能力	视觉感知物体能力		%									
	听觉短时记忆	/24	%									

· 12 ·

附表 1　名词和动词命名错误类型说明

	目标名词：拖把	目标动词：游泳
错误类型：词汇		
语义相关	扫帚	跳水
语义无关	鞋	洗
音近假词	挪怕	某空
音近真词（至少和测试词 50% 相似）	捉拿	留用
假词（与测试词低于 50% 的重合）	捅久	
词类转换	拖地	运动员
错误类型：讲解		
语义关联，如描述性和情景化	它是用来打扫房间的	有个人在水里，玩得很开心
语法混乱或假词	它地扫（不成句子）	
无用语	我知道它。我喜欢它。家里我有一个	
错误类型：其他		
视觉识别	我不知道这是什么。它看起来像是裙子	我觉得，他正在向某人挥手
不知	被试坚持不知道这个词，过去也没有学过	
不可分类	其他反应（如没有反应或持续反应）	

附表 2　目标词正确和错误的替代词举例

序号	目标词	正确的替代词	错误的替代词
1	青蛙	蛤蟆、田鸡、田嘎、癞蛤蟆、蛤蛄	
2	骆驼		
3	大象	象	
4	熊	狗熊	
5	兔子	兔	
6	蛇	长虫	
7	老虎	虎、大虫	
8	松鼠		狐狸、袋鼠、老鼠
9	帽子	礼帽	
10	手套		
11	裤子		
12	鞋	皮鞋	
13	衬衫	上衣、衣服、衬衣	外套、棉袄
14	裙子	连衣裙、布拉吉	围裙
15	袜子		
16	腰带	皮带、裤（子）带	
17	下巴	下颌、下巴颏	头
18	膝盖	波棱盖、波凌盖	腿
19	耳朵	耳	
20	眉毛	眼眉	睫毛
21	舌头	舌	
22	脖子	脖颈、颈部、颈、脖颈（geng）子、颈椎	
23	牙齿	牙	
24	肩膀	膀子、肩、肩膀头子	
25	苹果	果儿	
26	玉米	棒子、苞米	
27	葡萄		
28	辣椒	尖椒、青椒	
29	西瓜	瓜	
30	白菜		油菜
31	梨		
32	花生		
33	手表	表	
34	眼镜	镜子	
35	筷子		
36	被子	被	行李
37	毛巾	手巾	
38	锅	蒸锅	饼铛

序号	目标词	正确的替代词	错误的替代词
39	钥匙		
40	桶	水桶	
41	红	红色	
42	绿	绿色	
43	黄	黄色	
44	粉红	粉色	
45	白	白色	
46	蓝	蓝色	
47	黑	黑色	
48	紫	紫色	
49	熨斗	（里）烙铁	
50	积木		
51	拖把	墩布、拖布	扫帚
52	古筝	琴、古琴、扬琴	电子琴
53	掸子	鸡毛掸子	
54	飞镖	镖、箭	
55	高跷		梯子
56	滑板	滑车	
57	窗花	剪纸	
58	浴缸	浴盆、澡盆、洗澡池、浴池	
59	摔	跐、跌倒、滑倒、倒、栽倒、掉	
60	睡觉	睡、睡眠、打呼噜	
61	醉	喝醉、喝多、喝高了、喝仙儿了、晃、晕、喝酒	歪、喝
62	洗澡	淋浴、冲凉	洗（有两种意思：一种是洗澡、洗漱的省略用法；一种是二价动词，洗衣服）
63	跪	罚跪	
64	游泳	游、浮水、洗澡	
65	剪	铰（方言）	
66	看望	探望、问候、拜访、慰问、安慰、看（病人）	送花、看医生
67	逮捕	抓、拘捕、戴手铐	难过
68	骑	骑车、过绿灯	去向
69	踢	踹、尥蹶子	
70	表扬	夸、夸赞、鼓励、表彰、奖励、说他棒	
71	奖励	奖、奖赏、给予、给他奖品	接受、开心、奖状、颁奖
72	喂	喂饭	吃饭
73	泼	洒	
74	询问	问、提问、咨询、打听	疑问

ISBN 978-7-5304-9105-8

定价: 10.00 元

中国失语症语言评估量表
（标准版）

命名分量表
评 分 表

高立群　〔美〕Cynthia K. Thompson　廖 敏　田 鸿◎著

姓名:＿＿＿＿＿＿＿＿＿＿＿＿＿＿＿＿＿＿＿＿＿＿＿＿＿＿＿＿＿

出生日期:＿＿＿＿＿＿＿＿＿＿＿＿　　性别:　　男　　女

病因:＿＿＿＿＿＿＿＿＿＿＿　　发病日期:＿＿＿＿＿＿＿＿＿＿＿

施测者:＿＿＿＿＿＿＿＿＿＿＿　　检测日期:＿＿＿＿＿＿＿＿＿＿＿

起始时间:＿＿＿＿＿＿＿＿＿＿＿

结束时间:＿＿＿＿＿＿＿＿＿＿＿

北京科学技术出版社

病 历

姓名		性别	男 / 女	利手	左利手 / 右利手
民族		日常口语		母语方言	
施测时间	年 月 日		出生日期	年 月 日	
教育程度	中学以下 / 中学 / 大学 / 大学以上		当前 / 此前职业		

是否熟练使用普通话	是 / 否	婚姻状况	单身 / 已婚 / 丧偶 / 离异

家庭住址	
手机 / 电话		电子邮箱	
临床诊断	脑梗死 脑出血 其他:
偏瘫与否	是 / 否	偏瘫体侧	左侧 / 右侧 / 双侧	偏瘫严重程度	
发病日期	年 月 日	病变部位	

并发症	癫痫	颅脑损伤	心脏病	高血压	视觉缺陷
	抑郁	助听器	酗酒*	其他	

目前用药	

听力筛查	是 / 否	筛查日期		视力筛查	是 / 否	筛查日期	
故事叙述录音	是 / 否		录音保存地				
流利度类型	流畅性	非流畅性	失语症类型				

有无以下体内人工植入物（MRI安全）	有（心脏起搏器□、内支架□、血管夹□、人工瓣膜□、静脉滤器□、内固定器□、人工关节□、义齿□、不锈钢丝□、金属节育环□、其他铁磁性物质□）；无□

西方失语症成套测验（WAB）分数	自发言语	听理解	复述	命名	AQ 失语商

联系人		与患者关系		联系电话	

*本次发病前，平均每日饮酒量超过 2 瓶啤酒 /1 两白酒；或每周至少 1 次，每次饮酒量超过 5 瓶啤酒 /3 两白酒

施测者签名		资格证书号	
联系电话		电子邮箱	

目 录

表 A 听觉辨识评分表 1

表 B 声调理解评分表 1

表 C 听觉词汇判断评分表 1

表 D 对证命名评分表 2

表 E 对证命名错误分析表 5

表 F 听觉理解评分表 8

表 G 语义关联评分表 9

表 I 真词复述评分表 10

表 H 假词复述评分表 10

表 X 《命名分量表》计分汇总表 11

表 Z 语言认知能力评估表 12

附表 1 名词和动词命名错误类型说明 13

附表 2 目标词正确和错误的替代词举例 14

表 A 听觉辨识评分表

序号	项目	被试反应	标准答案	反应类别
练习 1	xī / xǐ		−	
练习 2	ké / ké		+	
练习 3	zuì / tuì		−	
1	bó / bó		+	
2	kā / hā		−	
3	tóu / tòu		−	
4	cā / cā		+	
5	mēn / mén		−	
6	pí / dí		−	
7	hé / hú		−	
8	yóu / yóu		+	
9	duī / diū		−	
10	wāi / wài		−	
11	tiě / tiě		+	
12	niǎo / niǔ		−	
13	kuò / ruò		−	
14	gǔ / gǔ		+	
15	jiā / jiǎ		−	
16	zhuā / zhuā		+	
17	bò / bì		−	
18	jǔ / xǔ		−	
19	yuǎn / yuàn		−	
20	sì / sì		+	
21	shú / shǔ		−	
22	luè / luè		+	
正确反应小计	相同		/8	
	声调不同		/6	
	声母不同		/4	
	韵母不同		/4	
合计			/22	

表 B 声调理解评分表

序号	被试反应	标准答案	反应类别
练习 1	狗	钩	钩	
练习 2	米	蜜	米	
1	竹	猪	猪	
2	马	妈	马	
3	笔	鼻	鼻	
4	猫	帽	帽	
5	炉	鹿	炉	
6	鸭	牙	牙	
7	鼠	树	鼠	
8	花	画	花	
9	眼	烟	烟	
10	兔	土	兔	
11	河	鹤	鹤	
12	虎	湖	虎	
正确反应合计		/12	

表 C 听觉词汇判断评分表

序号	项目	被试反应	标准答案	反应类别
练习 1	地 / 点		+	
练习 2	祛 / 候		−	
1	铁 / 日		−	
2	蝴 / 蝶		+	
3	过 / 开		−	
4	蚂 / 蟥		+	
5	菊 / 花		+	
6	合 / 眯		−	
7	清 / 朵		−	
8	樟 / 木		+	
9	啤 / 然		−	
10	手 / 工		+	
11	白 / 水		+	
12	倭 / 见		−	
13	海 / 湾		+	
14	沮 / 骈		−	
15	礁 / 氓		−	
16	马 / 驹		+	
假词正确小计			/8	
真词正确小计			/8	
正确反应合计			/16	

表 D 对证命名评分表

序号	项目	反应内容	反应类别	听觉确认项目			听觉确认反应类别
练习1	刀			切	猫	刀	
1	青蛙			池塘	青蛙	惊讶	
2	骆驼			骆驼	萝卜	沙漠	
3	大象			家乡	蚂蚁	大象	
4	熊			桶	熊	笨	
5	兔子			胡子	狼	兔子	
6	蛇			绳子	沙	蛇	
7	老虎			老虎	来回	恐怖	
8	松鼠			从属	松鼠	狮子	
动物小计		/8		正确率 = 正确确认数（ ）/需确认数（ ）			
9	帽子			贸易	帽子	头顶	
10	手套			手套	外套	上头	
11	裤子			父子	上衣	裤子	
12	鞋			走路	星	鞋	
13	衬衫			大衣	衬衫	人参	
14	裙子			裙子	西装	君子	
15	袜子			袜子	袖子	鸭子	
16	腰带			绑	朝代	腰带	
服装小计		/8		正确率 = 正确确认数（ ）/需确认数（ ）			
17	下巴			指甲	加压	下巴	
18	膝盖			膝盖	手腕	衣袋	
19	耳朵			花朵	鼻子	耳朵	
20	眉毛			额头	眉毛	肥皂	
21	舌头			舌头	味道	渗透	
22	脖子			嘴唇	桌子	脖子	
23	牙齿			牙齿	咬	架子	
24	肩膀			胳膊	肩膀	连忙	
身体小计		/8		正确率 = 正确确认数（ ）/需确认数（ ）			
25	苹果			后果	饥饿	苹果	
26	玉米			聚集	玉米	小麦	
27	葡萄			无效	水果	葡萄	
28	辣椒			辣椒	发酵	萝卜	
29	西瓜			依法	西瓜	桃	
30	白菜			外在	萝卜	白菜	
31	梨			桃	梨	席	
32	花生			花生	发疯	大豆	
果蔬小计		/8		正确率 = 正确确认数（ ）/需确认数（ ）			

序号	项目	反应内容	反应类别	听觉确认项目			听觉确认反应类别
33	手表			钟头	吼叫	手表	
34	眼镜			前景	眼镜	镜头	
35	筷子			筷子	牌子	棍子	
36	被子			枕头	杯子	被子	
37	毛巾			瓶子	毛巾	脑筋	
38	锅			锅	炒	窝	
39	钥匙			架子	好似	钥匙	
40	桶			涌	桶	瓶子	
工具小计		/ 8		正确率 = 正确确认数（ ）/需确认数（ ）			
41	红			重	红	白	
42	绿			灰	具	绿	
43	黄			黄	王	黑	
44	粉红			蔚蓝	门洞	粉红	
45	白			红	白	台	
46	蓝			蓝	弹	紫	
47	黑			白	黑	飞	
48	紫			紫	蓝	止	
颜色小计		/ 8		正确率 = 正确确认数（ ）/需确认数（ ）			
49	熨斗			干洗	群殴	熨斗	
50	积木			祈福	积木	陀螺	
51	拖把			拖把	婆妈	洒扫	
52	古筝			武圣	古筝	弹拨	
53	掸子			拂尘	甘孜	掸子	
54	飞镖			北漂	飞镖	弩箭	
55	高跷			高跷	旱船	浩渺	
56	滑板			挂毯	滑板	溜冰	
57	窗花			春联	光华	窗花	
58	浴缸			浴缸	铝厂	泡澡	
低频名词小计		/ 10		正确率 = 正确确认数（ ）/需确认数（ ）			

序号	项目	反应内容	反应类别	听觉确认项目			听觉确认反应类别
练习2	推			举	吹	推	
59	摔			摔	税	滑	
60	睡觉			清醒	数据	睡觉	
61	醉			浸	醉	脆	
62	洗澡			洗澡	起草	清洁	
63	跪			卧	跪	挥	
64	游泳			沟通	体操	游泳	
不及物动词小计		/6		正确率 = 正确确认数（ ）/需确认数（ ）			
65	剪			粘	叠	剪	
66	看望			赶忙	看望	礼物	
67	逮捕			地板	罪犯	逮捕	
68	骑			骑	轮	秋	
69	踢			扔	踢	兔	
70	表扬			表扬	祝贺	消亡	
71	奖励			剧烈	惩罚	奖励	
72	喂			喂	费	菜	
73	泼			撇	泼	趴	
74	询问			询问	信任	答案	
及物动词小计		/10		正确率 = 正确确认数（ ）/需确认数（ ）			

表 E 对证命名错误分析表

序号	项目	词汇						讲解			其他			合计
		语义相关	语义无关	音近假词	音近真词	假词	词类转换	语义关联	语法混乱/假词	无用语	视觉识别	不知	不可分类	
练习1	刀													
1	青蛙													
2	骆驼													
3	大象													
4	熊													
5	兔子													
6	蛇													
7	老虎													
8	松鼠													
动物小计														
9	帽子													
10	手套													
11	裤子													
12	鞋													
13	衬衫													
14	裙子													
15	袜子													
16	腰带													
服装小计														
17	下巴													
18	膝盖													
19	耳朵													
20	眉毛													
21	舌头													
22	脖子													
23	牙齿													
24	肩膀													
身体小计														
25	苹果													
26	玉米													
27	葡萄													
28	辣椒													
29	西瓜													
30	白菜													
31	梨													
32	花生													
果蔬小计														
总计														

序号	项目	词汇						讲解			其他			合计
		语义相关	语义无关	音近假词	音近真词	假词	词类转换	语义关联	语法混乱/假词	无用语	视觉识别	不知	不可分类	
33	手表													
34	眼镜													
35	筷子													
36	被子													
37	毛巾													
38	锅													
39	钥匙													
40	桶													
工具小计														
41	红													
42	绿													
43	黄													
44	粉红													
45	白													
46	蓝													
47	黑													
48	紫													
颜色小计														
49	熨斗													
50	积木													
51	拖把													
52	古筝													
53	掸子													
54	飞镖													
55	高跷													
56	滑板													
57	窗花													
58	浴缸													
低频名词小计														
总计														

序号	项目	词汇						讲解			其他			合计
		语义相关	语义无关	音近假词	音近真词	假词	词类转换	语义关联	语法混乱/假词	无用语	视觉识别	不知	不可分类	
练习2	推													
59	摔													
60	睡觉													
61	醉													
62	洗澡													
63	跪													
64	游泳													
不及物动词小计														
65	剪													
66	看望													
67	逮捕													
68	骑													
69	踢													
70	表扬													
71	奖励													
72	喂													
73	泼													
74	询问													
及物动词小计														
总计														

表 F 听觉理解评分表

序号	项目	反应类别
练习1	老鼠	
1	兔子	
2	蛇	
3	青蛙	
4	大象	
5	骆驼	
动物小计		/ 5
6	鞋	
7	裙子	
8	裤子	
9	袜子	
10	帽子	
服装小计		/ 5
11	下巴	
12	肩膀	
13	舌头	
14	耳朵	
15	眉毛	
身体小计		/ 5
16	葡萄	
17	玉米	
18	西瓜	
19	梨	
20	白菜	
果蔬小计		/ 5
21	锅	
22	钥匙	
23	桶	
24	眼镜	
25	筷子	
工具小计		/ 5

序号	项目	反应类别
26	红色	
27	黄色	
28	蓝色	
29	绿色	
30	黑色	
颜色小计		/ 5
31	高跷	
32	滑板	
33	熨斗	
34	窗花	
35	浴缸	
低频名词小计		/ 5
练习2	坐	
36	睡觉	
37	跪	
38	洗澡	
39	醉	
40	游泳	
不及物动词小计		/ 5
41	剪	
42	看望	
43	逮捕	
44	踢	
45	表扬	
46	骑	
47	喂	
48	奖励	
49	泼	
50	询问	
及物动词小计		/ 10

表 G 语义关联评分表

序号	项目		标准答案	反应类别
练习 1	毛衣 / 毯子	毛衣 / 枕头	毛衣 / 毯子	
练习 2	毛衣 / 柜子	毛衣 / 书架	毛衣 / 柜子	
练习 3	毛衣 / 磁铁	毛衣 / 裙子	毛衣 / 裙子	
1	骆驼 / 书桌	骆驼 / 三轮车	骆驼 / 三轮车	
2	兔子 / 萝卜	兔子 / 肉	兔子 / 萝卜	
3	老鼠 / 钉子	老鼠 / 花生	老鼠 / 花生	
4	碗 / 锅	碗 / 铅笔	碗 / 锅	
5	松鼠 / 鸡蛋	松鼠 / 核桃	松鼠 / 核桃	
6	骆驼 / 金字塔	骆驼 / 东方明珠塔	骆驼 / 金字塔	
7	剪刀 / 纸	剪刀 / 木头	剪刀 / 纸	
8	碗 / 水槽	碗 / 床	碗 / 水槽	
9	眼镜 / 铅笔盒	眼镜 / 眼镜盒	眼镜 / 眼镜盒	
10	老鼠 / 垃圾箱	老鼠 / 鸟笼	老鼠 / 垃圾箱	
11	锯子 / 木头	锯子 / 面包	锯子 / 木头	
12	松鼠 / 树	松鼠 / 氢气球	松鼠 / 树	
13	剪刀 / 保险箱	剪刀 / 桌子	剪刀 / 桌子	
14	眼镜 / 耳朵	眼镜 / 眼睛	眼镜 / 眼睛	
15	锯子 / 锅	锯子 / 斧头	锯子 / 斧头	
16	兔子 / 兔窝	兔子 / 鸟笼	兔子 / 兔窝	
动物小计		/ 8	合计	/ 16
工具小计		/ 8		

表 I　真词复述评分表

序号	项目	转写错误反应	反应类别
练习	地 / 点		
1	蝴 / 蝶		
2	蚂 / 蟥		
3	咳 / 嗽		
4	撺 / 掇		
5	菊 / 花		
6	樟 / 木		
7	孵 / 化		
8	捧 / 场		
9	手 / 工		
10	白 / 水		
11	转 / 动		
12	风 / 干		
13	海 / 湾		
14	马 / 驹		
15	分 / 泌		
16	打 / 嗝		
合计			/ 16

表 H　假词复述评分表

序号	项目	转写错误反应	反应类别
练习	祛 / 候		
1	铁 / 日		
2	过 / 开		
3	合 / 眯		
4	清 / 朵		
5	啤 / 然		
6	倭 / 见		
7	沮 / 骈		
8	礁 / 氓		
合计			/ 8

表 X 《命名分量表》计分汇总表

顶层分类：**语言认知能力**（语音分析能力、词汇加工能力、语义加工能力） / **认知能力**（视觉、短记）

测验名称	计分项目	语音解码	声调解码	语音输入输出	听觉词汇理解	语音词汇产出	低频词	名词分类	生命度	名动比	语义关联	动词论元	视觉	短记
听觉辨识（表A）	相同	/8												
	声调不同	/6	/6											
	声母不同	/4	/4											
	韵母不同	/4	/4											
声调理解（表B）	正确合计	/12	/12		/12									
听觉词汇判断（表C）	假词小计			/8	/8									
	真词小计			/8	/8									
对证命名（表D）	动物小计					/8		/8	/8	/8				
	果蔬小计					/8		/8	/8	/8				
	服装小计					/8		/8	/8					
	工具小计					/8		/8	/8					
	身体小计					/8		/8						
	颜色小计					/8		/8						
	低频小计					/10	/10							
	不及小计					/6				/6		/6		
	及动小计					/10				/10		/10		
	听觉确认正确率													
听觉理解（表F）	动物小计				/5			/5	/5	/5				
	果蔬小计				/5			/5	/5	/5				
	服装小计				/5			/5	/5					
	工具小计				/5			/5	/5					
	身体小计				/5			/5						
	颜色小计				/5			/5						
	低频小计				/5		/5							
	不及小计				/5					/5		/5		
	及动小计				/10					/10		/10		
语义关联（表G）	动物小计										/8			
	工具小计										/8			
假词复述（表H）	合计	/8		/8										/8
真词复述（表I）	合计			/16										/16

表 2 语言认知能力评估表

语言加工能力		原始得分	正确率	10%	20%	30%	40%	50%	60%	70%	80%	90%
语音分析能力	语音解码	/46	%									
	声调解码	/26	%									
	听觉输入到语音输出	/40	%									
词汇加工能力	听觉词汇理解	/70	%									
	语音词汇产出	/74	%									
	低频词提取	/15	%									
语义加工能力	名词范畴分类	/78	%									
	名词生命度	/52	%									
	名词动词范畴分离	/26 : /31										
	语义关联	/16	%									
	动词论元结构	/16	%									
认知能力	视觉感知物体能力		%									
	听觉短时记忆	/24	%									

附表1 名词和动词命名错误类型说明

	目标名词：拖把	目标动词：游泳
错误类型：词汇		
语义相关	扫帚	跳水
语义无关	鞋	洗
音近假词	挪怕	某空
音近真词（至少和测试词50%相似）	捉拿	留用
假词（与测试词低于50%的重合）	捅久	
词类转换	拖地	运动员
错误类型：讲解		
语义关联，如描述性和情景化	它是用来打扫房间的	有个人在水里，玩得很开心
语法混乱或假词	它地扫（不成句子）	
无用语	我知道它。我喜欢它。家里我有一个	
错误类型：其他		
视觉识别	我不知道这是什么。它看起来像是裙子	我觉得，他正在向某人挥手
不知	被试坚持不知道这个词，过去也没有学过	
不可分类	其他反应（如没有反应或持续反应）	

附表 2　目标词正确和错误的替代词举例

序号	目标词	正确的替代词	错误的替代词
1	青蛙	蛤蟆、田鸡、田嘎、癞蛤蟆、蛤蚂	
2	骆驼		
3	大象	象	
4	熊	狗熊	
5	兔子	兔	
6	蛇	长虫	
7	老虎	虎、大虫	
8	松鼠		狐狸、袋鼠、老鼠
9	帽子	礼帽	
10	手套		
11	裤子		
12	鞋	皮鞋	
13	衬衫	上衣、衣服、衬衣	外套、棉袄
14	裙子	连衣裙、布拉吉	围裙
15	袜子		
16	腰带	皮带、裤（子）带	
17	下巴	下颌、下巴颏	头
18	膝盖	波棱盖、波凌盖	腿
19	耳朵	耳	
20	眉毛	眼眉	睫毛
21	舌头	舌	
22	脖子	脖颈、颈部、颈、脖颈（geng）子、颈椎	
23	牙齿	牙	
24	肩膀	膀子、肩、肩膀头子	
25	苹果	果儿	
26	玉米	棒子、苞米	
27	葡萄		
28	辣椒	尖椒、青椒	
29	西瓜	瓜	
30	白菜		油菜
31	梨		
32	花生		
33	手表	表	
34	眼镜	镜子	
35	筷子		
36	被子	被	行李
37	毛巾	手巾	
38	锅	蒸锅	饼铛

序号	目标词	正确的替代词	错误的替代词
39	钥匙		
40	桶	水桶	
41	红	红色	
42	绿	绿色	
43	黄	黄色	
44	粉红	粉色	
45	白	白色	
46	蓝	蓝色	
47	黑	黑色	
48	紫	紫色	
49	熨斗	（里）烙铁	
50	积木		
51	拖把	墩布、拖布	扫帚
52	古筝	琴、古琴、扬琴	电子琴
53	掸子	鸡毛掸子	
54	飞镖	镖、箭	
55	高跷		梯子
56	滑板	滑车	
57	窗花	剪纸	
58	浴缸	浴盆、澡盆、洗澡池、浴池	
59	摔	跩、跌倒、滑倒、倒、栽倒、掉	
60	睡觉	睡、睡眠、打呼噜	
61	醉	喝醉、喝多、喝高了、喝仙儿了、晃、晕、喝酒	歪、喝
62	洗澡	淋浴、冲凉	洗（有两种意思：一种是洗澡、洗漱的省略用法；一种是二价动词，洗衣服）
63	跪	罚跪	
64	游泳	游、浮水、洗澡	
65	剪	铰（方言）	
66	看望	探望、问候、拜访、慰问、安慰、看（病人）	送花、看医生
67	逮捕	抓、拘捕、戴手铐	难过
68	骑	骑车、过绿灯	去向
69	踢	踹、尥蹶子	
70	表扬	夸、夸赞、鼓励、表彰、奖励、说他棒	
71	奖励	奖、奖赏、给予、给他奖品	接受、开心、奖状、颁奖
72	喂	喂饭	吃饭
73	泼	洒	
74	询问	问、提问、咨询、打听	疑问

ISBN 978-7-5304-9105-8

定价: 10.00 元